眼科肿瘤和疾病影像诊断

Imaging Atlas of Ophthalmic Tumors and Diseases
J. Matthew Debnam

著　［美］马修·德布南

主　审　杨军乐　王振常

主　译　李永斌　邬小平　高燕军

·西安·

著作权合同登记号 图字：25-2024-110

图书在版编目（CIP）数据

眼科肿瘤和疾病影像诊断 / （美）马修·德布南著；
李永斌，邬小平，高燕军主译． -- 西安 ： 西北大学出版
社， 2024. 11. -- ISBN 978-7-5604-5547-1

Ⅰ. R739. 704

中国国家版本馆 CIP 数据核字第 2025LR1167号

First published in English under the title
Imaging Atlas of Ophthalmic Tumors and Diseases, edition: 1
edited by J. Matthew Debnam
Copyright © J. Matthew Debnam, 2023
This edition has been translated and published under licence from
Springer Nature Switzerland AG.

眼科肿瘤和疾病影像诊断
YANKE ZHONGLIU HE JIBING YINGXIANG ZHENDUAN

著　　者　［美］马修·德布南
主　　审　杨军乐　王振常
主　　译　李永斌　邬小平　高燕军
出版发行　西北大学出版社
邮　　编　710069
电　　话　029-88303310
网　　址　http://nwupress.nwu.edu.cn
电子邮箱　xdpress@nwu.edu.cn
经　　销　全国新华书店
印　　刷　陕西隆昌印刷有限公司
开　　本　889mm × 1194mm　1/16
印　　张　21
字　　数　400 千字
版　　次　2024 年 11 月第 1 版　2024 年 11 月第 1 次印刷
书　　号　ISBN 978-7-5604-5547-1
定　　价　280.00 元

如有印装质量问题，请与西北大学出版社联系调换，电话 029-88302966。

译者名单

主　译　李永斌　西安市第一医院
　　　　邬小平　西安市中心医院
　　　　高燕军　西安市第三医院
副主译　杨立娟　西安市第四医院
　　　　王　媛　首都医科大学附属北京同仁医院
　　　　朱　凌　上海交通大学医学院附属第九人民医院
　　　　李　乐　西安医学院
译　者　（按姓氏笔画排序）
　　　　白博锋　西安市第一医院
　　　　刘桐池　西安市中心医院
　　　　张　梦　西安市中心医院
　　　　孟欣怡　西安市第三医院
　　　　陕曼玉　西安市第一医院
　　　　黄珊珊　西安市第一医院
　　　　韩　杨　西安市第三医院
　　　　冀笑笑　西安市第三医院
　　　　魏玲玲　西安市中心医院

中文版序

在全球医学影像技术不断进步的背景下，精准诊断和治疗眼科疾病的重要性日益凸显。*Imaging Atlas of Ophthalmic Tumors and Diseases* 的中文翻译版《眼科肿瘤和疾病影像诊断》正是在这样的需求下诞生的，其面市为读者提供了一本权威且实用的中文参考书。

作为本书的主审，我深知翻译工作的挑战和责任。原著由多学科相关专家撰写，涵盖了眼部及周围复杂解剖区域的病理背景和影像特征，涉及 MRI、CT、PET/CT 和超声等多种影像技术。为了确保译本的准确性和专业性，我们的翻译团队在忠实于原著的基础上，力求使内容更贴合中文读者的理解习惯。

在翻译过程中，我们得到了得克萨斯大学安德森癌症中心专家团队的支持，他们提供了宝贵的专业意见，确保了译本的质量。这种国际合作不仅提升了本书的学术价值，也为中外医学交流搭建了桥梁。

本书的目标读者包括放射科住院医生、专科医生以及眼科、神经外科等相关领域的专业人士。我相信，这本书将成为大家在临床实践中不可或缺的工具，为眼科疾病的精准诊断和治疗提供有力支持。

最后，衷心希望《眼科肿瘤和疾病影像诊断》中文译本能够帮助广大读者拓宽视野，提升专业水平。

杨军乐

西安市第三医院

译者前言

作为本书的主译，我很荣幸能够将这部重要著作介绍给中文读者。本书是眼科肿瘤和相关疾病影像学诊断领域的一本权威参考书，由美国得克萨斯大学安德森癌症中心从事神经放射学、整形外科、头颈外科及神经外科的教授团队编写，涵盖了眼科相关所有解剖区域，包含眶周皮肤和眼睑、眼球、泪器、眼眶、颅底、鼻腔、垂体、海绵窦、视交叉后视觉通路、第Ⅱ~Ⅵ对脑神经等部位的各类肿瘤和疾病的影像学特征及诊断要点，对眼科医生、放射科医生以及相关专业人士都具有重要的参考价值。

在翻译过程中，我们力求准确传达原著的专业内容，同时也注重使译文通俗易懂。眼科影像学涉及多个学科交叉领域，术语繁多，概念复杂。我们在翻译中尽可能保留了原文的学术严谨性，并结合中文语境，对一些专业术语进行了适当的解释和注释，以期让读者能更好地理解和掌握相关知识。

本书的翻译是一项团队合作的成果。在此，特别感谢杨军乐教授和王振常院士的悉心指导，感谢所有参与翻译和审校工作的同仁。正是大家的辛勤付出，才使得本书得以顺利完成。同时，也要感谢西北大学出版社的支持。

我们深知翻译工作难免存在不足之处。恳请读者在使用过程中，如发现任何问题，不吝赐教。您的反馈将有助于我们在未来的工作中不断改进。

最后，衷心希望这本译著能够为中国眼科和影像诊断领域的发展贡献一份力量，为相关专业人士提供有价值的参考。

西安市第一医院

原著致谢

感谢我的妻子和最好的朋友，Stacy，感谢她的爱、鼓励和灵感。

感谢我们心爱的孩子，Celeste 和 Andrew，继续追求你的梦想。

感谢我的父母，Fran 和 Dr. James Debnam，感谢他们的教育、支持和爱。

原著致谢

感谢我的妻子和最好的朋友，Stacy，感谢她的爱、鼓励和灵感。

感谢我们心爱的孩子，Celeste 和 Andrew，继续追求你的梦想。

感谢我的父母，Fran 和 Dr. James Debnam，感谢他们的教育、支持和爱。

原著前言

　　《眼科肿瘤和疾病影像诊断》的主要目标是提供对发生在眼眶内、影响视力或可能在眼科放射学实践中看到的肿瘤和疾病的相关解剖、背景和影像特征的简要回顾。该书涵盖的内容包括复杂的解剖位置，如皮肤和眼眶周围区域、眼球、泪腺、眼眶、颅底、鼻窦、垂体、海绵窦、视路和脑神经等。这些区域可发生多种疾病，包括肿瘤性、血管性和感染性病变。

　　本书旨在为放射科住院医生、研究员、普通放射科医生和神经放射科医生提供参考，同时也适用于外科医生和医学及放射肿瘤学家，以便他们在诊断和治疗计划中查看这些影像研究。图谱重点介绍常规及先进的影像学应用，主要是MRI，同时也包括CT、PET/CT和超声，读者对这些技术和放射解剖应有基本的了解。

　　我有幸与得克萨斯大学MD安德森癌症中心杰出的教职员工和研究员合作，这让我倍感荣幸。这些世界著名的专家包括眼整形外科、头颈外科、神经外科和放射肿瘤学的专业人士，以及神经放射学的同事们。他们在为大多数章节的肿瘤和疾病提供"要点"方面提供了帮助，并在审阅时提供了额外的见解。这些"要点"要么是对病变的临床和影像特征的回顾，要么是从多年专注于临床实践中获得的知识总结，或者是放射科医生在其报告中应该提供的相关信息。

　　本书提供了在MD安德森癌症中心常见和较少见的肿瘤及肿瘤样疾病的概述并附有参考文献。所呈现的病例要么有病理诊断，要么在随访影像中得以验证。由于眼眶肿瘤和疾病的表现可能重叠，书中的图像病理不绝对确认。所提供的描述和图示旨在帮助读者进行适当的鉴别诊断。读者还可以参考章节后的参考文献，以便进行更深入的阅读以协助诊断。

　　总之，我希望《眼科肿瘤和疾病影像诊断》能够为放射科医生和其他临床医生在解读眼科肿瘤和疾病的影像时提供足够的帮助。我也希望读者能从这项汇集众多专家、医学插画师、编辑和出版社的努力中受益。

J.Matthew Debnam

休斯敦，得克萨斯州，美国

目 录

第一章　眶周皮肤和眼睑

J. Matthew Debnam，Michael E. Kupferman

刘桐池　邬小平　李永斌　译

　　在美国，癌症常发生于人体最大的器官 —— 皮肤[1]。虽然活检是诊断皮肤病变的金标准[2]，但某些临床和影像学特征可以帮助放射科医生、组织病理学家和转诊临床医生缩小疾病鉴别诊断的范围。最常见的皮肤癌起源于上皮表面，主要包括基底细胞癌，其次是鳞状细胞癌、黑色素瘤、Merkel 细胞癌和皮脂腺癌[3]。皮肤表面和皮下软组织肿瘤中较少见的是各种肉瘤和硬纤维瘤。淋巴瘤也能累及皮肤表面，可以是原发性的或继发于转移性疾病。

　　横断面成像可用于皮肤肿瘤患者的诊断、分期和治疗决策，不仅是皮肤物理检查的补充，还有助于避免误诊（如区分神经纤维瘤和感染）。通过薄层成像，计算机断层扫描（computed tomography，CT）能评估真皮表面与眼睑的肿瘤以及肿瘤侵犯骨骼的情况。高分辨率磁共振成像（magnetic resonance imaging，MRI）可评估软组织肿瘤和肿瘤的神经周围扩散情况。正电子发射断层扫描（positron emission tomography，PET）/ CT 不仅能评估肿瘤的代谢活性，提供病变局部和远处转移的情况，还可根据代谢活性确定活检部位，并评估治疗反应。超声有助于检测腮腺和颈部肿大的淋巴结，并可引导细针穿刺或核心针穿刺活检。

　　本章主要描述皮肤、眼睑和皮下软组织常见及不常见恶性肿瘤的流行病学特征和影像表现。通过对疾病背景、临床表现和各类影像学特征的回顾，为放射科医生评估皮肤恶性肿瘤时缩小鉴别诊断范围提供帮助。

第一节　眶上孔和眶下孔的解剖与神经周围肿瘤扩散

　　眶上孔是额骨眶上缘的一个小开口，其内穿行三叉神经眼支的眶上神经（CN V₁）；眶下孔是位于眶下缘下方上颌骨中的一个小开口，其内穿行上颌神经的眶下神经（CN V₂）。了解眶上孔和眶下孔的位置及正常的影像学表现对于排除神经周围肿瘤扩散非常重要，可以评估脂肪的浸润情况及骨孔是否扩大、破坏。图 1.1 为眶上孔、眶下孔，图 1.2 为神经周围肿瘤扩散的影像表现。

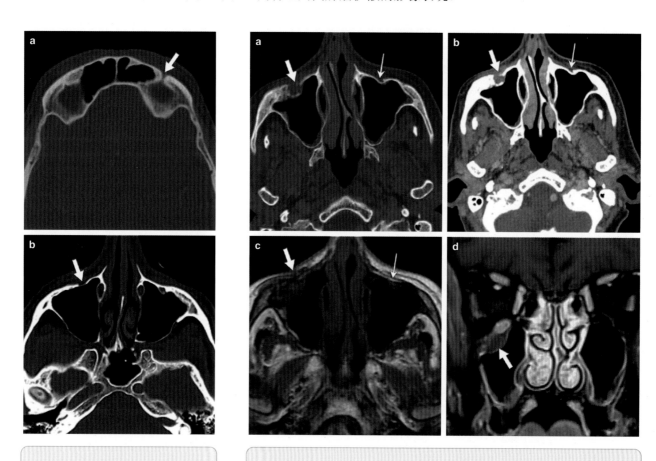

▲ 图 1.1　眶上孔和眶下孔

　　（a）CT 增强扫描轴位骨窗显示左侧眶上孔（箭头）；（b）CT 增强扫描轴位骨窗显示右侧眶下孔（箭头）。

▲ 图 1.2　男，70 岁，右侧上颌前部黑色素瘤，沿神经周围肿瘤扩散

　　（a）CT 增强扫描轴位骨窗显示右侧眶下孔增宽（粗箭头），邻近上颌骨骨质破坏，注意左侧眶下孔的正常外观（细箭头）；（b）CT 增强扫描轴位软组织窗显示肿瘤位于增宽的右侧眶下孔，右侧眶下孔内脂肪被浸润（粗箭头），注意左侧眶下孔内正常的脂肪表现（细箭头）；（c）MRI 无脂肪抑制 T1WI 平扫轴位显示黑色素瘤浸润右侧眶下孔脂肪（粗箭头），注意左侧眶下孔脂肪的正常信号（细箭头）；（d）MRI 脂肪抑制 T1WI 增强冠状位显示肿瘤沿右眶下神经扩散（箭头）。

第二节　基底细胞癌

【背景知识】基底细胞癌（basal cell carcinoma，BCC）是最常见的非黑色素瘤性皮肤癌；其生长缓慢，发病率约是鳞状细胞癌的 3 倍[4]；85%~93% 发生在头颈部[5]；沿骨膜、软骨膜和筋膜局部扩散[5]；2%~25% 的病例出现局部复发，取决于手术切除是否彻底[6]。

基底细胞痣综合征（Gorlin 综合征）是一种罕见的常染色体显性遗传病，特点为多发性基底细胞癌伴大脑镰钙化、鞍桥（前、后床突融合）、骨骼畸形和牙源性角化囊肿。此类患者易罹患多种恶性肿瘤，如黑色素瘤、非霍奇金淋巴瘤、脑膜瘤、髓母细胞瘤、乳腺癌和卵巢纤维瘤[7-9]。

【疾病概述】BCC 多见于浅色皮肤的男性，常发生在面中部和眼睑[5, 10]；表现为皮肤表面的圆形或椭圆形小结节，可溃烂[5, 11]。

【影像表现】BCC 常累及真皮表面并延伸至皮下软组织中，较大病灶可发生浸润；很少出现转移（< 0.1% 的病例），淋巴结肿大在鳞状细胞癌中更常见[4, 5, 12]；当临床或病理上出现肿瘤神经周围扩散时，只有 1/3 的患者能在影像学检查中检测出[13]。

- CT　不均匀强化[4]；有助于评估病变晚期的骨质破坏。
- MRI　T1WI 低于肌肉信号，T2WI 不均匀高信号，有强化[4]。
- PET　在氟代脱氧葡萄糖（^{18}F-FDG）PET/CT 上表现为 FDG 摄取增高[14]。

【要点】检查邻近的神经孔是否有神经周围肿瘤扩散；当临床医生怀疑有深部软组织侵犯，尤其患者出现眼眶功能障碍时，MRI 检查更具优势；评估病变对下方的骨质结构是接触还是破坏，尤其是颧骨和上颌骨；检查颈部和腮腺是否有转移性肿大淋巴结；复发性病例应密切关注眼眶内容物。

【病例】图 1.3~ 图 1.5 为 BCC 病例。

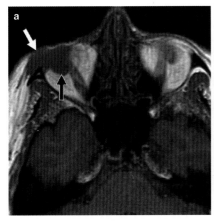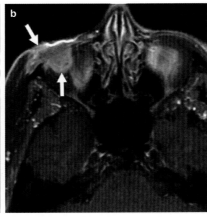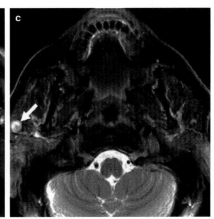

▲ 图 1.3　女，65 岁，右下眼睑复发性基底细胞癌

（a）MRI 无脂肪饱和 T1WI 平扫轴位显示右下眼睑和眶周软组织呈等信号病变（白色箭头），病灶延伸至眼球下方的下眼眶中（黑色箭头）；（b）MRI 脂肪抑制 T1WI 增强轴位显示病变均匀强化（箭头）；（c）MRI 脂肪抑制 T2WI 轴位显示右侧腮腺圆形高信号结节（箭头），活检证实为转移性基底细胞癌。

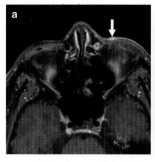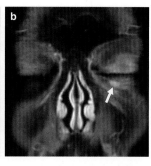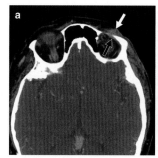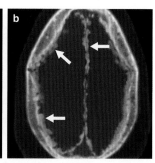

▲ 图 1.4　女，65 岁，左下眼睑基底细胞癌，生长缓慢

（a）MRI T1WI 增强轴位显示左下眼睑强化小结节（箭头）；（b）MRI T1WI 增强冠状位显示左下眼睑强化小结节（箭头）。

▲ 图 1.5　女，38 岁，Gorlin 综合征伴左侧眶上基底细胞癌

（a）CT 增强扫描轴位软组织窗显示邻近左侧眶上缘的皮下软组织肿块（白色箭头），有强化，病变向眶上缘处延伸（黑色箭头）；（b）CT 增强扫描轴位骨窗显示硬脑膜和大脑镰多发粗糙样钙化（箭头）。

第三节　鳞状细胞癌

【背景知识】鳞状细胞癌（squamous cell carcinoma，SCC）是第二常见的非黑色素瘤性皮肤癌[4]；SCC 可以是原发性病变，也可以继发于光线性角化病、原位鳞状细胞癌或皮肤受损[11, 15]；基底细胞样癌是一种罕见且具有侵袭性的 SCC 的亚型[16]。

【疾病概述】SCC 多见于 60~70 岁男性；头颈部 SCC 常累及面部，其外观多样，可表现为从隆起的丘疹结节，到具有侵袭性的大面积溃疡性病变[5, 11, 15] 等多种形式。

【影像表现】SCC 是一种软组织浸润性病变；当临床或病理上出现肿瘤神经周围扩散时，仅有一半以上的患者能通过 CT 和 MRI 检出[13]；与 BCC 相比，SCC 的淋巴结肿大概率和转移率更高（5%~30%），因此更致命[4, 11, 15]。

- CT　软组织浸润性病变，不均匀强化[4]。
- MRI　T1WI 与肌肉相比呈低信号；T2WI 不均匀高信号，有强化[4]。
- PET　在 18F-FDG PET/CT 上表现为 FDG 摄取增高[14]。

【要点】检查邻近的神经孔道和颅神经（cranial nerve, CN）通路，是否有神经周围肿瘤扩散，如翼腭窝、Meckel 腔和耳颞神经［下颌神经（CN V₃）的分支，为头皮、耳部和下颌提供感觉的神经］；评价病变向隔后延伸的情况贴近还是侵犯下方的骨质结构，尤其是颧骨和上颌骨；检查颈部和腮腺是否有转移性肿大淋巴；复发性病例应密切关注眼眶内容物。

【病例】图 1.6~ 图 1.11 为 SCC 病例。

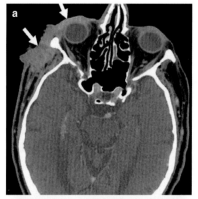
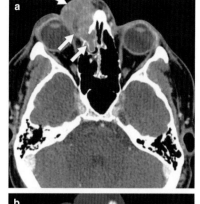
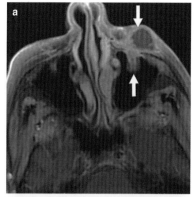
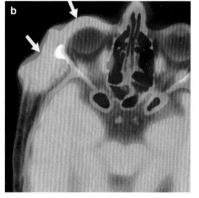
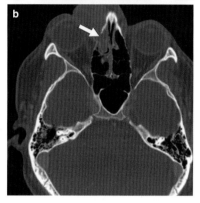
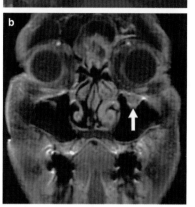

▲ 图1.6 女，80岁，右颞部和眼睑鳞状细胞癌

（a）CT增强扫描轴位软组织窗显示强化的溃疡性肿块，累及右侧颞部和眼睑（箭头）；（b）^{18}F-FDG PET/CT轴位图像显示肿块的FDG高摄取（箭头）。

▲ 图1.7 男，30岁，右内眦部鳞状细胞癌

（a）CT增强扫描轴位软组织窗显示右侧内眦部不均匀强化病灶，向眶隔后延伸，累及右鼻和鼻腔（箭头）；（b）CT增强扫描轴位骨窗显示右鼻骨和筛骨纸板骨质破坏（箭头）。

▲ 图1.8 女，67岁，左上颌骨前部鳞状细胞癌伴神经周围扩散，左面部麻木

（a）MRI脂肪抑制T1WI增强轴位显示左侧上颌前部皮下软组织内肿块，强化不均匀，病变延伸至眶下孔，并沿眶下神经（CNV$_2$）扩散（箭头）；（b）MRI脂肪抑制T1WI增强冠状位显示肿瘤沿增粗的左眶下神经（CNV$_2$）扩散（箭头）。

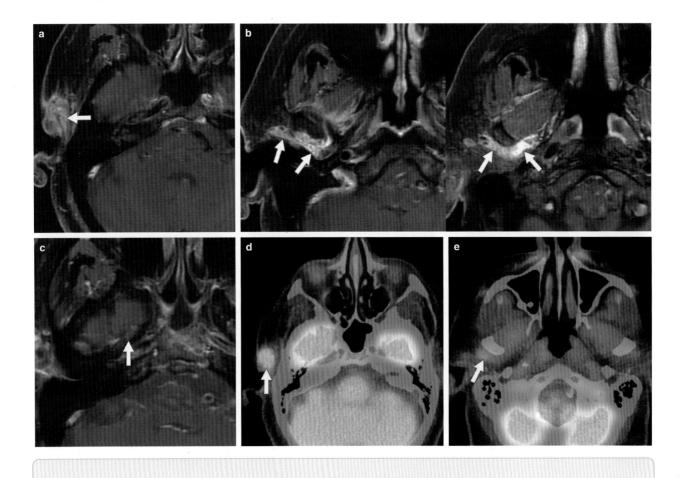

▲ 图 1.9　男，75 岁，右耳前部鳞状细胞癌

（a）MRI 脂肪饱和 T1WI 增强轴位显示右耳前部肿块，不均匀强化（箭头）；（b）MRI 脂肪饱和 T1WI 增强轴位显示肿瘤沿右侧耳颞神经扩散；（c）MRI 脂肪抑制 T1WI 增强轴位显示右下颌神经穿卵圆孔走行时的正常表现（箭头）；（d）^{18}F-FDG PET/CT 轴位显示右耳前部占位性病变 FDG 高浓聚；（e）^{18}F-FDG PET/CT 轴位显示肿瘤沿右侧耳颞神经扩散，具有 FDG 高浓聚。

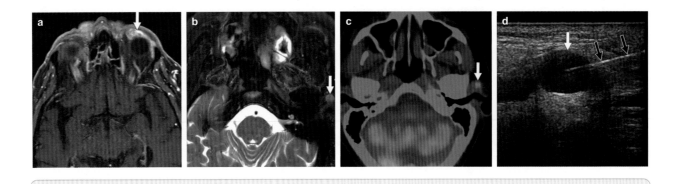

▲ 图 1.10　男，69 岁，左眼干燥发红，基底样鳞状细胞癌

（a）MRI 脂肪抑制 T1WI 增强轴位显示左上结膜肿块，不均匀强化；（b）MRI 脂肪抑制 T2WI 轴

位显示左侧腮腺内圆形结节（箭头）；（c）^{18}F-FDG PET/CT 轴位显示左侧腮腺结节呈 FDG 高摄取（箭头）；（d）左侧腮腺结节细针穿刺超声图像显示穿刺针（黑色箭头）位于转移性结节内（白色箭头）。

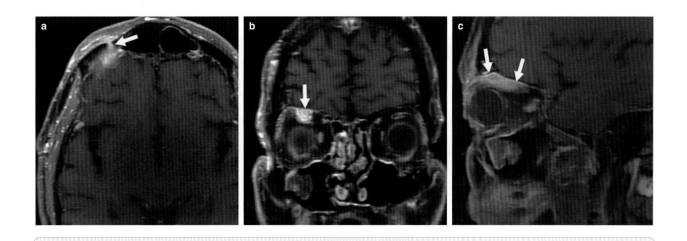

▲ 图 1.11　男，63 岁，面部疼痛，右眉部鳞状细胞癌

（a）MRI 脂肪抑制 T1WI 增强轴位显示右侧眶上区强化肿块，肿瘤通过眶上孔沿眶上神经（CNV$_1$）向神经周围扩散（箭头）；（b）MRI 脂肪抑制 T1WI 增强冠状位显示肿瘤沿眶上神经（CNV$_1$）周围扩散（箭头）；（c）MRI 脂肪抑制 T1WI 增强矢状位显示肿瘤沿眶上神经（CNV$_1$）周围扩散（箭头）。

第四节　黑色素瘤

【背景知识】皮肤黑色素瘤是致死率最高的皮肤癌，由过度日晒引起，源于表皮中的黑色素细胞[17]。

【疾病概述】黑色素瘤常发生在成年人[18]，头皮和面部是常见发病部位[19]。

【影像表现】黑色素瘤累及皮肤表面，并可延伸至皮下软组织；可发生神经周围扩散，但不如 SCC 常见[20]；肿大淋巴结会影响分期[21, 22]；皮肤转移可发生在皮下软组织中，表现为小的（0.5~2.5cm）、边界清晰、均匀强化的结节，偶有中心坏死[23, 24]；前哨淋巴结活检的手术前规划是通过单光子发射计算机断层扫描（single-photon emission computed tomography，SPECT）/CT 进行的；新确诊的病变不常进行轴位成像；脑转移可在随访检查中被发现。

- CT　黑色素瘤呈均匀强化；出现中心坏死时，可表现为不均匀性[23, 24]。
- MRI　黑色素成分在 T1WI 上呈高信号[19, 23]；病变常表现为均匀强化，中央坏死可使信号不均匀；扩散加权成像（diffusion weighted imaging，DWI）上的扩散受限已有文献描述[25, 26]。
- 核医学　在 ^{18}F-FDG PET/CT 上表现为 FDG 高摄取；PET/CT 可用于检测病变的卫星灶[19]和远处转移[27]；SPECT/CT 常与轴位图像结合进行前哨淋巴结活检术前计划制定；断层图像参考颈部特定淋巴结的代谢成像，以进行术前指导；注意颈部外侧和腮腺周围的淋巴结。

【要点】黑色素和高铁血红蛋白在 T1WI 上呈高信号；检查邻近的神经孔，是否有神经周围肿瘤扩散；病变向眶隔后延伸，接触或侵犯下方的骨质结构；检查颈部和腮腺是否有转移性肿大淋巴结，因为头皮病变可能会转移到颈部或耳后的淋巴结；断层图像很少用于疾病的初始阶段，除非病变达到 T₄ 期或存在淋巴结转移，需要使用全身 PET/CT 成像或胸部、腹部和骨盆 CT 检查。

【病例】图 1.12~ 图 1.15 为黑色素瘤病例。

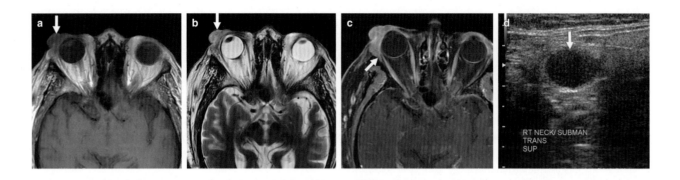

▲ 图 1.12　男，74 岁，右下眼睑黑色素瘤

（a）MRI 平扫 T1WI 轴位显示右下眼睑的不均匀隆起性病变（箭头）；（b）MRI 无脂肪抑制 T2WI 轴位显示右下眼睑的不均匀隆起性病变（箭头）；（c）MRI 脂肪抑制 T1WI 增强轴位显示肿块不均匀强化，向后延伸并累及右侧泪腺（箭头）；（d）超声图像显示右颌下转移性结节（箭头）。

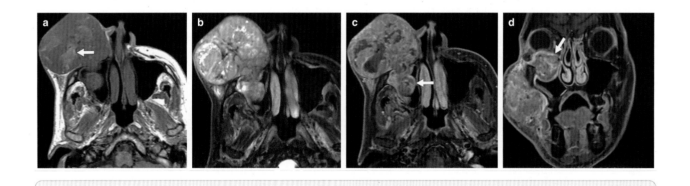

▲ 图 1.13　男，67 岁，右侧面部巨大黑色素瘤

（a）MRI 无脂肪抑制 T1WI 平扫轴位显示右侧面部肿块，内部高信号区可能代表黑色素和（或）出血（箭头）；（b）MRI 脂肪抑制 T2WI 轴位显示黑色素瘤内的混杂信号；（c）MRI 脂肪抑制 T1WI 增强轴位显示面部肿块不均匀强化，累及右侧上颌窦（箭头）；（d）MRI 脂肪抑制 T1WI 增强冠状位显示肿块从右侧上颌窦经眶底延伸至右眼眶内（箭头），眼球下壁见压迹。

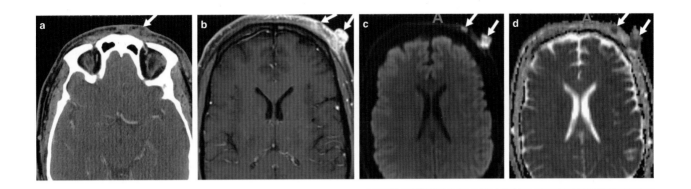

▲ 图 1.14 男，41 岁，左侧前额结节合并黑色素瘤

（a）CT 增强扫描轴位软组织窗显示左侧眶上皮肤及皮下肿块不均匀强化（箭头）；（b）MRI 脂肪抑制 T1WI 增强轴位显示左侧额部软组织病变不均匀强化（箭头），其更外侧为外生性病变；（c）DWI 轴位示病变呈高信号（箭头）；（d）表观扩散系数（apparent diffusion coefficient，ADC）轴位图显示病变内相应的低信号，与扩散受限的区域一致（箭头），可以选择这些部位进行活检。

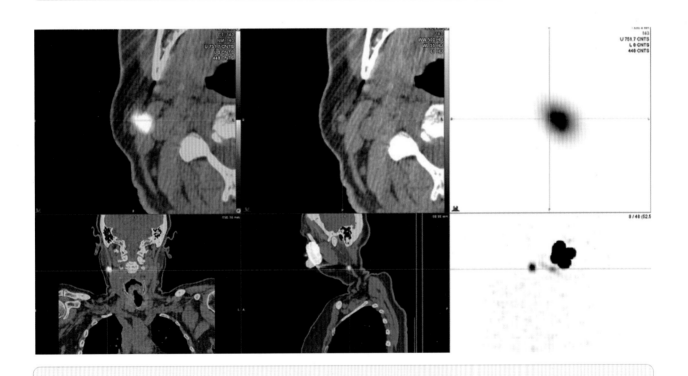

▲ 图 1.15 女，72 岁，右脸颊恶性黑色素瘤

99mTc 阿普西肽 SPECT/CT 示右侧上颈部胸锁乳突肌浅表处前哨淋巴结，术中对此进行了活检。

第五节　Merkel 细胞癌

【背景知识】Merkel 细胞癌起源于表皮的神经内分泌细胞[23, 24]；日晒和免疫抑制是危险因素；侵袭性强，经常出现局部复发，死亡率高于黑色素瘤[28]。

【疾病概述】Merkel 细胞癌常发生于老年男性白种人，临床表现与 BCC 类似[28, 29]。

【影像表现】Merkel 细胞癌初始可表现为单发结节，多发性卫星灶也很常见[30]，可能出现淋巴结转移（26%~36%）和远处转移（5%）[31, 32]。

- CT　真皮和皮下等密度至高密度肿块，明显强化；真皮内淋巴系统受累可引起皮下网状脂肪浸润[30, 33]。

- MRI　T1WI 呈均匀、稍高信号，T2WI 呈高于肌肉信号，增强扫描后可强化；较大肿瘤坏死可使内部强化不均匀[34]。

- 核医学　在 18F-FDG PET/CT 上表现为 FDG 浓聚[35]；SPECT/CT 常与轴位图像结合进行前哨淋巴结活检，颈部特定淋巴结水平的代谢轴位成像，用于术前指导。

【要点】评估卫星灶和淋巴结；评估远处转移；腮腺淋巴结常受累。

【病例】图 1.16~ 图 1.19 为 Merkel 细胞癌病例。

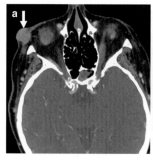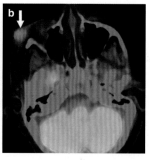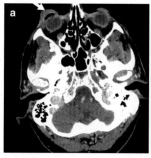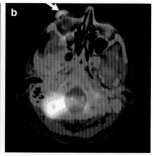

▲ 图 1.16　女，72 岁，右侧眶周
Merkel 细胞癌

（a）CT 增强扫描轴位软组织窗显示右侧眶周靠近颧骨处的软组织内强化的隆起性肿块（箭头）；（b）18F-FDG PET/CT 轴位显示病变的 FDG 摄取（箭头）。

▲ 图 1.17　男，74 岁，右上眼睑病灶
疑似"麦粒肿"，活检证实为 Merkel 细胞癌

（a）CT 增强扫描轴位软组织窗显示右上眼睑外生性肿块（箭头）；（b）18F-FDG PET/CT 轴位图像显示病变的 FDG 高摄取（箭头）。

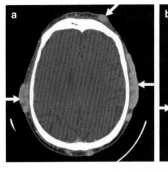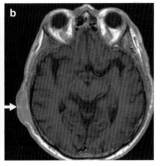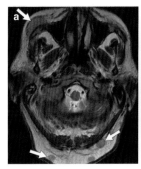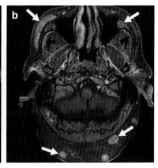

▲ 图 1.18　男，71 岁，多发头皮结节合并 Merkel 细胞癌

（a）CT 增强扫描轴位软组织窗显示多个皮肤和皮下软组织结节，均匀强化（箭头）；（b）MRI 无脂肪饱和 T1WI 增强轴位显示右侧颞部皮下结节，均匀强化（箭头）。

▲ 图 1.19　男，61 岁，转移性 Merkel 细胞癌，原发部位不明，表现为头皮和面部多发结节

（a）MRI 无脂肪饱和 T2WI 轴位显示面部和后上颈部多发高信号皮下病变（箭头）；（b）MRI 脂肪饱和 T1WI 增强轴位显示病变均匀强化（箭头）。

第六节　皮脂腺癌

【背景知识】皮脂腺癌是一种罕见的、具有潜在侵袭性的皮肤恶性肿瘤，起源于皮肤的皮脂腺，是继 BCC 和 SCC 后第三常见的眼睑恶性肿瘤[36, 37]。

【疾病概述】皮脂腺癌多见于老年人，绝大多数为白种人[4, 38]，男女发病率相近[37, 39]；眼部病变多见于亚洲人群和 60 岁以上的患者[38]。

【影像表现】皮脂腺癌一般不需要影像学检查[40]；病变晚期，CT 可显示骨质破坏；如果临床考虑有局部或远处转移，需要进一步行 CT 或 ^{18}F-FDG PET/CT 检查[40]。

【要点】深部软组织侵犯并不少见，需要行多项检查对软组织、眼眶和骨质进行评估。

【病例】图 1.20 为皮脂腺癌病例。

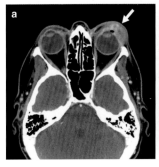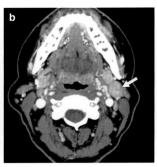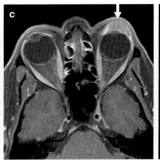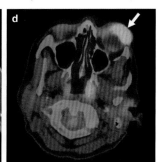

▲ 图 1.20　女，71 岁，左上眼睑皮脂腺癌

（a）CT 增强扫描轴位软组织窗显示不均匀强化的软组织肿块，累及左上眼睑和结膜（箭头）；（b）CT 增强扫描轴位软组织窗显示靠近腮腺尾部的左上颈部有转移性淋巴结（箭头）；（c）MRI 脂肪饱和 T1WI 增强轴位显示病变均匀强化（箭头）；（d）¹⁸F-FDG PET/CT 轴位图像显示病变的 FDG 高摄取（箭头）。

第七节　脂肪肉瘤

【背景知识】脂肪肉瘤由恶性脂肪母细胞分化而来[41, 42]；存在五种组织学亚型，即高分化型、去分化型、黏液型、多形性和混合型[41-43]。脂肪肉瘤多见于腹膜后及四肢深部软组织，少数发生在头颈部[44]；5 年生存率为 63%~83%；可出现局部复发和远处转移[45, 46]。

【疾病概述】脂肪肉瘤多见于 40~60 岁男性；肿瘤表现为无痛性深部软组织肿块[41, 42]。

【影像表现】评估脂肪肉瘤的影像学方法如下：

• CT　表现为类似脂肪瘤的密度，也可包含不同软组织成分；瘤内可出现钙化；瘤内出血可导致病变密度增高[41, 46]。

• MRI　高分化脂肪肉瘤与良性脂肪瘤表现相似，T1WI 呈高信号，T2WI 呈等信号或低信号，增强扫描一般无强化或轻微强化；间隔强化存在于分化程度较低的亚型中[47]；分化程度较低的亚型（多形性、黏液型）表现为 T1WI 低信号，内伴有高信号的间隔和散在岛状高信号脂肪组织。这些病例中，肿块的实性成分表现为 T2WI 呈等信号至高信号，脂肪组织呈等信号至低信号。

• 核医学　在 ¹⁸F-FDG PET/CT 上，高分化脂肪肉瘤显示出 FDG 低摄取，反映其低度恶性潜能，而分化程度较低的亚型会表现出明显的 FDG 高浓聚[46]。

【要点】脂肪肉瘤是含有软组织成分的脂肪包块；区域性转移不常见，局部浸润多见。

【病例】图 1.21 为脂肪肉瘤病例。

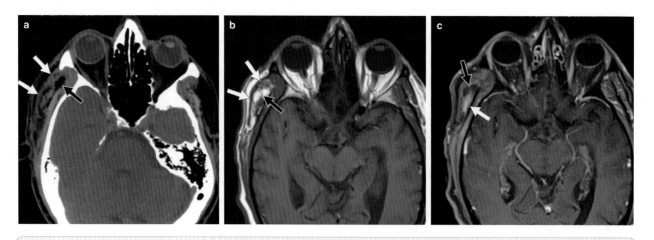

▲ 图 1.21　男，61 岁，右颞部肿块进展性增大，活检证实为多形性脂肪肉瘤

（a）CT 增强扫描轴位软组织窗显示右侧颞部皮下肿块，含软组织成分（白色箭头）和脂肪成分（黑色箭头）；（b）MRI 无脂肪饱和 T1WI 平扫轴位显示等信号的软组织（白色箭头）围绕高信号脂肪成分（黑色箭头）；（c）MRI 脂肪饱和 T1WI 增强轴位显示脂肪抑制后的低信号（黑色箭头）与部分实性成分强化（白色箭头）。

第八节　纤维肉瘤

【背景知识】纤维肉瘤是一种罕见的肿瘤，由恶性成纤维细胞和不同的胶原组成[48]；大多数纤维肉瘤发生在下肢和躯干，只有 15% 发生在头颈部；既往放射治疗史是一个风险因素[49]。

【疾病概述】纤维肉瘤常表现为生长缓慢的肿块，发现时往往已长得较大；婴儿型纤维肉瘤通常在出生后第一年就会被发现，预后较好；成人型纤维肉瘤好发于 50~80 岁男性[49]；纤维肉瘤可以是富血供的，肿瘤表面有时呈紫色[50, 51]。

【影像表现】纤维肉瘤可出现坏死和转移。

• CT　不均匀、等密度病变，轻度强化；低级别肿瘤可出现体积增大和骨质重塑，高级别纤维肉瘤存在侵蚀。

• MRI　具有侵袭性，T1WI 呈低信号；根据细胞结构、黏液和间质成分的不同，在 T2WI 上呈不均匀高信号，并伴有不同程度的强化[49, 50]。

• PET　根据肿瘤的组织学特征，^{18}F-FDG PET/CT 表现为 FDG 高浓聚[52]。

【病例】图 1.22、图 1.23 为纤维肉瘤病例。

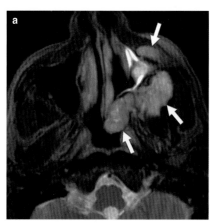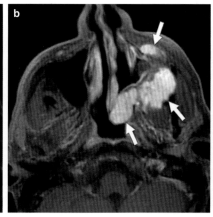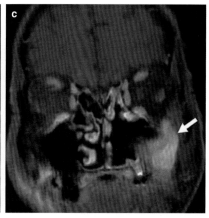

▲ 图 1.22　男，65 岁，纤维肉瘤致鼻塞

（a）MRI 脂肪饱和 T2WI 轴位显示左侧咀嚼肌间隙、鼻咽和上颌前方软组织内均匀高信号肿块（箭头）；（b）MRI 脂肪饱和 T1WI 增强轴位显示肿块均匀强化（箭头），向左眼眶下方延伸；（c）MRI 脂肪饱和 T1WI 增强冠状位显示肿块均匀强化（箭头），向左眼眶下方延伸。

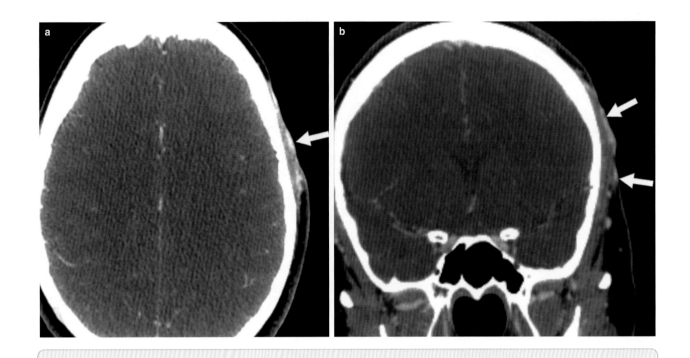

▲ 图 1.23　女，40 岁，左侧额部头皮纤维肉瘤

（a）CT 增强扫描轴位软组织窗显示左侧额部皮肤及皮下强化的软组织肿块（箭头）；（b）CT 增强扫描冠状位软组织窗显示皮肤及皮下强化的软组织肿块（箭头）。

第九节　隆突性皮肤纤维肉瘤

【背景知识】隆突性皮肤纤维肉瘤（dermatofibrosarcoma protuberans，DFSP）是一种由细长的梭形细胞组成的低级别皮肤肉瘤[53]；可出现在健康或受损的皮肤上，包括反复性创伤、既往放疗、疫苗接种的部位或瘢痕区域[54]；预后良好，但局部复发率较高[55, 56]。

【疾病概述】DFSP 常发生于 30~40 岁，男女发病率相近；肿瘤可以发生在身体的任何部位，躯干和四肢最常见；头颈部 DFSP 较少见[57]；表现为坚硬、无痛、生长缓慢的皮下结节，富血供，外观可为紫色肿块[55]。

【影像表现】多个病灶可合并成一个硬化斑块，并突出皮肤表面；DFSP 很少出现淋巴结转移、远处转移或神经周围肿瘤扩散[55]。

- CT　边界清晰，伴有中度至明显强化；一般不发生钙化[55, 56, 58]。
- MRI　T1WI 等信号，T2WI 高信号；增强扫描表现为中度至明显的不均匀或均匀强化[55, 56]。
- PET　在 ^{18}F-FDG PET/CT 上表现为 FDG 摄取[59-61]。

【要点】评估肿瘤的局部复发情况；治疗后影像表现不明显，即使病变复发，影像学检查也往往没有异常表现。

【病例】图 1.24~ 图 1.26 为 DFSP 病例。

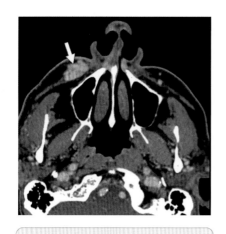

▲ 图 1.24 女，65 岁，右脸颊隆突性皮肤纤维肉瘤

CT 增强扫描轴位软组织窗显示右侧上颌前部的皮下软组织肿块均匀强化（箭头）。

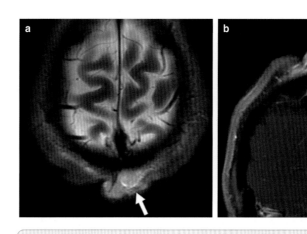

▲ 图 1.25 男，31 岁，头顶部隆突性皮肤纤维肉瘤

（a）MRI 脂肪饱和 T2WI 轴位显示高信号外生性肿块，从顶部中线头皮和皮下软组织向外突出（箭头）；（b）MRI 脂肪饱和 T1WI 增强冠状位显示肿块均匀强化（箭头）。

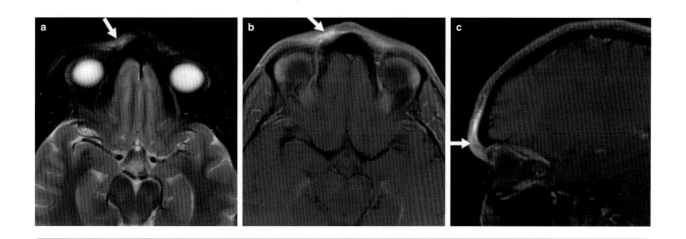

▲ 图 1.26 女，40 岁，右侧前额隆突性皮肤纤维肉瘤

（a）MRI 脂肪饱和 T2WI 轴位显示右侧眉间皮下软组织内高信号肿块（箭头）；（b）MRI 脂肪饱和 T1WI 增强轴位显示肿块均匀强化（箭头）；（c）MRI 脂肪饱和 T1WI 增强矢状位显示肿块均匀强化（箭头）。

第十节 平滑肌肉瘤

【背景知识】平滑肌肉瘤是一种恶性平滑肌肿瘤，常见于子宫和胃肠道[62]；在头颈部，平滑肌肉瘤发生率占软组织肉瘤的 1%~4%，但死亡率高[63-65]；平滑肌肉瘤分为皮肤型（较为常见，起源于毛囊）和皮下型（起源于脉管系统的平滑肌）[66, 67]；在头颈部，皮肤平滑肌肉瘤较常见[64]；5 年生存率为 50%~60%[64, 68]。

【疾病概述】 皮肤平滑肌肉瘤常发生于 50~60 岁男性[64, 69]；复发及转移率低；皮下型有较高的复发率（50%~70%）和淋巴结转移率（30%~40%）[67]。

【影像表现】 头颈部皮肤型平滑肌肉瘤最常表现为结节或斑块样；皮下型平滑肌肉瘤边界清晰[67, 70, 71]。

- CT 不均匀强化，偶有中央坏死和小钙化[67, 70, 71]。
- MRI T1WI 低信号至稍高信号；T2WI 高于肌肉信号，伴均匀或不均匀强化[67, 69-72]。
- PET 在 ^{18}F-FDG PET/CT 上表现为 FDG 浓聚[73]。

【病例】 图 1.27、图 1.28 为平滑肌肉瘤病例。

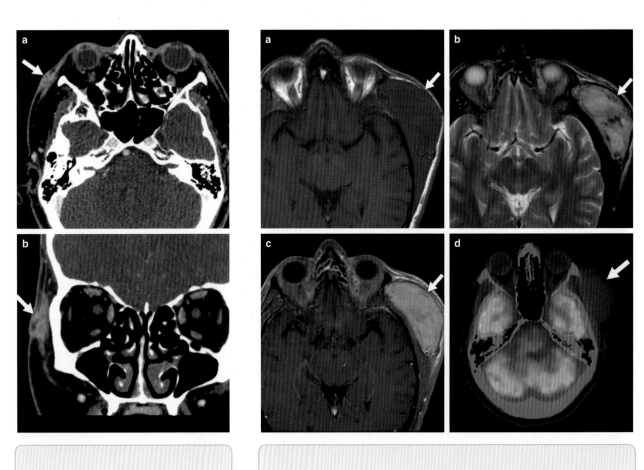

▲ 图 1.27 男，42 岁，右侧颞部平滑肌肉瘤

（a）CT 增强扫描轴位软组织窗显示右侧颞部皮下软组织肿块，均匀强化，并延伸至皮肤表面（箭头）；（b）CT 增强扫描冠状位软组织窗显示右侧颞部皮下软组织肿块，均匀强化，并延伸至皮肤表面（箭头）。

▲ 图 1.28 男，50 岁，平滑肌肉瘤导致左侧颞部肿胀加重

（a）MRI 无脂肪饱和 T1WI 平扫轴位显示左侧颞部一较大的均匀皮下软组织肿块（箭头）；（b）MRI 无脂肪饱和 T2WI 轴位显示肿块呈不均匀高信号（箭头）；（c）MRI 脂肪饱和 T1WI 增强轴位显示肿块均匀强化（箭头）；（d）^{18}F-FDG PET/CT 轴位图像显示病变呈 FDG 低浓聚（箭头）。

第十一节　血管肉瘤

【背景知识】血管肉瘤是一种罕见的、侵袭真皮的恶性软组织肉瘤，主要起源于血管内皮[2, 74]；放疗和日晒是致病因素[2]；头颈部多达1/4的血管肉瘤患者既往有恶性肿瘤病史[75]；肿瘤浸润和扩散会使治疗计划难以制订，导致整体预后不良[2]。

【疾病概述】血管肉瘤最常发生于老年男性，表现为面部和头皮上的紫色斑点或斑块状肿瘤，可能伴溃疡或出血[2, 74]。

【影像表现】皮肤血管肉瘤有快速生长的倾向，可见卫星灶[76]；报道称，16%~44%的病变会进展到晚期或发生转移[77]。

- CT　皮肤增厚，并伴有脂肪浸润和局部扩散[78]。

- MRI　皮肤血管肉瘤表现为分叶状或有分隔的皮肤及皮下肿块，T1WI呈等信号，T2WI呈高信号，强化明显[74, 79]；可能存在蛇形流空影[80]。

- PET　在 ^{18}F-FDG PET/CT 上表现为 FDG 低摄取[2]。

【要点】寻找蛇形流空影、卫星灶和转移性病变；弥漫性局部病变影像上不易察觉,由于反应较难评估,应在整个治疗过程中持续进行影像学检查；远处转移和复发较常见，患者应进行常规评估。

【病例】图1.29、图1.30为血管肉瘤病例。

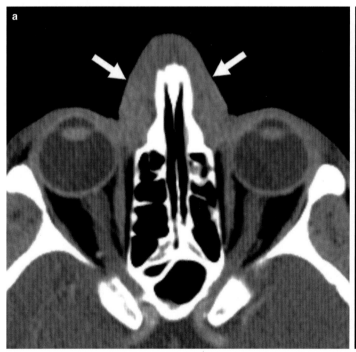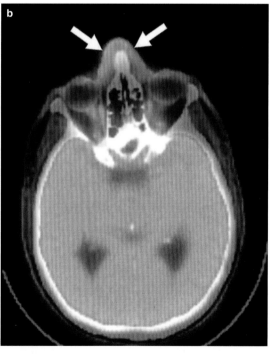

▲ 图 1.29　男，64 岁，血管肉瘤引起面部发红、皮肤增厚

（a）CT 增强扫描轴位软组织窗显示皮下软组织肿块强化，累及覆盖鼻部皮肤，并延伸至双侧内眦（箭头）；（b） ^{18}F-FDG PET/CT 轴位图像显示病变的 FDG 高浓聚（箭头）。

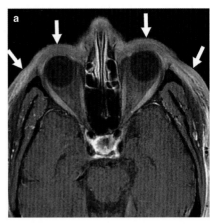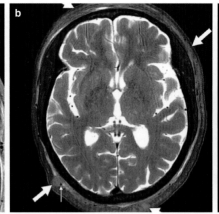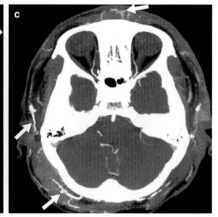

▲ 图 1.30　女，73 岁，血管肉瘤致面部肿胀和头皮结节

（a）MRI 脂肪饱和 T1WI 增强轴位显示鼻部、眼睑、眶周软组织和颞部的皮肤及皮下受累（箭头）；（b）MRI 脂肪饱和 T2WI 轴位显示头皮弥漫性受累（粗箭头），注意病变内多个低信号的血管流空影（细箭头）；（c）CT 血管造影最大密度投影轴位显示肿块内多条强化血管（箭头）。

第十二节　未分化多形性肉瘤

【背景知识】未分化多形性肉瘤（undifferentiated pleomorphic sarcoma，UPS）在 2013 年世界卫生组织"软组织与骨肿瘤分类"中被称为恶性纤维组织细胞瘤[81]；UPS 是一种排除性诊断，因为该肿瘤缺乏特定肉瘤亚型的明确特征[82]；常发生于四肢（77%），较少发生在头颈部（3%）[82]；是头颈部最常见的放疗相关性肿瘤[83]；头颈部 UPS 患者的 5 年生存率低于四肢或躯干的 UPS 患者；1/4~1/3 的 UPS 患者会发生转移[82, 84]。

【疾病概述】UPS 常见于 50 岁以上男性白种人，多表现为无痛增大的软组织肿块[84]。

【影像表现】UPS 常发生在软组织中，也可能发生在骨骼内。

• CT　与肌肉等密度的分叶状肿块，肿瘤内部坏死或黏液样物质区呈不均匀低密度；15%~20% 的病例中软组织成分强化，肿瘤内部分可见钙化[84]。

• MRI　所有序列上均表现为不均匀信号，这与其复杂的组织学成分有关；纤维组织区域表现为 T2WI 低信号，黏液样间质区域呈 T2WI 高信号；实性成分不均匀强化；内部可出现出血[84]。

• PET　在 ^{18}F-FDG PET/CT 上表现为 FDG 摄取[73]。

【要点】治疗后会出现广泛的术后变化，给放射科医生在治疗监测中带来挑战。

【病例】图 1.31 为 UPS 病例。

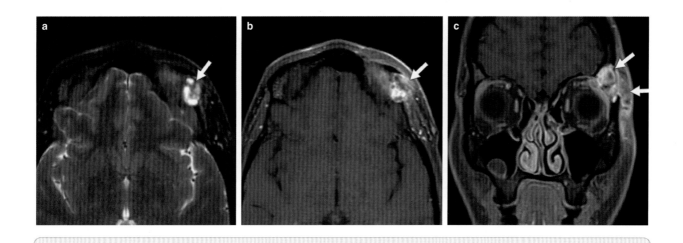

▲ 图 1.31 女,36 岁,左侧眼眶及眶周未分化多形性肉瘤

(a) MRI 脂肪饱和 T2WI 轴位显示左侧额骨下部和外侧眶顶区的不均匀高信号肿块(箭头);(b) MRI 脂肪饱和 T1WI 增强轴位显示肿块不均匀强化,并累及左侧眶周软组织、左额骨下部、外侧眶壁,并与泪腺毗邻(箭头);(c) MRI 脂肪饱和 T1WI 增强冠状位显示肿块不均匀强化,并累及左侧眶周软组织、左额骨下部、外侧眶壁,并与泪腺毗邻(箭头)。

第十三节 硬纤维瘤

【背景知识】硬纤维瘤(侵袭性纤维瘤病)是一种源于肌肉筋膜组织的成纤维细胞的散发性软组织肿瘤;结肠腺瘤性息肉病或 β- 连环蛋白基因突变是硬纤维瘤形成的原因,硬纤维瘤也与家族性腺瘤样息肉病相关[85, 86];腹前壁是最好发的部位[87, 88];硬纤维瘤切除后复发率高[89]。

【疾病概述】腹部的硬纤维瘤常发生于 25~40 岁女性[87, 88];颈部的硬纤维瘤男女发病率相近[90];临床表现为坚硬、无痛性肿块。

【影像表现】硬纤维瘤具有浸润性,但不发生转移[87, 88]。

- CT 肿瘤坏死导致硬纤维瘤出现不同程度的强化[87, 88]。
- MRI 由于黏液样基质和胶原的存在,T1WI 和 T2WI 呈低信号,伴有不同程度的强化[87, 88]。
- PET 在 ^{18}F-FDG PET/CT 上表现为 FDG 浓聚[88, 91]。

【要点】评估肿瘤的局部复发情况;临床全身治疗反应可能不明显,因此应常规比较既往影像学检查,以评估疗效。

【病例】图 1.32 为硬纤维瘤病例。

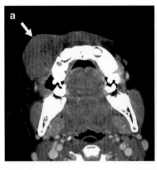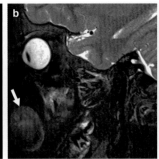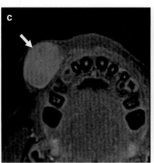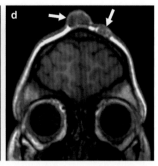

▲ 图 1.32　男，11 岁，右侧脸颊硬纤维瘤，体积进展性增大

（a）CT 增强扫描轴位软组织窗显示右侧脸颊皮下软组织肿块（箭头）；（b）MRI 脂肪饱和 T2WI 矢状位显示硬纤维瘤呈不均匀低信号至等信号（箭头）；（c）MRI 脂肪饱和 T1WI 增强轴位显示肿块均匀强化（箭头）；（d）MRI 无脂肪饱和 T1WI 平扫冠状位显示额部皮下软组织内和头皮上不均匀隆起的硬纤维瘤（箭头）。

第十四节　皮肤淋巴瘤

【背景知识】皮肤是霍奇金淋巴瘤和非霍奇金淋巴瘤最常发生的部位之一[92]；皮肤淋巴瘤可以是原发性的，也可以继发于系统性疾病[92]；皮肤 T 细胞淋巴瘤（cutaneous T-cell lymphoma，CTCL）更常见（65%），其余为原发性皮肤 B 细胞淋巴瘤（cutaneous B-cell lymphoma，CBCL）[93, 94]；在 CTCL 亚型中，蕈样肉芽肿最常见。

【疾病概述】CTCL 表现为浸润性斑块或结节，很少出现溃疡[95]；自然杀伤细胞/T 细胞淋巴瘤累及皮肤时常表现为红斑或肿块[96]；间变性大细胞淋巴瘤常表现为皮肤上的孤立性结节或簇集性结节，可累及皮下组织并出现溃疡[96]。

【影像表现】明确皮肤增厚的程度、皮外病变和淋巴结肿大的程度对于疾病分期和治疗计划非常重要。

- CT　CTCL 表现为皮肤增厚、强化结节或皮下浸润性肿块[95-99]；CBCL 表现为强化结节、皮肤和皮下浸润型肿块[100]。

- MRI　CTCL 和 CBCL 均表现为非特异性皮肤或皮下增厚、明显的肿块或皮下软组织浸润；T1WI 低信号，T2WI 高信号，可强化；坏死或较大的病灶可导致肿块信号不均匀[92, 96-100]。

- PET　CTCL 和 CBCL 在 ^{18}F-FDG PET/CT 上具有 FDG 高摄取[101]；不同的组织学亚型具有不同的 FDG 亲和力，例如蕈样肉芽肿表现为低浓聚[98]。

【要点】确定局部和远处病变的范围。

【病例】图 1.33 为皮肤淋巴瘤病例。

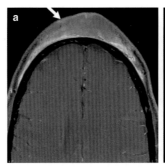
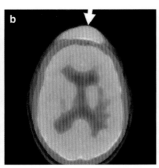
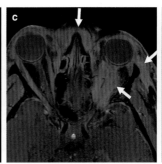
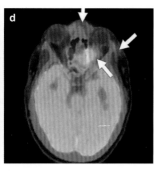

▲ 图 1.33　男，48 岁，B 细胞淋巴瘤，左眼上方肿块进展性增大

（a）MRI 脂肪饱和 T1WI 增强轴位显示双侧额部皮下软组织内肿块，均匀强化（箭头）；（b）^{18}F-FDG PET/CT 轴位图像显示双侧额部软组织肿块的 FDG 高浓聚（箭头）；（c）MRI 脂肪饱和 T1WI 增强轴位显示鼻部淋巴瘤浸润，累及左眼眶球后和眶周软组织（箭头）；（d）^{18}F-FDG PET/CT 轴位图像显示淋巴瘤的 FDG 高浓聚（箭头）。

第十五节　转　移

【背景知识】皮肤转移可由原发性头颈部肿瘤直接浸润皮肤引起；发生在身体其他部位的肿瘤，包括乳腺癌、肺癌、肾细胞癌和胃肠道恶性肿瘤，可通过血液和淋巴途径转移到头颈部[102, 103]；当肿瘤经淋巴途径扩散时，会累及局部淋巴结，在先前的颈部清扫或放射治疗后局部淋巴结可以免受累及[104]；局部复发可能出现在手术切缘或放射野外[105, 106]。

【疾病概述】皮肤转移很少见，容易与良性皮肤病变混淆[56]；活检才能确诊，并需要进一步评估是否存在隐匿的原发肿瘤部位[107]。

【影像表现】皮肤转移可表现为小结节[105, 108, 109]或大的浸润性肿块[104]；在 CT 和 MRI 上，强化可均匀或不均匀；手术部位的复发病灶可能界限不清，并累及真皮和皮下软组织[104, 110]。

• PET　皮肤转移可表现为皮肤增厚或皮下软组织结节，具有 ^{18}F-FDG 浓聚[111]。

【要点】评估手术切缘和放射野以外的病变区域；颅底结构域应被常规监测。

【病例】图 1.34 为皮肤转移病例。

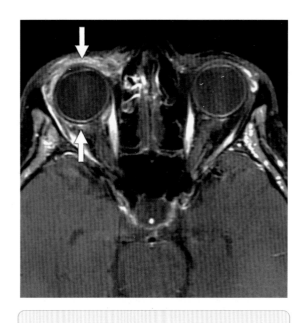

▲ 图 1.34　女，76 岁，乳腺癌，肿瘤转移导致右眼视物模糊

MRI 脂肪饱和 T1WI 增强轴位显示强化的皮下软组织肿块，累及右眼睑、结膜、内眦和外眦，并扩散至球后间隙（箭头）。

第十六节 神经纤维瘤

【背景知识】神经纤维瘤有局限性、弥漫性和丛状三种生长模式；丛状神经纤维瘤起源于多条神经束，并沿神经生长到邻近结构（如皮肤、筋膜、骨骼、肌肉和内脏）；丛状神经纤维瘤的存在提示神经纤维瘤病 I 型（neurofibromatosis type I，NF-I），约一半的 NF-I 患者会出现丛状神经纤维瘤[112, 113]；约 4% 的 NF-I 患者会转变为恶性周围神经鞘瘤（malignant peripheral nerve sheath tumor，MPNST），表现为神经纤维瘤的迅速增大[115]；在病理学上，丛状神经纤维瘤的特征是内膜基质增加和施万细胞增殖[114]。

【疾病概述】NF-I 的特征包括沿周围神经生长的神经纤维瘤、色素虹膜结节、视神经胶质瘤、蝶骨翼发育不良和色素性黄斑皮肤病变，即牛奶咖啡斑[115]。

【影像表现】评估神经纤维瘤的方法如下：

• CT 丛状神经纤维瘤表现为大的多分叶性病变[116]；结节和神经分支受累形成"蠕虫袋"样外观[117]；平扫图像上病灶中的低密度与髓鞘的脂肪含量、脂肪包埋、黏液样组织中的高含水量以及囊性坏死区域有关[115, 117]。

• MRI T1WI 等信号，T2WI 均匀高信号；可见特征性"靶征"，T2WI 上由中心低至等信号和周围高信号环组成[116, 117]，这种现象由中心胶原含量较高的纤维组织和外周的黏液样组织形成[117]；丛状神经纤维瘤表现为多个神经纤维瘤的聚集性肿块和弥漫性神经根增厚，常累及神经分支[116]；转变为 MPNST 表现为周边结节状增强，伴中央坏死[117]。

• PET ^{18}F-FDG PET/CT 可以区分良性和恶性丛状神经纤维瘤，但存在局限性，需要进一步研究[118]。

【要点】随着时间推移，出现病变增大和影像学的变化，则提示可能转化为 MPNST。

【病例】图 1.35 为神经纤维瘤病例。

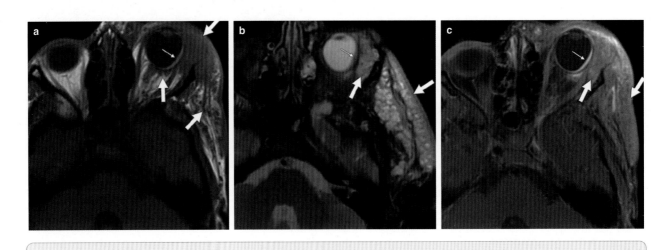

▲ 图 1.35 男，7 岁，神经纤维瘤病 I 型，左侧面部及眼眶丛状神经纤维瘤

（a）MRI 无脂肪饱和 T1WI 平扫轴位显示丛状神经纤维瘤位于左侧颞部和眶周皮下软组织内，并累及左侧肌锥内外间隙（粗箭头），注意眼球外侧壁受压（细箭头）；（b）MRI 脂肪饱和 T2WI 轴位显示神经纤维瘤呈 T2 高信号（箭头）；（c）MRI 脂肪饱和 T1WI 增强轴位显示神经纤维瘤强化（粗箭头），并使眼球外侧壁受压（细箭头）。

第十七节　脂肪瘤

【背景知识】脂肪瘤由具有纤维间隔的成熟脂肪组织构成[119]；通常发生在颈部、背部和四肢的皮下软组织中，肥胖患者更常见[120]。

【疾病概述】脂肪瘤常发生于 50~70 岁；表现为不易移动的坚硬肿块，颜色呈白色或黄色，表面偶尔有小绒毛[120]。

【影像表现】脂肪瘤表现为没有固体成分的脂肪团块。

- CT　低密度；脂肪密度（-120~-60Hu）。
- MRI　T1WI 高信号，T2WI 低信号[119]；增强后脂肪饱和序列的 T1WI 由于肿块内脂肪抑制，T1 呈低信号；不强化[119]。
- PET　不具有 ^{18}F-FDG 浓聚。

【要点】病变内出现实性成分和强化，提示可能为脂肪肉瘤。

【病例】图 1.36、图 1.37 为脂肪瘤病例。

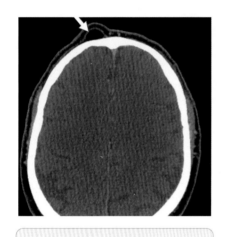

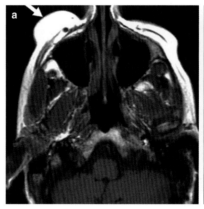

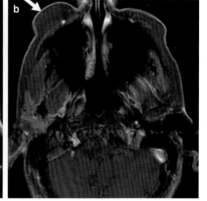

▲ 图 1.36　男，67 岁，颊黏膜鳞状细胞癌，伴右额皮下软组织脂肪瘤

　　CT 增强扫描轴位软组织窗显示右额肿块呈脂肪性低密度。

▲ 图 1.37　男，58 岁，黑色素瘤伴右上颌前脂肪瘤

　　（a）MRI 无脂肪饱和 T1WI 平扫轴位显示脂肪瘤的典型 T1WI 高信号表现（箭头）；（b）MRI 脂肪饱和 T1WI 增强轴位显示脂肪瘤内脂肪被抑制，无实性强化成分（箭头）。

第十八节　淀粉样变性

【背景知识】淀粉样变性病因不明，其特征是在组织和器官中沉积了一定数量的淀粉样蛋白；淀粉样蛋白可能是局部性的，也可能是全身性的，可以在人体任意组织中积聚[121, 122]；用刚果红染色淀粉样蛋白呈砖红色，在偏振光下观察，淀粉样蛋白呈绿色双折射光[123]；淀粉样变性常通过组织活检来确诊。

【疾病概述】淀粉样变性常发生于中年患者[124]；淀粉样蛋白沉积可发生在眼眶的多个部位,包括泪腺、眼睑、结膜和眼外肌；症状包括眼睑肿胀、不适、眼球突出、球结膜充血、结膜下出血和泪腺肿大[122]。

【影像表现】在鉴别眼周和眼眶淀粉样变性方面,CT 比 MRI 更优越,因为 CT 对钙化和骨质改变的敏感性更高；如果累及眼眶,肿块可能会与眼球粘连,导致其移位；可出现眼外肌增粗[125, 126]。

- CT 均匀、稍高密度的软组织肿块,可伴有钙化；可出现眼眶壁受侵蚀[125, 126]。
- MRI T2WI 低信号,伴均匀至不均匀强化[121, 122]。

【病例】图 1.38 为淀粉样变性病例。

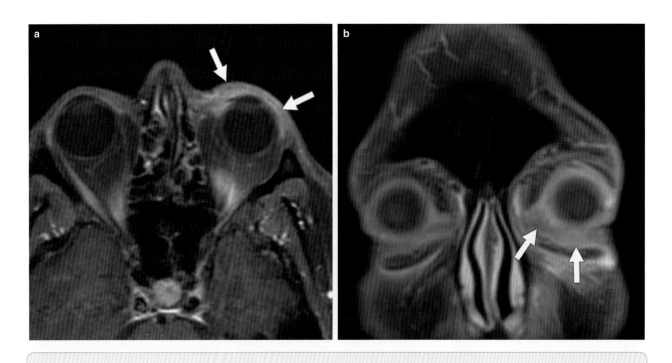

▲ 图 1.38 女,65 岁,淀粉样变性致左眼睑下垂

(a) MRI 脂肪饱和 T1WI 增强轴位显示肿块强化并累及左下眼睑(箭头)；(b) MRI 脂肪饱和 T1WI 增强冠状位显示肿块强化并累及左下眼睑(箭头)。

第十九节 IgG4 相关性疾病

【背景知识】IgG4 相关性疾病(immunoglobulin G4-related disease,IgG4-RD)是一种病因不明的全身性疾病,以含有表达 IgG4 的浆细胞组织浸润、炎症和纤维化为特征；累及多种器官,包括胰腺、胆管、肝脏、腹膜后软组织、肺、甲状腺、唾液腺和淋巴结等,可单独累及,也可系统性受累[127, 128]；除胰腺外,头颈部是受累最严重的部位[129]；IgG4-RD 主要发生于老年男性,且常与血清 IgG4 水平升高相关[130]。

【疾病概述】眼眶病变中约 12% 的病例累及眼睑[131]；头颈部的其他病变部位包括泪腺、眼眶、脑垂体、海绵窦、脑神经、鼻窦和颈淋巴结[132]；IgG4-RD 通常是无痛的；症状包括垂体炎、甲状腺炎、胰腺炎、胆囊炎、腹膜后纤维化、淋巴结肿大[130, 133-135]。

【影像表现】眼睑的病变是单侧或双侧的；IgG4-RD 可表现为明显的小结节或弥漫性病变；可存在眶隔前部软组织肿胀[133]。

- CT 图像上可观察到病变的软组织密度[132]。
- MRI T1WI 低信号，T2WI 低信号至等信号，均匀强化[130, 133, 134]。
- PET IgG4-RD 在 ^{18}F-FDG PET/CT 上表现为 FDG 浓聚，并且 PET 有助于检测多器官受累情况、指导活检和评估治疗反应[130, 136]。

【要点】鉴别 IgG4-RD 与淋巴瘤、Graves 眼病和特发性眼眶炎症综合征是很重要的；寻找其他部位的受累，确诊可能需要活检。

【病例】图 1.39 为 IgG4-RD 病例。

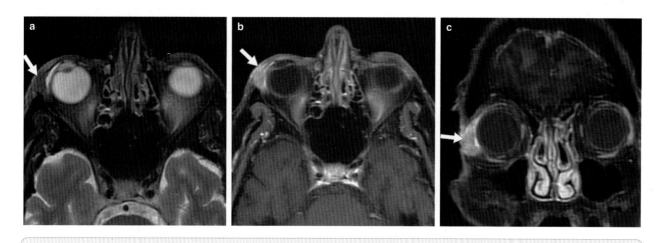

▲ 图 1.39 女，75 岁，乳腺癌，右侧眼睑肿块进展性增大，活检证实为 IgG4-RD

（a）MRI 脂肪饱和 T2WI 轴位显示右侧外眦 T2WI 低信号肿块（箭头）；（b）MRI 脂肪饱和 T1WI 增强轴位显示肿块均匀强化（箭头）；（c）MRI 脂肪饱和 T1WI 增强冠状位显示肿块均匀强化（箭头）。

第二十节 黄色肉芽肿

【背景知识】黄色肉芽肿是一种非朗格汉斯细胞组织细胞增生症，由组织细胞浸润构成，通常含有丰富的细胞内脂质、Touton 型多核巨细胞和炎症细胞；发生于出生时（占 20%）、出生后第一年内（占 70%）和成年后（占 10%）[137]。

【疾病概述】黄色肉芽肿表现为皮肤性或系统性，累及多个器官，包括肝、脾、肾、肺、眼、骨和中枢神经系统[138-140]；皮肤黄色肉芽肿由于高脂成分常表现为肉色、红斑、棕色或黄色外观的孤立性结节[138-141]；头颈部常见的病变部位包括眼睑的皮肤、鼻额中线、耳周软组织以及颞骨；颅内病变可表现为硬脑膜为基底的肿块[137, 142]。

【影像表现】骨质破坏并不常见。当骨骼受累时，黄色肉芽肿在影像上无法与朗格汉斯细胞组织细胞增生症区分开来[142]。

- CT　均匀低密度、边界清晰的结节或肿块，均匀强化[137]。

- MRI　T1WI 等信号至高信号，T2WI 低信号至等信号，可能与脂质存在有关，均匀强化；由于细胞构成减少和（或）胶原基质的存在，DWI 可能存在扩散受限[137, 143]。

【要点】区分黄色肉芽肿和其他组织细胞疾病需要活检和免疫组化。

【病例】图 1.40 为黄色肉芽肿病例。

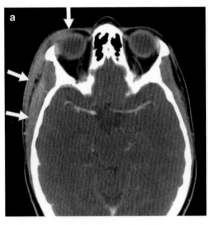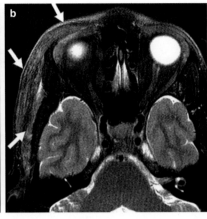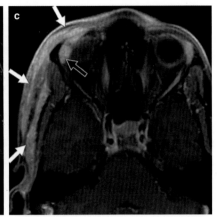

▲ 图 1.40　女，30 岁，黄色肉芽肿导致右侧颞部和眶周区域肿胀

（a）CT 增强扫描轴位软组织窗显示强化的皮下软组织肿块，累及右侧颞部皮下软组织、颞肌和右上眼睑（箭头）；（b）MRI 脂肪饱和 T2WI 轴位显示病变呈等信号至低信号（箭头）；（c）MRI 脂肪饱和 T1WI 增强轴位显示病变均匀强化（白色箭头），右侧泪腺受累增大（黑色箭头）。

第二十一节　感　染

【背景知识】眶周蜂窝织炎是一种位于眶隔前间隙（眶隔前方软组织）的感染；常通过面部、牙齿等邻近结构直接扩散而来，也与皮肤损伤、异物或免疫抑制有关[144]。

【疾病概述】感染症状包括皮肤增厚、眼睑肿胀、皮肤缺损、皮下软组织浸润和溃疡；眼球突出和眼球运动问题常未被报道；继发性感染可能导致脓肿和骨髓炎[145]；感染扩散到眶隔后间隙可导致眼眶蜂窝织炎，从而威胁视力，可能危及生命[146, 147]。

【影像表现】紧急成像评估是必要的；确诊眼眶脓肿后需要进行治疗，包括引流等[147]。

- CT　软组织增厚并强化；如果积液周围出现强化，则提示脓肿。

- MRI　软组织增厚表现为 T1WI 等信号和 T2WI 高于肌肉信号；增强扫描可以区分水肿和脓肿；脓肿的坏死中心在 DWI 上表现为扩散受限[144]。

- PET　感染在 ^{18}F-FDG PET/CT 上表现为 FDG 高浓聚[148]。

【要点】检查是否有眶隔后间隙受累和脓肿形成；评估鼻窦炎或外伤等感染源的毗邻传播；评估病变范围（如隔后间隙、颅内和海绵窦是否受累，包括是否有血栓形成）。

【病例】图 1.41~ 图 1.43 为眶周感染病例。

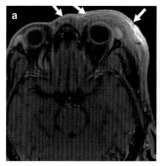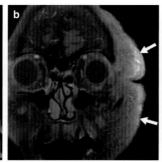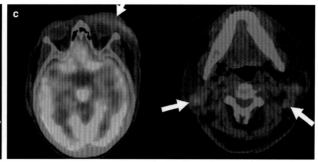

▲ 图 1.41　女，60 岁，蕈样肉芽肿合并耐甲氧西林金黄色葡萄球菌引起的左眶周感染

（a）MRI 脂肪饱和 T1WI 增强轴位显示左侧颞部、面部、眶周软组织、眼睑、鼻部皮肤表面和皮下软组织增厚并强化（箭头）；（b）MRI 脂肪饱和 T1WI 增强冠状位显示左侧颞部、面部、眶周软组织、眼睑、鼻部皮肤表面和皮下软组织增厚并强化（箭头）；（c）¹⁸F-FDG PET/CT 轴位图像显示双侧上颈部感染和相关淋巴结的 FDG 高摄取（箭头）。

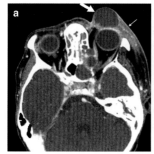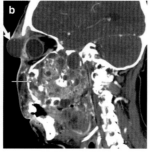

▲ 图 1.42　女，52 岁，硬腭腺样囊性癌，左上眼睑肿块进行性增大，诊断为脓肿，影像学检查后引流

（a）CT 增强扫描轴位软组织窗显示左上眼睑周围皮下积液强化，与脓肿一致（粗箭头），注意邻近软组织肿胀（细箭头）；（b）CT 增强扫描矢状位软组织窗显示左侧上眼睑脓肿（粗箭头），左侧面部可见大面积腺样囊性癌（细箭头）。通过临床病史和引流检查可区分眼睑脓肿与腺样囊性癌的扩散。

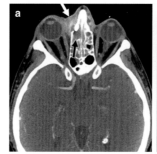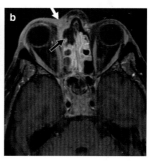

▲ 图 1.43　男，49 岁，急性髓细胞白血病复发，表现为眶周蜂窝织炎和眶隔后/筛窦气房脓肿

（a）CT 增强扫描轴位软组织窗显示鼻右侧和内眦区皮下软组织增厚（白色箭头），感染延伸至内侧眶隔后间隙，筛窦前房可见脓肿（黑色箭头）；（b）MRI 脂肪饱和 T1WI 增强轴位显示感染均匀强化（白色箭头），伴有周围强化的脓肿形成（黑色箭头）。

参考文献

[1] OLÁH A，SZÖLLŐSI AG，BÍRÓ T. The channel physiology of the skin. Rev Physiol Biochem Pharmacol，2012，163：65-131.

[2] VASANAWALA MS，WANG Y，QUON A，et al. F-18 fluoro-deoxyglucose PET/CT as an imaging tool for staging and restaging cutaneous angiosarcoma of the scalp. Clin Nucl Med,2006,31(9)：534-537.

[3] KUMAR V，XU Y. Unusual presentation of metastatic sebaceous carcinoma and its response to chemotherapy：is genotyping a right answer for guiding chemotherapy in rare tumours?. Curr Oncol，2015，22（4）：e316-e319.

[4] LANKA B，TURNER M，ORTON C，et al. Cross-sectional imaging in non-melanoma skin cancer of the head and neck. Clin Radiol，2005，60（8）：869-877.

[5] NETSCHER DT，LEONG M，ORENGO I，et al. Cutaneous malignancies：melanoma and nonmelanoma types. Plast Reconstr Surg，2011，127（3）：37e-56e.

[6] BOURLIDOU E，VAHTSEVANOS K，KYRGIDIS A，et al. Risk factors for local recurrence of basal cell carcinoma and cutaneous squamous cell carcinoma of the middle third of the face：a 15-year retrospective analysis based on a single centre. Eur J Dermatol，2019，29（5）：490-499.

[7] GORLIN RJ. Nevoid basal cell carcinoma syndrome. Dermatol Clin，1995，13（1）：113-125.

[8] KAKASCIK GE，LOVERME SR，TUTELA RR. Multiple nevoid basal cell carcinoma syndrome. The American Surgeon，1977，43（9）：617-620.

[9] CHENEVIX-TRENCH G，WICKING C，BERKMAN J，et al. Further localization of the gene for nevoid basal cell carcinoma syndrome（NBCCS）in 15 Australasian families：linkage and loss of heterozygosity. Am J Hum Genet，1993，53（3）：760-767.

[10] BOWER CP，LEAR JT，BYGRAVE S，et al. Basal cell carcinoma and risk of subsequent malignancies：A cancer registry-based study in southwest England. J Am Acad Dermatol，2000，42（6）：988-991.

[11] ACARTÜRK TO，EDINGTON H. Nonmelanoma skin cancer. Clin Plast Surg，2005，32（2）：237-248.

[12] LEVELL NJ，IGALI L，WRIGHT KA，et al. Basal cell carcinoma epidemiology in the UK：the elephant in the room. Clin Exp Dermatol，2013，38（4）：367-369.

[13] WILLIAMS LS，MANCUSO AA，MENDENHALL WM. Perineural spread of cutaneous squamous and basal cell carcinoma：CT and MR detection and its impact on patient management and prognosis. Int J Radiat Oncol Biol Phys，2001，49（4）：1061-1069.

[14] THACKER CA，WEISS GJ，TIBES R，et al. 18-FDG PET/CT assessment of basal cell carcinoma with vismodegib. Cancer Med，2012，1（2）：230-236.

[15] KATALINIC A，KUNZE U，SCHÄFER T. Epidemiology of cutaneous melanoma and non-melanoma skin cancer in Schleswig-Holstein，Germany：incidence，clinical subtypes，tumour stages and localization（epidemiology of skin cancer）. Br J Dermatol，2003，149（6）：1200-1206.

[16] GUPTA B，BHATTACHARYYA A，SINGH A，et al. Basaloid squamous cell carcinoma - A rare and aggressive variant of squamous cell carcinoma：A case report and review of literature. Natl J Maxillofac Surg，2018，9（1）：64-68.

[17] LEE CC，FARIES MB，WANEK LA，et al. Improved survival after lymphadenectomy for nodal metastasis from an unknown primary melanoma. J Clin Oncol，2008，26（4）：535-541.

[18] BLUMER SL，SCALCIONE LR，RING BN，et al. Cutaneous and subcutaneous imaging on FDG-PET：benign and malignant findings. Clin Nucl Med，2009，34（10）：675-683.

[19] PATNANA M，BRONSTEIN Y，SZKLARUK J，et al. Multimethod imaging，staging，and spectrum of manifestations of metastatic melanoma. Clin Radiol，2011，66（3）：224-236.

[20] STAMBUK HE. Perineural tumor spread involving the central skull base region. Semin Ultrasound CT MR，2013，34（5）：445-458.

[21] BALCH CM，SOONG SJ，GERSHENWALD JE，et al. Prognostic factors analysis of 17,600 melanoma patients：validation of the American Joint Committee on Cancer melanoma staging system. J Clin Oncol，2001，19（16）：3622-3634.

[22] KUMAR R，MAVI A，BURAL G，et al. Fluorodeoxyglucose-PET in the management of malignant melanoma. Radiol Clin North Am，2005，43（1）：23-33.

[23] KING DM. Imaging of metastatic melanoma. Cancer Imaging，2006，6（1）：204-208.

[24] PATTEN RM，SHUMAN WP，TEEFEY S. Subcutaneous metastases from malignant melanoma：prevalence and findings on CT. AJR Am J Roentgenol，1989，152（5）：1009-1012.

[25] HO SHON IA，CHUNG DK，SAW RP，et al. Imaging in cutaneous melanoma. Nucl Med Commun，2008，29（10）：847-876.

[26] JOUVET JC，THOMAS L，THOMSON V，et al. Whole-body MRI with diffusion-weighted sequences compared with 18 FDG PET-CT，CT and superficial lymph node ultrasonography in the staging of advanced cutaneous melanoma：a prospective study. J Eur Acad Dermatol Venereol，2014，28（2）：176-185.

[27] MOHR P，EGGERMONT AM，HAUSCHILD A，et al. Staging of cutaneous melanoma. Ann Oncol，2009，20 Suppl 6（Suppl 6）：vi14-vi21.

[28] MILLER RW，RABKIN CS. Merkel cell carcinoma and melanoma：etiological similarities and differences. Cancer Epidemiol Biomarkers Prev，1999，8（2）：153-158.

[29] KAMPSHOFF JL，COGBILL TH. Unusual skin tumors：Merkel cell carcinoma，eccrine carcinoma，glomus tumors，and dermatofibrosarcoma protuberans. Surg Clin North Am，2009，89（3）：727-738.

[30] GOLLUB MJ，GRUEN DR，DERSHAW DD. Merkel cell carcinoma：CT findings in 12 patients. AJR Am J Roentgenol，1996，167（3）：617-620.

[31] KWAN K，GHAZIZADEH S，MOON AS，et al. Merkel Cell Carcinoma：A 28-Year Experience. Otolaryngol Head Neck Surg，2020，163（2）：364-371.

[32] MOJICA P，SMITH D，ELLENHORN JD. Adjuvant radiation

therapy is associated with improved survival in Merkel cell carcinoma of the skin. J Clin Oncol, 2007, 25 (9): 1043-1047.

[33] NGUYEN BD, MCCULLOUGH AE. Imaging of Merkel cell carcinoma. Radiographics, 2002, 22 (2): 367-376.

[34] ANDERSON SE, BEER KT, BANIC A, et al. MRI of merkel cell carcinoma: histologic correlation and review of the literature. AJR Am J Roentgenol, 2005, 185 (6): 1441-1448.

[35] PELOSCHEK P, NOVOTNY C, MUELLER-MANG C, et al. Diagnostic imaging in Merkel cell carcinoma: lessons to learn from 16 cases with correlation of sonography, CT, MRI and PET. Eur J Radiol, 2010, 73 (2): 317-323.

[36] DASGUPTA T, WILSON LD, YU JB. A retrospective review of 1349 cases of sebaceous carcinoma. Cancer, 2009, 115 (1): 158-165.

[37] DORES GM, CURTIS RE, TORO JR, et al. Incidence of cutaneous sebaceous carcinoma and risk of associated neoplasms: insight into Muir-Torre syndrome. Cancer, 2008, 113 (12): 3372-3381.

[38] NI C, SEARL SS, KUO PK, et al. Sebaceous cell carcinomas of the ocular adnexa. Int Ophthalmol Clin, 1982, 22 (1): 23-61.

[39] BAILET JW, ZIMMERMAN MC, ARNSTEIN DP, et al. Sebaceous carcinoma of the head and neck. Case report and literature review. Arch Otolaryngol Head Neck Surg, 1992, 118 (11): 1245-1249.

[40] KNACKSTEDT T, SAMIE FH. Sebaceous Carcinoma: A Review of the Scientific Literature. Curr Treat Options Oncol, 2017, 18 (8): 47.

[41] EL OUNI F, JEMNI H, TRABELSI A, et al. Liposarcoma of the extremities: MR imaging features and their correlation with pathologic data. Orthop Traumatol Surg Res, 2010, 96 (8): 876-883.

[42] DREVELEGAS A, PILAVAKI M, CHOURMOUZI D. Lipomatous tumors of soft tissue: MR appearance with histological correlation. Eur J Radiol, 2004, 50 (3): 257-267.

[43] WALKER EA, SALESKY JS, FENTON ME, et al. Magnetic resonance imaging of malignant soft tissue neoplasms in the adult. Radiol Clin North Am, 2011, 49 (6): 1219-1234, vi.

[44] DAVIS EC, BALLO MT, LUNA MA, et al. Liposarcoma of the head and neck: The University of Texas M. D. Anderson Cancer Center experience. Head Neck, 2009, 31 (1): 28-36.

[45] GOLLEDGE J, FISHER C, RHYS-EVANS PH. Head and neck liposarcoma. Cancer, 1995, 76 (6): 1051-1058.

[46] MURPHEY MD, ARCARA LK, FANBURG-SMITH J. From the archives of the AFIP: imaging of musculoskeletal liposarcoma with radiologic-pathologic correlation. Radiographics, 2005, 25 (5): 1371-1395.

[47] UHL M, ROEREN T, SCHNEIDER B, et al. Magnetresonanztomographie der Liposarkome [Magnetic resonance tomography of liposarcoma]. Rofo, 1996, 165 (2): 144-147.

[48] HOURANI R, TASLAKIAN B, SHABB NS, et al. Fibroblastic and myofibroblastic tumors of the head and neck: comprehensive imaging-based review with pathologic correlation. Eur J Radiol, 2015, 84 (2): 250-260.

[49] SCELSI CL, WANG A, GARVIN CM, et al. Head and Neck Sarcomas: A Review of Clinical and Imaging Findings Based on the 2013 World Health Organization Classification. AJR Am J

Roentgenol, 2019, 212 (3): 644-654.

[50] AINSWORTH KE, CHAVHAN GB, GUPTA AA, et al. Congenital infantile fibrosarcoma: review of imaging features. Pediatr Radiol, 2014, 44 (9): 1124-1129.

[51] LAFFAN EE, NGAN BY, NAVARRO OM. Pediatric soft-tissue tumors and pseudotumors: MR imaging features with pathologic correlation: part 2. Tumors of fibroblastic/myofibroblastic, so-called fibrohistiocytic, muscular, lymphomatous, neurogenic, hair matrix, and uncertain origin. Radiographics, 2009, 29 (4): e36.

[52] LUO Y, HU W, WU H, et al. ^{18}F-fluorodeoxyglucose PET/CT features and correlations with histopathologic characteristics in sclerosing epithelioid fibrosarcoma. Int J Clin Exp Pathol, 2014, 7 (10): 7278-7285.

[53] TAYLOR HB, HELWIG EB. Dermatofibrosarcoma protuberans. A study of 115 cases. Cancer, 1962, 15: 717-725.

[54] MCGUIRE JF, GE NN, DYSON S. Nonmelanoma skin cancer of the head and neck I: histopathology and clinical behavior. Am J Otolaryngol, 2009, 30 (2): 121-133.

[55] MILLARE GG, GUHA-THAKURTA N, STURGIS EM, et al. Imaging findings of head and neck dermatofibrosarcoma protuberans. AJNR Am J Neuroradiol, 2014, 35 (2): 373-378.

[56] ZHANG L, LIU QY, CAO Y, et al. Dermatofibrosarcoma Protuberans: Computed Tomography and Magnetic Resonance Imaging Findings. Medicine (Baltimore), 2015, 94 (24): e1001.

[57] BOGUCKI B, NEUHAUS I, HURST EA. Dermatofibrosarcoma protuberans: a review of the literature. Dermatol Surg, 2012, 38 (4): 537-551.

[58] LI X, ZHANG W, XIAO L, et al. Computed tomographic and pathological findings of dermatofibrosarcoma protuberans. J Comput Assist Tomogr, 2012, 36 (4): 462-468.

[59] SUMAN S, SHARMA P, JAIN TK, et al. Recurrent dermatofibrosarcoma protuberans with pulmonary metastases presenting twelve years after initial diagnosis: 18F-FDG PET/CT imaging findings. Clin Nucl Med, 2014, 39 (1): 77-78.

[60] AL-TAMIMI A, ZAHEER S, PIERCE CK, et al. Recurrent Dermatofibrosarcoma Protuberans of the Shoulder with Rare Distant Abdominal Metastasis detected by Fluorodeoxyglucose-Positron Emission Tomography/Computed Tomography (FDG-PET/CT). Sultan Qaboos Univ Med J, 2012, 12 (3): 371-374.

[61] BASU S, GOLIWALE F. 18F-FDG PET/CT Prediction of an Aggressive Clinical Course for Dermatofibrosarcoma Protuberans. J Nucl Med Technol, 2016, 44 (2): 88-89.

[62] MCLEOD AJ, ZORNOZA J, SHIRKHODA A. Leiomyosarcoma: computed tomographic findings. Radiology, 1984, 152 (1): 133-136.

[63] MATTAVELLI D, MICELI R, RADAELLI S, et al. Head and neck soft tissue sarcomas: prognostic factors and outcome in a series of patients treated at a single institution. Ann Oncol, 2013, 24 (8): 2181-2189.

[64] EPPSTEINER RW, DEYOUNG BR, MILHEM MM, et al. Leiomyosarcoma of the head and neck: a population-based analysis. Arch Otolaryngol Head Neck Surg, 2011, 137 (9): 921-924.

[65] DAVIES L, WELCH HG. Thyroid cancer survival in the United States: observational data from 1973 to 2005. Arch Otolaryngol

Head Neck Surg，2010，136（5）：440-444.

[66] MASSI D，FRANCHI A，ALOS L，et al. Primary cutaneous leiomyosarcoma：clinicopathological analysis of 36 cases. Histopathology，2010，56（2）：251-262.

[67] ANGELONI M，MURATORI F，MAGARELLI N，et al. Exophytic growth of a neglected giant subcutaneous Leiomyosarcoma of the lower extremity. A case report. Int Semin Surg Oncol，2008，5：11.

[68] WORKMAN AD，FARQUHAR DR，BRODY RM，et al. Leiomyosarcoma of the head and neck：A 17-year single institution experience and review of the National Cancer Data Base. Head Neck，2018，40（4）：756-762.

[69] AKCAM T，OYSUL K，BIRKENT H，et al. Leiomyosarcoma of the head and neck：report of two cases and review of the literature. Auris Nasus Larynx，2005，32（2）：209-212.

[70] PALLA L，GENTILE P，CANNATÀ C，et al. A neglected giant subcutaneous leiomyosarcoma of the shoulder：a case report. Eur Rev Med Pharmacol Sci，2009，13（5）：389-392.

[71] POP M，BOTAR JID C，HOTOLEANU C，et al. Superficial leiomyosarcoma of the scalp：a case report. Med Ultrason，2011，13（3）：237-240.

[72] VAN VLIET M，KLIFFEN M，KRESTIN GP，et al. Soft tissue sarcomas at a glance：clinical，histological，and MR imaging features of malignant extremity soft tissue tumors. Eur Radiol，2009，19（6）：1499-1511.

[73] ROBERGE D，VAKILIAN S，ALABED YZ，et al. FDG PET/CT in Initial Staging of Adult Soft-Tissue Sarcoma. Sarcoma，2012，2012：960194.

[74] MENDENHALL WM，MENDENHALL CM，WERNING JW，et al. Cutaneous angiosarcoma. Am J Clin Oncol，2006，29（5）：524-528.

[75] ALBORES-SAAVEDRA J，SCHWARTZ AM，HENSON DE，et al. Cutaneous angiosarcoma. Analysis of 434 cases from the Surveillance，Epidemiology，and End Results Program，1973-2007. Ann Diagn Pathol，2011，15（2）：93-97.

[76] CHANG C，WU SP，HU K，et al. Patterns of Care and Survival of Cutaneous Angiosarcoma of the Head and Neck. Otolaryngol Head Neck Surg，2020，162（6）：881-887.

[77] BUEHLER D，RICE SR，MOODY JS，et al. Angiosarcoma outcomes and prognostic factors：a 25-year single institution experience. Am J Clin Oncol，2014，37（5）：473-479.

[78] AGUIAR BUJANDA D，CAMACHO GALÁN R，BASTIDA IÑARREA J，et al. Angiosarcoma of the abdominal wall after dermolipectomy in a morbidly obese man. A rare form of presentation of Stewart-Treves syndrome. Eur J Dermatol，2006，16（3）：290-292.

[79] BOUREKAS EC，COHEN ML，KAMEN CS，et al. Malignant hemangioendothelioma（angiosarcoma）of the skull：plain film，CT，and MR appearance. AJNR Am J Neuroradiol，1996，17（10）：1946-1948.

[80] MOUKADDAM H，POLLAK J，HAIMS AH. MRI characteristics and classification of peripheral vascular malformations and tumors. Skeletal Radiol，2009，38（6）：535-547.

[81] DOYLE LA. Sarcoma classification：an update based on the 2013 World Health Organization Classification of Tumors of Soft Tissue and Bone. Cancer，2014，120（12）：1763-1774.

[82] KURYWCHAK P，KIEFER J，LENKIEWICZ E，et al. Elucidating potentially significant genomic regions involved in the initiation and progression of undifferentiated pleomorphic sarcoma. Rare Tumors，2013，5（1）：e14.

[83] LI J，GENG ZJ，LV XF，et al. Computed tomography and magnetic resonance imaging findings of malignant fibrous histiocytoma of the head and neck. Mol Clin Oncol，2016，4（5）：888-892.

[84] PARK SW，KIM HJ，LEE JH，et al. Malignant fibrous histiocytoma of the head and neck：CT and MR imaging findings. AJNR Am J Neuroradiol，2009，30（1）：71-76.

[85] BARANOV E，HORNICK JL. Soft Tissue Special Issue：Fibroblastic and Myofibroblastic Neoplasms of the Head and Neck. Head Neck Pathol，2020，14（1）：43-58.

[86] LIPS DJ，BARKER N，CLEVERS H，et al. The role of APC and beta-catenin in the aetiology of aggressive fibromatosis（desmoid tumors）. Eur J Surg Oncol，2009，35（1）：3-10.

[87] ECONOMOU A，PITTA X，ANDREADIS E，et al. Desmoid tumor of the abdominal wall：a case report. J Med Case Rep，2011，5：326.

[88] SHINAGARE AB，RAMAIYA NH，JAGANNATHAN JP，et al. A to Z of desmoid tumors. AJR Am J Roentgenol，2011，197（6）：W1008-W1014.

[89] PENG PD，HYDER O，MAVROS MN，et al. Management and recurrence patterns of desmoids tumors：a multi-institutional analysis of 211 patients. Ann Surg Oncol，2012，19（13）：4036-4042.

[90] EL-MOFTY S，KYRIAKOS M. Soft tissue and bone lesions. Philadelphia：WB Saunders，2001：505-604.

[91] KASPER B，DIMITRAKOPOULOU-STRAUSS A，STRAUSS LG，et al. Positron emission tomography in patients with aggressive fibromatosis/desmoid tumours undergoing therapy with imatinib. Eur J Nucl Med Mol Imaging，2010，37（10）：1876-1882.

[92] PAES FM，KALKANIS DG，SIDERAS PA，et al. FDG PET/CT of extranodal involvement in non-Hodgkin lymphoma and Hodgkin disease. Radiographics，2010，30（1）：269-291.

[93] KUMAR R，XIU Y，ZHUANG HM，et al. 18F-fluorodeoxyglucose-positron emission tomography in evaluation of primary cutaneous lymphoma. Br J Dermatol，2006，155（2）：357-363.

[94] KALENDER E，YILMAZ M，ERKILIC S，et al. Bilateral cutaneous diffuse large B-cell lymphoma on FDG PET/CT. Clin Nucl Med，2011，36（10）：e153-e155.

[95] GALLARDO F，PUJOL RM. Subcutaneous panniculitic-like T-cell lymphoma and other primary cutaneous lymphomas with prominent subcutaneous tissue involvement. Dermatol Clin，2008，26（4）：529-540，viii.

[96] KIM EY，KIM SS，RYOO JW，et al. Primary peripheral T-cell lymphoma of the face other than mycosis fungoides. Computed tomography and magnetic resonance findings. J Comput Assist Tomogr，2004，28（5）：670-675.

[97] LEE HJ，IM JG，GOO JM，et al. Peripheral T-cell lymphoma：spectrum of imaging findings with clinical and pathologic features. Radiographics，2003，23（1）：7-28.

[98] USHIKI T，NIKKUNI K，HIGUCHI T，et al. Multimodality imaging of subcutaneous panniculitis-like T-cell lymphoma. Intern Med，2011，50（11）：1265.

[99] KIM JW, CHAE EJ, PARK YS, et al. Radiological and clinical features of subcutaneous panniculitis-like T-cell lymphoma. J Comput Assist Tomogr, 2011, 35 (3): 394-401.

[100] ALAIBAC M, BORDIGNON M, PENNELLI N, et al. Primary subcutaneous B-cell lymphoma: case report and literature review. Acta Derm Venereol, 2008, 88 (2): 151-154.

[101] WATANABE N, KATO H, MURAKAMI J, et al. FDG-PET imaging in cutaneous anaplastic large cell lymphoma. Clin Nucl Med, 2006, 31 (9): 564-565.

[102] NASHAN D, MÜLLER ML, BRAUN-FALCO M, et al. Cutaneous metastases of visceral tumours: a review. J Cancer Res Clin Oncol, 2009, 135 (1): 1-14.

[103] KOGA S, TSUDA S, NISHIKIDO M, et al. Renal cell carcinoma metastatic to the skin. Anticancer Res, 2000, 20 (3B): 1939-1940.

[104] NEMEC SF, LINECKER A, CZERNY C, et al. Detection of cutaneous invasion by malignant head and neck tumors with MDCT. Eur J Radiol, 2008, 68 (2): 335-339.

[105] LOOKINGBILL DP, SPANGLER N, HELM KF. Cutaneous metastases in patients with metastatic carcinoma: a retrospective study of 4020 patients. J Am Acad Dermatol, 1993, 29 (2 Pt 1): 228-236.

[106] LEE J, POON I, BALOGH J, et al. A review of radiotherapy for merkel cell carcinoma of the head and neck. J Skin Cancer, 2012, 2012: 563829.

[107] NGUYEN VX, NGUYEN BD, RAM PC. Occult colon cancer with initial cutaneous metastatic manifestation: PET/CT detection. Clin Nucl Med, 2012, 37 (5): 506-508.

[108] GAZONI LM, HEDRICK TL, SMITH PW, et al. Cutaneous metastases in patients with rectal cancer: a report of six cases. Am Surg, 2008, 74 (2): 138-140.

[109] AYYAMPERUMAL A, THARINI G, RAVINDRAN V, et al. Cutaneous manifestations of internal malignancy. Indian J Dermatol, 2012, 57 (4): 260-264.

[110] CASTILLO OA, VITAGLIANO G, DÍAZ M, et al. Port-site metastasis after laparoscopic partial nephrectomy: Case report and literature review. J Endourol, 2007, 21 (4): 404-407.

[111] MANOHAR K, MITTAL BR, BHATTACHARYA A, et al. Asymptomatic Distant Subcutaneous Metastases Detected by (18)F-FDG-PET/CT in a Patient with Breast Carcinoma. World J Nucl Med, 2012, 11 (1): 24-25.

[112] RASMUSSEN SA, FRIEDMAN JM. NF1 gene and neurofibromatosis 1. Am J Epidemiol, 2000, 151 (1): 33-40.

[113] TUCKER T, FRIEDMAN JM, FRIEDRICH RE, et al. Longitudinal study of neurofibromatosis 1 associated plexiform neurofibromas, J Med Genet. 2009, 46 (2): 81-85.

[114] WENING B. Atlas of head and neck pathology. 1st ed. Philadelphia, PA: WB Saunders, 1993.

[115] HREHOROVICH PA, FRANKE HR, MAXIMIN S, et al. Malignant peripheral nerve sheath tumor. Radiographics, 2003, 23 (3): 790-794.

[116] LIN J, MARTEL W. Cross-sectional imaging of peripheral nerve sheath tumors: characteristic signs on CT, MR imaging, and sonography. AJR Am J Roentgenol, 2001, 176 (1): 75-82.

[117] MURPHEY MD, SMITH WS, SMITH SE, et al. From the archives of the AFIP. Imaging of musculoskeletal neurogenic tumors: radiologic-pathologic correlation. Radiographics, 1999, 19 (5): 1253-1280.

[118] TOVMASSIAN D, ABDUL RAZAK M, LONDON K. The Role of [18F]FDG-PET/CT in Predicting Malignant Transformation of Plexiform Neurofibromas in Neurofibromatosis-1. Int J Surg Oncol, 2016, 2016: 6162182.

[119] GUPTA P, POTTI TA, WUERTZER SD, et al. Spectrum of Fat-containing Soft-Tissue Masses at MR Imaging: The Common, the Uncommon, the Characteristic, and the Sometimes Confusing. Radiographics, 2016, 36 (3): 753-766.

[120] MURPHEY MD, CARROLL JF, FLEMMING DJ, et al. From the archives of the AFIP: benign musculoskeletal lipomatous lesions. Radiographics, 2004, 24 (5): 1433-1466.

[121] ENEH AA, FARMER J, KRATKY V. Primary localized orbital amyloid: case report and literature review: 2004-2015. Can J Ophthalmol, 2016, 51 (4): e131-e136.

[122] YERLI H, AYDIN E, AVCI S, et al. Focal Amyloidosis of the Orbit Presenting as a Mass: MRI and CT Features. Iran J Radiol, 2011, 8 (4): 241-244.

[123] SIPE JD, BENSON MD, BUXBAUM JN, et al. Amyloid fibril protein nomenclature: 2012 recommendations from the Nomenclature Committee of the International Society of Amyloidosis. Amyloid, 2012, 19 (4): 167-170.

[124] LEIBOVITCH I, SELVA D, GOLDBERG RA, et al. Periocular and orbital amyloidosis: clinical characteristics, management, and outcome. Ophthalmology, 2006, 113 (9): 1657-1664.

[125] MURDOCH IE, SULLIVAN TJ, MOSELEY I, et al. Primary localised amyloidosis of the orbit. Br J Ophthalmol, 1996, 80 (12): 1083-1086.

[126] OKAMOTO K, ITO J, EMURA I, et al. Focal orbital amyloidosis presenting as rectus muscle enlargement: CT and MR findings. AJNR Am J Neuroradiol, 1998, 19 (9): 1799-1801.

[127] UMEHARA H, OKAZAKI K, MASAKI Y, et al. Comprehensive diagnostic criteria for IgG4-related disease (IgG4-RD), 2011. Mod Rheumatol, 2012, 22 (1): 21-30.

[128] STONE JH, CHAN JK, DESHPANDE V, et al. IgG4-Related Disease. Int J Rheumatol, 2013, 2013: 532612.

[129] TIRELLI G, GARDENAL N, GATTO A, et al. Head and neck immunoglobulin G4 related disease: systematic review. J Laryngol Otol, 2018, 132 (12): 1046-1050.

[130] FUJITA A, SAKAI O, CHAPMAN MN, et al. IgG4-related disease of the head and neck: CT and MR imaging manifestations. Radiographics, 2012, 32 (7): 1945-1958.

[131] SOGABE Y, OHSHIMA K, AZUMI A, et al. Location and frequency of lesions in patients with IgG4-related ophthalmic diseases. Graefes Arch Clin Exp Ophthalmol, 2014, 252 (3): 531-538.

[132] DRAGAN AD, WELLER A, LINGAM RK. Imaging of IgG4-related disease in the extracranial head and neck. Eur J Radiol, 2021, 136: 109560.

[133] GINAT DT, FREITAG SK, KIEFF D, et al. Radiographic patterns of orbital involvement in IgG4-related disease. Ophthalmic Plast Reconstr Surg, 2013, 29 (4): 261-266.

[134] TIEGS-HEIDEN CA, ECKEL LJ, HUNT CH, et al. Immunoglobulin G4-related disease of the orbit: imaging features in

27 patients. AJNR Am J Neuroradiol, 2014, 35 (7): 1393-1397.

[135] CHOI YJ, LEE MJ, KIM N, et al. Inflammatory pseudotumor of eyelid: a probable IgG4-related sclerosing disease clinically mimicking eyelid pilomatrixoma. BMC Ophthalmol, 2015, 15: 23.

[136] ZHAO Z, WANG Y, GUAN Z, et al. Utility of FDG-PET/CT in the diagnosis of IgG4-related diseases. Clin Exp Rheumatol, 2016, 34 (1): 119-125.

[137] GINAT DT, VARGAS SO, SILVERA VM, et al. Imaging Features of Juvenile Xanthogranuloma of the Pediatric Head and Neck. AJNR Am J Neuroradiol, 2016, 37 (5): 910-916.

[138] JANSSEN D, HARMS D. Juvenile xanthogranuloma in childhood and adolescence: a clinicopathologic study of 129 patients from the kiel pediatric tumor registry. Am J Surg Pathol, 2005, 29 (1): 21-28.

[139] DEHNER LP. Juvenile xanthogranulomas in the first two decades of life: a clinicopathologic study of 174 cases with cutaneous and extracutaneous manifestations. Am J Surg Pathol, 2003, 27 (5): 579-593.

[140] FREYER DR, KENNEDY R, BOSTROM BC, et al. Juvenile xanthogranuloma: forms of systemic disease and their clinical implications. J Pediatr, 1996, 129 (2): 227-237.

[141] TAHAN SR, PASTEL-LEVY C, BHAN AK, et al. Juvenile xanthogranuloma. Clinical and pathologic characterization. Arch Pathol Lab Med, 1989, 113 (9): 1057-1061.

[142] HIDAYAT AA, MAFEE MF, LAVER NV, et al. Langerhans' cell histiocytosis and juvenile xanthogranuloma of the orbit. Clinicopathologic, CT, and MR imaging features. Radiol Clin North Am, 1998, 36 (6): 1229-1240, xii.

[143] DAVID JK, ANUPINDI SA, DESHPANDE V, et al. Intramuscular juvenile xanthogranuloma: sonographic and MR findings. Pediatr Radiol, 2003, 33 (3): 203-206.

[144] JYANI R, RANADE D, JOSHI P. Spectrum of Orbital Cellulitis on Magnetic Resonance Imaging. Cureus, 2020, 12 (8): e9663.

[145] KATZ DS, GANSON G, KLEIN MA, et al. CT of the skin and subcutaneous tissues. Emerg Radiol, 2013, 20 (1): 57-68.

[146] TOVILLA-CANALES JL, NAVA A, TOVILLA Y POMAR JL. Orbital and periorbital infections. Curr Opin Ophthalmol, 2001, 12 (5): 335-341.

[147] SEPAHDARI AR, AAKALU VK, KAPUR R, et al. MRI of orbital cellulitis and orbital abscess: the role of diffusion-weighted imaging. AJR Am J Roentgenol, 2009, 193 (3): W244-W250.

[148] PUROHIT BS, AILIANOU A, DULGUEROV N, et al. FDG-PET/CT pitfalls in oncological head and neck imaging. Insights Imaging, 2014, 5 (5): 585-602.

第二章　眼　球

J. Matthew Debnam，Jiawei Zhou，Bita Esmaeli

张　梦　邬小平　李永斌　译

美国癌症协会报道，2021 年美国有超过 3300 例患者被诊断为原发性眼内癌[1]。儿童最常见的眼内肿瘤是视网膜母细胞瘤（retinoblastoma，Rb），成人最常见的是葡萄膜黑色素瘤[2, 3]。

眼内肿瘤可根据位置分类。在儿童中，累及眼内的肿瘤包括视网膜的肿瘤（如 Rb）。肿瘤也可能发生在虹膜和睫状体（如髓上皮瘤），或累及脉络膜和视网膜色素上皮（retinal pigment epithelium，RPE），包括错构瘤和先天性黑色素细胞瘤。良性血管肿瘤包括视网膜血管瘤和脉络膜血管瘤，前者与 von Hippel - Lindau（VHL）综合征有关。在成人中，眼内肿瘤包括起源于虹膜、睫状体、脉络膜和 RPE 的肿瘤等（如痣和转移性黑色素瘤）。全身其他部位肿瘤可以转移到眼球，含血管的脉络膜是最易受累的部位。

眼内肿瘤患者的症状有视力改变、闪光感和飞蚊症（视野中漂移的斑点），眼科医生应全面进行检查，包括病史和眼科检查〔检眼镜、裂隙灯、A/B 超声扫描、光学相干断层扫描和（或）荧光素与吲哚菁绿血管造影〕，必要时可对肿瘤细胞进行细针穿刺活检。

横断面成像在眼科检查中通常不可或缺，其对眼部肿瘤患者的诊断、分期和治疗决策都很有帮助。横断面成像也有助于鉴别生理性钙化、治疗后的改变和眼科装置。尤其是 CT，可以用来评估 Rb 患者的钙化情况。高分辨率 MRI 用于评估脉络膜和视网膜脱离、可能的潜在肿瘤、肿瘤向球外蔓延以及肿瘤累及视神经的情况。PET/CT 提供肿瘤的代谢活性和局部及远处转移的信息，并协助分期，根据代谢活性确定活检的部位和评估治疗效果。

本章的目的是描述眼球常见和少见恶性肿瘤以及肿瘤样病变的流行病学特征和断层影像表现。回顾疾病的背景知识、临床表现和各种形式的影像学特征。为放射科医生评估眼内病变提供缩小鉴别诊断范围的方法。

第一节 解 剖

眼球由巩膜（纤维层）、葡萄膜（血管层）和视网膜（神经层）三层组成。

最外层由纤维巩膜组成，其向后与硬脑膜相连，向前与角膜（透明的保护层）相连，MRI 表现为 T1WI、T2WI 低信号。

葡萄膜包括虹膜、睫状体和脉络膜。MRI 表现为 T1WI 高信号、T2WI 低信号，对比增强有强化。虹膜调节瞳孔大小，以控制进入眼球的光线量。睫状体位于虹膜后方，有三个主要功能：①形成改变晶状体形状的环形肌肉，有调节功能（聚焦）；②保持晶状体的位置；③产生房水。脉络膜是眼球中含血管部分。

视网膜是一种光敏组织，位于围绕眼球壁的脉络膜的最内层，起于视神经始端，终于锯齿缘（脉络膜与睫状体交界处），视网膜神经层的重要组织均于此缘消失。最深层是 RPE。在影像表现上视网膜和葡萄膜不能区分。视神经乳头（视盘）是视神经的起源，既是视网膜神经节细胞轴突的交汇处，又是供给视网膜的主要血管的入口。黄斑位于视网膜的中心，提供精细的视觉。中央凹是黄斑中央凹陷处的一个无血管区域，与锐利的色觉有关。玻璃体膜是一种胶原蛋白层，它将玻璃体与眼球其他部分隔开。

眼前节位于角膜前部和晶状体后部之间，分为前房和后房，通过瞳孔相通。前房位于角膜和虹膜之间，schlemm 管位于角膜和虹膜的交界处，包含房水的引流结构；后房位于虹膜和晶状体之间。眼后节位于玻璃体前膜（玻璃体前缘的纤维凝结薄层）后面，包括玻璃体、视网膜、脉络膜和视神经。

图 2.1 为眼球的解剖示意图和影像学图像。

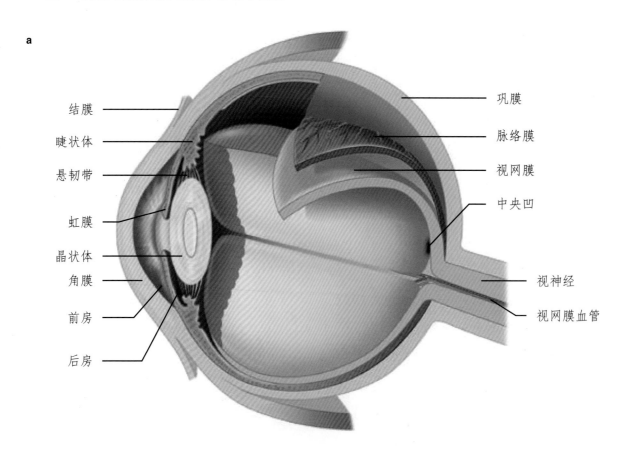

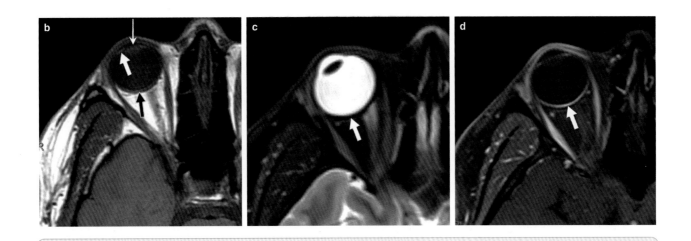

▲ 图 2.1　眼球解剖

（a）眼球示意图；（b）MRI 无脂肪饱和 T1WI 平扫轴位显示虹膜和睫状体高信号（粗白箭头），脉络膜高信号（黑色箭头），和稍高信号的晶状体（细白箭头）；（c）MRI 脂肪饱和 T2WI 轴位显示脉络膜和巩膜低信号（箭头）；（d）MRI 脂肪饱和 T1WI 增强轴位显示明显强化的脉络膜（箭头）。

第二节　视网膜母细胞瘤

【背景知识】视网膜母细胞瘤是儿童最常见的眼内肿瘤，占所有儿童癌症的 3%[4]；通常在 18 月龄左右确诊，80% 发生在 4 岁之前；约 90% 为散发性，通常为自发突变；另外 10% 是遗传性，为常染色体显性遗传（80%~100% 外显率）；双侧和多灶性 Rb 以及 10%~15% 的单侧 Rb 是遗传性的，是由于 13 号染色体长臂（13q14）上肿瘤抑制基因（RB1）功能丧失或缺如[5-7]；不到 10% 的患者出现眼外蔓延，导致死亡率升高和远处转移风险增加[8, 9]。

【疾病概述】白瞳约占 60%，指正常的视网膜红色反光被异常的黄色或灰色反光所取代；斜视约占 20%，指眼睛对齐异常；其他表现包括玻璃体出血、视网膜脱离、眼球突出、闭角型青光眼、前房积血（前房出血）、假性前房积脓（眼球前房有细胞）和异色征（虹膜颜色不同）[5, 7, 10, 11]；三侧性 Rb 指双侧眼球 Rb，松果体区或鞍上池有原始神经外胚层肿瘤，需要活检确诊[11-13]；四侧性 Rb 指双侧眼球 Rb，松果体区和鞍上池均有原始神经外胚层肿瘤，需要活检确诊[11-13]。

【影像表现】Rb 起源于视网膜（内层）并生长到玻璃体中；通常通过直接蔓延传播，血源性和淋巴传播也有报道；分期需要对眼内疾病（脉络膜和巩膜）、眼外病变（眼眶和视神经）和颅内扩散（脑实质和软脑膜转移）进行评估[8, 14-17]。

- CT　钙化发生率＞90%，可能是单发、多发或大小和形状各异[17, 18]。
- MRI　T1WI 相对玻璃体为高信号，与钙化相对应的区域为散在低信号；T2WI 相对玻璃体为低信号；呈中度至明显强化[7, 9, 19-21]；肿瘤浸润时脉络膜局灶性增厚或在 Rb 下方的正常线状强化中断；DWI 显示扩散受限[22]。

【要点】检查是否存在巩膜外和视神经侵犯，以及鞍上区和松果体区是否存在肿瘤；Rb 增强强化有助于与无强化的血液成分鉴别；鉴别诊断包括 Coats 病（渗出性视网膜炎）、早产儿视网膜病变和永存原始玻璃体增生症（PHPV）。

【病例】图 2.2~ 图 2.6 为 Rb 病例。

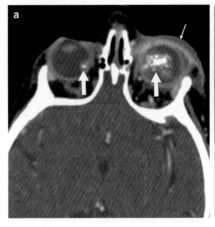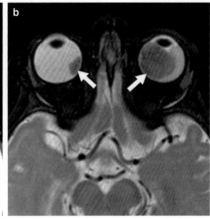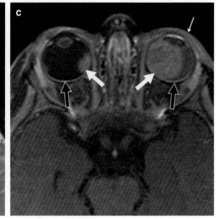

▲ 图 2.2　10 月龄婴儿，双侧 Rb 伴白瞳症和与肿瘤扩散无关的面部蜂窝组织炎

（a）CT 增强扫描轴位软组织窗显示双侧眼球 Rb 合并钙化，左眼病灶大于右眼（粗箭头），眼睑和结膜肿胀与临床上明显的蜂窝织炎有关，而与肿瘤扩散无关（细箭头）；（b）MRI 脂肪饱和 T2WI 轴位显示左眼球病灶比右眼球大，相对玻璃体呈低信号（箭头）；（c）MRI 脂肪饱和 T1WI 增强轴位显示 Rb 强化（粗白箭头），脉络膜增厚与肿瘤浸润有关（黑色箭头），左侧面部蜂窝织炎（细白箭头）。

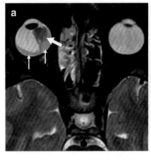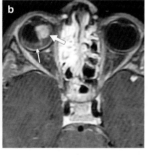

▲ 图 2.3　3 岁儿童，外伤后眼科检查发现右眼视网膜脱离和肿块，随后诊断为 Rb

（a）MRI 脂肪饱和 T2WI 轴位显示右眼球内低信号肿块（粗箭头）和视网膜脱离伴视网膜下出血（细箭头）；（b）MRI 脂肪饱和 T1WI 增强轴位显示强化肿块（粗箭头）和视网膜脱离伴无强化视网膜下出血（细箭头）。

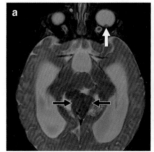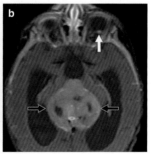

▲ 图 2.4　10 月龄婴儿，三侧性 Rb

（a）MRI 脂肪饱和 T2WI 轴位显示左侧眼球后部小的低信号 Rb（白色箭头），松果体区等信号肿块（黑色箭头），右侧眼球中的 Rb 未见显示；（b）MRI 脂肪饱和 T1WI 增强轴位显示左侧眼球后部 Rb 强化（白色箭头），松果体区较大明显强化肿块（黑色箭头）。

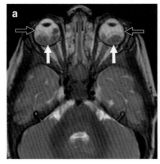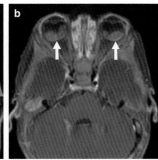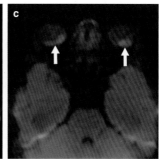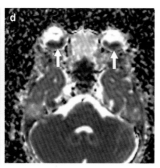

▲ 图2.5 1岁儿童，眼球向上凝视运动异常

（a）MRI 无脂肪饱和 T2WI 轴位显示双侧眼球后部低信号病变（白色箭头），双侧视网膜脱离（黑色箭头）；（b）MRI 脂肪饱和 T1WI 增强轴位显示双侧眼球后部 Rb 强化（箭头）；（c）DWI 轴位显示 Rb 高信号（箭头）；（d）相应的 ADC 图显示 Rb 信号减低，提示扩散受限（箭头）。

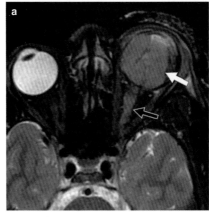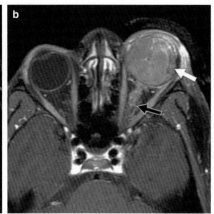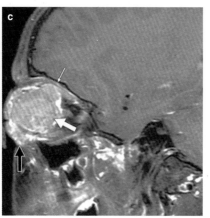

▲ 图2.6 11月龄婴儿，左眼 Rb

（a）MRI 脂肪饱和 T2WI 轴位显示左眼球内等信号病变（白色箭头），增厚的左侧视神经信号异常（黑色箭头）；（b）MRI 脂肪饱和 T1WI 增强轴位显示增强的 Rb 填充左眼球（白色箭头），左视神经异常增强与肿瘤浸润一致（黑色箭头）；（c）MRI 脂肪饱和 T1WI 增强矢状位显示强化的 Rb 填充左眼球（粗白箭头），肿瘤向眼球外延伸至下结膜和眼睑（黑色箭头），肿瘤突向眼球后上方致上直肌－上睑提肌复合体抬高（细白箭头）。

第三节　髓上皮瘤

【背景知识】髓上皮瘤是儿童眼部第二常见肿瘤；特征性地发生于睫状体非色素上皮的神经外胚层[23]；也可能来自视网膜、脉络膜或视神经内层[24]；分为畸胎瘤和非畸胎瘤，畸胎瘤有额外的增生性成分（包括软骨和骨骼肌），肿瘤局限于眼球，预后良好；巩膜外蔓延会增加复发率和转移率，导致生存率降低[25, 26]。

【疾病概述】髓上皮瘤平均发病年龄为 5 岁，多数在 10 岁前确诊[5]；单侧多见；无已知危险因素，无性别或种族差异[23, 24]；症状包括眼痛、晶状体半脱位导致的视力下降、白内障和继发性青光眼；少见的并发症有视网膜脱离、后房出血[27]。

【影像表现】大小不等的实性强化肿块，肿瘤较大时可能含有囊性成分。

- CT　明显强化；玻璃体密度可能正常或稍高[26]；异型透明软骨钙化很少见。

- MRI　T1WI 呈等信号至稍高信号；与玻璃体相比，T2WI 低于玻璃体信号；明显强化[23, 26]；软组织可沿睫状体向后蔓延；可能有瘤内囊肿和玻璃体内异常信号[28]。

【要点】寻找眼球以外的扩散和转移。

【病例】图 2.7 为髓上皮瘤病例。

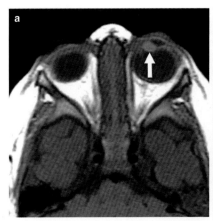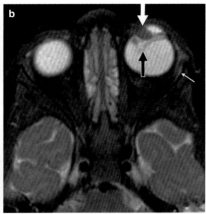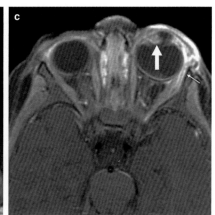

▲ 图 2.7　10 月龄婴儿，在眼科检查中发现青光眼和左侧眼球髓上皮瘤

（a）MRI 无脂肪饱和 T1WI 平扫轴位显示左侧睫状体高信号肿块（箭头）；（b）MRI 脂肪饱和 T2WI 轴位显示肿块低信号（粗白箭头），其视网膜脱离（黑色箭头）和外侧眼眶软组织增厚（细白箭头）与青光眼分流术有关；（c）MRI 脂肪饱和 T1WI 增强轴位显示左侧睫状体髓上皮瘤强化（粗箭头），眶外侧软组织增厚（细箭头）与青光眼分流有关。

第四节　脉络膜痣

【背景知识】脉络膜痣先天性病变通常在 10 岁前发病[29]；白种人群体发病率约为 6%[30]；很少演变为恶性黑色素瘤[31]，患病风险随年龄增长而增加[32]；无症状的脉络膜痣患者最初应每年监测两次，之后如果病变稳定，则每年随访一次[33]。

【疾病概述】脉络膜痣一般在常规散瞳眼底检查中发现，大多数患者没有症状。症状包括视力下降、视野缺损、闪光感和飞蚊症[33]。

【影像表现】脉络膜痣最常见于后脉络膜；呈厚度小于 2mm 的透镜状[30]。

- CT 和 MRI 　与脉络膜黑色素瘤类似，呈 T1WI 高信号，T2WI 低信号，有强化。

【要点】诊断时需要用薄层成像仔细检查眼球；临床随访时，注意痣的大小是否增大，是否向外扩散，是否出血，是否有视网膜脱离。

【病例】图 2.8、图 2.9 为脉络膜痣病例。

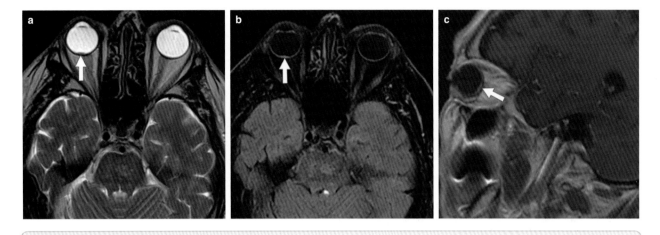

▲ 图 2.8　男，80 岁，右侧脉络膜痣

（a）MRI 无脂肪饱和 T2WI 轴位显示视乳头附近右侧脉络膜透镜状低信号肿块（箭头）；（b）MRI 脂肪饱和 FLAIR 轴位显示右侧脉络膜痣呈高信号（箭头）；（c）MRI 无脂肪饱和 T1WI 增强矢状位显示透镜状的痣强化（箭头）。

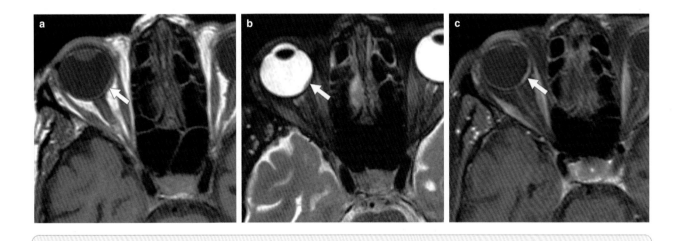

▲ 图 2.9　女，81 岁，右侧脉络膜痣

（a）MRI 无脂肪饱和 T1WI 平扫轴位显示右侧脉络膜痣呈透镜状高信号（箭头）；（b）MRI 脂肪饱和 T2WI 轴位显示肿块呈低信号（箭头）；（c）MRI 脂肪饱和 T1WI 增强轴位显示透镜状的痣强化（箭头）。

第五节　血管瘤（血管母细胞瘤）

【背景知识】血管瘤为良性血管错构瘤；病变多为孤立发生或与斑痣性错构瘤病（VHL）有关[34]；在小于 10 岁的孤立性血管瘤患者中，45% 患有 VHL，到 60 岁时比例下降到 1%[35]；多发性或双侧血管瘤提示存在 VHL，应进行中枢神经系统疾病筛查排查全身系统性疾病。

【疾病概述】血管瘤症状可见视网膜黄斑区渗出导致中心视力丧失、黄斑区视网膜内或玻璃体出血、视网膜脱离、血管闭塞和新生血管性青光眼；通常在青春期和成年早期发病，与 VHL 有关的患者发病更早[35]。VHL 的其他病变包括中枢神经系统血管母细胞瘤、胰腺肿瘤、嗜铬细胞瘤、肾囊肿、透明细胞癌、附睾囊肿、阔韧带囊腺瘤和内淋巴囊肿瘤。

【影像表现】通常位于视网膜边缘，但也可能发生在后极部[34-38]。

- CT　表现为均匀强化的分叶状肿块[39]。

- MRI　与玻璃体相比，T1WI 呈高信号，均匀强化；MRI 脂肪饱和 T2WI 示高信号，可见到低信号的分隔和血管[40, 41]。

【要点】寻找 VHL 的其他表现。

【病例】图 2.10 为血管瘤病例。

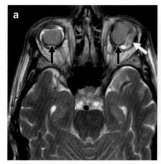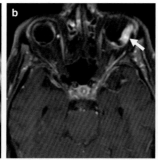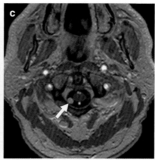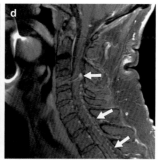

▲ 图 2.10　男，64 岁，VHL 患者合并左侧视网膜血管瘤

（a）MRI 无脂肪饱和 T2WI 轴位显示左侧视网膜呈不均匀、高信号肿块（白色箭头），视网膜脱离修复后双侧眼眶出现治疗后变化（黑色箭头）；（b）MRI 脂肪饱和 T1WI 增强轴位显示左侧视网膜血管瘤均匀强化（箭头）；（c）MRI 脂肪饱和 T1WI 增强轴位显示颈部椎管背侧偏右血管母细胞瘤呈均匀强化（箭头）；（d）MRI 脂肪饱和 T1WI 增强矢状位显示颈部及上胸部椎管内多发强化血管母细胞瘤（箭头）。

第六节　脉络膜血管瘤

【背景知识】脉络膜血管瘤属于良性先天性脉络膜血管错构瘤，分为局限性血管瘤和弥漫性血管瘤；局限性脉络膜血管瘤是孤立的，边界清晰，通常局限于球后脉络膜[42]；弥漫性脉络膜血管瘤与 Sturge-Weber 综合征有关，累及脉络膜，也可累及睫状体、虹膜、巩膜外层、角膜缘（角膜与巩膜之间的边界）和结膜；两种类型病变通常是稳定的，没有增大趋势。

【疾病概述】脉络膜血管瘤通常发生在中老年人中，也可发生在儿童中[43]；所有报道的病例几乎都是白种人，没有性别差异[43]；症状包括视力下降和视物变形（一种视觉缺陷，线状物体如网格的线条表现为弯曲或圆形）；无症状的局限性脉络膜血管瘤不需要治疗，除非发生视网膜脱离。

【影像表现】明显强化；视网膜脱离可掩盖病灶。

- CT 边界不清的肿块，伴有明显强化。

- MRI 与玻璃体相比，T1WI 呈等信号至高信号；T2WI 呈高信号，通常与玻璃体信号相同；明显强化[39]。

【要点】寻找 Sturge-Weber 综合征的临床和影像学证据（先天性面部皮肤血管瘤"鲜红斑痣"、软脑膜血管瘤病伴大脑皮质下钙化、癫痫发作和智力低下）。

【病例】图 2.11、图 2.12 为脉络膜血管瘤病例。

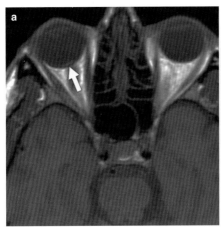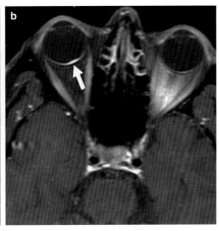

▲ 图 2.11 男，71 岁，无症状右侧脉络膜血管瘤

（a）MRI 无脂肪饱和 T1WI 平扫轴位显示右侧脉络膜微小病变，呈等信号至高信号（箭头）；（b）MRI 脂肪饱和 T1WI 增强轴位显示脉络膜血管瘤均匀强化（箭头）。

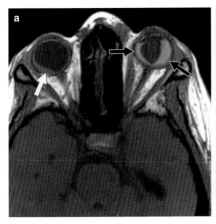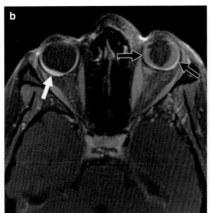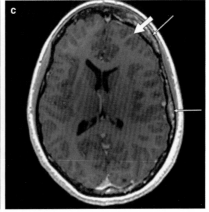

▲ 图 2.12　男，17 岁，Sturge-Weber 综合征，先天性青光眼伴左侧视网膜脱离，右侧脉络膜血管瘤

（a）MRI 无脂肪饱和 T1WI 平扫轴位显示右眼球内凸透镜样高信号（白色箭头），左眼球两个凸透镜样更高信号区（黑色箭头），左眼病灶较右眼病灶略大；（b）MRI 脂肪饱和 T1WI 增强轴位显示右眼球内均匀强化的凸透镜样脉络膜血管瘤（白色箭头），左眼视网膜脱离无强化（黑色箭头）；（c）颅脑 MRI 增强显示左侧大脑半球相对发育不全（粗箭头），邻近颅骨代偿性增厚（细箭头）。

第七节　原发性眼内淋巴瘤

【背景知识】原发性眼内淋巴瘤（primary intraocular lymphoma，PIOL）是一种罕见的原发性中枢神经系统淋巴瘤（primary central nervous system lymphoma，PCNSL）亚型；在免疫功能低下和免疫功能正常的患者中发病率有增加趋势[44]；主要来源于 B 细胞[44]。在 PCNSL 患者中，继发性眼球受累的发生率为 15%~25%[45, 46]；伴有颅内受累的患者一般预后较差[47-49]。

【疾病概述】患者就诊时的年龄为 50~60 岁[44]；女性多于男性[44]，无种族差异；症状包括视力下降、视物模糊、飞蚊症、眼痛和畏光[50]；PIOL 起源于玻璃体、视网膜、葡萄膜和视神经；早期多累及单侧，值得注意的是 64%~83% 的患者累及双侧[51]。

【影像表现】PIOL 可表现为葡萄膜增厚或眼部肿块，可发生眼外蔓延（包括视神经浸润）；可出现后玻璃体脱离和眼内出血[52]。

- CT　均匀等密度或稍高密度，轻至中度强化[53]。
- MRI　T2WI 等信号至低信号，均匀强化[54, 55]；DWI 显示扩散受限。
- PET　[18]F-FDG PET/CT 显示 FDG 高浓聚。

【要点】PIOL 容易误诊为慢性后葡萄膜炎，甚至早期对激素治疗有反应；可表现为葡萄膜炎（非感染性或感染性），也可表现为其他肿瘤（如转移瘤）。

【病例】图 2.13~ 图 2.17 为 PIOL 病例。

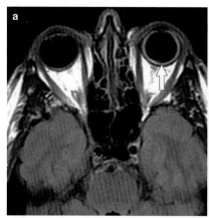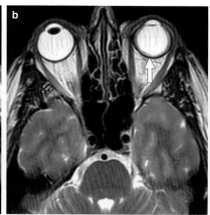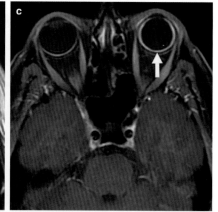

▲ 图2.13 女，48岁，眼内黏膜相关淋巴组织淋巴瘤，表现为眼眶疼痛和复视

（a）MRI 无脂肪饱和 FLAIR 轴位显示左眼葡萄膜呈高信号（箭头）；（b）MRI 无脂肪饱和 T2WI 轴位显示左眼葡萄膜呈等信号（箭头）；（c）MRI 脂肪饱和 T1WI 增强轴位显示左眼葡萄膜均匀强化（箭头）。

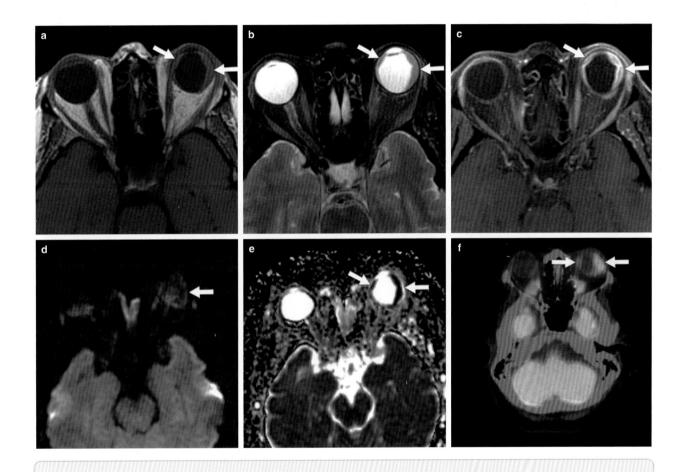

▲ 图2.14 女，72岁，眼科检查发现左侧脉络膜病变，活检显示低度恶性 B 细胞淋巴瘤

（a）MRI 无脂肪饱和 T1WI 平扫轴位显示左眼葡萄膜稍高信号（箭头）；（b）MRI 脂肪饱和 T2WI 轴位显示左眼葡萄膜呈等信号（箭头）；（c）MRI 脂肪饱和 T1WI 增强轴位扫描显示病变有强化（箭头）；（d）MRI 扩散加权轴位显示左侧眼球呈高信号（箭头）；（e）ADC 轴位图显示与扩散受限区域一致的低信号（箭头）；（f）[18]F-FDG PET/CT 轴位显示病灶处 FDG 高浓聚（箭头）。

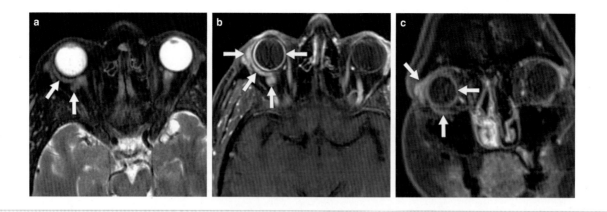

▲ 图 2.15　女，63 岁，淋巴瘤，表现为眼眶周围红斑、畏光及头痛

（a）MRI 脂肪饱和 T2WI 轴位显示右眼眶眼球后方等信号软组织灶（箭头）；（b）MRI 脂肪饱和 T1WI 增强轴位显示右侧葡萄膜、球后软组织和泪腺强化（箭头）；（c）MRI 脂肪饱和 T1WI 增强冠状位显示右侧葡萄膜、泪腺和眼球下方的软组织强化（箭头）。

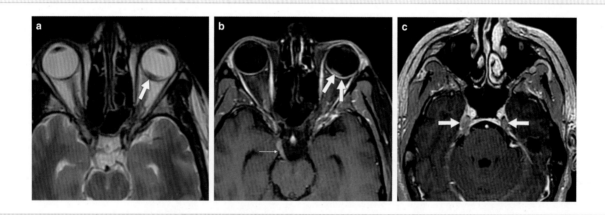

▲ 图 2.16　男，27 岁，既往弥漫大 B 细胞淋巴瘤治疗史，复发致视力改变

（a）MRI 无脂肪饱和 T2WI 轴位显示左眼球后部玻璃体内一低信号肿块（箭头）；（b）MRI 脂肪饱和 T1WI 增强轴位显示肿块及其邻近脉络膜均匀强化（粗箭头），右侧动眼神经强化（细箭头）；（c）MRI 无脂肪饱和 T1WI 增强轴位显示淋巴瘤累及双侧 Meckel 腔导致其内三叉神经强化（箭头）。

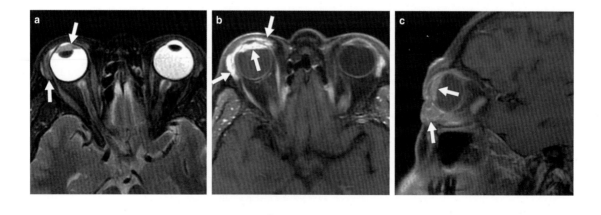

▲ 图 2.17 女，55 岁，复发性弥漫大 B 细胞淋巴瘤，表现为右眼疼痛和视力改变

（a）MRI 脂肪饱和 T2WI 轴位显示右侧眼球前部和右侧泪腺等信号肿块（箭头）；（b）MRI 脂肪饱和 T1WI 增强轴位显示右侧结膜和右侧眼球前部均匀强化，右侧泪腺不对称增大伴强化（箭头）；（c）MRI 脂肪饱和 T1WI 增强矢状位显示位于右眼球前缘及眼球下方强化的淋巴瘤（箭头）。

第八节　转移癌

【背景知识】转移癌的原发灶以乳腺癌和肺癌最为常见，其他包括肾癌、消化道癌、前列腺癌以及原发灶不明的癌症[56]；脉络膜后部比虹膜或睫状体更常受累，可能由于此处血管丰富[57, 58]；病变可累及双侧[59]；确诊葡萄膜转移患者预后不良，一般在 1 年内发生癌症相关性死亡（54% 的患者）[60]。

【疾病概述】眼球转移癌症状包括视物模糊、闪光感、飞蚊症及疼痛；有详细而确切的肿瘤史。

【影像表现】形态多样，从扁平到隆起或蘑菇状；病变可单发或多发，也可单侧或双侧[56]。

• MRI　T1WI 等信号，T2WI 高信号，均匀或不均匀强化；分泌黏蛋白的腺癌或血红蛋白降解产物会使蛋白浓度增高，导致 T1WI 高信号，T2WI 低信号[61, 62]。

• PET　用于检测原发灶和转移性疾病的肿瘤负荷，包括眼眶受累[63, 64]。

【要点】寻找其他部位转移灶的影像线索，包括颅脑和颅底；仔细观察有癌症病史的患者眼球，发现微小转移灶。

【病例】图 2.18~ 图 2.21 为眼球转移癌病例。

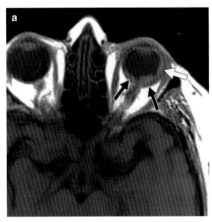
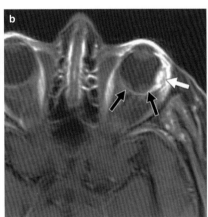
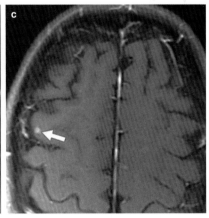

▲ 图 2.18 女，61 岁，肺腺癌患者，眼球转移癌致头痛和视力障碍

（a）MRI 无脂肪饱和 T1WI 平扫轴位显示左眼脉络膜梭形高信号肿块（白色箭头），两个位置靠后的梭形病灶止于视神经乳头附近（黑色箭头）；（b）MRI 脂肪饱和 T1WI 增强轴位显示左眼球颞侧病变均匀强化（白色箭头），左眼视网膜脱离、无明显强化（黑色箭头）；（c）MRI 脂肪饱和 T1WI 增强轴位显示右侧额叶小转移瘤（箭头）。

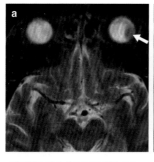
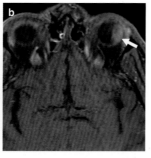
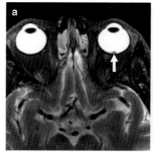
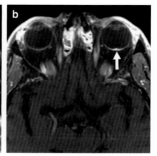

▲ 图 2.19　男，50 岁，肺类癌，表现为视网膜脱离

（a）MRI 脂肪饱和 T2WI 轴位显示左眼脉络膜低信号肿块（箭头）；（b）MRI 脂肪饱和 T1WI 增强轴位显示左眼脉络膜病变呈均匀强化，结合临床病史考虑转移性病变（箭头）。

▲ 图 2.20　男，77 岁，甲状腺滤泡状癌，眼科检查发现视网膜肿块

（a）MRI 脂肪饱和 T2WI 轴位显示左眼后脉络膜处可见小的低信号灶（箭头）；（b）MRI 脂肪饱和 T1WI 增强轴位可见病灶强化，结合临床病史考虑转移性病变（箭头）。

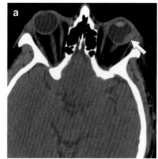
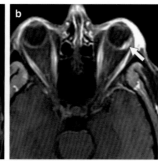
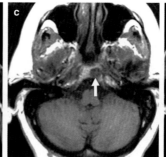
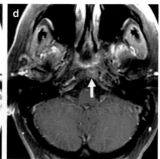

▲ 图 2.21　女，38 岁，乳腺癌转移出现头痛

（a）CT 平扫轴位软组织窗显示左眼脉络膜高密度肿块（箭头）；（b）MRI 脂肪饱和 T1WI 增强轴位显示左眼脉络膜病变均匀强化（箭头）；（c）MRI 无脂肪饱和 T1WI 平扫轴位显示斜坡左侧低信号病灶（箭头），取代正常骨髓的脂肪信号；（d）MRI 脂肪饱和 T1WI 增强轴位显示斜坡左侧病变强化，结合临床病史考虑转移性病变（箭头）。

第九节　黑色素瘤

【背景知识】在美国，眼部黑色素瘤发病率约为百万分之六 [65, 66]；原发性眼部黑色素瘤可发生在葡萄膜（脉络膜、虹膜、睫状体）、眼睑、结膜和眼眶四种组织内；葡萄膜黑色素瘤最常见部位是脉络膜，占眼内黑色素瘤病例的 82.5% [67]；危险因素包括先天性眼部黑色素细胞增多症、葡萄膜痣 [68]；预后不良

指标包括肿瘤直径＞1.6cm、位于睫状体内、向眼球外蔓延、男性及肿瘤快速生长[69]。

【疾病概述】黑色素瘤最常发生于白种人[70]；发病率随年龄的增长而升高，只有2%发生在20岁以下[71]；患者通常没有症状，在常规眼科检查中发现病变；症状包括视力减退、视野缺损、飞蚊症和闪光感；罕见的睫状体黑色素瘤进展至晚期才会影响视力，发现时病灶会较大[72, 73]；发现肿瘤时，只有不到1%的患者有转移；高达34%的患者在确诊后10年内发生转移[74]，常累及肝（90%）、肺（30%）、骨（23%）和皮肤（17%）[75]。

【影像表现】眼球黑色素瘤表现为类圆形、丘状或蘑菇状；可能存在视网膜脱离并视网膜下出血，与葡萄膜黑色素瘤的区别是缺乏强化及视神经乳头附着形态；7%的病例向巩膜外蔓延[76]。

- CT 葡萄膜黑色素瘤密度高，隆起，边界清晰，双凸状。

- MRI MRI可以显示大于3mm的病变，超声更适合于较小的病变；与玻璃体相比，T1WI呈高信号，T2WI呈低信号；明显强化，脂肪抑制序列检测眼外蔓延；黑色素瘤约20%属无色素性，表现为T1WI低信号和T2WI等信号至高信号[33]；由于黑色素和出血（高铁血红蛋白）均表现为T1高信号，增强有助于确定疾病的范围[77]。

- PET 葡萄膜黑色素瘤显示 ^{18}F-FDG 高浓聚[78]。

【要点】评估巩膜外和视神经侵犯，以及包括大脑在内的其他部位是否存在肿瘤。

【病例】图2.22~图2.25为眼球内黑色素瘤病例。

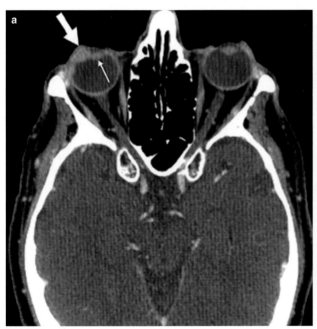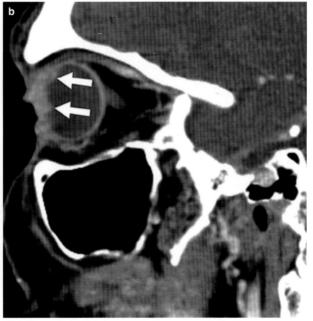

▲ 图2.22 男，77岁，右眼黑色素瘤致视力下降2~3个月

（a）CT增强扫描轴位软组织窗显示右眼虹膜和睫状体可见强化肿块（粗箭头），位于晶状体外侧（细箭头）；（b）CT增强扫描矢状位软组织窗显示右眼虹膜和睫状体黑色素瘤沿眼球侧面累及脉络膜（箭头）。

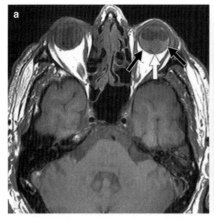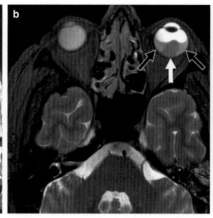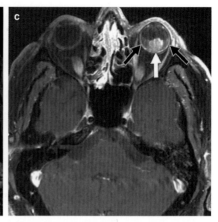

▲ 图2.23　男，48岁，黑色素瘤致视物模糊

（a）MRI无脂肪饱和T1WI平扫轴位显示左眼球高信号病变（白色箭头），脱离的视网膜下方可见出血，呈稍高信号（黑色箭头）；（b）MRI脂肪饱和T2WI轴位显示黑色素瘤呈低信号（白色箭头），出血呈相对高信号（黑色箭头）；（c）MRI脂肪饱和T1WI增强轴位显示强化的黑色素瘤（白色箭头）及邻近视网膜下无强化出血（黑色箭头）。

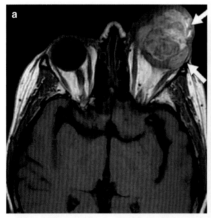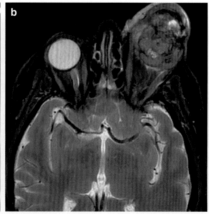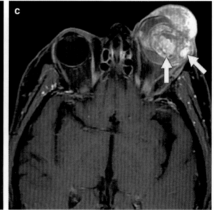

▲ 图2.24　女，62岁，左眼眶/眶周肿块

（a）MRI无脂肪饱和T1WI平扫轴位显示左侧眼球内可见不均匀高信号隆起的病变,延伸至眼眶外（箭头），T1WI高信号可能代表黑色素和（或）出血产物（高铁血红蛋白）；（b）MRI脂肪饱和T2WI轴位显示黑色素瘤呈混杂信号；（c）MRI脂肪饱和T1WI增强轴位显示黑色素瘤内部强化区域（箭头）。

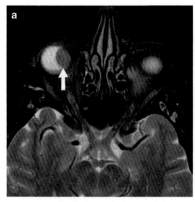
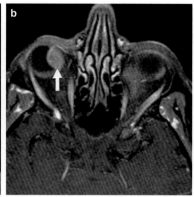
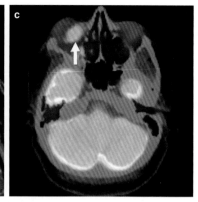

▲ 图2.25　女，52岁，右眼白斑，眼科检查显示右眼球肿块

（a）MRI 脂肪饱和 T2WI 轴位显示右眼球鼻侧葡萄膜低信号肿块（箭头）；（b）MRI 脂肪饱和 T1WI 增强轴位显示黑色素瘤强化（箭头）；（c）[18]F-FDG PET/CT 轴位显示葡萄膜黑色素瘤 FDG 高浓聚（箭头）。

第十节　黑色素细胞瘤

【背景知识】黑色素细胞瘤属于具有恶性潜能的错构瘤[79]；通常发生在视神经乳头，但也可出现在葡萄膜的其他位置；极少数病例会演变成恶性黑色素瘤，应每年进行跟踪检查[80]；10%~15% 的患者随病情进展病灶增大[81]，1%~2% 的病例有恶变风险[82]。

【疾病概述】各年龄段患者均有报道，一些研究者认为可能是先天性的[83]；发病率无种族差异[84]；通常在无症状的患者中偶然发现；25% 的病例可能出现轻度视力下降；检查时，高达 90% 的患者有无症状性视野缺损[85, 86]，最常发现与肿瘤向外延伸超过视神经乳头边缘相对应的盲点[82, 87]。

【影像表现】影像学表现与黑色素瘤相似；出血更常见于黑色素瘤[87]。

* CT　边界清晰，等密度至略高密度；均匀强化。
* MRI　T1WI 等信号至高信号，T2WI 低信号，可有强化[88]。

【要点】对黑色素细胞瘤进行临床和影像学随访，要注意观察瘤体增大及眼球外蔓延。

【病例】图 2.26、图 2.27 为黑色素细胞瘤病例。

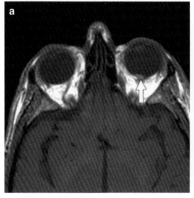
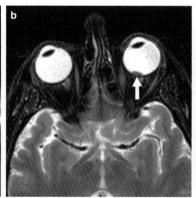
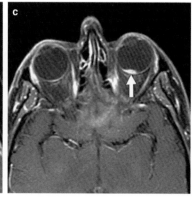

▲ 图 2.26　女，62 岁，因"黑色素细胞瘤"就诊，病理检查提示黑色素瘤

（a）MRI 无脂肪饱和 T1WI 平扫轴位显示左侧脉络膜近视神经乳头处可见类圆形高信号肿块（箭头）；（b）MRI 脂肪饱和 T2WI 轴位显示肿块呈低信号（箭头）；（c）MRI 脂肪饱和 T1WI 增强轴位显示类圆形肿块强化（箭头）。

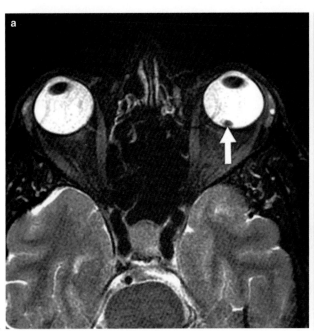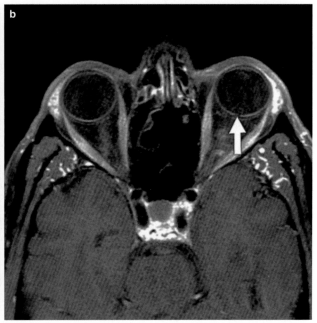

▲ 图 2.27　男，56 岁，黑色素细胞瘤

（a）MRI 脂肪饱和 T2WI 轴位显示左眼球鼻侧近视神经乳头处脉络膜低信号肿块（箭头）；（b）MRI 脂肪饱和 T1WI 增强轴位显示病变周边轻微强化（箭头），本例病灶在 T2WI 上显示得更佳。

第十一节　视网膜星形细胞瘤

【背景知识】视网膜星形细胞瘤为起源于星形胶质细胞的良性肿瘤[89, 90]；与结节性硬化症（tuberous sclerosis，TS）或神经纤维瘤病有关[91-93]；视网膜星形细胞瘤可自愈[94]。

【疾病概述】通常无症状，偶然发现，可发生于任何年龄段[95]；星形细胞瘤增大，引起渗漏、黄斑水肿和脂质渗出物积聚，导致视网膜脱离，引发症状[94, 96]；非典型视网膜星形细胞瘤可表现出侵袭性行为，包括快速进展、视网膜脱离和青光眼[90]。

【影像表现】通常由眼科医生通过眼底照相、荧光素血管造影、光学相干断层扫描和超声检查进行诊断。视网膜星形细胞瘤通常位于视神经乳头附近，且为相对稳定的病变[90]。

● CT　单个或多个病变，有强化[97]。

- MRI T1WI 等信号至低信号，T2WI 等信号至高信号，可有强化[97]。

【要点】影像检查的主要作用是排除 Rb，评估 TS（脑皮质结节、室管膜下星形细胞瘤、肾血管平滑肌脂肪瘤、心脏横纹肌瘤）和神经纤维瘤（脑膜瘤、神经鞘瘤、室管膜瘤）的表现[90]；寻找眼球以外病灶并随病程延长增大范围；具有相似临床表现的疾病包括 Rb、无色素型黑色素瘤、VHL 相关血管瘤、脉络膜骨瘤和脉络膜视网膜炎。

【病例】图 2.28 为视网膜星形细胞瘤病例。

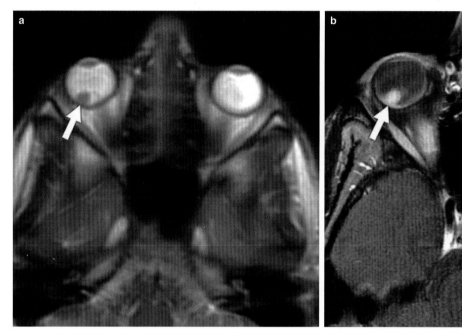
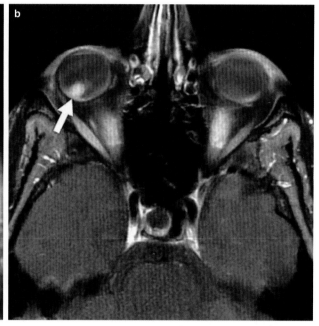

▲ 图 2.28　男，16 岁，视网膜星形细胞瘤引起右侧视网膜脱离

（a）MRI 无脂肪饱和 T2WI 轴位显示右眼脉络膜颞侧低信号肿块（箭头）；（b）MRI 脂肪饱和 T1WI 增强轴位显示星形细胞瘤均匀强化（箭头）。

第十二节　白血病

【背景知识】骨髓中幼稚白细胞紊乱伴软组织及外周血浸润[98]；继脑膜和睾丸之后，眼球和眼眶是髓外急性白血病的第三大好发部位[99]；髓系白血病的眼部表现比淋巴细胞系白血病更常见[100-102]；由于眼部受累预后较差，及时识别眼部疾病的表现至关重要[98, 101]；粒细胞肉瘤是一种罕见的由原始粒细胞组成的实体瘤，常见于髓系白血病患者[103]。

【疾病概述】眼白血病在各个年龄段患者中均有报道[104]；可表现为葡萄膜或眼眶浸润、眼部出血（包括自发性出血，如前房积血）和眼球突出；中枢神经系统受累可包括视神经浸润、脑神经麻痹和视神经乳头水肿[98]；粒细胞肉瘤多见于儿童，常为多灶性，好发于骨骼、颅骨和眼眶[105]。

【影像表现】白血病眼部浸润通常表现为具有浸润性边界的软组织肿块；骨侵蚀、骨质脱钙和骨膜反应较少发生[98]。

- CT　CT 平扫时，白血病主要呈均匀等密度到略高于肌肉密度；均匀强化；无钙化；常表现为眼眶脂肪浸润并蔓延至眼睑[102]。

- MRI　与肌肉相比，T1WI 呈等信号至低信号；T2WI 呈不均匀性等信号至稍高信号；增强扫描时，均匀强化[102]。

- PET　白血病的 ^{18}F-FDG PET/CT 通常是中等浓聚，但可变化[106]。

【要点】由于眼部受累预后较差，及时识别眼部疾病的表现至关重要[98, 101]。

【病例】图 2.29、图 2.30 为白血病眼球浸润病例。

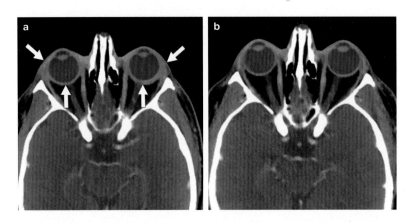

▲ 图 2.29　男，47 岁，慢性淋巴细胞白血病伴眼眶疼痛、眼部充血

（a）CT 增强扫描轴位软组织窗显示双侧巩膜及眶周软组织增厚（箭头）；（b）7 个月后复查 CT，增强轴位软组织窗显示治疗后疾病得以缓解。

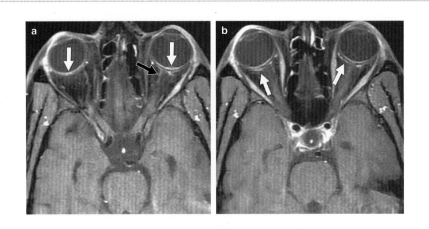

▲ 图 2.30　男，40 岁，急性 B 淋巴细胞白血病

（a）MRI 脂肪饱和 T1WI 增强轴位显示双侧脉络膜（白色箭头）和左侧视神经近端硬脑膜鞘（黑色箭头）强化；（b）MRI 脂肪饱和 T1WI 增强轴位显示双侧巩膜强化（箭头）。

▲ 图 2.33　视网膜脱离的治疗

（a）CT 平扫轴位和冠状位软组织窗显示一个巩膜扣带，巩膜扣带可由橡胶、塑料或硅胶海绵制成，环绕右侧眼球（箭头）；（b）视网膜脱离硅油注射治疗后，CT 增强扫描轴位和冠状位软组织窗显示注入玻璃体的硅油呈高密度（箭头）。

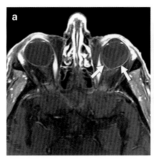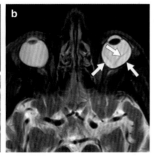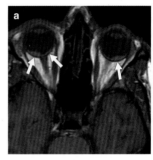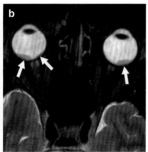

▲ 图 2.34　浆液性视网膜脱离

（a）MRI 脂肪饱和 T1WI 增强轴位显示左侧视网膜浆液性脱离汇聚在视神经乳头，呈典型的"V"形（箭头）；（b）MRI 脂肪饱和 T2WI 轴位显示视网膜下内容物与玻璃体相比呈等信号，考虑浆液性视网膜脱离（箭头）。

▲ 图 2.35　出血性视网膜脱离

（a）MRI 无脂肪饱和 T1WI 平扫轴位显示出血性视网膜脱离，双侧视网膜下病灶因含血液呈高信号（箭头）；（b）MRI 脂肪饱和 T2WI 轴位显示视网膜下因含血液与玻璃体相比呈低信号（箭头）。

第十五节　眼球痨

【背景知识】终末期眼病的特征是眼球萎缩、组织紊乱，导致功能性视力丧失；病因包括创伤、手术、放疗、恶性肿瘤、血管病变、感染和视网膜脱离[115]。

【疾病概述】常见症状为低眼压、假性眼球内陷、眼内瘢痕、视力丧失、眼内刺激、疼痛、眼周和眼内肿胀。

【影像表现】CT 和 MRI 可以发现超声无法显示的眼内肿瘤[115]。

• CT　萎缩眼球内的失活组织呈线状或不规则样钙化；瘢痕可导致眼球形状不规则[116]。

• MRI　眼球在 T1WI 上呈等信号，伴有出血或钙化时呈不均匀高信号；在 T2WI 上，玻璃体信号不均匀，可见钙化所致的"充盈缺损"；FLAIR 序列与正常眼球相比，呈高信号。

【要点】不应误认为义眼。

【病例】图 2.36、图 2.37 为眼球痨病例。

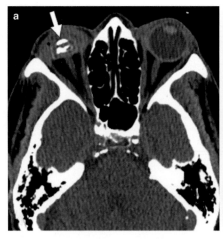
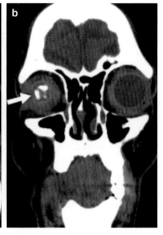
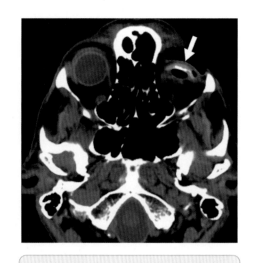

▲ 图 2.36　眼球痨

（a）CT 平扫轴位软组织窗显示右眼球缩小和钙化（箭头）；（b）CT 平扫冠状位软组织窗显示右眼球缩小和钙化（箭头）。

▲ 图 2.37　义眼

CT 平扫轴位软组织窗显示左眼内假体（箭头），不应与眼球痨混淆，这些假体有各种表现。

第十六节　晶状体脱位

【背景知识】晶状体脱位常与创伤有关（> 50% 的病例）；非创伤性晶状体脱位常由结缔组织疾病（包括马方综合征、Ehlers-Danlos 综合征和同型胱氨酸尿症）引起[117]；存在系统性疾病时，可表现为双侧晶状体脱位。

【疾病概述】症状包括视力差、青光眼、葡萄膜炎、视网膜脱离和脉络膜视网膜变性。

【影像表现】完全性后脱位表现为晶状体脱落于玻璃体内；如果带状纤维被部分破坏，完整一侧纤维将使晶状体的同侧边缘保持在虹膜后面的正常位置，而纤维被破坏一侧的晶状体部分将在玻璃体内向后倾斜。

【要点】可能与脉络膜黑色素瘤转移相似[117, 118]。

【病例】图 2.38 为晶状体脱位病例。

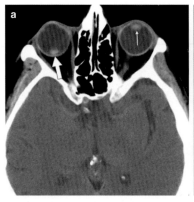
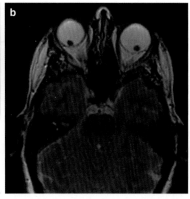

◀ 图 2.38　晶状体脱位

（a）CT 平扫轴位软组织窗显示一患者右侧晶状体（粗箭头）从正常位置向后移位，左眼球为正常位置（细箭头）；（b）MRI 无脂肪饱和 T2WI 轴位显示另一患者双侧晶状体脱位。

第十七节 巩膜炎

【背景知识】巩膜炎属于影响视力的罕见疾病，可能单独发生或与其他眼眶异常相关；病因通常是非感染性炎症，要么是特发性的，要么与系统性疾病有关，最常见的病因是类风湿性关节炎和肉芽肿性多血管炎[119]；前巩膜炎更为常见，无需影像学检查即可直接诊断[120]；因后巩膜炎（发病率占巩膜炎的2%~12%）罕见，以及体征、症状多变，诊断困难[121]。

【疾病概述】60%的患者出现眼眶疼痛[119]；其他症状包括头痛、视力下降和视力永久丧失[122]；感染性巩膜炎可能会有发热表现[120]。

【影像表现】巩膜增厚和强化，巩膜周围蜂窝织炎[119]；间接体征常有视网膜和脉络膜脱离伴脉络膜上腔积液以及葡萄膜炎[119, 121]。

- CT 眼球壁偏心增厚，周围有强化。
- MRI 可能仅表现为巩膜强化，正常脂肪T1WI高信号可掩盖巩膜的强化，应使用脂肪饱和[119]。

【要点】巩膜强化是一种异常表现，不应与生理性脉络膜强化相混淆。

【病例】图2.39为巩膜炎病例。

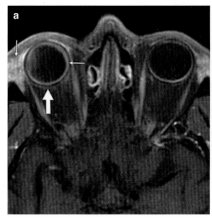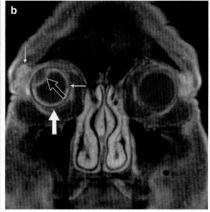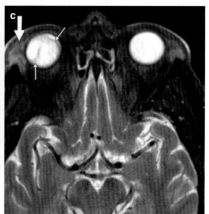

▲ 图2.39 男，69岁，葡萄膜炎和巩膜炎并发浆液性视网膜脱离

（a）MRI脂肪饱和T1WI增强轴位显示右侧巩膜外侧部分（粗箭头）、右侧葡萄膜和右侧泪腺强化（细箭头）；（b）MRI脂肪饱和T1WI增强冠状位显示右侧巩膜外侧面（粗白箭头）、右侧葡萄膜和泪腺强化（细白箭头），并伴有脉络膜脱离（黑色箭头）；（c）MRI脂肪饱和T2WI轴位显示右侧泪腺增大（粗箭头）和右侧浆液性脉络膜脱离（细箭头）。

第十八节 玻璃膜疣

【背景知识】玻璃膜疣由黏多糖和蛋白质类物质沉积所致[123]；为积聚于视神经头部的无细胞性沉积物[124]。

【疾病概述】玻璃膜疣在人群中发生率高达2%，在白种人中更常见[125]；通常没有症状，偶然发现；

可在检眼镜下观察到类似视神经乳头水肿[126]。由于CNV（起源于脉络膜并延伸到视网膜色素上皮或视网膜下间隙的新生血管），可能会出现视野缺损，或极少发生中心视力丧失[127]。

【影像表现】大多数视神经乳头玻璃膜疣会发生钙化，直径1~4mm，厚度约3mm[126]。

• CT 在儿童时期，玻璃膜疣很小，而且没有钙化，薄层扫描可见小片高密度区和肿胀；在成年时期，玻璃膜疣表现为小而清晰的钙化[124]。

• MRI 可能存在T2WI低信号充盈缺损；无强化。

【要点】金属异物具有更高的CT值。

【病例】图2.40为玻璃膜疣病例。

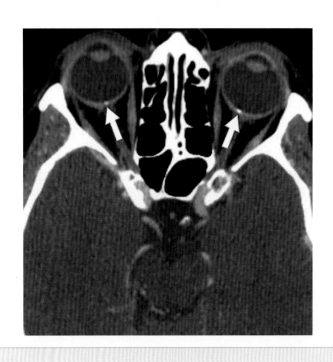

▲ 图2.40 玻璃膜疣

CT增强扫描轴位软组织窗显示视神经头部良性钙化（箭头）。

第十九节 老年性钙化

【背景知识】巩膜基质中的良性钙质沉着通常是伴随表现[128]。

【疾病概述】发病率随年龄增长而增加，在老年人中很常见；无症状。

【影像表现】发生在眼球内直肌、外直肌附着点前方约2mm处；钙化很少累及垂直直肌（即上直肌、下直肌）。

• CT 不同大小的钙化可以是单发或多发，单侧或双侧[128]。

【要点】老年性钙化和滑车钙化不应误认为是金属异物。

【病例】图2.41为老年性钙化和滑车钙化病例。

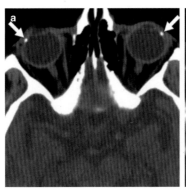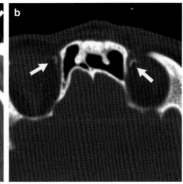

▲ 图2.41 老年性钙化

（a）CT平扫轴位软组织窗显示巩膜钙化（箭头）；（b）CT增强扫描轴位骨窗显示双侧滑车钙化（箭头）。滑车是鼻上眼眶的软骨结构，允许上斜肌肌腱移动。

参考文献

[1] American Cancer Society. Cancer Facts & Figures 2021. Atlanta，GA：American Cancer Society，2021.

[2] LUO H，MA C. Identification of prognostic genes in uveal melanoma microenvironment. PLoS One，2020，15（11）：e0242263.

[3] SILVERA VM，GUERIN JB，BRINJIKJI W，et al. Retinoblastoma：What the Neuroradiologist Needs to Know. AJNR Am J Neuroradiol，2021，42（4）：618-626.

[4] BALMER A，ZOGRAFOS L，MUNIER F. Diagnosis and current management of retinoblastoma. Oncogene，2006，25（38）：5341-5349.

[5] CHUNG EM，SPECHT CS，SCHROEDER JW. From the archives of the AFIP：Pediatric orbit tumors and tumorlike lesions：neuroepithelial lesions of the ocular globe and optic nerve. Radiographics，2007，27（4）：1159-1186.

[6] KAUFMAN LM，MAFEE MF，SONG CD. Retinoblastoma and simulating lesions. Role of CT，MR imaging and use of Gd-DTPA contrast enhancement. Radiol Clin North Am，1998，36（6）：1101-1117.

[7] MAFEE MF，MAFEE RF，MALIK M，et al. Medical imaging in pediatric ophthalmology. Pediatr Clin North Am，2003，50（1）：259-286.

[8] BRISSE HJ，GUESMI M，AERTS I，et al. Relevance of CT and MRI in retinoblastoma for the diagnosis of postlaminar invasion with normal-size optic nerve：a retrospective study of 150 patients with histological comparison. Pediatr Radiol，2007，37（7）：649-656.

[9] GALLUZZI P，HADJISTILIANOU T，CERASE A，et al. Is CT still useful in the study protocol of retinoblastoma?. AJNR Am J Neuroradiol，2009，30（9）：1760-1765.

[10] O'BRIEN JM. Retinoblastoma：clinical presentation and the role of neuroimaging. AJNR Am J Neuroradiol，2001，22（3）：426-428.

[11] BELDEN CJ. MR imaging of the globe and optic nerve. Neuroimaging Clin N Am，2004，14（4）：809-825.

[12] KADOM N，SZE RW. Radiological reasoning：leukocoria in a child. AJR Am J Roentgenol，2008，191（3 Suppl）：S40-S44.

[13] PROVENZALE JM，GURURANGAN S，KLINTWORTH G. Trilateral retinoblastoma：clinical and radiologic progression. AJR Am J Roentgenol，2004，183（2）：505-511.

[14] ATLAS SW，KEMP SS，RORKE L，et al. Hemorrhagic intracranial retinoblastoma metastases：MR-pathology correlation. J Comput Assist Tomogr，1988，12（2）：286-289.

[15] MELI FJ，BOCCALERI CA，MANZITTI J，et al. Meningeal dissemination of retinoblastoma：CT findings in eight patients. AJNR Am J Neuroradiol，1990，11（5）：983-986.

[16] AINBINDER DJ，HAIK BG，FREI DF，et al. Gadolinium enhancement：improved MRI detection of retinoblastoma extension into the optic nerve. Neuroradiology，1996，38（8）：778-781.

[17] CHAR DH，HEDGES TR 3RD，NORMAN D. Retinoblastoma. CT diagnosis. Ophthalmology，1984，91（11）：1347-1350.

[18] MAFEE MF，GOLDBERG MF，GREENWALD MJ，et al. Retinoblastoma and simulating lesions：role of CT and MR imaging. Radiol Clin North Am，1987，25（4）：667-682.

[19] SCHUELER AO，HOSTEN N，BECHRAKIS NE，et al. High resolution magnetic resonance imaging of retinoblastoma. Br J Ophthalmol，2003，87（3）：330-335.

[20] APUSHKIN MA，APUSHKIN MA，SHAPIRO MJ，et al. Retinoblastoma and simulating lesions：role of imaging. Neuroimaging Clin N Am，2005，15（1）：49-67.

[21] LEMKE AJ，KAZI I，MERGNER U，et al. Retinoblastoma-MR appearance using a surface coil in comparison with histo-

pathological results. Eur Radiol, 2007, 17（1）: 49-60.

[22] DE GRAAF P, BARKHOF F, MOLL AC, et al. Retinoblasto-ma: MR imaging parameters in detection of tumor extent. Radiology, 2005, 235（1）: 197-207.

[23] BROUGHTON WL, ZIMMERMAN LE. A clinicopathologic study of 56 cases of intraocular medulloepitheliomas. Am J Ophthalmol, 1978, 85（3）: 407-418.

[24] SHIELDS JA, EAGLE RC JR, SHIELDS CL, et al. Congenital neoplasms of the nonpigmented ciliary epithelium（medulloepithelioma）. Ophthalmology, 1996, 103（12）: 1998-2006.

[25] CHUNG EM, SMIRNIOTOPOULOS JG, SPECHT CS, et al. From the archives of the AFIP: Pediatric orbit tumors and tumor-like lesions: nonosseous lesions of the extraocular orbit. Radiographics, 2007, 27（6）: 1777-1799.

[26] VAJARANANT TS, MAFEE MF, KAPUR R, et al. Medulloepithelioma of the ciliary body and optic nerve: clinicopathologic, CT, and MR imaging features. Neuroimaging Clin N Am, 2005, 15（1）: 69-83.

[27] KALIKI S, SHIELDS CL, EAGLE RC JR, et al. Ciliary body medulloepithelioma: analysis of 41 cases. Ophthalmology, 2013, 120（12）: 2552-2559.

[28] POTTER PD, SHIELDS CL, SHIELDS JA, et al. The role of magnetic resonance imaging in children with intraocular tumors and simulating lesions. Ophthalmology, 1996, 103（11）: 1774-1783.

[29] NAUMANN G, YANOFF M, ZIMMERMAN LE. Histogenesis of malignant melanomas of the uvea. I. Histopathologic characteristics of nevi of the choroid and ciliary body. Arch Ophthalmol, 1966, 76（6）: 784-796.

[30] SUMICH P, MITCHELL P, WANG JJ. Choroidal nevi in a white population: the Blue Mountains Eye Study. Arch Ophthalmol, 1998, 116（5）: 645-650.

[31] SINGH AD, KALYANI P, TOPHAM A. Estimating the risk of malignant transformation of a choroidal nevus. Ophthalmology, 2005, 112（10）: 1784-1789.

[32] KIVELÄ T, ESKELIN S. Transformation of nevus to melanoma. Ophthalmology, 2006, 113（5）: 887-888.e1.

[33] SHIELDS CL, FURUTA M, BERMAN EL, et al. Choroidal nevus transformation into melanoma: analysis of 2514 consecutive cases. Arch Ophthalmol, 2009, 127（8）: 981-987.

[34] WING GL, WEITER JJ, KELLY PJ, et al. von Hippel-Lindau disease: angiomatosis of the retina and central nervous system. Ophthalmology, 1981, 88（12）: 1311-1314.

[35] SINGH A, SHIELDS J, SHIELDS C. Solitary retinal capillary hemangioma: hereditary（von Hippel-Lindau disease）or nonhereditary?. Arch Ophthalmol, 2001, 119（2）: 232-234.

[36] WEBSTER AR, MAHER ER, BIRD AC, et al. A clinical and molecular genetic analysis of solitary ocular angioma. Ophthalmology, 1999, 106（3）: 623-629.

[37] GOLDBERG MF, DUKE JR. Von Hippel-Lindau disease. Histopathologic findings in a treated and an untreated eye. Am J Ophthalmol, 1968, 66（4）: 693-705.

[38] ANNESLEY WH JR, LEONARD BC, SHIELDS JA, et al. Fifteen year review of treated cases of retinal angiomatosis. Trans Sect Ophthalmol Am Acad Ophthalmol Otolaryngol, 1977, 83（3 Pt 1）: OP446-OP453.

[39] SMOKER WR, GENTRY LR, YEE NK, et al. Vascular

lesions of the orbit: more than meets the eye. Radiographics, 2008, 28（1）: 185-204.

[40] BILANIUK LT. Vascular lesions of the orbit in children. Neuroimaging Clin N Am, 2005, 15（1）: 107-120.

[41] LEUNG RS, BISWAS SV, DUNCAN M, et al. Imaging features of von Hippel-Lindau disease. Radiographics, 2008, 28（1）: 65-79.

[42] MAFEE MF, AINBINDER DJ, HIDAYAT AA, et al. Magnetic resonance imaging and computed tomography in the evaluation of choroidal hemangioma. Int J Neuroradiol, 1995, 1: 67-77.

[43] STROSZCZYNSKI C, HOSTEN N, BORNFELD N, et al. Choroidal hemangioma: MR findings and differentiation from uveal melanoma. AJNR Am J Neuroradiol, 1998, 19（8）: 1441-1447.

[44] SAGOO MS, MEHTA H, SWAMPILLAI AJ, et al. Primary intraocular lymphoma. Surv Ophthalmol, 2014, 59（5）: 503-516.

[45] HOCHBERG FH, MILLER DC. Primary central nervous system lymphoma. J Neurosurg, 1988, 68（6）: 835-853.

[46] LEVY-CLARKE GA, CHAN CC, NUSSENBLATT RB. Diagnosis and management of primary intraocular lymphoma. Hematol Oncol Clin North Am, 2005, 19（4）: 739-749, viii.

[47] AKPEK EK, AHMED I, HOCHBERG FH, et al. Intraocular-central nervous system lymphoma: clinical features, diagnosis, and outcomes. Ophthalmology, 1999, 106（9）: 1805-1810.

[48] DUNLEAVY K, WILSON WH. Primary intraocular lymphoma: current and future perspectives. Leuk Lymphoma, 2006, 47（9）: 1726-1727.

[49] ISOBE K, EJIMA Y, TOKUMARU S, et al. Treatment of primary intraocular lymphoma with radiation therapy: a multi-institutional survey in Japan. Leuk Lymphoma, 2006, 47（9）: 1800-1805.

[50] JAHNKE K, THIEL E, ABREY LE, et al. Diagnosis and management of primary intraocular lymphoma: an update. Clin Ophthalmol, 2007, 1（3）: 247-258.

[51] HOFFMAN PM, MCKELVIE P, HALL AJ, et al. Intraocular lymphoma: a series of 14 patients with clinicopathological features and treatment outcomes. Eye（Lond）, 2003, 17（4）: 513-521.

[52] GILL MK, JAMPOL LM. Variations in the presentation of primary intraocular lymphoma: case reports and a review. Surv Ophthalmol, 2001, 45（6）: 463-471.

[53] CHAN CC, WALLACE DJ. Intraocular lymphoma: update on diagnosis and management. Cancer Control, 2004, 11（5）: 285-295.

[54] KÜKER W, NÄGELE T, KORFEL A, et al. Primary central nervous system lymphomas（PCNSL）: MRI features at presentation in 100 patients. J Neurooncol, 2005, 72（2）: 169-177.

[55] HOANG-XUAN K, BESSELL E, BROMBERG J, et al. Diagnosis and treatment of primary CNS lymphoma in immunocompetent patients: guidelines from the European Association for Neuro-Oncology. Lancet Oncol, 2015, 16（7）: e322-e332.

[56] SHIELDS CL, SHIELDS JA, GROSS NE, et al. Survey of 520 eyes with uveal metastases. Ophthalmology, 1997, 104（8）: 1265-1276.

[57] LIEB WE, SHIELDS JA, SHIELDS CL, et al. Mucinous ade-

nocarcinoma metastatic to the iris，ciliary body，and choroid. Br J Ophthalmol，1990，74（6）：373-376.

[58] MOURA LR，YANG YF，AYRES B，et al. Clinical, histologic，and immunohistochemical evaluation of iris metastases from small cell lung carcinoma. Can J Ophthalmol，2006，41（6）：775-777.

[59] SHAH SU，MASHAYEKHI A，SHIELDS CL，et al. Uveal metastasis from lung cancer：clinical features，treatment，and outcome in 194 patients. Ophthalmology，2014，121（1）：352-357.

[60] KREUSEL KM，WIEGEL T，STANGE M，et al. Choroidal metastasis in disseminated lung cancer：frequency and risk factors. Am J Ophthalmol，2002，134（3）：445-447.

[61] PEYSTER RG，AUGSBURGER JJ，SHIELDS JA，et al. Intraocular tumors：evaluation with MR imaging. Radiology，1988，168（3）：773-779.

[62] DE POTTER P，SHIELDS JA，SHIELDS CL，et al. Unusual MRI findings in metastatic carcinoma to the choroid and optic nerve：a case report. Int Ophthalmol，1992，16（1）：39-44.

[63] MANOHAR K，MITTAL BR，KULKARNI P，et al. Usefulness of F-18 FDG PET/CT as one-stop-shop imaging modality for diagnosis of occult primary and estimation of disease burden in patients with intraocular masses. Clin Nucl Med，2012，37（2）：200-203.

[64] KARUNANITHI S，CHAKRABORTY PS，DHULL VS，et al. Ciliary body metastasis in a patient with non-small cell lung carcinoma—incidental detection with 18F-FDG PET/CT. Nucl Med Rev Cent East Eur，2014，17（1）：40-43.

[65] WEIS E，SALOPEK TG，MCKINNON JG，et al. Management of uveal melanoma：a consensus-based provincial clinical practice guideline. Curr Oncol，2016，23（1）：e57-e64.

[66] DIECKMANN K，GEORG D，ZEHETMAYER M，et al. LIN-AC based stereotactic radiotherapy of uveal melanoma：4 years clinical experience. Radiother Oncol，2003，67（2）：199-206.

[67] VAJDIC CM，KRICKER A，GIBLIN M，et al. Incidence of ocular melanoma in Australia from 1990 to 1998. Int J Cancer，2003，105（1）：117-122.

[68] SINGH AD，DE POTTER P，FIJAL BA，et al. Lifetime prevalence of uveal melanoma in white patients with oculo（dermal）melanocytosis. Ophthalmology，1998，105（1）：195-198.

[69] AUGSBURGER JJ，GAMEL JW. Clinical prognostic factors in patients with posterior uveal malignant melanoma. Cancer，1990，66（7）：1596-1600.

[70] BALASUBRAMANYA R，SELVARAJAN SK，COX M，et al. Imaging of ocular melanoma metastasis. Br J Radiol，2016，89（1065）：20160092.

[71] MAFEE MF. Uveal melanoma，choroidal hemangioma，and simulating lesions. Role of MR imaging. Radiol Clin North Am，1998，36（6）：1083-1099，x.

[72] LI W，JUDGE H，GRAGOUDAS ES，et al. Patterns of tumor initiation in choroidal melanoma. Cancer Res，2000，60（14）：3757-3760.

[73] SHIELDS CL，SHIELDS JA. Ocular melanoma：relatively rare but requiring respect. Clin Dermatol，2009，27（1）：122-133.

[74] SINGH AD，KIVELÄ T. The collaborative ocular melanoma study. Ophthalmol Clin North Am，2005，18（1）：129-142，

ix.

[75] MARSHALL E，ROMANIUK C，GHANEH P，et al. MRI in the detection of hepatic metastases from high-risk uveal melanoma：a prospective study in 188 patients. Br J Ophthalmol，2013，97（2）：159-163.

[76] LEMKE AJ，HOSTEN N，WIEGEL T，et al. Intraocular metastases：differential diagnosis from uveal melanomas with high-resolution MRI using a surface coil. Eur Radiol，2001，11（12）：2593-2601.

[77] MAHESHWARI A，FINGER PT. Cancers of the eye. Cancer Metastasis Rev，2018，37（4）：677-690.

[78] FRETON A，CHIN KJ，RAUT R，et al. Initial PET/CT staging for choroidal melanoma：AJCC correlation and second nonocular primaries in 333 patients. Eur J Ophthalmol，2012，22（2）：236-243.

[79] SHIELDS JA，DEMIRCI H，MASHAYEKHI A，et al. Melanocytoma of the optic disk：A review. Indian J Ophthalmol，2019，67（12）：1949-1958.

[80] JOFFE L，SHIELDS JA，OSHER RH，et al. Clinical and follow-up studies of melanocytomas of the optic disc. Ophthalmology，1979，86（6）：1067-1083.

[81] ATTIKU Y，RISHI P，BASSI S. Coexisting Optic Disc Melanocytoma and Pituitary Adenoma. Ocul Oncol Pathol，2019，5（5）：319-322.

[82] ESMAILI DD，MUKAI S，JAKOBIEC FA，et al. Ocular melanocytoma. Int Ophthalmol Clin，2009，49（1）：165-175.

[83] PHILLPOTTS BA，SANDERS RJ，SHIELDS JA，et al. Uveal melanomas in black patients：a case series and comparative review. J Natl Med Assoc，1995，87（9）：709-714.

[84] ARCHDALE TW，MAGNUS DE. Melanocytoma of the optic disc. J Am Optom Assoc. 1993，64（2）：98-103.

[85] USUI T，SHIRAKASHI M，KUROSAWA A，et al. Visual disturbance in patients with melanocytoma of the optic disk. Ophthalmologica，1990，201（2）：92-98.

[86] TAILOR TD，GUPTA D，DALLEY RW，et al. Orbital neoplasms in adults：clinical，radiologic，and pathologic review. Radiographics，2013，33（6）：1739-1758.

[87] TREGNAGO AC，FURLAN MV，BEZERRA SM，et al. Orbital melanocytoma completely resected with conservative surgery in association with ipsilateral nevus of Ota：report of a case and review of the literature. Head Neck，2015，37（4）：E49-E55.

[88] SMITH AB，HORKANYNE-SZAKALY I，SCHROEDER JW，et al. From the radiologic pathology archives：mass lesions of the dura：beyond meningioma-radiologic-pathologic correlation. Radiographics，2014，34（2）：295-312.

[89] SEMENOVA E，VERONESE C，CIARDELLA A，et al. Multimodality imaging of retinal astrocytoma. Eur J Ophthalmol，2015，25（6）：559-564.

[90] ULBRIGHT TM，FULLING KH，HELVESTON EM. Astrocytic tumors of the retina. Differentiation of sporadic tumors from phakomatosis-associated tumors. Arch Pathol Lab Med，1984，108（2）：160-163.

[91] ARONOW ME，NAKAGAWA JA，GUPTA A，et al. Tuberous sclerosis complex：genotype/phenotype correlation of retinal findings. Ophthalmology，2012，119（9）：1917-1923.

[92] ARNOLD AC，HEPLER RS，YEE RW，et al. Solitary retinal astrocytoma. Surv Ophthalmol，1985，30（3）：173-181.

[93] GÜNDÜZ K，EAGLE RC JR，SHIELDS CL，et al. Invasive

giant cell astrocytoma of the retina in a patient with tuberous sclerosis. Ophthalmology, 1999, 106 (3): 639-642.

[94] SHIELDS JA, EAGLE RC JR, SHIELDS CL, et al. Aggressive retinal astrocytomas in 4 patients with tuberous sclerosis complex. Arch Ophthalmol, 2005, 123 (6): 856-863.

[95] BORNFELD N, MESSMER EP, THEODOSSIADIS G, et al. Giant cell astrocytoma of the retina. Clinicopathologic report of a case not associated with Bourneville's disease. Retina, 1987, 7(3): 183-189.

[96] SMIRNIOTOPOULOS JG, BARGALLO N, MAFEE MF. Differential diagnosis of leukokoria: radiologic-pathologic correlation. Radiographics, 1994, 14 (5): 1059-1082.

[97] RAUSCHECKER AM, PATEL CV, YEOM KW, et al. High-resolution MR imaging of the orbit in patients with retinoblastoma. Radiographics, 2012, 32 (5): 1307-1326.

[98] KOSHY J, JOHN MJ, THOMAS S, et al. Ophthalmic manifestations of acute and chronic leukemias presenting to a tertiary care center in India. Indian J Ophthalmol, 2015, 63 (8): 659-664.

[99] REDDY SC, JACKSON N, MENON BS. Ocular involvement in leukemia--a study of 288 cases. Ophthalmologica, 2003, 217 (6): 441-445.

[100] SCHACHAT AP, MARKOWITZ JA, GUYER DR, et al. Ophthalmic manifestations of leukemia. Arch Ophthalmol, 1989, 107 (5): 697-700.

[101] CHUNG EM, MURPHEY MD, SPECHT CS, et al. From the Archives of the AFIP. Pediatric orbit tumors and tumorlike lesions: osseous lesions of the orbit. Radiographics, 2008, 28 (4): 1193-1214.

[102] VISHNEVSKIA-DAI V, SELLA KING S, LEKACH R, et al. Ocular Manifestations of Leukemia and Results of Treatment with Intravitreal Methotrexate. Sci Rep, 2020, 10 (1): 1994.

[103] ZIMMERMAN LE, FONT RL. Ophthalmologic manifestations of granulocytic sarcoma (myeloid sarcoma or chloroma). The third Pan American Association of Ophthalmology and American Journal of Ophthalmology Lecture. Am J Ophthalmol, 1975, 80 (6): 975-990.

[104] PUI MH, FLETCHER BD, LANGSTON JW. Granulocytic sarcoma in childhood leukemia: imaging features. Radiology, 1994, 190 (3): 698-702.

[105] LIU PI, ISHIMARU T, MCGREGOR DH, et al. Autopsy study of granulocytic sarcoma (chloroma) in patients with myelogenous leukemia, Hiroshima-Nagasaki 1949-1969. Cancer, 1973, 31 (4): 948-955.

[106] CHANDRA P, PURANDARE N, SHAH S, et al. Ocular Granulocytic Sarcoma as an Initial Clinical Presentation of Acute Myeloid Leukemia Identified on Flurodeoxyglucose Positron Emission Tomography/Computed Tomography. Indian J Nucl Med, 2017, 32 (1): 59-60.

[107] AYLWARD GW, CHANG TS, PAUTLER SE, et al. A long-term follow-up of choroidal osteoma. Arch Ophthalmol, 1998, 116 (10): 1337-1341.

[108] ALAMEDDINE RM, MANSOUR AM, KAHTANI E. Review of choroidal osteomas. Middle East Afr J Ophthalmol, 2014, 21 (3): 244-250.

[109] YAN X, EDWARD D, MAFEE M. Ocular calcifcation: radiologicpathologic correlation and literature review. Int J Neuroradiol, 1998, 4: 81-95.

[110] DEPOTTER P, SHIELDS JA, SHIELDS CL, et al. Magnetic resonance imaging in choroidal osteoma. Retina, 1991, 11(2): 221-223.

[111] REITER MJ, SCHWOPE RB, KINI JA, et al. Postoperative imaging of the orbital contents. Radiographics, 2015, 35 (1): 221-234.

[112] HALLINAN JT, PILLAY P, KOH LH, et al. Eye Globe Abnormalities on MR and CT in Adults: An Anatomical Approach. Korean J Radiol, 2016, 17 (5): 664-673.

[113] LEBEDIS CA, SAKAI O. Nontraumatic orbital conditions: diagnosis with CT and MR imaging in the emergent setting. Radiographics. 2008, 28 (6): 1741-1753.

[114] ROY AA, DAVAGNANAM I, EVANSON J. Abnormalities of the globe. Clin Radiol, 2012, 67 (10): 1011-1022.

[115] TRIPATHY K, CHAWLA R, TEMKAR S, et al. Phthisis Bulbi-a Clinicopathological Perspective. Semin Ophthalmol, 2018, 33 (6): 788-803.

[116] MIDYETT FA, MUKHERJI SK. Orbital imaging. Philadelphia, PA, 2015. p.29-31.

[117] MASON JO 3RD, PATEL SA. Traumatic lens subluxation presenting as pseudomelanoma. Ophthalmic Surg Lasers Imaging Retina, 2014, 45 (4): 328-330.

[118] SEIGEL RS, SELL J, MAGNUS DE. CT appearance of traumatic dislocated lens. AJNR Am J Neuroradiol, 1988, 9 (2): 390.

[119] DIOGO MC, JAGER MJ, FERREIRA TA. CT and MR Imaging in the Diagnosis of Scleritis. AJNR Am J Neuroradiol, 2016, 37 (12): 2334-2339.

[120] OKHRAVI N, ODUFUWA B, MCCLUSKEY P, et al. Scleritis. Surv Ophthalmol, 2005, 50 (4): 351-363.

[121] BISWAS J, MITTAL S, GANESH SK, et al. Posterior scleritis: clinical profile and imaging characteristics. Indian J Ophthalmol, 1998, 46 (4): 195-202.

[122] BENSON WE. Posterior scleritis. Surv Ophthalmol, 1988, 32 (5): 297-316.

[123] DONALDSON L, MARGOLIN E. Approach to patient with unilateral optic disc edema and normal visual function. J Neurol Sci, 2021, 424: 117414.

[124] PALMER E, GALE J, CROWSTON JG, et al. Optic Nerve Head Drusen: An Update. Neuroophthalmology, 2018, 42(6): 367-384.

[125] ROSENBERG MA, SAVINO PJ, GLASER JS. A clinical analysis of pseudopapilledema. I. Population, laterality, acuity, refractive error, ophthalmoscopic characteristics, and coincident disease. Arch Ophthalmol, 1979, 97 (1): 65-70.

[126] MCNICHOLAS MM, POWER WJ, GRIFFIN JF. Sonography in optic disk drusen: imaging findings and role in diagnosis when funduscopic findings are normal. AJR Am J Roentgenol, 1994, 162 (1): 161-163.

[127] ROTRUCK J. A Review of Optic Disc Drusen in Children. Int Ophthalmol Clin, 2018, 58 (4): 67-82.

[128] ALORAINY I. Senile scleral plaques: CT. Neuroradiology, 2000, 42 (2): 145-148.

第三章　泪腺和泪液引流系统

J. Matthew Debnam，Jiawei Zhou，Bita Esmaeli

魏玲玲　邬小平　杨立娟　译

泪腺病变通常表现为眼眶颞上部肿块。这些病变中，大约 50% 为炎性病变，另外 50% 为各种类型的肿瘤[1]。泪腺肿瘤人群年发病率约为百万分之一[2, 3]。超过一半的泪腺肿瘤起源于上皮组织。在上皮性肿瘤中，50%~60% 为良性肿瘤（包括多形性腺瘤和嗜酸性细胞肿瘤），40%~50% 为恶性肿瘤[2, 4]（其中约 90% 为腺样囊性癌和腺癌）[5]。另外 1/3 的泪腺肿瘤为淋巴样病变，剩余的 10%~15% 为间叶性肿瘤（来自远处转移，或通过邻近部位病变直接蔓延）[6]。泪液引流系统（nasolacrimal drainage apparatus，NLDA）肿瘤以上皮性肿瘤居多，其次为间叶性肿瘤、淋巴样病变、黑色素瘤及包括感染在内的其他病变[7]。

大多数泪腺和泪液引流系统病变都需要活检诊断，除非有临床和放射学特征提示。对于多形性腺瘤，建议整体切除以避免复发。

放射科医生要评估泪腺病变的影像学表现，缩小鉴别诊断的范围。评价良性和恶性影像学特征，描述疾病扩散的方式和程度，包括眼眶外部和头颈部的受累情况也同等重要。

泪腺肿瘤的报告中要描述的影像特征包括病变的大小、是否有泪腺窝骨质的重塑或破坏、是否存在眼外肌受累和（或）延伸至眼眶内间隙。如果病变扩散到眼眶中线以外，辅助放射治疗可能对眼睛有损害。对于 NLDA 肿瘤，报告应包括肿瘤的大小和范围，肿瘤是否累及上下眼睑、副鼻窦及筛板等结构。

泪腺和 NLDA 病变的成像方式包括 CT、MRI 和 PET/CT。这些成像方式提供了有关病变分期、术前计划制订和治疗效果监测的重要信息。CT 有助于勾画肿瘤范围和骨质重塑或破坏。MRI 用于评估肿瘤的特征，包括软组织特征、鼻窦和颅内受累情况以及沿神经周围扩散情况。PET/CT 用于测量肿瘤的代谢活性、检测局部和远处转移与分期、根据代谢活性确定活检部位、评估治疗反应。

本章描述泪腺和 NLDA 常见和不常见的恶性肿瘤的流行病学特征和影像学表现。回顾分析疾病背景知识、临床表现和影像学特征，为放射科医生在评估泪腺和泪液引流系统恶性肿瘤时缩小鉴别诊断范围提供方法。起源于眼眶、骨和颅底以及鼻腔的肿瘤将在其他章节中讨论。

第一节　解　剖

　　泪器由分泌部（泪腺）和排泄部（泪道）两个部分组成。分泌部由泪腺组成，位于眼眶颞侧上部。泪腺被上睑提肌腱膜分成眶叶和睑叶，较大的眶叶位于腱膜的后方和上方，睑叶位于腱膜前方和下方，6~12 个分泌导管流入上睑结膜上穹窿外侧部分；一个或两个排泄管可引流到下穹窿外侧部分，排泄部由 NLDA 组成，泪小管起始于上、下眼睑内侧的泪小点，两条导管（上泪小管和下泪小管）流入泪囊，鼻泪管从泪囊向下延伸，通入鼻腔下鼻道。图 3.1 为泪腺和泪液引流系统（NLDA）的示意图[8]，图 3.2 为其影像图。

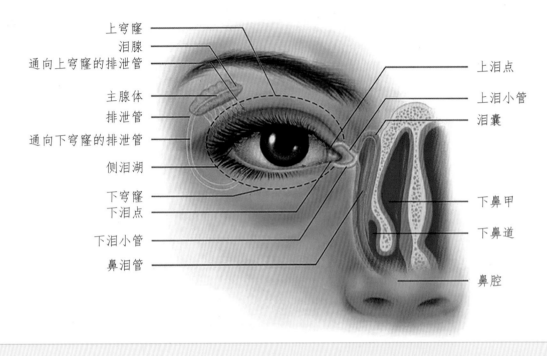

▲ 图 3.1　NLDA 解剖示意图

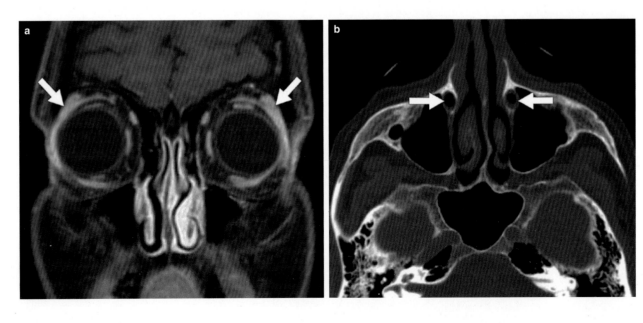

▲ 图 3.2　NLDA 影像图

（a）MRI 脂肪饱和 T1WI 增强冠状位显示双侧泪腺位于眼眶颞上顶部，呈高信号（箭头）；（b）CT 平扫轴位骨窗显示连接泪囊和鼻腔的鼻泪管（箭头）。

第二节　泪腺多形性腺瘤

【背景知识】多形性腺瘤又称为良性混合瘤，组织学上含有上皮成分[9]；约占上皮性病变的 57%；是最常见的泪腺良性肿瘤[10]。

【疾病概述】多形性腺瘤好发于 40~50 岁人群；肿瘤生长缓慢[11]；肿块可致眼球向下移位和突出；很少引起疼痛，出现疼痛则需要考虑其他诊断[12]。

【影像表现】泪腺窝内边界清晰的肿块，增强扫描呈均匀强化；较大病变可因囊变、坏死或出血而有不同的表现[11]；因生长缓慢，肿瘤边缘光滑，泪腺窝骨质增生；骨质破坏罕见[10, 11]。

* CT　通常为等密度（96.2%），边缘规则（94.2%）[13]；可有钙化。

* MRI　较小的多形性腺瘤表现为 T1WI 均匀低信号、T2WI 呈等信号至高信号；较大病变可有出血或坏死，在 T1WI 和 T2WI 上显示多种不同的信号[10]。

【要点】影像学表现怀疑多形性腺瘤时提示多形性腺瘤诊断，以便外科医生整体切除；诊断性活检可能导致肿瘤复发，5 年复发率高达 30%[14]。

【病例】图 3.3~ 图 3.6 为泪腺多形性腺瘤病例。

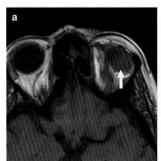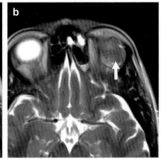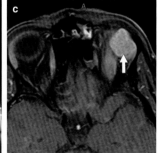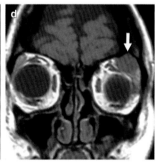

▲ 图 3.3　女，53 岁，多形性腺瘤，左侧眼球突出

（a）MRI 无脂肪饱和 T1WI 平扫轴位显示左侧眼眶颞上区边界清晰的多形性腺瘤，呈等信号（箭头）；（b）MRI 无脂肪饱和 T2WI 轴位显示肿块呈等信号至高信号（箭头）；（c）MRI 脂肪饱和 T1WI 增强轴位显示边界清晰的分叶状肿块（箭头），均匀强化；（d）MRI 无脂肪饱和 T1WI 平扫冠状位显示多形性腺瘤对左侧眶顶壁的骨质重塑（箭头）。

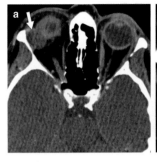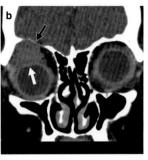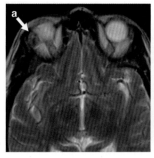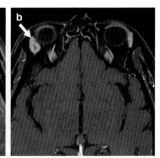

▲ 图 3.4　女，66 岁，右眼多形性腺瘤，右侧眼球进行性向下移位

（a）CT 增强扫描轴位软组织窗显示右侧泪腺等密度多形性腺瘤（箭头）；（b）CT 增强扫描冠状位软组织窗显示右眼球向下移位，眼球上壁受压变平（白色箭头），右侧眼眶顶壁骨质也有重塑（黑色箭头）。

▲ 图 3.5　女，70 岁，复视

（a）MRI 无脂肪饱和 T2WI 轴位显示右侧泪腺多形性腺瘤（箭头），呈不均匀低信号至高信号；（b）MRI 脂肪饱和 T1WI 增强轴位显示边界清晰的右侧泪腺肿块均匀强化（箭头）。

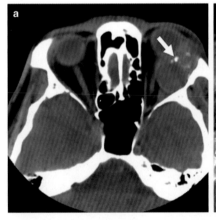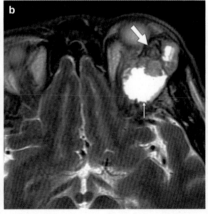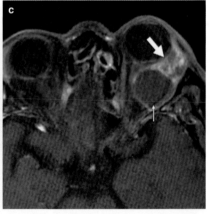

▲ 图 3.6　男，57 岁，左侧泪腺多形性腺瘤，左侧眼球突出

（a）CT 增强扫描轴位软组织窗显示左侧泪腺多形性腺瘤钙化（箭头）；（b）MRI 无脂肪饱和 T2WI 轴位显示左侧泪腺肿块，信号不均匀，出血和（或）钙化呈低信号（粗箭头），囊性部分呈高信号（细箭头）；（c）MRI 脂肪饱和 T1WI 增强轴位显示左侧泪腺肿块的实性部分不均匀强化（粗箭头），囊性部分无强化（细箭头）。

第三节　泪腺嗜酸细胞性肿瘤

【背景知识】嗜酸细胞性肿瘤是起源于导管细胞的上皮性肿瘤，主要由大量非典型线粒体导致的含嗜酸性颗粒状细胞质的细胞组成[15, 16]；根据组织学特征分为嗜酸细胞增生、嗜酸细胞腺瘤（嗜酸细胞瘤）或嗜酸细胞癌[15]；约 60% 累及泪阜（内眼角的小球状结节），20% 位于泪囊，6% 位于泪腺[17]；也可见于唾液腺、甲状腺、甲状旁腺、乳腺、肾脏、颊黏膜、咽部和喉部[18]。

【疾病概述】嗜酸细胞性肿瘤常发生在成年，平均年龄为 66（44~82）岁[17]；累及泪阜的病变以女性多见；眼眶其他位置的嗜酸细胞性肿瘤没有性别差异；肿瘤多缓慢生长，多为单侧单发病变[17]；可无症状，也可有症状（包括眼睑肿胀、剧烈疼痛和眼球突出）[18]。

【影像表现】嗜酸细胞性肿瘤常为边界清晰、椭圆形、均匀强化的肿块[17]；生长缓慢的良性肿瘤可以观察到骨质增生硬化[17, 19]；嗜酸细胞癌可表现出侵袭性特征，如侵犯眼外肌、侵犯骨质[20]及转移[21]。

- CT CT 平扫呈高密度[19, 22]。
- MRI 表现多样，T1WI 呈等信号，T2WI 呈不均匀等信号至高信号[19,22]；增强扫描呈均匀强化[17, 22]；可能存在多个血管流空影[17]。

【要点】嗜酸细胞瘤具有良性特征，而嗜酸细胞癌具有侵袭性。

【病例】图 3.7 为嗜酸细胞性肿瘤病例。

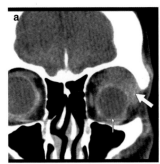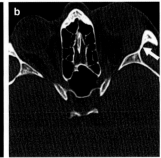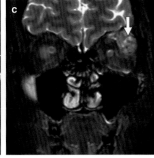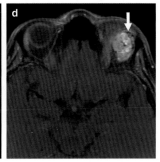

▲ 图 3.7 女，37 岁，嗜酸细胞瘤，复视

（a）CT 增强扫描冠状位软组织窗显示左侧泪腺嗜酸细胞瘤呈等高密度（粗箭头），注意肿块造成的左眼球向下移位（细箭头）；（b）CT 增强扫描轴位骨窗显示邻近左侧眼眶壁骨质重塑（箭头）；（c）MRI 脂肪饱和 T2WI 冠状位显示肿块信号不均匀，其内多个线状低信号灶，提示血管流空影（箭头）；（d）MRI 脂肪饱和 T1WI 增强轴位显示肿块均匀强化，多个线状和点状低信号灶，提示血管流空影（箭头）。

第四节 泪腺腺样囊性癌

【背景知识】腺样囊性癌（adenoid cystic carcinoma，ACC）是最常见的泪腺恶性肿瘤，也是第二常见的上皮性病变，约占泪腺上皮性肿瘤的 29%，占所有眼眶原发肿瘤的 5%[23]。

【疾病概述】大多数患者在 40 岁发病[11]，表现为眼眶疼痛；预后不良[10]。

【影像表现】浸润性病变，有很强的沿神经周围扩散倾向[11]；病变早期与多形性腺瘤不易区分；晚期腺样囊性癌（ACC）边界不规则，包括眼球在内的眼眶内容物扭曲，骨质侵蚀[10, 11]；应仔细检查脑神经，特别是眼神经泪腺支（CNV₁），以寻找沿神经周围扩散的证据[10, 11]。

- CT　边界不规则，高密度，增强扫描呈均匀强化；可出现囊变、钙化、神经周围侵犯和邻近骨质侵蚀[10, 24, 25]。

- MRI　T1WI 均匀低信号，增强扫描呈中度强化；T2WI 低信号至高信号[10]。

- PET/CT　¹⁸F-FDG 浓聚，但与鳞状细胞癌相比摄取较低[26]。

【要点】早期与多形性腺瘤不易区分；描述眶壁和颅内受累情况，以及是否通过眶上裂扩散的情况；仔细检查脑神经，寻找沿神经周围扩散的证据。

【病例】图 3.8~ 图 3.12 为 ACC 病例。

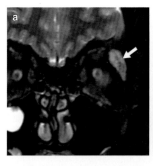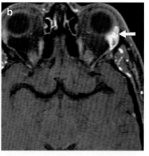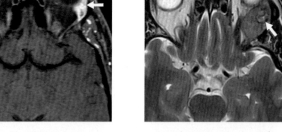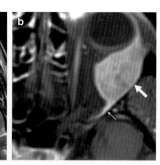

▲ 图 3.8　男，35 岁，左侧腺样囊性癌，左侧眶周痉挛

（a）MRI 脂肪饱和 T2WI 冠状位显示左侧泪腺腺样囊性癌呈不均匀的低信号至高信号（箭头）；（b）MRI 脂肪饱和 T1WI 增强轴位显示左侧泪腺均匀强化的肿块（箭头），与多形性腺瘤表现类似。

▲ 图 3.9　男，54 岁，左侧腺样囊性癌，左侧眼部刺痛

（a）MRI 无脂肪饱和 T2WI 轴位显示左侧泪腺肿块呈不均匀的低信号至高信号伴弧形出血低信号（箭头）；（b）MRI 脂肪饱和 T1WI 增强轴位显示左侧泪腺腺样囊性癌均匀强化（粗箭头），注意眼眶硬脑膜强化向眼眶后部延伸（细箭头）。

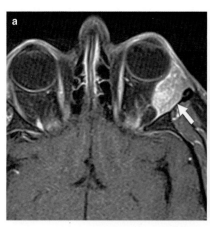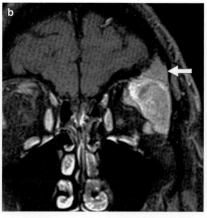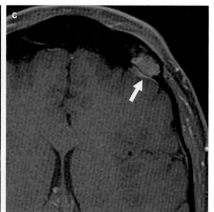

▲ 图 3.10　男，31 岁，左侧腺样囊性癌，左侧眼睑肿胀和眼球突出

（a）MRI 脂肪饱和 T1WI 增强轴位显示左侧泪腺腺样囊性癌呈均匀强化（箭头）；（b）MRI 脂肪饱和 T1WI 增强冠状位显示肿瘤从眶顶延伸至额骨下部（箭头）；（c）MRI 脂肪饱和 T1WI 增强轴位显示左侧额部硬脑膜增厚并强化（箭头），与肿瘤向颅内扩散有关。

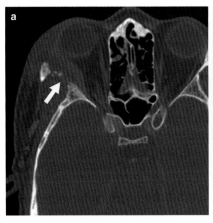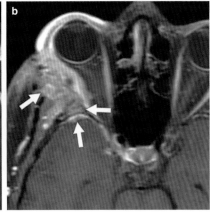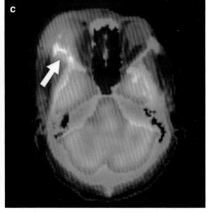

▲ 图 3.11　男，41 岁，右侧腺样囊性癌，右侧眼眶疼痛进行性加重

（a）CT 增强扫描轴位骨窗显示右侧眼眶外侧壁骨质破坏（箭头）；（b）MRI 脂肪饱和 T1WI 增强轴位显示腺样囊性癌向眶外蔓延，累及右侧咀嚼肌间隙、蝶骨，病变向颅内延伸，邻近硬脑膜强化（箭头）；（c）^{18}F-FDG PET/CT 轴位显示肿块 FDG 浓聚（箭头）。

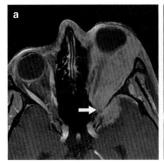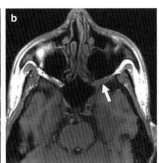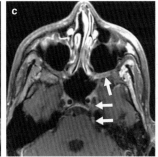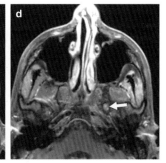

▲ 图 3.12　男，29 岁，左侧泪腺腺样囊性癌，转诊前在外部机构接受治疗

（a）MRI 脂肪饱和 T1WI 增强轴位显示左侧泪腺肿块填充眼眶，并通过眶上裂（箭头）向颅中窝扩散，注意肿块导致眼球突出；（b）MRI 无脂肪饱和 T1WI 平扫轴位显示沿神经周围扩散取代左侧翼腭窝内的脂肪（箭头）；（c）MRI 脂肪饱和 T1WI 增强轴位显示沿神经周围扩散累及左侧翼腭窝、左侧

Meckel 腔和三叉神经根（箭头）；（d）MRI 脂肪饱和 T1WI 增强轴位显示沿神经周围扩散累及左侧下颌神经（CNV₃）（箭头），使其强化。

第五节　泪腺腺癌

【背景知识】腺癌为罕见病变，约占原发性泪腺上皮性恶性肿瘤的 10%[27]；属侵袭性病变，局部转移率高。

【疾病概述】腺癌平均发病年龄为 57 岁，男性更常见[28]；症状包括疼痛、眼球突出、假性上睑下垂、眼位不正和视力下降[29]；部分患者早期无症状，导致诊断时已经晚期；具有局部浸润和远处转移特点，局部复发率高[27, 30]。

【影像表现】圆形或细长的软组织肿块，边缘可不规则；常被误诊为良性疾病[31]。

* MRI　T1WI 低信号，T2WI 等信号至高信号，实性成分不均匀强化[32]。

【要点】局部复发率高；易局部浸润和远处转移。

【病例】图 3.13、图 3.14 为泪腺腺癌病例。

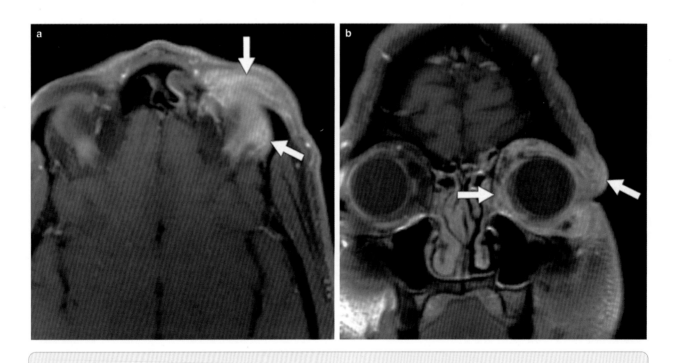

▲ 图 3.13　男，51 岁，低分化腺癌，左上眼睑肿块

（a）MRI 脂肪饱和 T1WI 增强轴位显示左侧泪腺强化的肿块，边缘不规则，并延伸至左侧眶上周围软组织（箭头）；（b）MRI 脂肪饱和 T1WI 冠状位显示肿瘤浸润整个左侧眼眶，包绕眼球并侵犯至眶周软组织（箭头）。

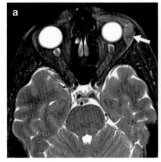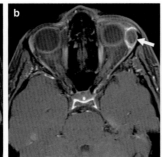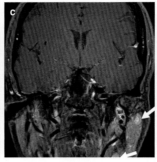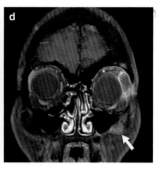

▲ 图 3.14　女，49 岁，泪腺腺癌，眼部刺激

（a）MRI 脂肪饱和 T2WI 轴位显示左侧泪腺腺癌呈不均匀低信号至等信号（箭头）；（b）MRI 脂肪饱和 T1WI 增强轴位显示左侧泪腺肿块边缘强化（箭头）；（c）MRI 脂肪饱和 T1WI 增强冠状位显示左侧腮腺和颈部淋巴结转移（箭头）；（d）MRI 脂肪饱和 T1WI 增强冠状位显示左侧面部转移紧邻上颌窦（箭头）。

第六节　泪腺黏液表皮样癌

【背景知识】黏液表皮样癌（mucoepidermoid carcinoma，MEC）属罕见的恶性上皮肿瘤；通常由表皮样细胞、嗜碱性细胞质的小基底细胞、嗜酸性细胞质的大细胞和黏液分泌细胞混合组成[33]；根据细胞特征（包括有丝分裂象、不典型细胞核和坏死[34]），组织学上分为低、中、高级别；融合基因 CRTC1-MAML2 存在于多达 80% 的病例中，可能对预后有积极影响[35]；可发生在泪腺或泪囊[36]。

【疾病概述】MEC 患者可能表现为生长缓慢的无痛性肿块和眼球突出；其他体征包括肿胀、眼球运动障碍和复视[35, 37]。

【影像表现】低级别 MEC 影像学表现类似多形性腺瘤[33]，高级别 MEC 类似腺样囊性癌[1]；边缘光滑或不规则[33, 36]；没有黏液成分的低级别 MEC 边缘可不规则[38]；影像学检查不能明确诊断，确诊依赖活检[33]。

• MRI　T1WI 低信号，T2WI 低信号至高信号，增强扫描不均匀强化；低级别 MEC 中含有黏液的囊性成分表现为 T1WI 高信号、T2WI 高信号[33]。

【要点】低级别 MEC 表现类似于多形性腺瘤，高级别 MEC 表现类似于腺样囊性癌。

【病例】图 3.15 为泪腺 MEC 病例。

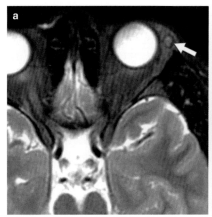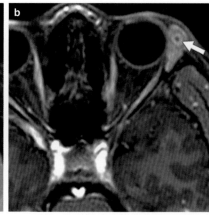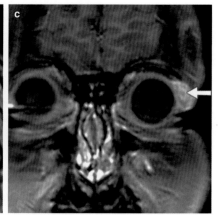

▲ 图 3.15　男，14 岁，黏液表皮样癌，左眼眶外上眶缘肿块

（a）MRI 脂肪饱和 T2WI 轴位显示左侧泪腺增大，内见一小肿块，呈高信号伴低信号边缘（箭头）；（b）MRI 脂肪饱和 T1WI 轴位显示增大的泪腺内小肿块边缘强化（箭头）；（c）MRI 脂肪饱和 T1WI 冠状位显示增大的泪腺内小肿块边缘强化（箭头）。

第七节　泪腺鳞状细胞癌

【背景知识】鳞状细胞癌（SCC）为罕见的泪腺肿瘤，可分为原发性或继发性；原发性可由多形性腺瘤的鳞状上皮转化或上皮性囊肿恶变引起，例如泪小管囊肿（泪腺囊肿）和发育性囊肿（表皮样囊肿和皮样囊肿）；继发病因包括创伤后和手术后植入性囊肿以及泪腺转移[39]。

【疾病概述】鳞状细胞癌症状包括感觉异常、疼痛、上睑下垂、复视、泪腺肿块增大[39]。

【影像表现】具有良性[40, 41]或侵袭性特征[27, 30]；眼眶颞上区分叶状病变。

- CT　可见骨质侵蚀或破坏[40]。

- MRI　T1WI 等信号，T2WI 不均匀等信号至高信号肿块；边界不清晰，伴周围脂肪间隙浸润[41]。

【要点】具有良性或侵袭性特征。

【病例】图 3.16 为泪腺 SCC 病例。

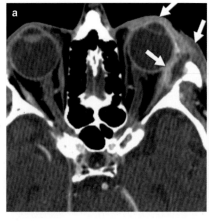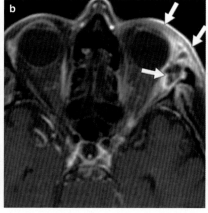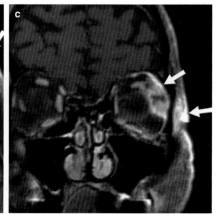

▲ 图 3.16 男, 80 岁, 左侧眼眶疼痛, 视力下降及视野盲点

（a）CT 增强扫描轴位软组织窗显示左侧泪腺鳞状细胞癌边缘强化, 累及眼睑、眶周和眶隔后软组织（箭头）；（b）MRI 脂肪饱和 T1WI 增强轴位显示左侧泪腺肿块边缘强化, 累及眼睑、眶周和眶隔后软组织（箭头）；（c）MRI 脂肪饱和 T1WI 增强冠状位显示左侧泪腺肿块边缘强化, 累及眼睑、眶周和眶隔后软组织（箭头）。

第八节　泪腺淋巴瘤

【背景知识】淋巴增生性疾病约占泪腺非上皮性病变的 50%[12]；多为恶性淋巴瘤, 非霍奇金 B 细胞型常见, 特别是黏膜相关淋巴组织（mucosal-associated lymphoid tissue, MALT）亚型 [42, 43]。

【疾病概述】泪腺淋巴瘤发病年龄多为 70 岁左右 [42, 43]；典型表现为眼眶颞上部无痛性肿块；可能与干燥综合征有关, 大约 35% 的干燥综合征患者会发展为淋巴瘤 [12]。

【影像表现】泪腺淋巴瘤可单侧或双侧发病；常累及泪腺的睑叶和眶叶 [1]；倾向于在眼眶塑形性生长和包绕眼球, 而不是浸润性生长或使眼球变形 [11, 44]；可能存在骨质重塑或硬化边；通常不会造成骨质破坏 [1, 11, 44]。

- CT 均匀、边界清楚、等密度的肿块, 增强扫描均匀强化 [11, 44]。

- MRI 均质软组织肿块, T1WI 等信号, T2WI 与眼外肌相比呈等信号或略高信号, 均匀强化 [1]；DWI 显示扩散受限, 与其他泪腺疾病相比, ADC 值较低 [45]。

- PET PET 检查中显示具有 ^{18}F-FDG 高浓聚, 但低度恶性 MALT 淋巴瘤可能显示相对较低的 ^{18}F-FDG 浓聚 [46]；全身 PET/CT 检查用于眼眶淋巴瘤的分期和全身转移的检测 [47]。

【要点】泪腺淋巴瘤为非破坏性肿块, 在眼眶（包括眼球周围）呈塑形性生长；搜寻其他部位的疾病；排查头颈部的淋巴结。

【病例】图 3.17、图 3.18 为泪腺淋巴瘤病例。

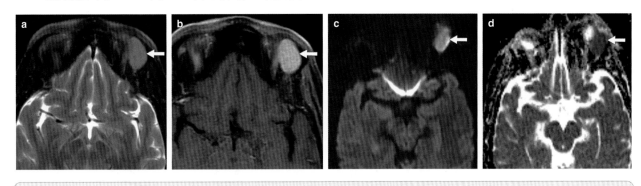

▲ 图 3.17 女, 58 岁, 淋巴瘤, 左眼肿胀

（a）MRI 脂肪饱和 T2WI 轴位显示左侧泪腺淋巴瘤呈均匀等信号（箭头）；（b）MRI 脂肪饱和 T1WI

增强轴位显示左侧泪腺肿块均匀强化（箭头）；（c）DWI 显示左侧泪腺肿块，呈高信号（箭头）；（d）ADC 图显示与泪腺淋巴瘤扩散受限一致的低信号（箭头）。

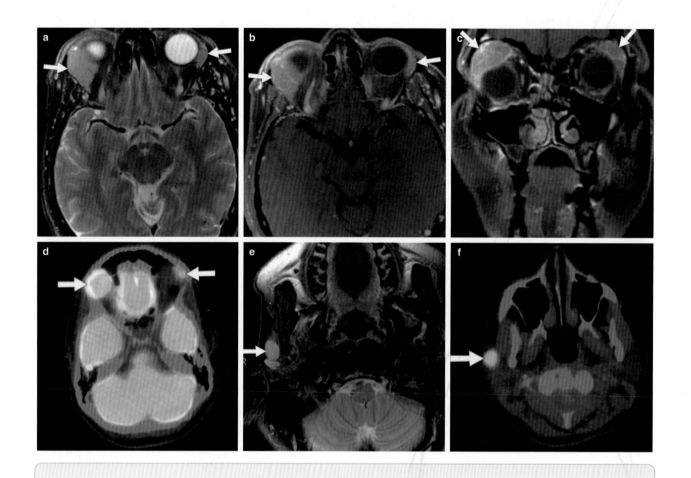

▲ 图 3.18　女，50 岁，淋巴瘤，右侧泪腺和腮腺肿块

（a）MRI 脂肪饱和 T2WI 轴位显示双侧泪腺淋巴瘤呈均匀等信号（箭头）；（b）MRI 脂肪饱和 T1WI 增强轴位显示双侧泪腺肿块均匀强化（箭头）；（c）MRI 脂肪饱和 T1WI 增强冠状位显示双侧泪腺肿块均匀强化（箭头）；（d）[18]F-FDG PET/CT 轴位显示具有 FDG 高浓聚的双侧泪腺淋巴瘤（箭头）；（e）MRI 脂肪饱和 T2WI 轴位显示右侧腮腺内肿大淋巴结呈高信号（箭头）；（f）[18]F-FDG PET/CT 轴位显示右侧腮腺内淋巴结具有 FDG 浓聚（箭头）。

第九节　泪腺孤立性纤维瘤

【背景知识】孤立性纤维瘤（solitary fibrous tumor，SFT）也称血管外皮细胞瘤[48]，是一种起源于间叶组织的梭形细胞肿瘤，最常发生在胸膜[49]；除胸膜外也好发于胸部、腹部、骨盆、头颈部以及脑膜[50, 51]；眼眶 SFT 可发生在眶隔后、泪腺、泪囊和下眼睑[49, 50]。

【疾病概述】孤立性纤维瘤（SFT）发病年龄范围很广（9~76 岁），无性别倾向[52, 53]；本病为生长缓慢的单侧眼眶隆起性病变或可触及的肿块[54]。

【影像表现】轮廓清晰、椭圆形的肿块。

- CT　CT 平扫呈等密度至略高密度[55, 56]；增强扫描快速强化[55]。
- MRI　T1WI 呈均匀等信号[56]；T1WI 低信号成分与囊变或黏液样变性有关[57]；T2WI 呈等信号至低信号，与胶原蛋白含量较高的纤维组织有关；出血、囊变或新鲜纤维化为 T2WI 高信号[55]；T2WI 有血管流空影[56]；增强扫描快速强化可以帮助诊断[58]；轻微扩散受限[54]。

【要点】T2WI 等信号至低信号，增强扫描快速强化；可有血管流空影。

【病例】图 3.19 为泪腺 SFT 病例。

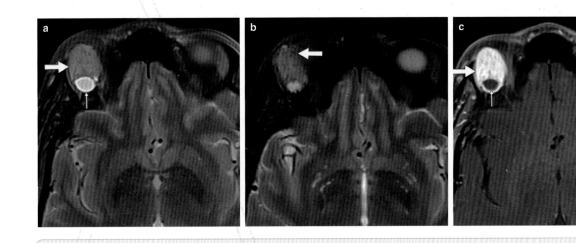

▲ 图 3.19　女，38 岁，孤立性纤维瘤，右上眼睑隆起

（a）MRI 脂肪饱和 T2WI 轴位显示右侧泪腺孤立性纤维瘤呈非均匀等信号（粗箭头），伴有高信号囊性成分（细箭头）；（b）MRI 脂肪饱和 T2WI 轴位显示点、线状血管流空影（箭头）；（c）MRI 脂肪饱和 T1WI 增强轴位显示实性部分均匀强化（粗箭头），囊性部分无强化（细箭头）。

第十节　泪腺特发性眼眶炎症

【背景知识】特发性眼眶炎症（idiopathic orbital inflammation，IOI）是一种炎性病变，以前称为眼眶炎性假瘤；组织学特征为多形性淋巴细胞浸润和不同程度的纤维化[59, 60]；IOI 是继甲状腺相关眼病和淋巴增生性疾病之后眼眶的第三大常见疾病[61]。

【疾病概述】症状包括头痛、眶周疼痛、红斑、肿胀等炎症迹象；泪腺受累可能会导致泪腺炎；眶尖受压和海绵窦受累可能导致脑神经麻痹和视力下降[62]。

【影像表现】泪腺肿大；眼眶内非特异性炎性软组织灶，伴有眼眶脂肪浸润；如果涉及眼外肌，IOI 可累及肌腱部分；其他受累部位包括视神经（包括与眼球连接处）和邻近眶周软组织；可通过眶上裂、眶下裂累及眶后方，通过视神经管延伸至海绵窦[59]。

- CT　增强扫描强化[62]。
- MRI　T1WI 等信号、T2WI 等信号至低信号可能是纤维化所致；增强扫描强化程度多样[62, 63]；扩散受限[64]。

【要点】IOI 可采取皮质类固醇激素治疗，通常会使大多数患者的肿块迅速缩小；可复发；寻找眼眶其他位置、海绵窦和脑神经的病变；可能累及眼外肌的肌腱部分，这与甲状腺相关眼病不同。

【病例】图 3.20 为泪腺 IOI 病例。

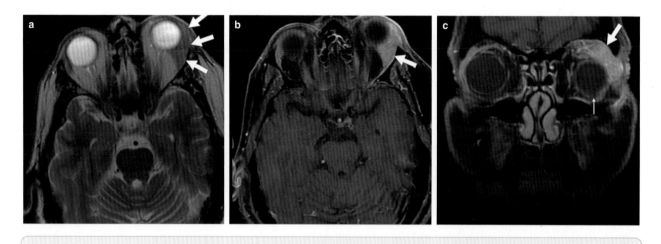

▲ 图 3.20　男，58 岁，特发性眼眶炎症，复视和左眼周围肿胀

（a）MRI 无脂肪饱和 T2WI 轴位显示左侧泪腺、眼睑和球后软组织病变呈均匀等信号（箭头）；（b）MRI 脂肪饱和 T1WI 增强轴位显示左眼眶上和眶周软组织病变呈均匀强化（箭头）；（c）MRI 脂肪饱和 T1WI 增强冠状位显示左眼眶上和眶周软组织病变呈均匀强化（粗箭头），注意左眼球向下方移位（细箭头）。

第十一节　泪腺 IgG4 相关性疾病

【背景知识】IgG4 相关性疾病（IgG4-RD）是一种病因不明的系统性疾病；以炎症、纤维化和表达 IgG4 的浆细胞浸润为特征；可单独或系统地累及各种器官，包括胰腺、胆管、肝脏、腹膜后软组织、肺、甲状腺、唾液腺和淋巴结[65, 66]；头颈部是仅次于胰腺的第二大受累部位[67]。

【疾病概述】相关症状包括垂体炎、甲状腺炎、胰腺炎、胆囊炎、腹膜后纤维化和淋巴结肿大[68-71]；常见于老年男性，通常血清 IgG4 水平升高[68, 72]；泪腺受累（泪腺炎）可单独发生，或与涎腺受累（涎腺炎）一起作为 Mikulicz 病（泪腺、腮腺和颌下腺双侧无痛性增大）的一部分出现[70]；头颈部其他病变部位包括眼眶、垂体、海绵窦、脑神经、鼻窦和颈部淋巴结[67]。

【影像表现】最常累及泪腺和眼外肌，大多数确诊患者中这两个部位同时受累[72]；泪腺增大，可单侧或双侧增大；其他表现包括眼外肌肥大、眼眶脂肪浸润、脑神经受累特别是眶下神经（CN V2）、海绵窦及 Meckel 腔内软组织受累[72]；已有相关的副鼻窦炎性黏膜增厚的报道[72]。

- CT　增强扫描病变为软组织密度，均匀强化。

- MRI T1WI 低信号，T2WI 低信号至高信号，增强扫描均匀强化 [68, 71, 72]。
- PET IgG4-RD 具有 ^{18}F-FDG 摄取，PET 有助于发现多器官受累、指导活检和评估治疗反应 [68, 73]。

【要点】寻找眼眶其他位置、海绵窦和脑神经等其他部位是否被累及；寻找全身与疾病有关的其他部位是否累及。

【病例】图 3.21、图 3.22 为 IgG4-RD 病例。

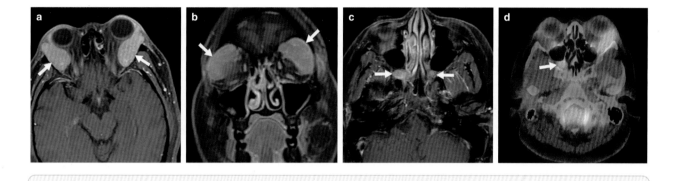

▲ 图 3.21 女，37 岁，IgG4-RD，泪腺慢性增大

（a）MRI 脂肪饱和 T1WI 增强轴位显示累及双侧泪腺和球后间隙的均匀强化肿块（箭头）；（b）MRI 脂肪饱和 T1WI 增强冠状位显示累及双侧泪腺和球后间隙的均匀强化肿块（箭头）；（c）MRI 脂肪饱和 T1WI 增强轴位显示右侧翼腭窝内强化的软组织肿块和左侧翼腭窝内可疑强化病灶（箭头）；（d）^{18}F-FDG PET/CT 轴位显示仅右侧翼腭窝内肿块具有 FDG 高摄取（箭头）。

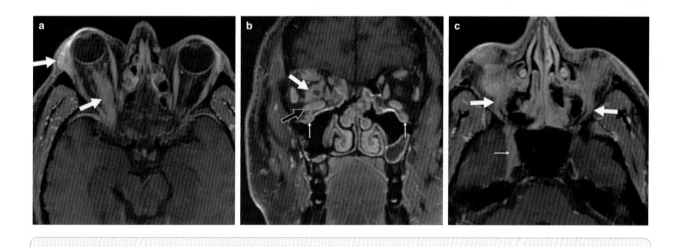

▲ 图 3.22 男，43 岁，IgG4-RD，右侧泪腺肿胀

（a）MRI 脂肪饱和 T1WI 增强轴位显示右侧泪腺和球后间隙内均匀强化的病变（箭头）；（b）MRI 脂肪饱和 T1WI 增强冠状位显示右侧视神经周围强化病变（粗白箭头），伴有不对称性眼外肌增粗（黑色箭头），双侧眶下神经（CN V$_2$）受累（细白箭头）；（c）MRI 脂肪饱和 T1WI 增强轴位显示强化的病变累及双侧眶下神经（CN V$_2$）（粗箭头）和右侧海绵窦（细箭头）。

第十二节　泪腺结节病

【背景知识】结节病是以非干酪性肉芽肿为特征的慢性全身性多器官疾病；病因不明；几乎可以影响全身的每一个器官；据报道，25%~83% 的患者有眼眶受累[74, 75]；肺部、皮肤、眼眶和淋巴结常受影响；肝脏、肾脏、心脏和大脑也可能受累[74, 75]；通常需要活检确诊，显示存在非干酪性肉芽肿[76]。

【疾病概述】结节病主要发生在 25~45 岁人群，儿童和老年人也可发生[77]；20% 的病例眼部受累[78]；与白种人相比，非洲裔美国人的眼部受累发生率更高[79]；前葡萄膜炎随后是后葡萄膜炎会严重影响视力[80]；其他发现包括肺门淋巴结肿大和肺部浸润性病变；血清血管紧张素转换酶水平较高，但不具有特异性[81]；脑神经、软脑膜、脑实质和下丘脑 – 垂体轴也可能受累，可能导致尿崩症[77]；5% 的病例累及腮腺[78]。

【影像表现】除了泪腺，结节病还可累及眶周脂肪、眼外肌和视神经鞘[82]；眼球可能发生移位或突出[83]。

* CT　泪腺弥漫性增大伴均匀性强化[82]。

* MRI　泪腺弥漫性增大，并强化；眼外肌受累，特征为肌肉及肌腱附着处均异常增厚并强化；球后脂肪可见浸润和强化的软组织[78]；视神经可表现为增厚的强化结节，T2WI 呈高信号[84]。

* PET　[18]F-FDG PET/CT 和镓扫描检测到眼眶、腮腺和双肺门具有高摄取力时有助于诊断[85]。

【要点】寻找全身其他受累部位情况（例如区域淋巴结）。

【病例】图 3.23 为累及泪腺的结节病病例。

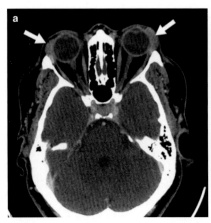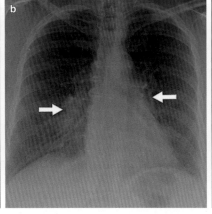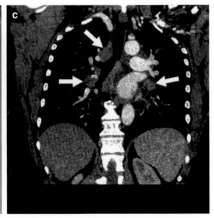

▲ 图 3.23　女，51 岁，结节病，双侧泪腺增大

（a）CT 增强扫描轴位软组织窗显示双侧泪腺增大（箭头）；　（b）平片显示双侧肺门增大（箭头）；

（c）CT 增强扫描冠状位软组织窗显示气管旁和双侧肺门淋巴瘤肿大（箭头）。

第十三节　泪腺干燥综合征

【背景知识】干燥综合征为自身免疫性疾病，伴有淋巴细胞浸润和外分泌腺破坏[86, 87]；主要累及唾液腺和泪腺致腺体分泌不足，引起口干、眼干症状；确诊需要进行泪腺活检与孟加拉玫瑰染色[1]；干燥综合征分为原发性和继发性，后者与其他自身免疫性疾病（主要是类风湿性关节炎）有关[87]；干燥综合征患者患淋巴瘤的风险是正常人的 16~18 倍[88, 89]。

【疾病概述】干燥综合征在 40 岁以上女性中多见，也可发生在儿童中[87, 90]；通常是双侧弥漫性腺体受累[1]；眼睛干燥可能并发口腔干燥、角膜结膜炎、睑板炎（睑部炎症）以及角膜炎和溃疡[91]；罕见的系统性表现包括葡萄膜炎、巩膜炎和特发性眼眶炎症[91]；标记物有抗 Ro（SSA）抗体和抗 La（SSB）抗体[92]。

【影像表现】早期泪腺可正常或增大；晚期腺体萎缩，呈网状或多囊状[93]。

- CT　双侧泪腺增大或萎缩（视分期而定）；不累及骨骼[1]。
- MRI　T1WI 斑片状高信号，与脂肪浸润有关，轻度不均匀强化[1, 93]。

【要点】通常是双侧泪腺增大；早期泪腺增大，晚期萎缩；罹患淋巴瘤的风险更高。

【病例】图 3.24、图 3.25 为累及泪腺的干燥综合征病例。

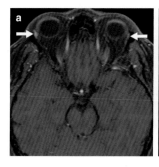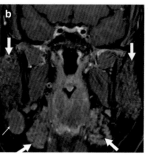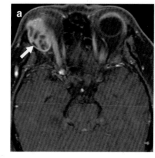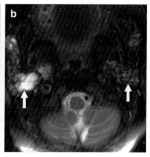

▲ 图 3.24　女，41 岁，干燥综合征

（a）MRI 脂肪饱和 T1WI 增强轴位显示双侧泪腺萎缩（箭头）；（b）MRI 脂肪饱和 T1WI 增强冠状位显示双侧腮腺和颌下腺多囊状增大（粗箭头），伴右颈淋巴结增大（细箭头）。

▲ 图 3.25　女，45 岁，淋巴瘤，口眼干燥、右侧泪腺肿块

（a）MRI 脂肪饱和 T1WI 增强轴位显示右侧泪腺淋巴瘤（箭头）；（b）MRI 脂肪饱和 T2WI 轴位显示双侧腮腺呈多囊状改变，提示干燥综合征（箭头）。

第十四节　泪腺黄色肉芽肿

【背景知识】黄色肉芽肿是一种非朗格汉斯细胞组织细胞增生症，由组织细胞浸润组成，常伴有丰富的细胞内脂质、多核 Touton 巨细胞和炎细胞；20% 的患者在出生时发病，70% 出生后第一年发病，10% 成年发病[94]。

【疾病概述】黄色肉芽肿可以累及皮肤或全身多个器官，包括肝、脾、肾、肺、眼、骨骼和中枢神

经系统[95-97]；皮肤黄色肉芽肿通常表现为单发结节，由于高脂成分而呈肉色、红色、棕色或黄色外观[95-98]；头颈部的常见部位包括眼睑、中线鼻额部和耳周软组织以及颞骨；颅内主要表现为以硬脑膜为基底的肿块[94, 99]。

【影像表现】骨质侵蚀并不常见；当存在骨骼受累时，黄色肉芽肿不能从影像上与朗格汉斯细胞组织细胞增生症区分[99]。

- CT 均匀低密度（与肌肉相比）；边界清晰，增强扫描均匀强化的结节或肿块[94]。

- MRI T1WI等信号至高信号，T2WI低信号至等信号，可能与脂质的存在有关；增强扫描均匀强化；由于存在胶原性基质，在DWI上可能出现扩散受限[94, 100]。

【要点】需要活检和免疫组化以区别于其他组织细胞增生症；寻找全身其他部位疾病受累情况。

【病例】图3.26为黄色肉芽肿累及泪腺病例。

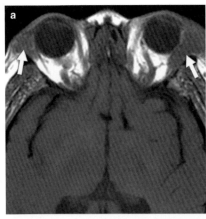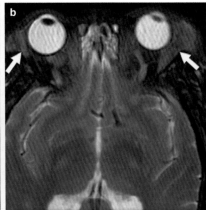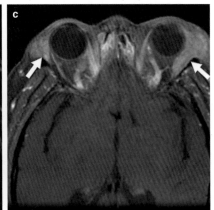

▲ 图3.26 男，55岁，左侧眼眶黄色肉芽肿

（a）MRI无脂肪饱和T1WI平扫轴位显示双侧泪腺均匀等信号肿块（箭头）； （b）MRI脂肪饱和T2WI轴位显示黄色肉芽肿呈低信号（箭头）； （c）MRI脂肪饱和T1WI增强轴位显示肿块均匀强化（箭头）。

第十五节 泪腺脱垂

【背景知识】泪腺脱垂指泪腺突出于泪腺窝外；病因包括先天性、获得性（与衰老和创伤有关）局部悬韧带松弛[101]。

【疾病概述】泪腺脱垂患者上眼睑外侧1/3处有突起。

【影像表现】泪腺睑叶位于泪腺窝外，眼眶缘的前、下、外侧；泪腺中无明确肿块。

【要点】外观与正常泪腺组织相似，没有明确的肿块。

【病例】图3.27、图3.28为泪腺脱垂病例。

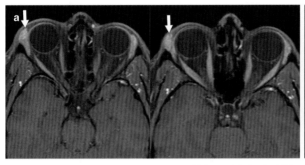
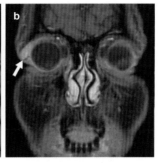
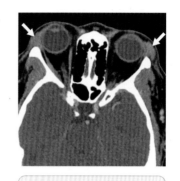

▲ 图 3.27 女，40 岁，右侧泪腺脱垂

（a）MRI 脂肪饱和 T1WI 增强轴位显示右侧泪腺位于眶缘前方，外观与正常泪腺组织相似（箭头）；（b）MRI 脂肪饱和 T1WI 增强冠状位显示右侧泪腺向前下脱垂（箭头）。

▲ 图 3.28 女，54 岁，左侧视物模糊

CT 增强扫描轴位软组织窗显示双侧泪腺向前脱垂至眶缘前方（箭头）。

第十六节 泪腺良性淋巴组织增生症

【背景知识】良性淋巴组织增生症是淋巴组织增生性疾病，组织浸润主要是多形性 B 淋巴细胞[102]；用流式细胞术和分子技术排除了单克隆 B 细胞群；可能恶性转化为 B 细胞淋巴瘤或淋巴上皮癌[103]。

【疾病概述】良性淋巴组织增生症可累及泪腺、鼻泪管或结膜[104]；良性淋巴组织增生症为生长缓慢、质硬、可移动的团块，最常发生在 40~50 岁；表现可类似于淋巴瘤[102]；双侧发生率 15%~36%；症状包括泪腺增大、眼球突出、眼眶或眼睑肿胀[102]；疼痛和不适感较少见[104]。

【影像表现】病变沿眶壁、眼球和视神经周围呈塑型生长，眼球很少移位；呈圆形或分叶状，增强扫描弥漫性强化；骨皮质完好无损，未受侵犯；淋巴组织增生症在 CT 和 MRI 上与低度恶性非霍奇金淋巴瘤难以区分，需要组织活检[104]。

• CT 等密度、密度均匀，增强扫描弥漫性强化[104]。

• MRI 淋巴细胞密集堆积致 T2WI 低信号至等信号，增强扫描弥漫性强化[104]。

【要点】与低度恶性非霍奇金淋巴瘤难以区分。

【病例】图 3.29、图 3.30 为良性淋巴组织增生症病例。

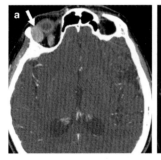
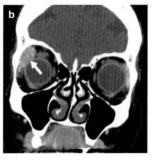

◀ 图 3.29 女，79 岁，右眼睑下垂，右泪腺增生

（a）CT 增强扫描轴位软组织窗显示右侧泪腺均匀增大（箭头）；（b）CT 增强扫描冠状位软组织窗显示右侧泪腺均匀增大（箭头）。

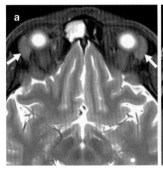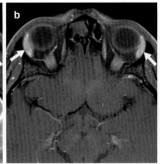

◀ 图 3.30 女，39 岁，溢泪（泪液增多），
双侧泪腺增生

（a）MRI 脂肪饱和 T2WI 轴位显示泪腺增大呈均匀等信号（箭头）；（b）MRI T1WI 增强轴位显示泪腺明显均匀强化（箭头）。

第十七节　泪腺囊肿

【背景知识】泪腺导管阻塞导致囊肿形成；泪腺导管周围的炎症以及伴有导管阻塞的创伤导致泪腺分泌增多和导管被动扩张，随后形成囊性病变[105]。

【疾病概述】上眼睑外侧无痛性肿胀；可能会发生出血和反复感染；上眼睑外翻显示为充满液体的病变。

【影像表现】泪腺囊肿通常被腺体组织和扩张的泪道包围[106]。

- CT　泪腺区液体密度囊肿，不伴有骨质异常[107, 108]。

- MRI　边界清晰，T1WI 低信号、T2WI 高信号的小囊肿[109]；囊肿在 MRI 脂肪抑制 T2WI 和 T1WI 增强扫描上显示效果最好。

【病例】图 3.31 为泪腺囊肿病例。

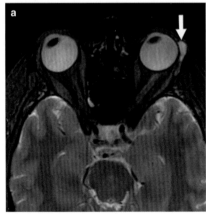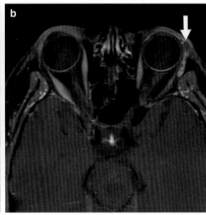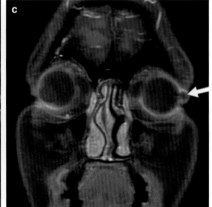

▲ 图 3.31 女，44 岁，左侧眼睑无痛性肿块

（a）MRI 脂肪饱和 T2WI 轴位显示左侧泪腺区均匀高信号的囊肿（箭头）；（b）MRI 脂肪饱和 T1WI 增强轴位显示左侧泪腺区囊肿信号均匀，无强化（箭头）；（c）MRI 脂肪饱和 T1WI 增强冠状位显示左侧泪腺区囊肿信号均匀，无强化（箭头）。

第十八节　泪腺皮脂肪瘤

【背景知识】皮脂肪瘤是一种先天性肿块，含有脂肪组织和真皮样结缔组织[110, 111]；可能源于胚胎发育期间眼睑组织的异位生长[111]。

【疾病概述】皮脂肪瘤是单侧外眼角的含脂肪的肿块[112]。

【影像表现】颞侧或颞上眼球表面均匀的新月形或三角形脂肪肿块；位于泪腺内侧，外直肌止点前方，毗邻眼球外侧壁；与肌锥内脂肪无关；肿块内有微小的软组织条索；无强化或钙化[112]。

【病例】图 3.32 为皮脂肪瘤病例。

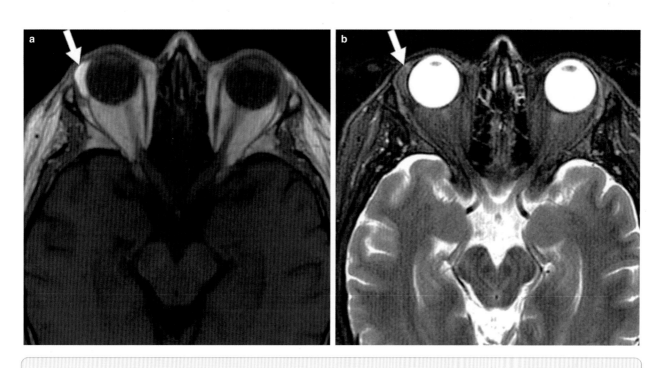

▲ 图 3.32　男，54 岁，结外边缘区淋巴瘤及右眼眶颞上部皮脂肪瘤

（a）MRI 无脂肪饱和 T1WI 轴位显示右侧泪腺窝前方均匀高信号的皮脂肪瘤（箭头），皮脂肪瘤与肌锥内脂肪不连续，沿眼球外侧壁生长；（b）MRI 脂肪饱和 T2WI 轴位显示脂肪饱和引起的皮脂肪瘤低信号（箭头）。

第十九节　泪腺炎

【背景知识】泪腺炎分为感染性和非感染性，可单侧或双侧发生[113, 114]。

【疾病概述】症状包括眼眶疼痛（有时局限于泪腺窝），上眼睑外侧浮肿和红斑，眼球突出、疼痛，眼球运动受限，以及复视；可以触摸到泪腺，有时可以看到睑外翻；常见于结膜注射；腺体增大可导致眼球向鼻下方向移位[113, 114]；可在急性感染后发生，或与结节病、Mikulicz 综合征、甲状腺相关眼病、结核病和肉芽肿性多血管炎（Wegener 肉芽肿）等疾病有关[115]。

【影像表现】急性泪腺炎表现为泪腺及周围软组织明显强化，无骨质受累[1]；眼外肌增粗；眼眶周围或球后脂肪浸润增厚；伴发巩膜炎可伴有葡萄膜巩膜强化和 Tenon 间隙积液[116]；慢性泪腺炎表现为泪腺增大，泪骨厚度增加[115]。

【病例】图 3.33、图 3.34 为泪腺炎病例。

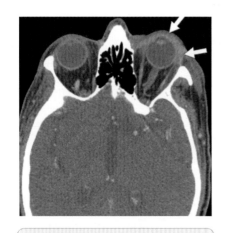

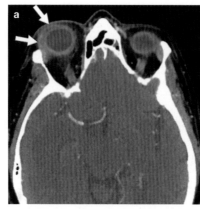

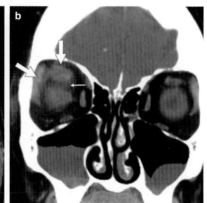

▲ 图 3.33　男，66 岁，骨髓增生异常综合征，泪囊炎引起左眼肿胀

CT 增强扫描轴位软组织窗显示左侧泪腺增大，左上眼睑软组织增厚（箭头），临床诊断为泪囊炎。

▲ 图 3.34　女，73 岁，乳腺癌合并右眼结膜炎

（a）CT 增强扫描轴位软组织窗显示右侧泪腺增大，右上眼睑软组织增厚（箭头）；（b）CT 增强扫描冠状位软组织窗显示右侧泪腺增大，上直肌-上睑提肌复合体增厚（粗箭头），伴肌锥内间隙脂肪影强化（细箭头），临床诊断为泪囊炎。

第二十节　泪囊鳞状细胞癌

【背景知识】鳞状细胞癌（SCC）可以有不同程度的分化，从高分化到低分化[7]。

【疾病概述】鳞状细胞癌好发于成人[117, 118]，早期症状可表现为良性，如泪囊炎或鼻泪管阻塞[118]。其他体征和症状包括泪囊肿块、溢泪（过度流泪）、血泪和鼻出血[119]。当肿瘤直接侵犯眼眶时，可出现眼球突出和复视。

【影像表现】泪囊区或鼻泪管内肿块，鼻泪管可扩张或受到侵蚀[117]，可有颅内扩散或耳前、下颌下和颈部淋巴结转移，但较少发生[120]，沿神经周围扩散和远处转移很少见[117]。

• CT　增强扫描肿瘤强化[117]；CT 可用于确定是否存在骨质侵蚀[119]。

• MRI　T1WI 等信号，T2WI 低信号至等信号，增强扫描强化[117, 121]，肿瘤坏死呈不均匀强化；MRI 可以用来确定肿瘤扩散范围，并将肿瘤与炎性鼻窦黏膜、分泌物和脂肪组织分开[119]。

• PET　PET/CT 上显示具有 ^{18}F-FDG 浓聚[122]。

【要点】是否有骨质破坏，肿瘤向眼眶、副鼻窦和（或）上颌前软组织扩散的范围。

【病例】图 3.35~ 图 3.37 为泪囊 SCC 病例。

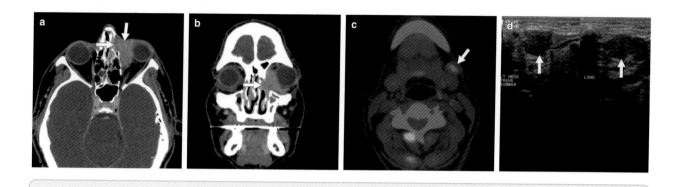

▲ 图 3.35　男，63 岁，左眼溢泪（过度流泪），左眼内眦肿胀，肿块活检为基底鳞状细胞癌

（a）CT 增强扫描轴位软组织窗显示左侧泪囊和内侧眶隔后见一均匀强化的大肿块，左侧鼻骨和筛骨纸板破坏，肿瘤延伸至左侧鼻腔（箭头）；（b）CT 增强扫描冠状位软组织窗显示肿瘤延伸至左侧鼻腔（箭头）；（c）[18]F-FDG PET/CT 轴位显示左侧下颌下淋巴结具有 FDG 浓聚（箭头）；（d）超声横断面和纵向平面显示左侧下颌下淋巴结转移（箭头）。

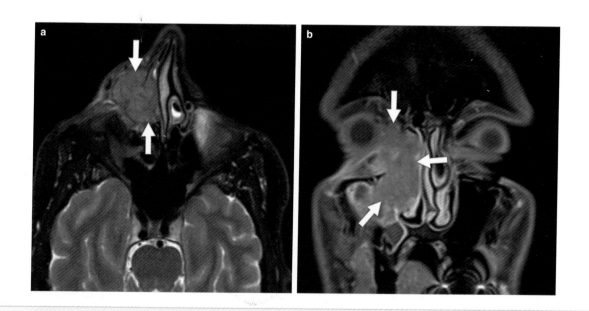

▲ 图 3.36　男，51 岁，右面部肿块，伴有疼痛和视物模糊，活检为低分化鳞状细胞癌

（a）MRI 脂肪饱和 T2WI 轴位显示右侧上颌前等信号软组织肿块，累及右侧鼻泪管和鼻腔（箭头）；（b）MRI 脂肪饱和 T1WI 增强冠状位显示泪囊和内眦处强化的肿块延伸至右侧下鼻道和右侧上颌窦（箭头）。

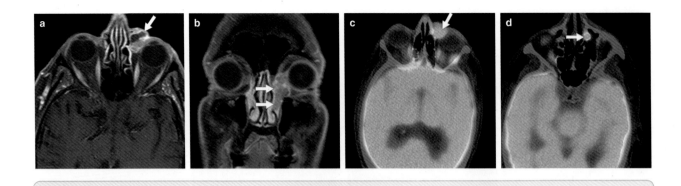

▲ 图 3.37　男，75 岁，鳞状细胞癌，左眼内眦肿胀

（a）MRI 脂肪饱和 T1WI 增强轴位显示左眼内眦泪囊区见不均匀强化（部分实性）肿块，内见未强化坏死区（箭头）；（b）MRI 脂肪饱和 T1WI 增强冠状位显示左侧泪囊肿块并延伸至鼻泪管（箭头）；（c）^{18}F-FDG PET/CT 轴位显示左侧泪囊内眦区有 FDG 浓聚（箭头）；（d）^{18}F-FDG PET/CT 轴位显示左侧鼻泪管肿块有 FDG 浓聚（箭头）。

第二十一节　泪囊淋巴瘤

【背景知识】恶性淋巴瘤约占泪囊肿瘤的 6%[123]；大多是 MALT 淋巴瘤和弥漫大 B 细胞淋巴瘤[124]。

【疾病概述】淋巴瘤好发于老年人[125]；据报道，女性的发病率高于男性[126]。症状无特异性，表现为泪囊炎、溢泪、疼痛、肿胀和血泪[127]；有些病例被误诊为泪囊炎[125, 128]。

【影像表现】泪囊肿块，可伴或不伴有骨质破坏[125]。

- CT　等密度至略高密度，可出现囊变[129]。

- MRI　T1WI 等信号，T2WI 低信号至等信号[130]；平扫病变信号均匀，增强扫描均匀强化[129]。

- PET/CT　PET 检查中注意到 ^{18}F-FDG 高浓聚，但低度恶性 MALT 淋巴瘤可能显示相对较低的 ^{18}F-FDG 浓聚[46]；全身 PET/CT 用于分期和全身转移的检测[47]。

【要点】泪囊区无痛性肿块，应考虑淋巴瘤、癌、炎性假瘤和炎性病变。

【病例】图 3.38 为泪囊淋巴瘤病例。

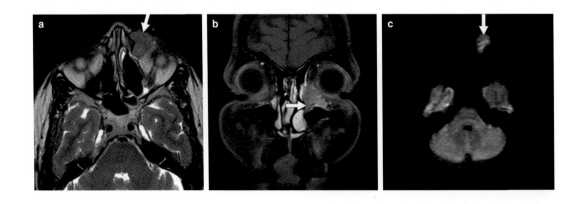

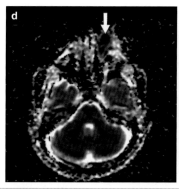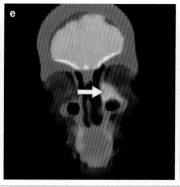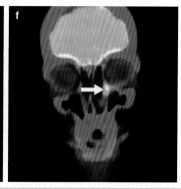

▲ 图 3.38 女，57 岁，左眼溢泪，左侧泪囊/内眦滤泡性淋巴瘤

（a）MRI 无脂肪饱和 T2WI 轴位显示泪囊和内眦肿块呈等信号（箭头）；（b）MRI 脂肪饱和 T1WI 增强冠状位显示肿块均匀强化，并延伸至鼻泪管近端（箭头）；（c）DWI 显示泪囊/内眦淋巴瘤呈高信号（箭头）；（d）ADC 图显示相应区域低信号与淋巴瘤扩散受限一致（箭头）；（e、f）18F-FDG PET/CT 冠状位显示肿块具有 FDG 亲和力并累及 NLDA（箭头）。

第二十二节　泪囊黑色素瘤

【背景知识】泪囊黑色素瘤是一种罕见的高度恶性的疾病；泪囊黑色素瘤被认为是从胚胎发育过程中残留在上皮的黑色素细胞发展而来的；早期即可发生转移；预后很差[7]。

【疾病概述】泪囊黑色素瘤平均发病年龄为 59（27~81）岁，无性别倾向；临床症状类似于泪囊炎，可能导致误诊；最常见的症状是血性溢泪和肿胀[123]。

【影像表现】泪囊区的软组织肿块，最初可累及鼻泪管，但不会造成骨质破坏；随着时间的推移，侵犯邻近的骨骼和软组织，包括眼眶和鼻窦[131]；囊变不常见，病变内可发生出血[132]。

- CT　等密度至略高密度肿块，无钙化；评估骨质破坏情况[132]。
- MRI　泪囊黑色素瘤可能比其他部位的黑色素瘤含有更少的黑色素细胞；泪囊黑色素瘤 T1WI 等信号，T2WI 等信号至高信号，增强扫描可见强化[132]。
- PET/CT　据报道，PET/CT 显示泪囊黑色素瘤具有 18F-FDG 浓聚[133]。

【要点】是否有骨质破坏，肿瘤向眼眶、鼻窦和（或）上颌前软组织扩散。

【病例】图 3.39、图 3.40 为泪囊黑色素瘤病例。

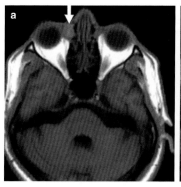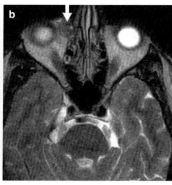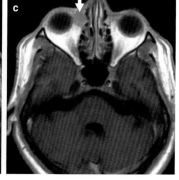

▲ 图 3.39　男，55 岁，右侧泪囊黑色素瘤，右眼溢泪

（a）MRI 无脂肪饱和 T1WI 轴位显示黑色素瘤呈高信号，可能与黑色素和（或）出血有关（箭头）；（b）MRI 无脂肪饱和 T2WI 轴位显示黑色素瘤呈等信号至低信号（箭头）；（c）MRI 无脂肪饱和 T1WI 增强轴位显示黑色素瘤均匀强化（箭头）。

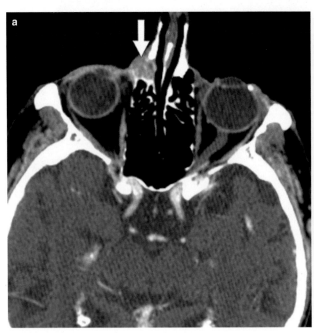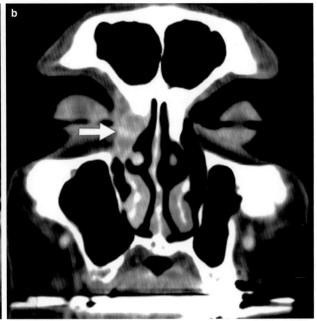

▲ 图 3.40　88 岁，右侧泪囊黑色素瘤，右眼溢泪

（a）CT 增强扫描轴位软组织窗显示右眼泪囊区黑色素瘤，不均匀强化，右侧鼻骨、筛骨纸板破坏，延伸至右侧鼻腔（箭头）；（b）CT 增强扫描冠状位软组织窗显示右眼泪囊区黑色素瘤，不均匀强化，右侧鼻骨、筛骨纸板破坏，延伸至右侧鼻腔（箭头）。

第二十三节　泪囊炎

【背景知识】泪囊炎是由泪液引流系统受损和继发感染引起的 NLDA 炎症；NLDA 梗阻是致病因素[134]；梗阻原因可以是先天性的，也可以是获得性的；获得性病因包括感染、泪石症、创伤和肿瘤[135]。

【疾病概述】泪囊炎呈双峰年龄分布，即新生儿和 40 岁以上的成年人多见[47, 134]；主要症状包括溢泪、疼痛和黏液脓性分泌物，次要症状包括结膜炎、眶周蜂窝织炎和脓肿[134, 135]；大多数病例可通过临床检查确诊，不需要影像检查；影像检查可排除眶隔后侵犯（这种情况少见，因眶隔起屏障作用，阻止感染在眶隔后扩散）[136]。

【影像表现】排除继发性眼眶蜂窝织炎、眼眶脓肿、异物和肿瘤[137]；泪囊感染表现为壁增厚、边界

清晰的圆形泪囊，增强扫描壁强化[135]；内眦和眼眶周围肿胀[138]。

【要点】注意泪囊感染与脓肿鉴别；寻找致病的肿瘤或异物。

【病例】图 3.41、图 3.42 为泪囊炎病例。

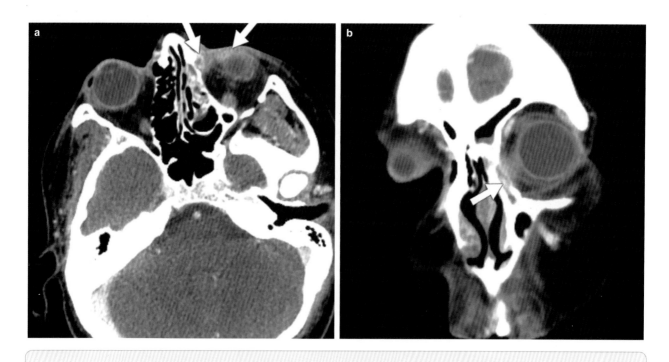

▲ 图 3.41　女，23 岁，急性淋巴细胞性白血病，左眶周肿胀

（a）CT 增强扫描轴位软组织窗显示左侧泪囊壁增厚并强化，左上眼睑软组织增厚（箭头）；（b）CT 增强扫描冠状位软组织窗显示左侧泪囊壁增厚强化，邻近软组织强化（箭头），符合泪囊炎表现。

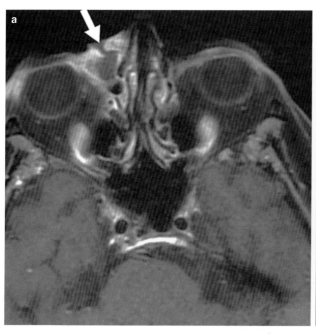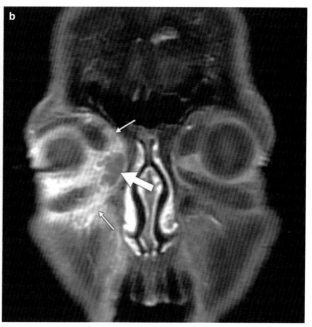

▲ 图 3.42　女，76 岁，急性髓系白血病患者，右结膜炎伴眶周肿胀

（a）MRI 脂肪饱和 T1WI 增强轴位显示右侧泪囊区脓肿，与皮肤表面有瘘管相通（箭头）；（b）MRI 脂肪饱和 T1WI 增强冠状位显示右侧泪囊区脓肿（粗箭头），邻近软组织增厚和强化（细箭头）。

参考文献

[1] GAO Y, MOONIS G, CUNNANE ME, et al. Lacrimal gland masses. AJR Am J Roentgenol, 2013, 201（3）：W371-W381.

[2] VON HOLSTEIN SL, THERKILDSEN MH, PRAUSE JU, et al. Lacrimal gland lesions in Denmark between 1974 and 2007. Acta Ophthalmol, 2013, 91（4）：349-354.

[3] JOHANSEN S, HEEGAARD S, BØGESKOV L, et al. Orbital space-occupying lesions in Denmark 1974-1997. Acta Ophthalmol Scand, 2000, 78（5）：547-552.

[4] FONT R, GAMEL J. Epithelial tumours of the lacrimal gland: an analysis of 265 cases. In: Jakobiec F, editor. Ocular and adnexal tumours. Birmingham: Aesculapius, 1978: p.786-805.

[5] WOO KI, KIM YD, SA HS, et al. Current treatment of lacrimal gland carcinoma. Curr Opin Ophthalmol, 2016, 27（5）：449-456.

[6] ANDREASEN S, ESMAELI B, HOLSTEIN SL, et al. An Update on Tumors of the Lacrimal Gland. Asia Pac J Ophthalmol（Phila）, 2017, 6（2）：159-172.

[7] HEINDL LM, JÜNEMANN AG, KRUSE FE, et al. Tumors of the lacrimal drainage system. Orbit, 2010, 29（5）：298-306.

[8] ANSARI MW, NADEEM A. The lacrimal apparatus. In Atlas of ocular anatomy. Cham, Switzerland: Springer, 2016.

[9] BRADLEY PJ. The recurrent pleomorphic adenoma conundrum. Curr Opin Otolaryngol Head Neck Surg, 2018, 26（2）：134-141.

[10] JUNG WS, AHN KJ, PARK MR, et al. The radiological spectrum of orbital pathologies that involve the lacrimal gland and the lacrimal fossa. Korean J Radiol, 2007, 8（4）：336-342.

[11] MAFEE MF, EDWARD DP, KOELLER KK, et al. Lacrimal gland tumors and simulating lesions. Clinicopathologic and MR imaging features. Radiol Clin North Am, 1999, 37（1）：219-239, xii.

[12] SHIELDS CL, SHIELDS JA. Lacrimal gland tumors. Int Ophthalmol Clin, 1993, 33（3）：181-188.

[13] CLARÓS P, CHOFFOR-NCHINDA E, LOPEZ-FORTUNY M, et al. Lacrimal gland pleomorphic adenoma: a review of 52 cases, 15-year experience. Acta Otolaryngol, 2019, 139（1）：100-104.

[14] CHANDRASEKHAR J, FARR DR, WHEAR NM. Pleomorphic adenoma of the lacrimal gland: case report. Br J Oral Maxillofac Surg, 2001, 39（5）：390-393.

[15] FONT RL, CROXATTO JO, RAO NA. Tumors of the lacrimal gland. In: Hahn KS, editor. Tumors of the eye and ocular adnexa. Washington DC: Arm Forces Institute of Pathology,

2006: p.228.

[16] ELLIS GL, AUCLAIR PL. Benign epithelial neoplasms. Tumors of the salivary glands. Washington DC: Arm Forces Institute of Pathology, 2008: p.100-109.

[17] SAY EA, SHIELDS CL, BIANCIOTTO C, et al. Oncocytic lesions（oncocytoma）of the ocular adnexa: report of 15 cases and review of literature. Ophthalmic Plast Reconstr Surg, 2012, 28（1）：14-21.

[18] HARTMAN LJ, MOURITS MP, CANNINGA-VAN DIJK MR. An unusual tumour of the lacrimal gland. Br J Ophthalmol, 2003, 87（3）：363.

[19] JITTAPIROMSAK N, HOU P, WILLIAMS MD, et al. Orbital oncocytoma: evaluation with dynamic contrast-enhanced magnetic resonance imaging using a time-signal intensity curve and positive enhancement integral images. Clin Imaging, 2017, 42：161-164.

[20] TIMONEY PJ, BRADLEY M, COWEN DE. A rare case of progressive ptosis caused by lacrimal gland oncocytoma. Ophthalmic Plast Reconstr Surg, 2011, 27（4）：e85-e87.

[21] BERNARDINI FP, ORCIONI GF, CROXATTO JO. Oncocytic carcinoma of the lacrimal gland in a patient with neurofibromatosis. Ophthalmic Plast Reconstr Surg, 2010, 26（6）：486-488.

[22] YUEN HK, CHEUK W, CHENG AC, et al. Malignant oncocytoma of the lacrimal sac as an unusual cause of epiphora. Ophthalmic Plast Reconstr Surg, 2007, 23（1）：70-72.

[23] BERNARDINI FP, DEVOTO MH, CROXATTO JO. Epithelial tumors of the lacrimal gland: an update. Curr Opin Ophthalmol, 2008, 19（5）：409-413.

[24] VENKITARAMAN R, MADHAVAN J, RAMACHANDRAN K, et al. Primary Adenoid Cystic Carcinoma Presenting as an Orbital Apex Tumor. Neuroophthalmology, 2008, 32（1）：27-32.

[25] LEMKE AJ, HOSTEN N, GROTE A, et al. Differenzierung von Tränendrüsentumoren mit der hochauflösenden Computertomographie im Vergleich zur Magnetresonanztomographie. Ophthalmologe, 1996, 93（3）：284-291.

[26] CHOI M, KOO JS, YOON JS. Recurred adenoid cystic carcinoma of lacrimal gland with aggressive local invasion to the maxillary bone marrow without increased uptake in PET-CT. Korean J Ophthalmol, 2015, 29（1）：68-70.

[27] MILMAN T, SHIELDS JA, HUSSON M, et al. Primary ductal adenocarcinoma of the lacrimal gland. Ophthalmology, 2005, 112（11）：2048-2051.

[28] YANG HY, WU CH, TSAI CC, et al. Primary ductal adeno-carcinoma of lacrimal gland: Two case reports and review of the literature. Taiwan J Ophthalmol, 2018, 8（1）: 42-48.

[29] CLAUSER L, GALIÈ M, TIEGHI R, et al. Adenocarcinoma of the lacrimal gland: report of a case. J Oral Maxillofac Surg, 2002, 60（3）: 318-321.

[30] KATZ SE, ROOTMAN J, DOLMAN PJ, et al. Primary ductal adenocarcinoma of the lacrimal gland. Ophthalmology, 1996, 103（1）: 157-162.

[31] BAEK SO, LEE YJ, MOON SH, et al. Primary adenocarcinoma of the lacrimal gland. Arch Plast Surg, 2012, 39（5）: 578-580.

[32] ISSIAKA M, AYYADI S, EL BELHADJI M. De novo adenocarcinoma of the lacrimal gland: Case report. Ann Med Surg（Lond）, 2021, 64: 102234.

[33] GEDAR TOTUK OM, DEMIR MK, YAPICIER O, et al. Low-Grade Mucoepidermoid Carcinoma of the Lacrimal Gland in a Teenaged Patient. Case Rep Ophthalmol Med, 2017, 2017: 2418505.

[34] HWANG SJ, KIM KH. High-grade Mucoepidermoid Carcinoma of the Lacrimal Gland. Korean J Ophthalmol, 2018, 32（5）: 426-427.

[35] VON HOLSTEIN SL, COUPLAND SE, BRISCOE D, et al. Epithelial tumours of the lacrimal gland: a clinical, histopathological, surgical and oncological survey. Acta Ophthalmol, 2013, 91（3）: 195-206.

[36] BIANCHI FA, TOSCO P, CAMPISI P, et al. Mucoepidermoid carcinoma of the lacrimal sac masquerading as dacryocystitis. J Craniofac Surg, 2010, 21（3）: 797-800.

[37] VON HOLSTEIN SL, FEHR A, HEEGAARD S, et al. CRTC1-MAML2 gene fusion in mucoepidermoid carcinoma of the lacrimal gland. Oncol Rep, 2012, 27（5）: 1413-1416.

[38] ALKATAN HM, AL-HARKAN DH, AL-MUTLAQ M, et al. Epithelial lacrimal gland tumors: A comprehensive clinicopathologic review of 26 lesions with radiologic correlation. Saudi J Ophthalmol, 2014, 28（1）: 49-57.

[39] SU GW, PATIPA M, FONT RL. Primary squamous cell carcinoma arising from an epithelium-lined cyst of the lacrimal gland. Ophthalmic Plast Reconstr Surg, 2005, 21（5）: 383-385.

[40] FENTON S, SRINIVASAN S, HARNETT A, et al. Primary squamous cell carcinoma of the lacrimal gland. Eye（Lond）, 2003, 17（3）: 424-425.

[41] BLANDFORD AD, BELLERIVE C, TOM M, et al. Case Report: Primary Orbital Squamous Cell Carcinoma. Ocul Oncol Pathol, 2019, 5（1）: 60-65.

[42] TAILOR TD, GUPTA D, DALLEY RW, et al. Orbital neoplasms in adults: clinical, radiologic, and pathologic review. Radiographics, 2013, 33（6）: 1739-1758.

[43] RASMUSSEN P, RALFKIAER E, PRAUSE JU, et al. Malignant lymphoma of the lacrimal gland: a nation-based study. Arch Ophthalmol, 2011, 129（10）: 1275-1280.

[44] LLOYD GA. Lacrimal gland tumours: the role of CT and conventional radiology. Br J Radiol, 1981, 54（648）: 1034-1038.

[45] POLITI LS, FORGHANI R, GODI C, et al. Ocular adnexal lymphoma: diffusion-weighted mr imaging for differential diagnosis and therapeutic monitoring. Radiology, 2010, 256（2）:

565-574.

[46] HOFFMANN M, KLETTER K, DIEMLING M, et al. Positron emission tomography with fluorine-18-2-fluoro-2-deoxy-D-glucose（F18-FDG）does not visualize extranodal B-cell lymphoma of the mucosa-associated lymphoid tissue（MALT）-type. Ann Oncol, 1999, 10（10）: 1185-1189.

[47] ALMUHAIDEB A, PAPATHANASIOU N, BOMANJI J. 18F-FDG PET/CT imaging in oncology. Ann Saudi Med, 2011, 31（1）: 3-13.

[48] ALKATAN HM, ALSALAMAH AK, ALMIZEL A, et al. Orbital solitary fibrous tumors: a multi-centered histopathological and immunohistochemical analysis with radiological description. Ann Saudi Med, 2020, 40（3）: 227-233.

[49] LAHON B, MERCIER O, FADEL E, et al. Solitary fibrous tumor of the pleura: outcomes of 157 complete resections in a single center. Ann Thorac Surg, 2012, 94（2）: 394-400.

[50] GOLD JS, ANTONESCU CR, HAJDU C, et al. Clinicopathologic correlates of solitary fibrous tumors. Cancer, 2002, 94（4）: 1057-1068.

[51] DEMICCO EG, PARK MS, ARAUJO DM, et al. Solitary fibrous tumor: a clinicopathological study of 110 cases and proposed risk assessment model. Mod Pathol, 2012, 25（9）: 1298-1306.

[52] POLITO E, TOSI GM, TOTI P, et al. Orbital solitary fibrous tumor with aggressive behaviorThree cases and review of the literature. Graefes Arch Clin Exp Ophthalmol, 2002, 240（7）: 570-574.

[53] KRISHNAKUMAR S, SUBRAMANIAN N, MOHAN ER, et al. Solitary fibrous tumor of the orbit: a clinicopathologic study of six cases with review of the literature. Surv Ophthalmol, 2003, 48（5）: 544-554.

[54] YANG BT, WANG YZ, DONG JY, et al. MRI study of solitary fibrous tumor in the orbit. AJR Am J Roentgenol, 2012, 199（4）: W506-W511.

[55] KIM HJ, KIM HJ, KIM YD, et al. Solitary fibrous tumor of the orbit: CT and MR imaging findings. AJNR Am J Neuroradiol, 2008, 29（5）: 857-862.

[56] LIU Y, LI K, SHI H, et al. Solitary fibrous tumours in the extracranial head and neck region: correlation of CT and MR features with pathologic findings. Radiol Med, 2014, 119（12）: 910-919.

[57] KHANDELWAL A, VIRMANI V, AMIN MS, et al. Radiology-pathology conference: malignant solitary fibrous tumor of the seminal vesicle. Clin Imaging, 2013, 37（2）: 409-413.

[58] KIM HJ, LEE HK, SEO JJ, et al. MR imaging of solitary fibrous tumors in the head and neck. Korean J Radiol, 2005, 6（3）: 136-142.

[59] ROTHFUS WE, CURTIN HD. Extraocular muscle enlargement: a CT review. Radiology, 1984, 151（3）: 677-681.

[60] YUEN SJ, RUBIN PA. Idiopathic orbital inflammation: distribution, clinical features, and treatment outcome. Arch Ophthalmol, 2003, 121（4）: 491-499.

[61] WEBER AL, ROMO LV, SABATES NR. Pseudotumor of the orbit. Clinical, pathologic, and radiologic evaluation. Radiol Clin North Am, 1999, 37（1）: 151-168, xi.

[62] LI Y, LIP G, CHONG V, et al. Idiopathic orbital inflammation syndrome with retro-orbital involvement: a retrospective study

of eight patients. PLoS One, 2013, 8（2）: e57126.

[63] NARLA LD, NEWMAN B, SPOTTSWOOD SS, et al. Inflammatory pseudotumor. Radiographics, 2003, 23（3）: 719-729.

[64] SEPAHDARI AR, AAKALU VK, SETABUTR P, et al. Indeterminate orbital masses: restricted diffusion at MR imaging with echo-planar diffusion-weighted imaging predicts malignancy. Radiology, 2010, 256（2）: 554-564.

[65] UMEHARA H, OKAZAKI K, MASAKI Y, et al. Comprehensive diagnostic criteria for IgG4-related disease（IgG4-RD）, 2011. Mod Rheumatol, 2012, 22（1）: 21-30.

[66] STONE JH, ZEN Y, DESHPANDE V. IgG4-related disease. N Engl J Med, 2012, 366（6）: 539-551.

[67] TIRELLI G, GARDENAL N, GATTO A, et al. Head and neck immunoglobulin G4 related disease: systematic review. J Laryngol Otol, 2018, 132（12）: 1046-1050.

[68] FUJITA A, SAKAI O, CHAPMAN MN, et al. IgG4-related disease of the head and neck: CT and MR imaging manifestations. Radiographics, 2012, 32（7）: 1945-1958.

[69] HAYASHI Y, MORIYAMA M, MAEHARA T, et al. A case of mantle cell lymphoma presenting as IgG4-related dacryoadenitis and sialoadenitis, so-called Mikulicz's disease. World J Surg Oncol, 2015, 13: 225.

[70] HIMI T, TAKANO K, YAMAMOTO M, et al. A novel concept of Mikulicz's disease as IgG4-related disease. Auris Nasus Larynx, 2012, 39（1）: 9-17.

[71] GINAT DT, FREITAG SK, KIEFF D, et al. Radiographic patterns of orbital involvement in IgG4-related disease. Ophthalmic Plast Reconstr Surg, 2013, 29（4）: 261-266.

[72] TIEGS-HEIDEN CA, ECKEL LJ, HUNT CH, et al. Immunoglobulin G4-related disease of the orbit: imaging features in 27 patients. AJNR Am J Neuroradiol, 2014, 35（7）: 1393-1397.

[73] ZHAO Z, WANG Y, GUAN Z, et al. Utility of FDG-PET/CT in the diagnosis of IgG4-related diseases. Clin Exp Rheumatol, 2016, 34（1）: 119-125.

[74] RAO DA, DELLARIPA PF. Extrapulmonary manifestations of sarcoidosis. Rheum Dis Clin North Am, 2013, 39（2）: 277-297.

[75] OBENAUF CD, SHAW HE, SYDNOR CF, et al. Sarcoidosis and its ophthalmic manifestations. Am J Ophthalmol, 1978, 86（5）: 648-655.

[76] PUROHIT BS, VARGAS MI, AILIANOU A, et al. Orbital tumours and tumour-like lesions: exploring the armamentarium of multiparametric imaging. Insights Imaging, 2016, 7（1）: 43-68.

[77] GANESHAN D, MENIAS CO, LUBNER MG, et al. Sarcoidosis from Head to Toe: What the Radiologist Needs to Know. Radiographics, 2018, 38（4）: 1180-1200.

[78] BODAGHI B, TOUITOU V, FARDEAU C, et al. Ocular sarcoidosis. Presse Med, 2012, 41（6 Pt 2）: e349-e354.

[79] EVANS M, SHARMA O, LABREE L, et al. Differences in clinical findings between Caucasians and African Americans with biopsy-proven sarcoidosis. Ophthalmology, 2007, 114（2）: 325-333.

[80] COLLISON JM, MILLER NR, GREEN WR. Involvement of orbital tissues by sarcoid. Am J Ophthalmol, 1986, 102（3）:

302-307.

[81] PATEL S. Ocular sarcoidosis. Int Ophthalmol Clin, 2015, 55（3）: 15-24.

[82] MAVRIKAKIS I, ROOTMAN J. Diverse clinical presentations of orbital sarcoid. Am J Ophthalmol, 2007, 144（5）: 769-775.

[83] PASADHIKA S, ROSENBAUM JT. Ocular Sarcoidosis. Clin Chest Med, 2015, 36（4）: 669-683.

[84] CHAPMAN MN, FUJITA A, SUNG EK, et al. Sarcoidosis in the Head and Neck: An Illustrative Review of Clinical Presentations and Imaging Findings. AJR Am J Roentgenol, 2017, 208（1）: 66-75.

[85] VETTIYIL B, GUPTA N, KUMAR R. Positron emission tomography imaging in sarcoidosis. World J Nucl Med, 2013, 12（3）: 82-86.

[86] FOX RI, HOWELL FV, BONE RC, et al. Primary Sjogren syndrome: clinical and immunopathologic features. Semin Arthritis Rheum, 1984, 14（2）: 77-105.

[87] JADHAV S, JADHAV A, THOPTE S, et al. Sjögren's Syndrome: A Case Study. J Int Oral Health, 2015, 7（3）: 72-74.

[88] THEANDER E, HENRIKSSON G, LJUNGBERG O, et al. Lymphoma and other malignancies in primary Sjögren's syndrome: a cohort study on cancer incidence and lymphoma predictors. Ann Rheum Dis, 2006, 65（6）: 796-803.

[89] SOLANS-LAQUÉ R, LÓPEZ-HERNANDEZ A, BOSCH-GIL JA, et al. Risk, predictors, and clinical characteristics of lymphoma development in primary Sjögren's syndrome. Semin Arthritis Rheum, 2011, 41（3）: 415-423.

[90] GOMES PDE S, JUODZBALYS G, FERNANDES MH, et al. Diagnostic Approaches to Sjögren's syndrome: a Literature Review and Own Clinical Experience. J Oral Maxillofac Res, 2012, 3（1）: e3.

[91] PARISIS D, CHIVASSO C, PERRET J, et al. Current State of Knowledge on Primary Sjögren's Syndrome, an Autoimmune Exocrinopathy. J Clin Med, 2020, 9（7）: 2299.

[92] SHIBOSKI CH, SHIBOSKI SC, SEROR R, et al. 2016 American College of Rheumatology/European League Against Rheumatism classification criteria for primary Sjögren's syndrome: A consensus and data-driven methodology involving three international patient cohorts. Ann Rheum Dis, 2017, 76（1）: 9-16.

[93] IZUMI M, EGUCHI K, UETANI M, et al. MR features of the lacrimal gland in Sjögren's syndrome. AJR Am J Roentgenol, 1998, 170（6）: 1661-1666.

[94] GINAT DT, VARGAS SO, SILVERA VM, et al. Imaging Features of Juvenile Xanthogranuloma of the Pediatric Head and Neck. AJNR Am J Neuroradiol, 2016, 37（5）: 910-916.

[95] JANSSEN D, HARMS D. Juvenile xanthogranuloma in childhood and adolescence: a clinicopathologic study of 129 patients from the kiel pediatric tumor registry. Am J Surg Pathol, 2005, 29（1）: 21-28.

[96] DEHNER LP. Juvenile xanthogranulomas in the first two decades of life: a clinicopathologic study of 174 cases with cutaneous and extracutaneous manifestations. Am J Surg Pathol, 2003, 27（5）: 579-593.

[97] FREYER DR, KENNEDY R, BOSTROM BC, et al. Juvenile xanthogranuloma: forms of systemic disease and their clinical

implications. J Pediatr，1996，129（2）：227-237.

［98］ TAHAN SR，PASTEL-LEVY C，BHAN AK，et al. Clinical and pathologic characterization. Arch Pathol Lab Med，1989，113（9）：1057-1061.

［99］ HIDAYAT AA，MAFEE MF，LAVER NV，et al. Langerhans' cell histiocytosis and juvenile xanthogranuloma of the orbit. Clinicopathologic，CT，and MR imaging features. Radiol Clin North Am，1998，36（6）：1229-1240，xii.

［100］ DAVID JK，ANUPINDI SA，DESHPANDE V，et al. Intramuscular juvenile xanthogranuloma：sonographic and MR findings. Pediatr Radiol，2003，33（3）：203-206.

［101］ FRIEDHOFER H，OREL M，SAITO FL，et al. Lacrimal gland prolapse：management during aesthetic blepharoplasty：review of the literature and case reports. Aesthetic Plast Surg，2009，33（4）：647-653.

［102］ HO HH，SAVAR A，SAMANIEGO F，et al. Treatment of benign lymphoid hyperplasia of the orbit with rituximab. Ophthalmic Plast Reconstr Surg，2010，26（1）：11-13.

［103］ CHEN A，HWANG TN，PHAN LT，et al. Long-term management of orbital and systemic reactive lymphoid hyperplasia with rituximab. Middle East Afr J Ophthalmol，2012，19（4）：432-435.

［104］ ANDREW NH，COUPLAND SE，PIRBHAI A，et al. Lymphoid hyperplasia of the orbit and ocular adnexa：A clinical pathologic review. Surv Ophthalmol，2016，61（6）：778-790.

［105］ DUKE-ELDER S，MACFAUL PA. Systems of ophthalmology series：the ocular adnexa, vol. 13. St. Louis，MO：Mosby，1974：p.638-642.

［106］ SMITH S，ROOTMAN J. Lacrimal ductal cysts. Presentation and management. Surv Ophthalmol，1986，30（4）：245-250.

［107］ BRADEY N，HAYWARD JM. Case report：bilateral lacrimal gland enlargement：an unusual manifestation of dacryops. Clin Radiol，1991，43（4）：280-281.

［108］ KHOURY NJ，HADDAD MC，TAWIL AN，et al. Ductal cysts of the accessory lacrimal glands：CT findings. AJNR Am J Neuroradiol，1999，20（6）：1140-1142.

［109］ ZHANG Y，ZENG C，CHEN N，et al. Lacrimal ductal cyst of the medial orbit：a case report. BMC Ophthalmol，2020，20（1）：380.

［110］ MCNAB AA，WRIGHT JE，CASWELL AG. Clinical features and surgical management of dermolipomas. Aust N Z J Ophthalmol，1990，18（2）：159-162.

［111］ EIJPE AA，KOORNNEEF L，BRAS J，et al. Dermolipoma：characteristic CT appearance. Doc Ophthalmol，1990，74（4）：321-328.

［112］ KIM E，KIM HJ，KIM YD，et al. Subconjunctival fat prolapse and dermolipoma of the orbit：differentiation on CT and MR imaging. AJNR Am J Neuroradiol，2011，32（3）：465-467.

［113］ ANDREW NH，KEARNEY D，SLADDEN N，et al. Idiopathic Dacryoadenitis：Clinical Features，Histopathology，and Treatment Outcomes. Am J Ophthalmol，2016，163：148-153.e1.

［114］ LUEMSAMRAN P，ROOTMAN J，WHITE VA，et al. The role of biopsy in lacrimal gland inflammation：A clinicopatho-

logic study. Orbit，2017，36（6）：411-418.

［115］ BULGURCU S，IDIL M，PEKÇEVIK Y，et al. Relationship Between Lacrimal Bone Thickness and Lacrimal Sac in Chronic Dacryocystitis. J Craniofac Surg，2020，31（1）：207-209.

［116］ MAFEE MF，HAIK BG. Lacrimal gland and fossa lesions：role of computed tomography. Radiol Clin North Am，1987，25（4）：767-779.

［117］ KUMAR VA，ESMAELI B，AHMED S，et al. Imaging Features of Malignant Lacrimal Sac and Nasolacrimal Duct Tumors. AJNR Am J Neuroradiol，2016，37（11）：2134-2137.

［118］ EL-SAWY T，FRANK SJ，HANNA E，et al. Multidisciplinary management of lacrimal sac/nasolacrimal duct carcinomas. Ophthalmic Plast Reconstr Surg，2013，29（6）：454-457.

［119］ SAKAIDA H，KOBAYASHI M，YUTA A，et al. Squamous cell carcinoma of the nasolacrimal duct. Eur Arch Otorhinolaryngol，2009，266（3）：455-458.

［120］ NI C，D'AMICO DJ，FAN CQ，et al. Tumors of the lacrimal sac：a clinicopathological analysis of 82 cases. Int Ophthalmol Clin，1982，22（1）：121-140.

［121］ RAHANGDALE SR，CASTILLO M，SHOCKLEY W. MR in squamous cell carcinoma of the lacrimal sac. AJNR Am J Neuroradiol，1995，16（6）：1262-1264.

［122］ NATARAJAN A，CHANDRA P，PURANDARE N，et al. Role of Fluorodeoxyglucose Positron Emission Tomography/Computed Tomography in Various Orbital Malignancies. Indian J Nucl Med，2018，33（2）：118-124.

［123］ STEFANYSZYN MA，HIDAYAT AA，PE'ER JJ，et al. Lacrimal sac tumors. Ophthalmic Plast Reconstr Surg，1994，10（3）：169-184.

［124］ SJÖ LD. Ophthalmic lymphoma：epidemiology and pathogenesis. Acta Ophthalmol，2009，87 Thesis 1：1-20.

［125］ PALAMAR M，MIDILLI R，OZSAN N，et al. Primary diffuse large B-cell lymphoma of the lacrimal sac simulating chronic dacryocystitis. Auris Nasus Larynx，2011，38（5）：643-645.

［126］ GAO HW，LEE HS，LIN YS，et al. Primary lymphoma of nasolacrimal drainage system：a case report and literature review. Am J Otolaryngol，2005，26（5）：356-359.

［127］ SJÖ LD，HEEGAARD S，PRAUSE JU，et al. Extranodal marginal zone lymphoma in the ocular region：clinical，immunophenotypical，and cytogenetical characteristics. Invest Ophthalmol Vis Sci，2009，50（2）：516-522.

［128］ DE PALMA P，RAVALLI L，MODESTINO R，et al. Primary lacrimal sac B-cell immunoblastic lymphoma simulating an acute dacryocystitis. Orbit，2003，22（3）：171-175.

［129］ TSAO WS，HUANG TL，HSU YH，et al. Primary diffuse large B cell lymphoma of the lacrimal sac. Taiwan J Ophthalmol，2016，6（1）：42-44.

［130］ Montalban A，Liétin B，Louvrier C，et al. Malignant lacrimal sac tumors. Eur Ann Otorhinolaryngol Head Neck Dis，2010，127（5）：165-172.

［131］ KAVOUSSI SC，LEVIN F，SERVAT JJ. Orbital Extension of Untreated Lacrimal Sac Melanoma Following Dacryocystorhinostomy. Ophthalmic Plast Reconstr Surg，2016，32（3）：e76.

［132］ SHAO JW，YIN JH，XIANG ST，et al. CT and MRI findings in relapsing primary malignant melanoma of the lacrimal sac：

a case report and brief literature review. BMC Ophthalmol，2020，20（1）：191.

[133] MATSUO T，TANAKA T，YAMASAKI O. Lacrimal Sac Malignant Melanoma in 15 Japanese Patients：Case Report and Literature Review. J Investig Med High Impact Case Rep，2019，7：2324709619888052.

[134] SCHAEFER DP. Acquired etiologies of lacrimal system obstructions. In：Cohen AJ，Mercandetti M，Brazzo B，editors. The lacrimal system：diagnosis，management，and surgery. 2nd ed. Cham，Switzerland：Springer International，2015：p.43-68.

[135] KASSEL EE，SCHATZ CJ. Anatomy，imaging，and pathology of the lacrimal apparatus. In：Som PM，Curtin HD，editors. Head and neck imaging. 5th ed. St. Louis，MO：Elsevier-Mosby，2011：p.757-853.

[136] ASHEIM J，SPICKLER E. CT demonstration of dacryolithiasis complicated by dacryocystitis. AJNR Am J Neuroradiol，2005，26（10）：2640-2641.

[137] LEBEDIS CA，SAKAI O. Nontraumatic orbital conditions：diagnosis with CT and MR imaging in the emergent setting. Radiographics，2008，28（6）：1741-1753.

[138] RASLAN OA，OZTURK A，PHAM N，et al. A Comprehensive Review of Cross-Sectional Imaging of the Nasolacrimal Drainage Apparatus：What Radiologists Need to Know. AJR Am J Roentgenol，2019，213（6）：1331-1340.

第四章　眼　眶

J. Matthew Debnam，Jiawei Zhou，Bita Esmaeli

白博锋　李永斌　高燕军　译

　　儿童及成人的良/恶性眼眶肿瘤病变疾病谱广泛。良性肿瘤包括神经鞘瘤和神经纤维瘤。恶性肿瘤包括淋巴瘤、横纹肌肉瘤和转移瘤。其他病变，如特发性眼眶炎症、结节病、Graves 眼病和血管病变（如静脉畸形）在临床和影像学上可与眼眶肿瘤的表现类似。了解眼眶肿瘤的影像学表现对于患者的护理和避免永久性症状（如视力丧失和其他后果）至关重要。

　　放射科医生的作用是通过评估眼眶病变的影像表现来缩小鉴别诊断范围，解释良、恶性影像特征，描述疾病播散的方式和范围（包括眼眶外和任何头颈区域的受累）。在影像报告中需要提到的特定影像特征包括病变的大小、边界是否清晰或有浸润、是否对眼球有推挤、位于肌锥内间隙还是肌锥外间隙以及是否存在眶壁骨质重塑或破坏。此外，放射科医生应评估涉及的特定眼部或眼周结构，包括眼外肌、视神经、泪腺和眼眶孔道。

　　眼眶的影像检查方法包括 CT、MRI、PET/CT 和超声。这些方法提供了有关分期、术前计划和治疗反应的重要信息。CT 有助于勾画肿瘤范围和骨质重塑或破坏。MRI 还可以用来评估肿瘤的特征，包括软组织特征、鼻窦和颅内受累以及神经周围扩散。PET/CT 为评估肿瘤的代谢活性、检测局部和远处转移、分期、根据代谢活性确定活检部位以及评估治疗反应提供信息。超声被用来评估腮腺和颈部的疾病，并指导细针穿刺活检和切割针活检。

　　本章的目的是描述常见与少见眼眶恶性肿瘤和疾病的流行病学特征和影像学表现。回顾疾病的背景知识、临床表现和各种影像学特征，帮助放射科医生缩小鉴别诊断范围。起源于眼球和脑神经（包括视神经）的肿瘤，以及继发于骨和鼻腔的肿瘤，将在其他章节中讨论。

第一节　解　剖

　　球后眼眶位于眼球后方，分 3 个区：①肌锥，由眼外肌组成，不包括下斜肌；②肌锥内间隙，位于肌锥内；③肌锥外间隙，位于肌锥外。眼外肌起自眶尖 Zinn 环，附着于眼球。眶隔起自于眶缘骨膜的纤维组织，上方与上睑提肌腱融合，下方伸入眼睑致密的结缔组织（睑板），为眶隔前与眶隔后间隙的屏障。图 4.1 为眼眶示意图，图 4.2 为眼眶影像解剖。

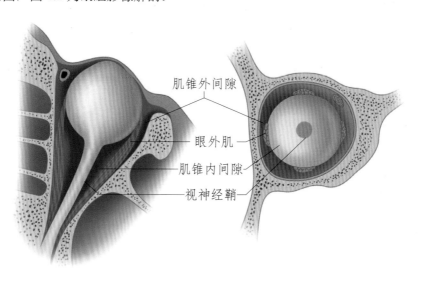

矢状位　　　　　　　　　　　　　　　　　　　冠状位

▲ 图 4.1　眼眶示意图

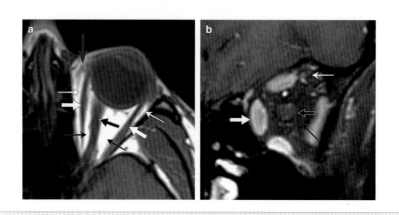

▲ 图 4.2　眼眶影像解剖

　　（a）MRI 无脂肪饱和 T1WI 平扫轴位显示眼外肌（粗白箭头）、视神经（粗黑箭头）、肌锥内间隙（细黑箭头）、肌锥外间隙（细白箭头）和眶隔大致位置（红色箭头）；（b）MRI 脂肪饱和 T1WI 增强冠状位显示眼外肌（粗白箭头）、视神经（粗黑箭头）、肌锥内间隙（细黑箭头）和肌锥外间隙（细白箭头）。

第二节 淋巴瘤

【背景知识】眼眶淋巴瘤是眼眶最常见的恶性肿瘤[1, 2]；为非霍奇金淋巴瘤，通常为 B 细胞表型；分为结外边缘区 B 细胞淋巴瘤（extranodal marginal zone B-cell lymphoma，EMZL）、弥漫大 B 细胞淋巴瘤、滤泡性淋巴瘤和套细胞淋巴瘤四种亚型；最常见亚型为 EMZL；EMZL 和滤泡性淋巴瘤的预后优于弥漫大 B 细胞淋巴瘤和套细胞淋巴瘤[3]。

【疾病概述】眼眶淋巴瘤常发生于成年人，无性别差异；最常见症状为眶周软组织肿胀、肿块、突眼；其他症状包括溢泪（过度流泪）、压痛、复视[3]。

【影像表现】淋巴瘤通常围绕或包裹邻近的眼眶结构，而不是引起占位效应；骨质破坏罕见，出现骨质破坏者提示侵袭性组织学类型；偶尔表现为孤立的眼外肌受累或弥漫性眼眶浸润[4]。

- CT　高密度肿块[4]，均匀强化[5]。

- MRI　T1WI 及 T2WI 呈等信号至低信号，反映细胞致密；增强扫描明显强化[4]；DWI 表现为扩散受限[6]。

- PET　在 PET 研究中表现为 18F-FDG 高浓聚，除了低级别的 MALT 淋巴瘤可能表现为 18F-FDG 低浓聚[7]；全身 PET/CT 用于眼眶淋巴瘤分期及检测全身转移[8]。

【要点】重点观察病灶累及其他部位情况。

【病例】图 4.3~ 图 4.5 为眼眶淋巴瘤病例。

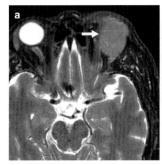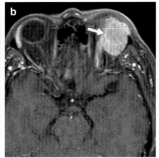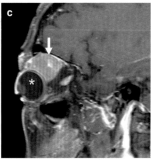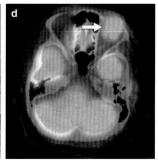

▲ 图 4.3　女，68 岁，滤泡性淋巴瘤，左侧突眼伴疼痛

（a）MRI 脂肪饱和 T2WI 轴位显示左侧眼眶上部滤泡性淋巴瘤表现为均匀等信号（箭头）；（b）MRI 脂肪饱和 T1WI 增强轴位显示均匀强化、边界清晰的分叶状肿块（箭头）；（c）MRI 脂肪饱和 T1WI 增强矢状位显示均匀强化、边界清晰的分叶状肿块（箭头），注意星号所指眼球周围塑形及眼球下移；（d）18F-FDG PET/CT 轴位图像显示左侧眶上部淋巴瘤 FDG 高浓聚（箭头）。

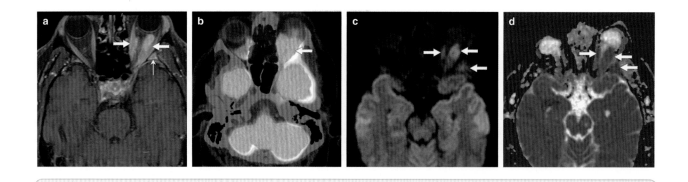

▲ 图4.4　男，51岁，低级别B细胞淋巴瘤伴左侧突眼

（a）MRI脂肪饱和T1WI增强轴位显示左眼肌锥内间隙均匀强化的肿块影（粗箭头），注意左侧蝶骨强化（细箭头）；（b）18F-FDG PET/CT轴位图像显示左侧肌锥内间隙肿块FDG高摄取（箭头）；（c）DWI显示左侧肌锥内间隙肿块及蝶骨呈高信号（箭头）；（d）ADC图显示相应的低信号，表明淋巴瘤扩散受限，累及左侧肌锥内间隙和蝶骨（箭头）。

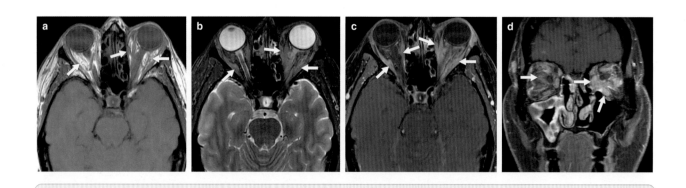

▲ 图4.5　女，56岁，眼眶淋巴瘤致视野缺损和突眼

（a）MRI无脂肪饱和T1WI平扫轴位显示双侧眼眶肌锥内外间隙浸润性软组织（箭头）；（b）MRI脂肪饱和T2WI轴位显示眼眶等信号浸润性淋巴瘤（箭头）；（c）MRI脂肪饱和T1WI增强轴位显示强化的浸润性淋巴瘤位于肌锥内外间隙，伴有眼外肌增粗（箭头）；（d）MRI脂肪饱和T1WI增强冠状位显示强化的浸润性淋巴瘤位于肌锥内外间隙，伴有眼外肌增粗（箭头）。

第三节　白血病

【背景知识】白血病是一种骨髓中造血干细胞异常性疾病[9]；淋巴细胞白血病会影响白细胞（淋巴细胞过多）；髓系白血病影响白细胞（淋巴细胞除外）、红细胞和血小板的产生；在任何器官中都可发现淋巴细胞和骨髓前体细胞髓外沉积[10]；与淋巴细胞白血病相比，髓系白血病更易发生在眼部[11, 12]，最常累及视网膜[9]；粒细胞肉瘤又称髓样肉瘤，旧称绿色瘤，是一种由原始粒细胞、血管基质和结缔组织构成的实体肿瘤，多发于髓系白血病患者[13]；眼眶粒细胞肉瘤在成人中很少见，常见于儿童[14]。

【疾病概述】在急性白血病的髓外病变中，眼球和眼眶发病居第三位，仅次于脑膜和睾丸[15]；眼部受累可发生在确诊之前，也可发生在病程期间[16]；中枢神经系统受累可能包括脑神经浸润、麻痹以及视神经乳头水肿[9]。

【影像表现】眼眶白血病表现为均匀肿块，致使眼眶塑形性改变[10]；通常包绕而非浸润邻近结构；也可表现为浸润性疾病；骨侵蚀、脱钙和骨膜反应较少发生；粒细胞肉瘤通常表现为眼眶外侧壁软组织肿块，可浸润邻近组织[13]。

- CT 等密度或略高密度，呈轻度均匀强化[10]；可侵犯眼眶脂肪，并延伸至眼睑；不存在钙化；粒细胞肉瘤呈均匀等密度或略高密度，均匀强化[13]。

- MRI T1WI 稍高信号，T2WI 等信号[17]；粒细胞肉瘤 T1WI 等信号至低信号，T2WI 不均匀等信号至高信号，均匀增强[13]。

- PET 眼眶白血病为 ^{18}F-FDG 高亲和力。PET/CT 对检测粒细胞肉瘤和其他部位病变很敏感[18]。

【要点】见病灶累及其他部位章节。

【病例】图 4.6~ 图 4.8 为眼眶白血病病例。

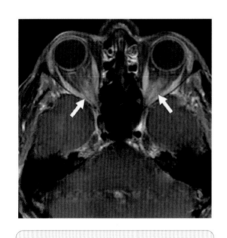

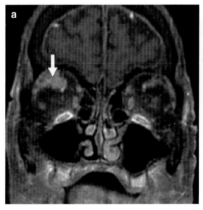

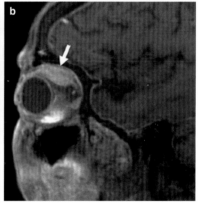

▲ 图 4.6 女，82 岁，急性髓系白血病，出现复视、疼痛和眼球活动受限

MRI 脂肪饱和 T1WI 增强轴位显示双侧眼眶尖部有浸润性病变（箭头）。

▲ 图 4.7 女，78 岁，急性髓系白血病复发

（a）MRI 脂肪饱和 T1WI 增强冠状位显示右眼眶上部和上直肌 - 上睑提肌复合体可见实性、均匀增强的粒细胞肉瘤（箭头）；

（b）MRI 脂肪饱和 T1WI 增强矢状位显示右眼眶上部和上直肌 - 上睑提肌复合体可见实性、均匀增强的粒细胞肉瘤（箭头）。

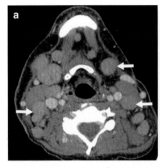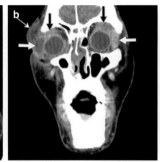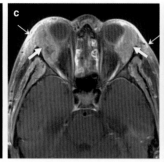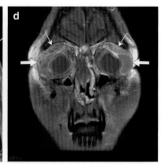

▲ 图 4.8　男，25 岁，急性 T 淋巴细胞白血病，表现为右侧眶周肿胀

（a）CT 增强扫描轴位软组织窗显示双侧颈部广泛淋巴结肿大（箭头）；（b）CT 增强扫描冠状位软组织窗显示双侧泪腺肿大（粗白箭头），眶上部亦可见病变（黑色箭头），右眶周软组织浸润（细白箭头）；（c）MRI 脂肪饱和 T1WI 增强轴位显示双侧泪腺增大（粗箭头）并双侧眶周软组织浸润（细箭头）；（d）MRI 脂肪饱和 T1WI 增强冠状位显示双侧泪腺增大（粗箭头）和眶上部病变（细箭头）。

第四节　横纹肌肉瘤

【背景知识】横纹肌肉瘤（rhabdomyosarcoma，RMS）是横纹肌或胚胎间充质细胞的肿瘤[19, 20]；眼眶 RMS 是儿童眼眶最常见的恶性肿瘤，占所有 RMS 病例的 10%[21, 22]；胚胎型和腺泡型是最常见的两种亚型；眼眶 RMS 在成人中较少发生[23]；RMS 可能来自邻近结构（包括鼻腔），并扩散到眼眶[24]。

【疾病概述】在儿童中，RMS 可见体征有眼眶肿块、眶周软组织肿胀、突眼或视物模糊；在成人中，鼻窦充血和感染等继发性症状比眼眶或鼻窦肿块更常见[25]。

【影像表现】通常表现为软组织肿块；影像特征与其他软组织肉瘤表现相似[23]；钙化、出血和坏死不常见[24]；多达 40% 的病例会出现眼睑增厚、骨质变薄或破坏；RMS 可能会扩散到邻近的鼻窦或颅内；预后不良的因素有肿瘤侵袭性、区域淋巴结受累、转移和诊断时年龄较大[25]。

* CT　眼眶 RMS 表现为边界清晰的肿块，与肌肉相比呈等密度，中度到明显强化[26]。

* MRI　与肌肉相比，T1 等信号，T2 高信号；中度到明显、均匀或不均匀强化[26]；也有薄壁样环形强化[24]。

【要点】尝试确定肿瘤的原发部位（如位于眼眶或鼻窦）；评估区域淋巴结受累情况。

【病例】图 4.9、图 4.10 为眼眶 RMS 病例。

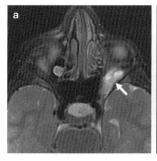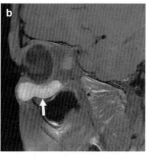

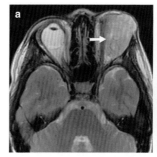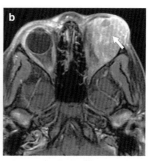

▲ 图4.9 男，6岁，左眼眶胚胎性横纹肌肉瘤

（a）MRI 脂肪饱和 T2WI 轴位显示左眼眶下部均匀高信号肿块（箭头）；（b）MRI 脂肪饱和 T1WI 增强矢状位显示左眼眶下部边界清晰的肿块，呈均匀强化（箭头）。

▲ 图4.10 女，13岁，胚胎性横纹肌肉瘤导致左侧眼眶肿胀

（a）MRI 无脂肪饱和 T2WI 轴位显示左眼眶上部不均匀等信号肿块（箭头）；（b）MRI 脂肪饱和 T1WI 增强轴位显示左眼眶上部横纹肌肉瘤呈不均匀强化，注意肿块内部小环状强化（箭头）。

第五节　神经鞘瘤

【背景知识】良性神经鞘瘤由排列成致密型（antoni A 型）或疏松型（antoni B 型）组织的梭形细胞组成[27]；眼眶周围较常受累的神经是三叉神经（CN V）和面神经（CN VII）；起源于外周神经鞘膜的软组织肉瘤被称为恶性周围神经鞘瘤（MPNST）[28]。

【疾病概述】去神经支配诱发的肌肉萎缩或感觉障碍有助于确定起源的脑神经，或者邻近脑神经因长期占位效应而受影响[29]；提示转变为 MPNST 的临床非特异性症状，包括新的疼痛、生长迅速和新的神经功能缺损[30]。

【影像表现】神经鞘瘤缓慢生长的特征，如受影响的神经孔光滑扩张、骨骼重塑和（或）对邻近软组织占位效应[29, 31]。

- CT　脑神经鞘瘤强化多样[31, 32]。

- MRI　影像表现取决于 antoni A 型和 B 型的组织成分[27]；T1 低信号至等信号，有明显强化；由于排列紧密的细胞（antoni A 型，低信号）中穿插排列疏松的细胞（antoni B 型，高信号）而使 T_2 呈不均匀高信号；含水量不同、细胞结构多样[27, 33]，使 T2 可呈低信号至等信号[34]；较大的病灶可表现为不均匀强化，内包括囊肿及与出血有关的低信号含铁血黄素[29]；MPNST MRI 表现为体积较大、信号和强化不均匀、内部坏死无增强、边缘不规则和局部浸润[34]；有学者报道 MPNST 扩散受限[34]，但还需要进一步研究[28]。

- PET　除了 ^{18}F-FDG 高摄取，神经鞘瘤和 MPNST 可体积较大，并表现出不均匀外观[34]。

【要点】明确哪条神经受累；描述眼眶孔道受累情况，如眶上裂、圆孔。

【病例】图 4.11、图 4.12 为眼眶神经鞘瘤病例。

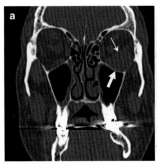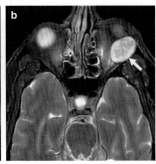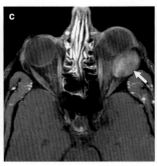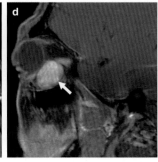

▲ 图 4.11　男，65 岁，眼眶神经鞘瘤致左侧眼球突出

（a）CT 增强扫描轴位骨窗显示左侧眶底肿块（细箭头）相邻的骨质细微重塑（粗箭头）；（b）MRI 脂肪饱和 T2WI 轴位显示左眼眶下外侧可见不均匀高信号、边界清晰的神经鞘瘤（箭头）；（c）MRI 脂肪饱和 T1WI 增强轴位显示神经鞘瘤表现为不均匀强化（箭头）；（d）MRI 脂肪饱和 T1WI 增强矢状位显示神经鞘瘤表现为不均匀强化（箭头）。

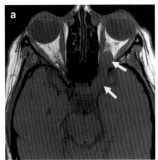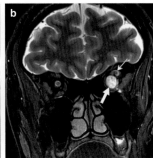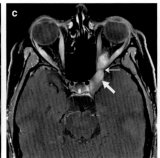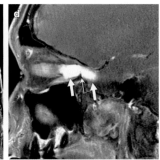

▲ 图 4.12　女，34 岁，意外发现左眼眶神经鞘瘤

（a）MRI 无脂肪饱和 T1WI 平扫轴位显示左侧眼眶神经鞘瘤边界清晰、信号均匀（箭头）；（b）MRI 脂肪饱和 T2WI 冠状位显示神经鞘瘤呈高信号（粗箭头），视神经向颞上移位（细箭头）；（c）MRI 脂肪饱和 T1WI 增强轴位显示神经鞘瘤呈均匀强化（粗箭头），穿过眶上裂时变窄（细箭头）；（d）MRI 脂肪饱和 T1WI 增强矢状位显示神经鞘瘤呈均匀强化（粗箭头），穿过眶上裂时变窄（细箭头）。

第六节　孤立性纤维瘤

【背景知识】孤立性纤维瘤（SFT）原名血管外皮细胞瘤[35]，是一种起源于间叶组织的梭形细胞肿瘤，好发于胸膜[36]；也可以发生在眶隔后、泪腺、泪囊以及下眼睑[36, 37]；除胸膜外，其他部位（包括头颈部、胸部、腹部、骨盆及脑脊膜）的发病率有所升高[37, 38]。

【疾病概述】年龄范围广（9~76 岁），无性别差异[39, 40]；症状为渐进性突眼或扪及肿块[41]。

【影像表现】SFT 呈边界清晰的卵圆形肿块；常发生在眼眶上外侧或上内侧，其次为眼眶下内侧[42]。

- CT　平扫 CT，SFT 呈等密度至稍高密度[42, 43]；增强扫描呈快速强化[42]。

- MRI　通常 T1 呈均匀等信号[43]；T1 低信号部分与囊变或黏液变性有关[44]；T2 等信号至低信号，与含有大量胶原蛋白的纤维组织有关；早期纤维化、内部出血及囊变区域可呈 T2 高信号[42]；应注意血管流空影[43]；有报道称，T2 高信号区域并明显强化可提示 SFT[45]；增强扫描快进快出有助于诊断[42]；有报道提示病变呈轻度扩散受限[41]。

【要点】T2 低信号，增强扫描快速填充；存在血管流空影。

【病例】图 4.13~ 图 4.15 为眼眶 SFT 病例。

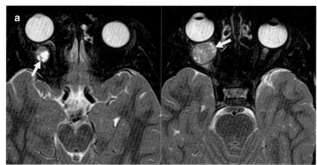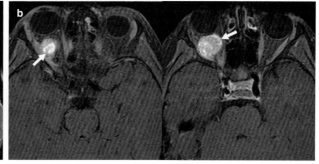

▲ 图 4.13　男，8 岁，外伤后右下眼睑肿胀，偶见孤立性纤维瘤

（a）MRI 脂肪饱和 T2WI 轴位显示肌锥内间隙可见边界清晰的肿块影，呈等信号至高信号（箭头）；（b）MRI 脂肪饱和 T1WI 增强轴位显示肿瘤 T2WI 高信号区域强化更明显（箭头）。

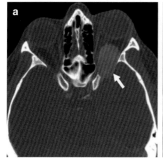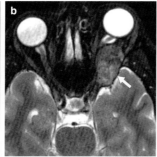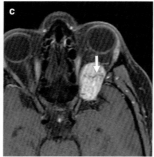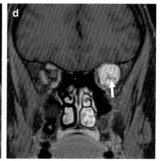

▲ 图 4.14　男，39 岁，孤立性纤维瘤致左侧眼球突出

（a）CT 增强扫描轴位骨窗显示左侧眼眶后部有一肿块，眶上裂增宽（箭头）；（b）MRI 脂肪饱和 T2WI 轴位显示左侧眶尖部不均匀、低信号为主的肿块（箭头）；（c）MRI 脂肪饱和 T1WI 增强轴位显示左眼眶均匀强化的肿块影，内可见低信号血管流空影（箭头）；（d）MRI 脂肪饱和 T1WI 增强冠状位显示左眼眶均匀强化的肿块影，内可见低信号血管流空影（箭头）。

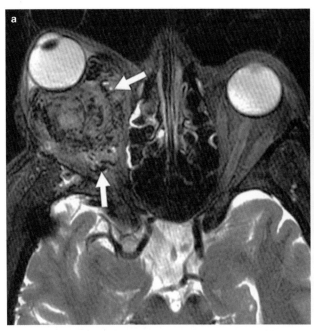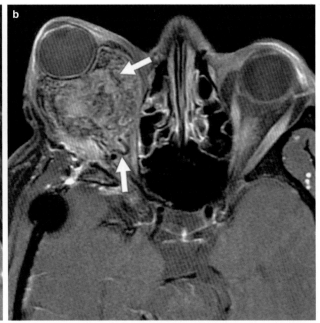

▲ 图 4.15 男，65 岁，右眼突出及眼眶疼痛，与孤立性纤维瘤有关

（a）MRI 脂肪饱和 T2WI 轴位显示右眼眶肌锥内间隙可见信号不均匀的肿块影，呈低信号至等信号，内部可见多个血管流空影（箭头），并可见右侧眼球突出；（b）MRI 脂肪饱和 T1WI 增强轴位显示肿瘤呈不均匀强化，内可见多个血管流空影（箭头）。

第七节　脂肪肉瘤

【背景知识】脂肪肉瘤是恶性的或脂肪细胞分化的肿瘤[46, 47]；有高分化型、去分化型、黏液型、多形性及混合型五种组织亚型[46-48]；主要发生在腹膜后及四肢的深部组织内，少数在头颈部[49]。

【疾病概述】40~60 岁男性更常见；表现为无痛性软组织肿块[46, 47]。

【影像表现】脂肪肉瘤含有与脂肪瘤相似的脂肪，并伴有数量不等的软组织。

• CT　低密度成分类似脂肪瘤，软组织密度多样；瘤内钙化和内部出血会出现高密度[46, 50]。

• MRI　高分化脂肪肉瘤类似良性脂肪瘤，T1 高信号，T2 等信号至低信号，增强扫描轻微或无强化；分化程度低的亚型（多形性、黏液型）脂肪肉瘤表现为 T1 低信号组织伴分隔及分割成岛状脂肪样 T1 高信号区；肿块实性部分 T2 呈等信号至高信号，脂肪组织为等信号至低信号；分化程度低的亚型可见间质强化[51]。

• PET　高分化的脂肪肉瘤为 ^{18}F-FDG 低摄取，反映其恶性潜能低；分化程度低的亚型表现为 ^{18}F-FDG 高浓聚[49]。

【要点】寻找与脂肪成分相关的软组织。

【病例】图 4.16 为眼眶脂肪肉瘤病例。

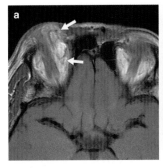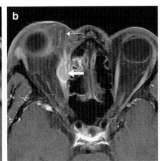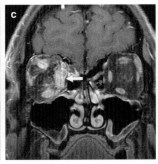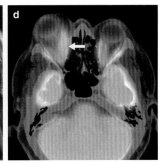

▲ 图 4.16 男，44 岁，右眼眶脂肪肉瘤

（a）MRI 无脂肪饱和 T1WI 平扫轴位显示右眶上鼻侧高信号肿块（箭头）；（b）MRI 脂肪饱和 T1WI 增强轴位显示脂肪肉瘤实性成分强化（粗箭头），内部脂肪成分信号被抑制（细箭头）；（c）MRI 脂肪饱和 T1WI 增强冠状位显示脂肪肉瘤实性成分强化（箭头）；（d）^{18}F-FDG PET/CT 轴位显示脂肪肉瘤实性成分 FDG 高浓聚（箭头）。

第八节　眼眶转移瘤

【背景知识】眼眶转移瘤占所有眼眶肿块病变的 2.5%~10%[52]；约 35% 的眼眶转移瘤患者在确诊时没有原发肿瘤病史[53]；最常见的原发肿瘤部位是乳腺、肺、前列腺和皮肤的恶性黑色素瘤[54, 55]；在儿童中，眼眶转移瘤源于神经母细胞瘤、肾母细胞瘤和 Ewing 肉瘤[56]。

【疾病概述】症状表现为突眼、复视、视力下降、眼睑肿胀、结膜肿胀（结膜水肿）和发红[57]。

【影像表现】眼眶转移瘤可单发或多发，通常为单侧发病，也可双侧发病[57]；转移可发生在眼眶肌锥内外间隙[58, 59]，可以累及眼外肌，受累眼肌增粗[60]；也可延伸至颅内或鼻窦；表现多种多样，从结节状到弥漫性浸润。

- CT 平扫 CT 上呈等密度，可见强化。

- MRI 表现取决于肿瘤类型，转移瘤通常呈 T1 低信号、T2 高信号，强化多样；血源性转移（如肾癌、甲状腺癌或黑色素瘤）呈 T1 高信号[61]。

- PET ^{18}F-FDG 摄取取决于原发肿瘤的 FDG 活性[62]。

【要点】列出眼眶病变的数量；描述所累及的眼眶结构（如眼外肌、骨质）；寻找其他部位受累情况（如脑转移、颈部淋巴结转移）；尽量确定病变是转移还是独立的原发肿瘤。

【病例】图 4.17~ 图 4.22 为眼眶转移瘤病例。

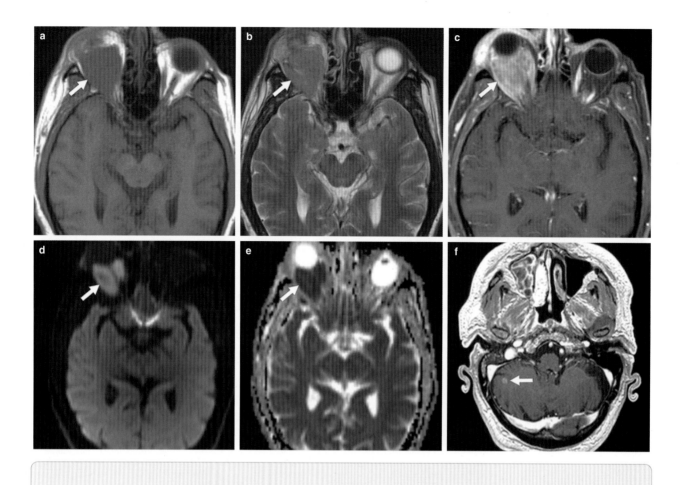

▲ 图 4.17　男，61 岁，黑色素瘤，右眼球突出及复视

（a）MRI 无脂肪饱和 T1WI 平扫轴位显示右眼眶等信号肿块（箭头）；（b）MRI 无脂肪饱和 T2WI 轴位显示右眼眶转移性病变呈等信号（箭头）；（c）MRI 脂肪饱和 T1WI 增强轴位显示眼眶黑色素瘤不均匀强化（箭头）；（d）DWI 显示右眼眶黑色素瘤呈高信号（箭头）；（e）ADC 图显示与扩散受限位置一致的低信号（箭头）；（f）MRI 无脂肪饱和 T1WI 增强轴位显示右侧小脑半球小的转移瘤（箭头）。

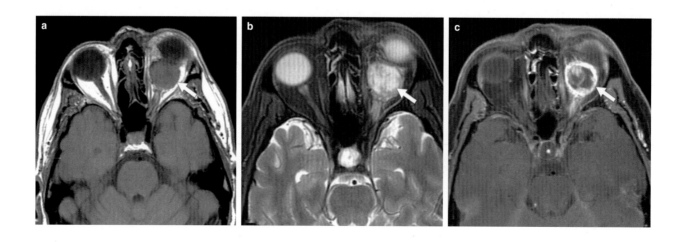

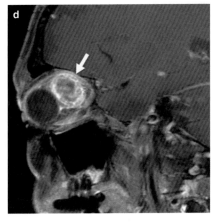
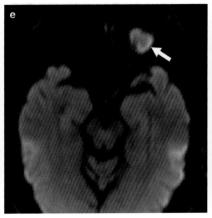
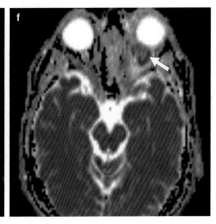

▲ 图 4.18 男，74 岁，黑色素瘤，左侧眼球突出

（a）MRI 无脂肪饱和 T1WI 平扫轴位显示左眼眶肌锥内间隙等信号转移瘤（箭头）；（b）MRI 脂肪饱和 T2WI 轴位显示转移瘤以高信号为主（箭头）；（c）MRI 脂肪饱和 T1WI 增强轴位显示病变边缘强化（箭头）；（d）MRI 脂肪饱和 T1WI 增强矢状位显示病变边缘强化（箭头）；（e）DWI 显示病灶呈高信号（箭头）；（f）ADC 图显示低信号转移瘤，与扩散受限区域对应（箭头）。

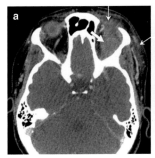
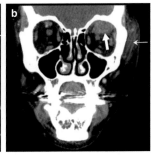

▲ 图 4.19 女，49 岁，肛管癌，左侧眶周红斑和眼肌麻痹（眼外肌无力）

（a）CT 增强扫描轴位软组织窗显示左眼眶后上方实性转移瘤（粗箭头），与左眼眶前方软组织粘连（细箭头），以及与蜂窝织炎无关的眶周软组织影（细箭头）；（b）CT 增强扫描冠状位软组织窗显示左眼眶后上方实性转移瘤（粗箭头），以及与蜂窝织炎无关的眶周软组织影（细箭头）。

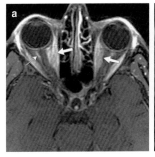
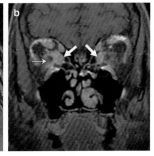

▲ 图 4.20 女，23 岁，乳腺癌，眼眶疼痛及复视

（a）MRI 脂肪饱和 T1WI 轴位显示双侧内直肌转移（粗箭头）及右眼眶肌锥内间隙病变包绕视神经（细箭头）；（b）MRI 脂肪饱和 T1WI 冠状位显示双侧内直肌转移（粗箭头）及右眼眶肌锥内间隙病变包绕视神经（细箭头）。

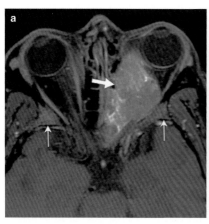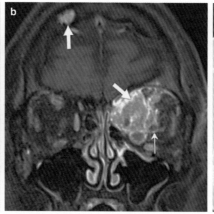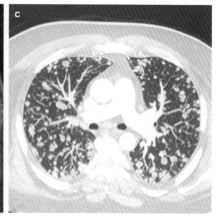

▲ 图 4.21　男，42 岁，血管球瘤复发，左侧眼眶疼痛伴视力下降

（a）MRI 脂肪饱和 T1WI 增强轴位显示左眼眶肌锥内外间隙肿块，延伸至眶尖部及筛骨气房（粗箭头），注意蝶骨双侧的转移灶（细箭头）；（b）MRI 脂肪饱和 T1WI 增强冠状位显示左眼眶肌锥内外间隙肿块及右侧额骨转移灶（粗箭头），注意视神经下外侧移位（细箭头）；（c）CT 平扫轴位肺窗显示双肺多发转移瘤。

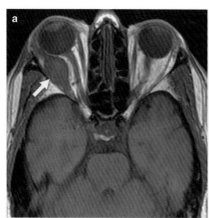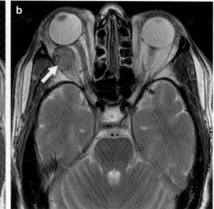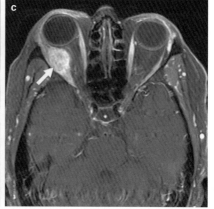

▲ 图 4.22　男，63 岁，肾细胞癌，眼眶转移致右眼球突出

（a）MRI 无脂肪饱和 T1WI 平扫轴位显示右侧外直肌等信号转移灶（箭头）；（b）MRI 无脂肪饱和 T2WI 轴位显示转移呈不均匀低信号至等信号（箭头）；（c）MRI 脂肪饱和 T1WI 增强轴位显示转移呈均匀强化（箭头）。

第九节　Graves 眼病

【背景知识】Graves 眼病是一种自身免疫性疾病，一般归因于遗传因素（79%）或环境因素（21%）[63]；

体内促甲状腺激素受体抗体与促甲状腺激素受体结合，刺激甲状腺滤泡细胞释放 T_3 和 T_4；T_3 和 T_4 过多会导致甲状腺毒症，自身反应性淋巴细胞在甲状腺中沉积[64]；Graves 眼病是一种累及眼眶软组织的炎症，约 25% 的 Graves 病患者会出现 Graves 眼病[65, 66]。

【疾病概述】Graves 眼病好发于女性，发病年龄常在 30~60 岁[67]；甲状腺功能亢进的症状表现为疲劳、体重减轻、心悸、焦虑、睡眠障碍、怕热和多饮[68, 69]；超过 80% 的 Graves 眼病患者会出现上睑退缩，眼睑退缩多由他人发现[70]。

【影像表现】眶后脂肪增多和（或）眼外肌增粗导致眼球突出；压迫性视神经病变为严重但相对少见的并发症，约 6% 的患者出现[71]，可能因眼外肌增粗压迫眶尖部视神经造成；约 90% 患者双侧眼眶受累，但临床表现为单侧或不对称[72]；眼外肌增粗，肌腱正常[72]；压迫性视神经病变征象指眼外肌增粗[73-77]致眶尖拥挤和（或）视神经周围平面脂肪层消失，以及视神经受压变细[78]。

• CT　淋巴细胞聚集和黏多糖沉积使眼外肌呈低密度[72]；眼眶脂肪增多可导致视神经拉长、眼睑水肿、泪腺脱垂和骨性眼眶重塑[79]。

• MRI　眼外肌脂肪浸润表现为 T1 高信号；眼外肌 T2 高信号与水肿有关；眼外肌增粗并强化[80, 81]。

【要点】寻找是否有眼外肌肌腱受累；描述所累及的肌肉（在 Graves 眼病中，外直肌很少单独受累）；寻找眼外肌肥大压迫眶尖视神经的征象。

【病例】图 4.23~ 图 4.25 为 Graves 眼病病例。

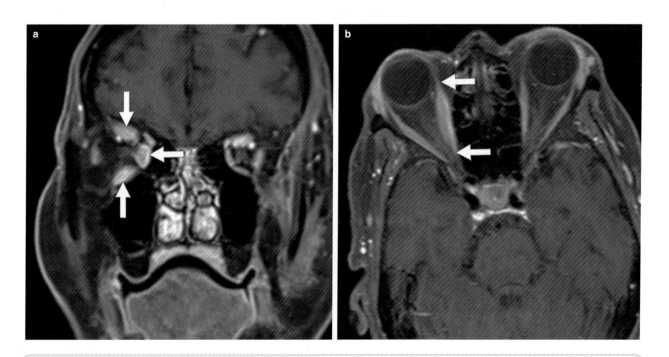

▲ 图 4.23　女，66 岁，甲状腺功能亢进，Graves 眼病引起右眼突出和间歇性复视

（a）MRI 脂肪饱和 T1WI 增强冠状位显示右侧上、内和下直肌增粗并强化（箭头）；（b）MRI 脂肪饱和 T1WI 增强轴位显示右侧内直肌增粗，但肌腱未受累（箭头）。

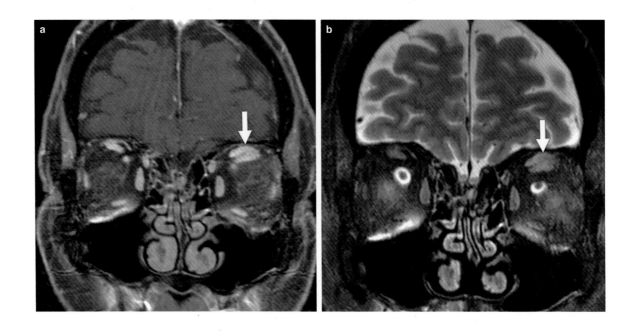

▲ 图 4.24　女，43 岁，甲状腺功能亢进合并 Graves 眼病

（a）MRI 脂肪饱和 T1WI 增强冠状位显示左侧上直肌 – 上睑提肌复合体增粗（箭头）；（b）MRI 脂肪饱和 T2WI 冠状位显示左侧上直肌 – 上睑提肌复合体增粗，高信号与水肿有关（箭头）。

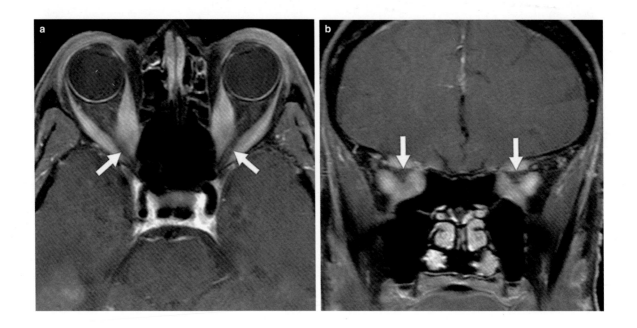

▲ 图 4.25　女，30 岁，甲状腺功能亢进合并 Graves 眼病

（a）MRI 脂肪饱和 T1WI 增强轴位显示眼外肌增粗，眶尖部拥挤压迫视神经（箭头）；（b）MRI 脂肪饱和 T1WI 增强冠状位显示眼外肌增粗，眶尖部拥挤压迫视神经（箭头）。

第十节　特发性眼眶炎症

【背景知识】特发性眼眶炎症（IOI）旧称眼眶炎性假瘤，是眼眶第三常见疾病，仅次于 Graves 眼病和淋巴增生性病变[84]；是以多形性淋巴细胞浸润和不同程度的纤维化为特征的炎症改变[82, 83]；Tolosa-Hunt 综合征是 IOI 的一种罕见亚型，累及眶尖部和（或）海绵窦，会导致急性眼眶疼痛和第Ⅲ、Ⅳ和Ⅵ对脑神经麻痹[85]。

【疾病概述】IOI 表现为头痛、眶周疼痛和炎症（包括软组织肿胀和红斑）；眶尖受压和海绵窦受累可能导致视力下降和脑神经麻痹[86]。

【影像表现】眼眶内存在非特异性炎性软组织，并伴有眼眶脂肪浸润；当眼外肌受累时，IOI 可累及肌腱。其他受累部位包括泪腺、视神经（包括与眼球的交界处）以及邻近的眶周软组织；通过眶上裂、眶下裂和视神经管延伸并累及海绵窦，可导致眶后受累[82]。

- CT　增强可见强化[85]。
- MRI　IOI 为 T1 等信号，T2 等信号至低信号，这可能是纤维化造成的；增强扫描强化多样[86, 87]；扩散受限[88]。

【要点】寻找是否有眼外肌肌腱受累；确定哪些肌肉受累（在 Graves 眼病中，外直肌很少单独受累）；寻找是否累及眶尖和（或）海绵窦。

【病例】图 4.26~ 图 4.28 为 IOI 病例。

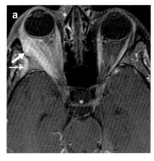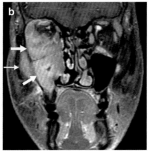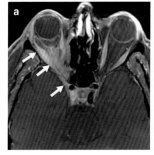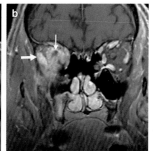

▲ 图 4.26　男，18 岁，IOI 致右眼视力进行性下降

（a）MRI 脂肪饱和 T1WI 增强轴位显示病变位于右侧肌锥内外间隙，累及外直肌（粗箭头）和右侧咀嚼肌间隙（细箭头）；（b）MRI 脂肪饱和 T1WI 增强冠状位显示病变位于右侧肌锥内外间隙，累及眼外肌、右侧上颌窦（粗箭头）和右侧咀嚼肌间隙（细箭头）。

▲ 图 4.27　男，63 岁，IOI 反复发作

（a）MRI 脂肪饱和 T1WI 增强轴位显示病变位于右侧外直肌和肌锥内间隙，向后延伸至海绵窦（箭头）；（b）MRI 脂肪饱和 T1WI 增强冠状位显示病变位于右侧外直肌和肌锥内间隙（粗箭头），病变包绕视神经并致视神经上移（细箭头）。

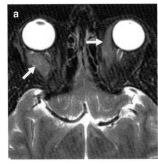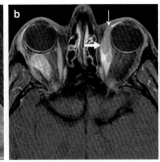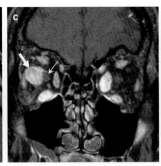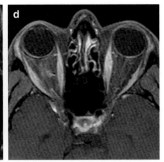

▲ 图 4.28　男，35 岁，特发性眼眶炎症导致眼球突出及眶周水肿

（a）MRI 脂肪饱和 T2WI 轴位显示右侧眼眶肌锥内间隙等信号病变，左侧内直肌等信号肿块（箭头）；（b）MRI 脂肪饱和 T1WI 增强轴位显示左侧内直肌病变强化（粗箭头），眼外肌肌腱受累（细箭头），注意右侧肌锥内间隙病变强化；（c）MRI 脂肪饱和 T1WI 增强冠状位可见右侧肌锥内间隙强化病变（粗箭头），与视神经（细箭头）毗邻，左侧内直肌增粗；（d）MRI 脂肪饱和 T1WI 增强轴位显示治疗后病变减轻。

第十一节　IgG4 相关性疾病

【背景知识】IgG4 相关性疾病（IgG4-RD）是一种病因不明的全身性疾病；以炎症、纤维化和 IgG4 浆细胞为主的组织浸润为标志性特征；可累及多种器官，包括胰腺、胆管、肝脏、腹膜后软组织、肺、甲状腺、唾液腺和淋巴结等，呈单独或系统性受累[89, 90]；继胰腺后，头颈部是第二常见受累部位[91]。

【疾病概述】IgG4-RD 的症状包括垂体炎、甲状腺炎、胰腺炎、胆囊炎、腹膜后纤维化和淋巴结肿大[91-95]；主要发生于老年男性；经常与血清 IgG4 水平升高有关[92, 96]；可累及眼眶，包括眼外肌和视神经；头颈部其他发病部位有垂体、海绵窦、鼻窦和颈部淋巴结[91]；泪腺受累（泪腺炎）可单独发生，也可与唾液腺受累（涎腺炎）一起出现作为 Mikulicz 综合征（泪腺、腮腺和颌下腺的无痛性双侧肿大）的一部分[94]。

【影像表现】最常累及部位是泪腺和眼外肌，多数 IgG4-RD 患者都会累及[96]；单侧或双侧泪腺增大；眼眶其他相关表现包括眼外肌肥大、眼眶脂肪浸润、脑神经受累，尤其是眶下神经（CN V$_2$），以及海绵窦和 Meckel 腔软组织病变[96]。鼻窦炎黏膜增厚也有报道[96]。

- CT　软组织密度及强化均匀。
- MRI　T1 低信号，T2 低信号至高信号，均匀强化[92, 95]。
- PET　^{18}F-FDG 表现为高摄取，PET/CT 有助于发现多脏器受累、指导活检和评估治疗反应[92, 97]。

【要点】寻找唾液腺的受累情况（如腮腺、颌下腺）；寻找脑神经受累情况（如眶下神经、海绵窦和 Meckel 腔）；寻找全身其他部位与疾病相关情况。

【病例】图 4.29、图 4.30 为 IgG4-RD 病例。

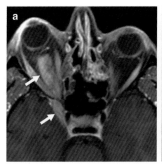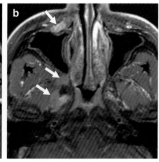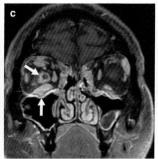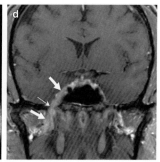

▲ 图 4.29 男，43 岁，IgG4-RD 引起右侧泪腺肿胀

（a）MRI 脂肪饱和 T1WI 增强轴位显示浸润性病变累及右眼下直肌，病变向后方累及右海绵窦（箭头）；（b）MRI 脂肪饱和 T1WI 增强轴位显示右侧上颌骨前部、翼腭窝、右侧咀嚼肌间隙和卵圆孔软组织病变（箭头）；（c）MRI 脂肪饱和 T1WI 增强冠状位显示右侧视神经周围的病变，累及右眶下神经（CN V_2）（箭头）和上直肌 - 上睑提肌复合体；（d）MRI 脂肪饱和 T1WI 增强冠状位显示病变累及右侧下颌神经（CN V_3）（粗箭头）并穿过卵圆孔出颅腔（细箭头）。

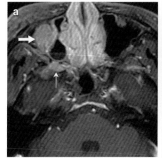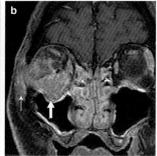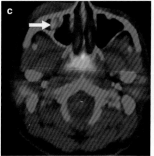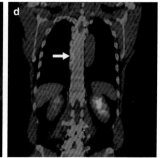

▲ 图 4.30 男，60 岁，IgG4-RD 引起右侧泪腺肿胀

（a）MRI 脂肪饱和 T1WI 增强轴位显示右眼眶下部（粗箭头）和右翼腭窝（细箭头）病变；（b）MRI 脂肪饱和 T1WI 增强冠状位显示右眼眶下部病变，累及右眶下神经（CN V_2）（粗箭头）和右侧面部（细箭头）；（c）^{18}F-FDG PET/CT 轴位显示右眶下神经（CN V_2）FDG 高摄取（箭头）；（d）^{18}F-FDG PET/CT 冠状位显示沿胸椎右侧 FDG 高浓聚病变（箭头）。

第十二节 结节病

【背景知识】以慢性全身性多系统的非干酪性肉芽肿性反应为表现；病因不明；可累及全身几乎所有器官，据报道有 25%~83% 的患者眼眶受累[98, 99]；肺、皮肤、眼眶和淋巴结最常受累，肝脏、肾脏、心脏和大脑也可能受累[98, 99]；通常需要组织学活检，以显示非干酪性肉芽肿[4]。

【疾病概述】结节病常见于25~45岁人群，偶有儿童和老年病例[100]；20%的患者眼部受累[101]；与白种人相比，非洲裔美国人眼部受累的发病率更高[102]；临床表现为前葡萄膜炎，其次为后葡萄膜炎，严重影响视力[103]；脑神经、软脑膜、脑实质和下丘脑－垂体轴也可能受累，可能导致尿崩症[100]；5%病例腮腺受累[101]；其他表现包括肺门淋巴结肿大、肺部浸润和皮肤病；血管紧张素转换酶水平升高，但不具有特异性[104]。

【影像表现】可累及眼眶脂肪、眼外肌、视神经鞘和泪腺[105]；可出现眼球移位，包括突眼[106]。

- CT　均匀强化[105]。

- MRI　眼外肌受累的特征，包括肌腹及肌腱异常增厚、强化；球后脂肪可见软组织浸润、强化[107]；视神经结节样增厚、强化，T2高信号；泪腺弥漫性增大、强化[108]。

- 核医学　PET/CT和镓同位素扫描检测到眼眶、腮腺和双侧肺门高摄取有助于诊断[107]。

【要点】寻找全身其他部位受累情况（如区域淋巴结）。

【病例】图4.31、图4.32为眼眶结节病病例。

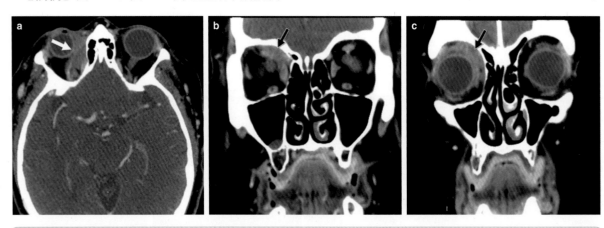

▲ 图4.31　女，60岁，结节病，右上眼睑肿胀

（a）CT增强扫描轴位软组织窗显示病变位于右眼眶上部鼻侧（箭头）；（b）CT增强扫描冠状位软组织窗显示病变位于右眼眶上部鼻侧（箭头）；（c）CT增强扫描冠状位软组织窗显示病变位于眼球上内方，并向前延伸（箭头），眼球向外下移位。

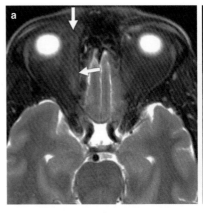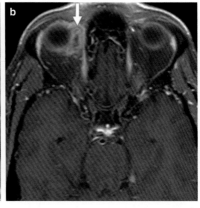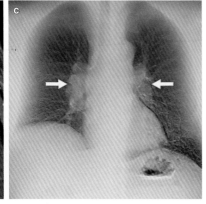

▲ 图 4.32 男，57 岁，结节病，右眼肿胀及复视

（a）MRI 脂肪饱和 T2WI 轴位显示右眼眶隔前、后眶鼻上部低信号病变（箭头）；（b）MRI 脂肪饱和 T1WI 增强轴位显示病变呈不均匀强化（箭头）；（c）胸部平片显示双侧肺门淋巴结增大（箭头）。

第十三节　肉芽肿性多血管炎

【背景知识】肉芽肿性多血管炎是一种导致坏死性肉芽肿血管炎的特发性自身免疫性疾病[109]，旧称韦格纳肉芽肿；80%~90%患者抗中性粒细胞胞浆抗体阳性[110]。组织坏死伴小和中等血管的血管炎；以鼻腔、肺和肾脏疾病为特征[111]。

【疾病概述】肉芽肿性多血管炎发病年龄为40~55岁，无性别差异[111]；主要表现症状通常与上呼吸道、肾脏和鼻腔疾病有关[112]；其他症状有复视、鼻出血、鼻中隔穿孔、慢性鼻窦炎、胸痛和咯血；小血管血管炎会引起结膜炎、巩膜炎、葡萄膜炎、视网膜炎和视神经炎等症状；多达58%的患者眼眶受累，眼部表现无特异性[110, 112]；肉芽肿性疾病可导致眼眶炎性肿块，通常伴有眼球突出和视神经压迫；严重的眼眶疾病可导致视神经压迫和失明[113]；累及海绵窦脑神经的肉芽肿性假瘤可能表现为 Tolosa-Hunt 综合征，伴痛性眼肌麻痹（眼外肌无力和麻痹）[114]。

【影像表现】常见表现为炎性浸润围绕眼眶轮廓塑形性改变，可能累及邻近的鼻窦[115]；炎性浸润导致眼眶肿块的形成[116]；当鼻腔受累时，影像学表现有鼻黏膜增厚、骨侵蚀和破坏[117]。

• CT　CT 显示软骨和骨质破坏，鼻中隔穿孔，眼外肌弥漫性肿胀，眼眶炎性假瘤；增强检查显示鼻黏膜轻度强化[112]。

• MRI　在疾病的早期阶段，黏膜炎症和肉芽组织可能具有相似的表现；疾病晚期表现为 T1 轻度低信号，T2 高信号，均匀强化；轮廓可能模糊不清[109]。

【要点】寻找是否存在巩膜炎或视神经炎；寻找是否存在鼻腔/鼻窦受累和骨质破坏。

【病例】图 4.33 为肉芽肿性多血管炎病例。

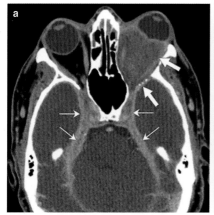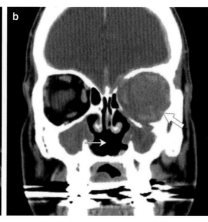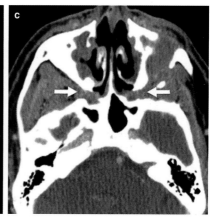

▲ 图 4.33　男，37 岁，肉芽肿性多血管炎，左侧眼眶疼痛

（a）CT 增强扫描轴位软组织窗显示左侧眼眶软组织不均匀强化，并眼球突出和蝶骨破坏（粗箭头），病变向后累及双侧海绵窦、Meckel 腔和小脑幕（细箭头）；（b）CT 增强扫描冠状位软组织窗显示左眼眶肌锥内外间隙炎性软组织（粗箭头），注意鼻腔改变，包括鼻中隔穿孔（细箭头）和上颌窦内侧壁破坏；（c）CT 增强扫描轴位软组织窗显示翼腭窝病变（箭头）。

第十四节　巨球蛋白血症

【背景知识】巨球蛋白血症是一种非霍奇金淋巴瘤，也称淋巴浆细胞性淋巴瘤[118, 119]；属成熟 B 细胞肿瘤伴小淋巴细胞，呈"无其他淋巴增殖性疾病特征的浆细胞分化"[119, 120]；淋巴浆细胞性淋巴瘤浸润骨髓并分泌单克隆 IgM 时诊断为巨球蛋白血症；为多系统病程，可影响任何系统，表现多样[118, 119]。

【疾病概述】确诊时的中位年龄为 70 岁；男性和白种人发病率较高[121, 122]；Bing-Neel 综合征是指巨球蛋白血症伴中枢神经系统损害[123-125]。

【影像表现】中枢神经系统侵犯包括脑实质、硬脑膜、软脑膜、脑神经（主要是视神经）和脊髓[123-125]；中枢神经系统受累分为弥漫型和肿瘤型两类，可以是单病灶或多病灶[126]；眼眶后浆细胞样淋巴细胞积聚可导致眼球运动减弱及突眼[127]；泪腺、结膜和玻璃体受累也有报道[128]。

- MRI　弥漫型病变呈 T1 低信号和 T2 高信号；脑实质内病变呈"环状或结节状强化，伴或不伴周围水肿"[124]；脑神经、脑膜和脊神经根增厚强化[124]。
- PET/CT　Bing-Neel 综合征报道为 ^{18}F-FDG 高摄取[129]。

【病例】图 4.34 为巨球蛋白血症病例。

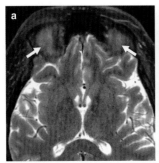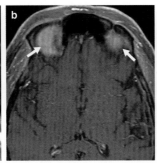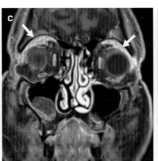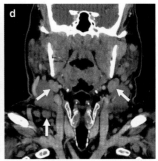

▲ 图 4.34　男，59 岁，间歇性视物模糊，后诊断为华氏巨球蛋白血症

（a）MRI 脂肪饱和 T2WI 轴位显示双眼眶上部等信号病变（箭头）；（b）MRI 脂肪饱和 T1WI 增强轴位显示双眼眶颞上病变均匀强化（箭头）；（c）MRI 脂肪饱和 T1WI 增强冠状位显示双眼眶颞上病变均匀强化（箭头）；（d）CT 增强扫描冠状位软组织窗显示双侧颈部广泛淋巴结肿大（箭头）。

第十五节 淀粉样变性

【背景知识】淀粉样变性是一种病因不明的疾病，其特征是淀粉样蛋白在组织和器官中沉积；淀粉样蛋白可在人体各组织中积聚，可能是局部的或全身性的[130, 131]；通常靠组织活检确诊；淀粉样蛋白对刚果红有选择性亲和力，经刚果红染色，在偏振光下观察呈绿色双折射[132]。

【疾病概述】通常发生在中年患者[133]；淀粉样蛋白可沉积在眼部多个位置，包括眼眶、眼外肌、泪腺、眼睑和结膜；症状包括眼睑肿胀、不适、突眼、结膜充血、结膜下出血和泪腺肿大[132]。

【影像表现】CT 在区分眼周及眼眶淀粉样变性优于 MRI，因为 CT 检测钙化及骨质改变敏感性更高；眼眶受累时，肿块可能与眼球粘连，也可导致眼球移位；可出现眼外肌增粗[134, 135]。

- CT 淀粉样变性可表现为均匀、略高密度的软组织肿块，可显示钙化；眼眶壁侵犯已有报道[134, 135]。
- MRI T2 低信号伴不均匀强化[130, 131]。
- PET 18F-FDG 可能高摄取。

【病例】图 4.35、图 4.36 为淀粉样变性病例。

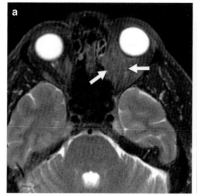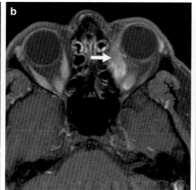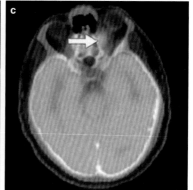

▲ 图 4.35 男，55 岁，左侧眼眶肿块活检后确诊为淀粉样变性

（a）MRI 脂肪饱和 T2WI 轴位显示左侧眼眶内侧及筛窦气房内低信号病变（箭头）；（b）MRI 脂肪饱和 T1WI 增强轴位显示病变呈不均匀强化（箭头）；（c）18F-FDG PET/CT 轴位显示左眼眶内侧 FDG 高浓聚（箭头）。

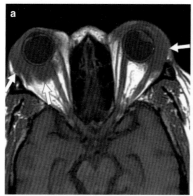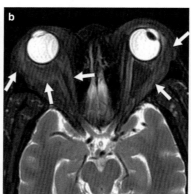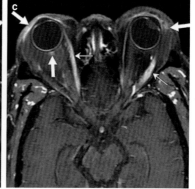

▲ 图 4.36　女，64 岁，眶周淀粉样变性伴疼痛

（a）MRI 无脂肪饱和 T1WI 轴位显示眶隔前后部可见等信号病变，右侧眼眶肌锥内间隙亦可见等信号病变（箭头）；（b）MRI 脂肪饱和 T2WI 轴位显示淀粉样变性呈低信号表现（箭头）；（c）MRI 脂肪饱和 T1WI 增强轴位显示除右侧内直肌和左侧外直肌强化外（细箭头），其他病变轻微强化（粗箭头）。

第十六节　Erdheim-Chester 病

【背景知识】Erdheim-Chester 病是以多脏器受累为特征的非朗格汉斯细胞组织细胞增生症；特定的免疫组化特征为组织细胞 CD68（+），CD1a（−），S100（+/−）[136]。

【疾病概述】确诊平均年龄为 53 岁，男性略多[136, 137]；有多种系统表现，包括中枢神经系统和心血管、肺和骨骼肌肉；好发于四肢骨骼[138]；下丘脑-垂体轴是中枢神经系统最常受累的部位[139]；临床表现多样，一些患者没有症状，部分患者随疾病快速进展后死亡[140]；症状包括眼球突出、骨骼疼痛、尿崩症、小脑和锥体综合征、心功能障碍和肾脏损害[141]。

【影像表现】球后肿块可能继发于组织细胞浸润[140, 141]；脑膜增厚可类似于脑膜瘤；椎体受累[140]；骨髓硬化症[139]。

- MRI　肌锥内 T1、T2 低信号，可见强化[140, 141]。

【要点】寻找其他部位疾病，包括大脑和垂体、心脏、肺和骨骼。

【病例】图 4.37 为 Erdheim-Chester 病病例。

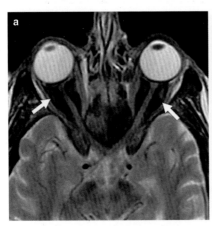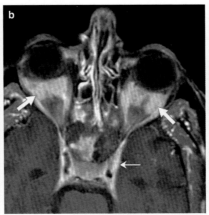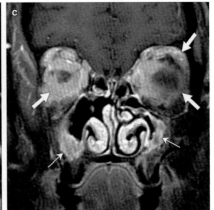

▲ 图 4.37　男，61 岁，Erdheim-Chester 病，表现为眼眶疼痛和视物模糊

（a）MRI 脂肪饱和 T2WI 轴位显示双侧眼眶肌锥内间隙低信号病变（箭头）；（b）MRI 脂肪饱和 T1WI 增强轴位显示病变不均匀强化（粗箭头），累及左侧海绵窦（细箭头）；（c）MRI 脂肪饱和 T1WI 增强冠状位显示双侧肌锥内外间隙病变强化（粗箭头），上颌窦病灶强化（细箭头）。

第十七节 感 染

【背景知识】眼眶感染占所有原发性眼眶异常的一半以上；约2/3与鼻窦炎相关，1/4与眶内异物有关[142]。

【疾病概述】眼眶脓肿是眼眶蜂窝织炎的一种严重并发症；骨膜下脓肿可能由急性鼻窦炎累及筛孔发展而来[143]。

【影像表现】眶前蜂窝织炎，其特征是眶隔前方的眶周软组织肿胀和浸润[144]；眼眶蜂窝织炎表现为眶隔后软组织浸润，临床症状包括眼球突出、视力下降和痛性眼肌麻痹；骨膜下脓肿表现为液体积聚，沿眶壁呈凸透镜状外观，边缘强化，可使内直肌向外侧移位[142]。

- CT 眼眶脓肿表现为眶周液体聚积，边缘强化，邻近软组织和眼外肌受累[142]。
- MRI 眼眶脓肿表现为液体聚积并边缘强化，在DWI上表现为中心扩散受限[142]。

【要点】留意眶隔前后受累情况；当存在脓肿时，描述脓肿大小及位置；评估鼻窦炎迹象。

【病例】图4.38、图4.39为眼眶感染的病例。

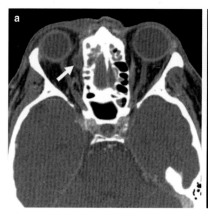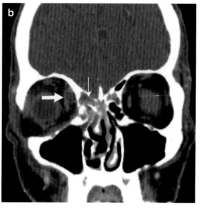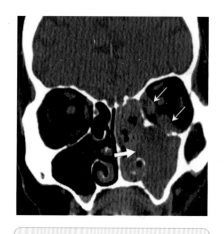

▲ 图4.38 女，64岁，新型冠状病毒感染，侵袭性真菌性鼻窦炎，右眼眶脓肿

（a）CT增强扫描轴位软组织窗显示右眼眶内侧脓肿，呈边缘强化（箭头）；（b）CT增强扫描冠状位软组织窗显示脓肿伴内直肌外侧移位（粗箭头）和邻近筛孔气房感染（细箭头）。

▲ 图4.39 男，81岁，再生障碍性贫血和左上颌窦真菌性鼻窦炎

CT平扫冠状位软组织窗显示左上颌窦炎性病变（粗箭头），侵犯左侧眼眶，内、下直肌增粗（细箭头）。

第十八节 静脉畸形

【背景知识】静脉畸形（海绵状血管瘤）是成人最常见的血管病变；病变由大量衬以内皮细胞的血管腔道构成，随着时间的推移呈缓慢进行性扩大[145]；不会自行消失[145]；为低流量性血管畸形[4]。

【疾病概述】常见于成年女性，20~40岁多见[4]；通常为孤立性，好发于肌锥内间隙[145]；通常因头痛、局部疼痛、突眼、复视、扪及肿块和视力受损等临床症状行影像检查时偶然发现[146]。

【影像表现】肌锥内间隙圆形病灶、边界清晰；由于供血动脉血流缓慢，增强扫描静脉期晚期才能完全填充病变；骨塑形性改变，病变内可出现微钙化[145]。

- CT　平扫为高密度；邻近结构受压移位，无侵犯；直到静脉期晚期，造影剂才完全填充病变[4, 145]；可有静脉石[4]。

- MRI　T1等信号，T2高信号；较大病变内部可见分隔；直到静脉期晚期，造影剂完全填充病变[145]。

【要点】区分静脉畸形、静脉淋巴管畸形、动静脉畸形及静脉曲张很重要；因为不同类型的脉管性病变，治疗策略不同。静脉石可表现为流空的低信号，导致低血流性病变误诊为高血流性病变；T2高信号，增强延迟强化。

【病例】图4.40、图4.41为眼眶静脉畸形病例。

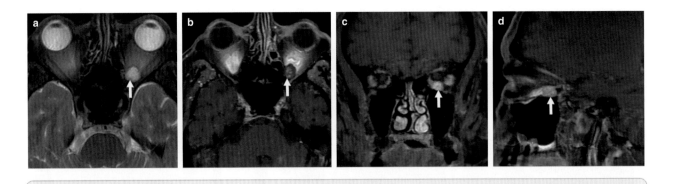

▲ 图4.40　男，72岁，腹膜后脂肪肉瘤，因眩晕行MRI检查，意外发现左侧眼眶静脉畸形

（a）MRI脂肪饱和T2WI轴位显示左眶尖部高信号病变（箭头）；（b）MRI脂肪饱和T1WI增强轴位显示静脉畸形逐渐充盈（箭头）；（c）MRI脂肪饱和T1WI增强冠状位显示静脉畸形逐渐充盈（箭头）；（d）MRI脂肪饱和T1WI增强矢状位显示静脉畸形逐渐充盈（箭头）。

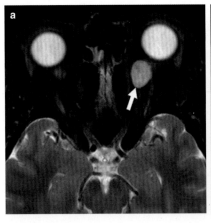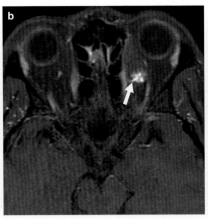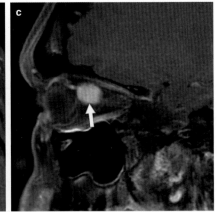

▲ 图 4.41　男，46 岁，头痛行 MRI 检查发现左眼眶静脉畸形

（a）MRI 脂肪饱和 T2WI 轴位显示左眼眶肌锥内间隙高信号病变（箭头）；（b）MRI 脂肪饱和 T1WI 增强轴位显示静脉畸形逐渐充盈（箭头）；（c）MRI 脂肪饱和 T1WI 增强矢状位显示静脉畸形逐渐充盈（箭头）。

第十九节　静脉淋巴管畸形

【背景知识】静脉淋巴管畸形（venolymphatic malformation，VLM）是一种低血流性血管畸形，起源于发展成静脉和淋巴结构的多能干静脉；由淋巴充填、内皮细胞衬里的不同大小的血管组成[147]。

【疾病概述】部分 VLM 在出生时发现，通常在婴儿期及儿童期出现症状[148]；无性别差异[149]。眶内 VLM 可能随着时间推移而增大，导致进行性突眼、眼球活动受限或眼球移位；轻微创伤引起的出血、感染或自发性的出血，可导致急性眼球突出，偶尔压迫视神经[150]。

【影像表现】不同时期出血形成的液液平是 VLM 特征性表现；眼眶 VLM 独立于眼眶正常血管，不受体位变化的影响，因而区别于静脉曲张[149]；无包膜，因此可以是多间隙生长，常涉及肌锥内外间隙[149]。

* CT　VLM 是多间隙的，无明显界限，淋巴成分呈极低的强化，静脉成分增强；可有静脉石[151]。

* MRI　囊内液液平与不同时期出血有关[149]；T1 信号与淋巴液和蛋白质有关；T2 脂肪抑制图像能更好显示非出血性液体[146]。

【要点】静脉石可表现为流空样低信号，导致误诊为高血流性病变；区分静脉畸形、静脉淋巴管畸形、动静脉畸形及静脉曲张很重要；根据血管病变的类型，采取不同的治疗策略；VLM 可通过硬化剂治疗；评估是否需要额外检查（如 CT/MR 血管造影术），以更好地确定病变的特征。

【病例】图 4.42 为眼眶 VLM 病例。

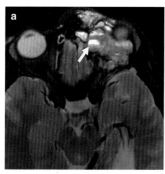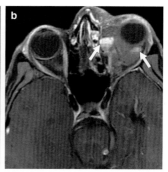

▲ 图 4.42　男，19 岁，左眼眶静脉淋巴管畸形，眼球突出

（a）MRI 脂肪饱和 T2WI 轴位显示左侧眼眶上方分叶状肿块，内可见多个含液液平囊肿（箭头）；（b）MRI 脂肪饱和 T1WI 增强轴位显示多间隙受累及含液液平囊肿（箭头）

第二十节　静脉曲张

【背景知识】眼眶静脉曲张是由于先天性毛细血管后微静脉管壁薄弱，出现静脉成分增生及眼眶静脉明显扩张[152]。

【疾病概述】发生于20~30岁，无性别差异[152]。大多数静脉曲张与静脉系统相通[150]。

【影像表现】轮廓光滑，可呈棍棒状、三角形、节段扩张或纠集的血管团。加压颈静脉（如俯卧位扫描或Valsalva试验）可见静脉曲张[150, 153]。

● CT　受累静脉外观正常或轻度扩张。

● MRI　T1呈低信号至高信号，T2呈高信号，增强明显强化[150]。

【要点】区分静脉畸形、静脉淋巴管畸形、动静脉畸形及静脉曲张很重要。根据血管病变的类型，采取不同的治疗策略。Valsalva试验可显示静脉曲张加重。

【病例】图4.43为眼眶静脉曲张病例。

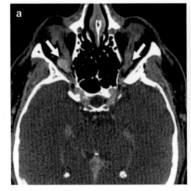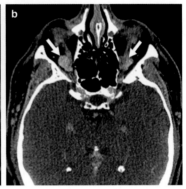

▲ 图4.43　男，61岁，间变性甲状腺癌，偶然发现双侧眼眶静脉曲张

（a）CT增强扫描轴位软组织窗显示眼眶后部均匀强化病变（箭头）；（b）CT增强扫描轴位软组织窗进行Valsalva试验时显示静脉曲张扩大（箭头）。

第二十一节　动静脉畸形

【背景知识】动静脉畸形（arteriovenous malformations，AVM）的特征是由供血动脉和引流静脉沟通形成的病灶，中间无毛细血管床[154,155]；出生时为静止期，通常无临床症状，儿童或成人才出现临床症状[156]；青春期或妊娠期激素变化可能会加剧AVM的进展，外伤、血栓形成或感染也可导致AVM的加重[157]。

【疾病概述】AVM是高流量性血管病变；疼痛、出血和过度生长等症状取决于动静脉分流的程度[155]；面部AVM累及皮肤或面骨而导致面部不对称、出血或皮肤和黏膜溃疡，并继发感染[158]。

【影像表现】增强后动静脉畸形快速充盈，动脉期静脉提前黑影[159]。

● CT　特别是通过CT血管成像，可以显示供血动脉及引流静脉[158]。

● MRI　盘曲扩张的血管，伴供血动脉及引流静脉；无明确肿块，呈现流空，表示高流量部分[156]；T1高信号可能代表出血、血管内血栓或流动相关增强[160]。

【要点】高流量性血管病变；区分静脉畸形、静脉淋巴管畸形、动静脉畸形及静脉曲张很重要，根据血管病变的类型，采取不同的治疗策略；AVM可从术前栓塞中获益；评估是否需要额外检查（如CT/MR血管造影术），以更好地确定病变的特征。

【病例】图4.44为眼眶AVM病例。

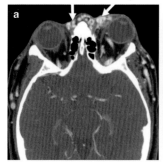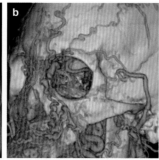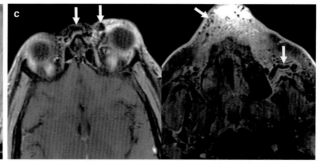

▲ 图 4.44 男，28 岁，先天性动静脉畸形合并左眼失明

（a）CT 增强扫描轴位软组织窗显示面部多条强化扩张血管影（箭头）；（b）CT 增强容积再现显示面部和眼眶周围有盘曲扩张的血管影；（c）MRI 脂肪饱和 T1WI 增强轴位显示血管低信号表现与高流量血管成分一致（箭头）。

第二十二节　眼上静脉血栓

【背景知识】眼上静脉血栓形成罕见，但可能造成严重后果[161, 162]；病因包括眼眶蜂窝织炎、鼻窦炎、创伤、海绵窦血栓形成、海绵窦瘘、眼眶肿瘤、高凝状态和 Tolosa-Hunt 综合征[161]。

【疾病概述】症状有眼眶周围水肿、眼球突出、眼球畸形、眼肌麻痹、上睑下垂和水肿（结膜水肿）[161]。

【影像表现】眼上静脉扩张，血栓形成；可有鼻窦炎或蜂窝织炎的表现，或有功能性鼻窦手术史。

• CT/MRI　在 CT 和 MR 静脉造影中，血栓显示为扩张的眼上静脉内出现线性充盈缺损；眼上静脉和（或）海绵窦血栓在早期可能不明显；研究认为 MRI 对诊断更敏感[163]。

【要点】寻找眼上静脉血栓潜在病因的影像学征象，例如眼眶蜂窝织炎、鼻窦炎、海绵窦血栓/瘘或眼眶病变。

【病例】图 4.45 为眼上静脉血栓病例。

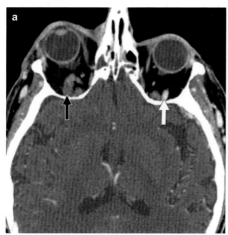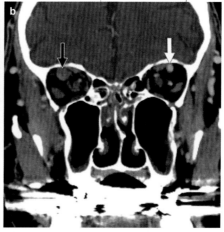

▲ 图4.45　男，71岁，右眼眶肿胀、视力下降、血小板增多症（血小板计数升高）

　　（a）CT增强扫描轴位软组织窗显示左眼上静脉对比剂充填（白色箭头），右眼上静脉增粗无强化（黑色箭头），注意右眼球突出和右眼外肌增粗；（b）CT增强扫描冠状位软组织窗显示左眼上静脉对比剂充填（白色箭头），右眼上静脉增粗无强化（黑色箭头），注意右眼球突出和右眼外肌增粗。

参考文献

[1] FERRY JA, FUNG CY, ZUKERBERG L, et al. Lymphoma of the ocular adnexa: A study of 353 cases. Am J Surg Pathol, 2007, 31 (2): 170-184.

[2] SJÖ LD. Ophthalmic lymphoma: epidemiology and pathogenesis. Acta Ophthalmol, 2009, 87 Thesis 1: 1-20.

[3] OLSEN TG, HOLM F, MIKKELSEN LH, et al. Orbital Lymphoma-An International Multicenter Retrospective Study. Am J Ophthalmol, 2019, 199: 44-57.

[4] PUROHIT BS, VARGAS MI, AILIANOU A, et al. Orbital tumours and tumour-like lesions: exploring the armamentarium of multiparametric imaging. Insights Imaging, 2016, 7 (1): 43-68.

[5] TAILOR TD, GUPTA D, DALLEY, et al. Orbital neoplasms in adults: clinical, radiologic, and pathologic review. Radiographics, 2013, 33 (6): 1739-1758.

[6] HARADOME K, HARADOME H, USUI Y, et al. Orbital lymphoproliferative disorders (OLPDs): value of MR imaging for differentiating orbital lymphoma from benign OPLDs. AJNR Am J Neuroradiol, 2014, 35 (10): 1976-1982.

[7] HOFFMANN M, KLETTER K, DIEMLING M, et al. Positron emission tomography with fluorine-18-2-fluoro-2-deoxy-D-glucose (F18-FDG) does not visualize extranodal B-cell lymphoma of the mucosa-associated lymphoid tissue (MALT)-type. Ann Oncol, 1999, 10 (10): 1185-1189.

[8] ALMUHAIDEB A, PAPATHANASIOU N, BOMANJI J. 18F-FDG PET/CT imaging in oncology. Ann Saudi Med, 2011, 31 (1): 3-13.

[9] KOSHY J, JOHN MJ, THOMAS S, et al. Ophthalmic manifestations of acute and chronic leukemias presenting to a tertiary care center in India. Indian J Ophthalmol, 2015, 63 (8): 659-664.

[10] BIDAR M, WILSON MW, LAQUIS SJ, et al. Clinical and imaging characteristics of orbital leukemic tumors. Ophthalmic Plast Reconstr Surg, 2007, 23 (2): 87-93.

[11] REDDY SC, JACKSON N, MENON BS. Ocular involvement in leukemia--a study of 288 cases. Ophthalmologica, 2003, 217 (6): 441-445.

[12] SCHACHAT AP, MARKOWITZ JA, GUYER DR, et al. Ophthalmic manifestations of leukemia. Arch Ophthalmol, 1989, 107: 697-700.

[13] CHUNG EM, SMIRNIOTOPOULOS JG, SPECHT CS, et al. From the archives of the AFIP: Pediatric orbit tumors and tumor-like lesions: nonosseous lesions of the extraocular orbit. Radiographics, 2007, 27 (6): 1777-1799.

[14] OHANIAN M, BORTHAKUR G, QUINTAS-CARDAMA A, et al. Ocular granulocytic sarcoma: a case report and literature review of ocular extramedullary acute myeloid leukemia. Clin Lymphoma Myeloma Leuk, 2013, 13 (1): 93-96.

[15] CHARIF CHEFCHAOUNI M, BELMEKKI M, HAJJI Z, et al. Manifestations ophtalmologiques des leucé-mies aiguës [Ophthalmic manifestations of acute leukemia]. J Fr Ophtalmol, 2002, 25: 62-66.

[16] SINGH AD. The prevalence of ocular disease in chronic lymphocytic leukaemia. Eye (Lond), 2003, 17 (1): 3-4.

[17] PUI MH, FLETCHER BD, LANGSTON JW. Granulocytic sarcoma in childhood leukemia: imaging features. Radiology, 1994, 190 (3): 698-702.

[18] NATARAJAN A, CHANDRA P, PURANDARE N, et al. Role of Fluorodeoxyglucose Positron Emission Tomography/Computed Tomography in Various Orbital Malignancies. Indian J Nucl Med, 2018, 33 (2): 118-124.

[19] JHA P, FRÖLICH AM, MCCARVILLE B, et al. Unusual association of alveolar rhabdomyosarcoma with pancreatic metastasis: emerging role of PET-CT in tumor staging. Pediatr Radiol, 2010, 40 (8): 1380-1386.

[20] FRELING NJ, MERKS JH, SAEED P, et al. Imaging findings in craniofacial childhood rhabdomyosarcoma. Pediatr Radiol, 2010, 40 (11): 1723-1855.

[21] MENNEL S, MEYER CH, PETER S, et al. Current treatment modalities for exudative retinal hamartomas secondary to tuberous sclerosis: review of the literature. Acta Ophthalmol Scand, 2007, 85 (2): 127-132.

[22] HUH WW, MAHAJAN A. OPHTHALMIC ONCOLOGY. In: Esmaeli B, editor. Ophthalmic oncology. Boston, MA: Springer, 2011, p.61-67.

[23] ALLEN SD, MOSKOVIC EC, FISHER C, et al. Adult rhabdomyosarcoma: cross-sectional imaging findings including histopathologic correlation. AJR Am J Roentgenol, 2007, 189 (2): 371-377.

[24] HAGIWARA A, INOUE Y, NAKAYAMA T, et al. The "botryoid sign": a characteristic feature of rhabdomyosarcomas in the head and neck. Neuroradiology, 2001, 43 (4): 331-335.

[25] LA QUAGLIA MP, HELLER G, GHAVIMI F, et al. The

effect of age at diagnosis on outcome in rhabdomyosarcoma. Cancer, 1994, 73（1）：109-117.

[26] RAO AA, NAHEEDY JH, CHEN JY, et al. A clinical update and radiologic review of pediatric orbital and ocular tumors. J Oncol, 2013, 2013：975908.

[27] WIPPOLD FJ 2ND, LUBNER M, PERRIN RJ, et al. Neuropathology for the neuroradiologist：Antoni A and Antoni B tissue patterns. AJNR Am J Neuroradiol, 2007, 28（9）：1633-1638.

[28] WILSON MP, KATLARIWALA P, LOW G, et al. Diagnostic Accuracy of MRI for the Detection of Malignant Peripheral Nerve Sheath Tumors：A Systematic Review and Meta-Analysis. AJR Am J Roentgenol, 2021, 217（1）：31-39.

[29] SKOLNIK AD, LOEVNER LA, SAMPATHU DM, et al. Cranial Nerve Schwannomas：Diagnostic Imaging Approach. Radiographics, 2016, 36（5）：1463-1477.

[30] BAEHRING JM, BETENSKY RA, BATCHELOR TT. Malignant peripheral nerve sheath tumor：the clinical spectrum and outcome of treatment. Neurology, 2003, 61（5）：696-698.

[31] KAPUR R, MAFEE MF, LAMBA R, et al. Orbital schwannoma and neurofibroma：role of imaging. Neuroimaging Clin N Am, 2005, 15（1）：159-174.

[32] CHUNG SY, KIM DI, LEE BH, et al. Facial nerve schwannomas：CT and MR findings. Yonsei Med J, 1998, 39（2）：148-153.

[33] KOGA H, MATSUMOTO S, MANABE J, et al. Definition of the target sign and its use for the diagnosis of schwannomas. Clin Orthop Relat Res, 2007, 464：224-229.

[34] DEWEY BJ, HOWE BM, SPINNER RJ, et al. FDG PET/CT and MRI Features of Pathologically Proven Schwannomas. Clin Nucl Med, 2021, 46（4）：289-296.

[35] ALKATAN HM, ALSALAMAH AK, ALMIZEL A, et al. Orbital solitary fibrous tumors：a multi-centered histopathological and immunohistochemical analysis with radiological description. Ann Saudi Med, 2020, 40（3）：227-233.

[36] LAHON B, MERCIER O, FADEL E, et al. Solitary fibrous tumor of the pleura：outcomes of 157 complete resections in a single center. Ann Thorac Surg, 2012, 94（2）：394-400.

[37] GOLD JS, ANTONESCU CR, HAJDU C, et al. Clinicopathologic correlates of solitary fibrous tumors. Cancer, 2002, 94（4）：1057-1068.

[38] DEMICCO EG, PARK MS, ARAUJO DM, et al. Solitary fibrous tumor：a clinicopathological study of 110 cases and proposed risk assessment model. Mod Pathol, 2012, 25（9）：1298-1306.

[39] POLITO E, TOSI GM, TOTI P, et al. Orbital solitary fibrous tumor with aggressive behavior Three cases and review of the literature. Graefes Arch Clin Exp Ophthalmol, 2002, 240：570-574.

[40] KRISHNAKUMAR S, SUBRAMANIAN N, MOHAN ER, et al. Solitary fibrous tumor of the orbit：a clinicopathologic study of six cases with review of the literature. Surv Ophthalmol, 2003, 48（5）：544-554.

[41] YANG BT, WANG YZ, DONG JY, et al. MRI study of solitary fibrous tumor in the orbit. AJR Am J Roentgenol, 2012, 199（4）：W506-W511.

[42] KIM HJ, KIM HJ, KIM YD, et al. Solitary fibrous tumor of the orbit：CT and MR imaging findings. AJNR Am J Neuroradiol, 2008, 29（5）：857-862.

[43] LIU Y, LI K, SHI H, et al. Solitary fibrous tumours in the extracranial head and neck region：correlation of CT and MR features with pathologic findings [published correction appears in Radiol Med. 2018, 123（7）：561-652.]. Radiol Med, 2014, 119（12）：910-919.

[44] KHANDELWAL A, VIRMANI V, AMIN MS, et al. Radiology-pathology conference：malignant solitary fibrous tumor of the seminal vesicle. Clin Imaging, 2013, 37（2）：409-413.

[45] LIU Y, TAO X, SHI H, et al. MRI findings of solitary fibrous tumours in the head and neck region. Dentomaxillofac Radiol, 2014, 43（3）：20130415.

[46] EL OUNI F, JEMNI H, TRABELSI A, et al. Liposarcoma of the extremities：MR imaging features and their correlation with pathologic data. Orthop Traumatol Surg Res, 2010, 96（8）：876-883.

[47] DREVELEGAS A, PILAVAKI M, CHOURMOUZI D. Lipomatous tumors of soft tissue：MR appearance with histological correlation. Eur J Radiol, 2004, 50（3）：257-267.

[48] WALKER EA, SALESKY JS, FENTON ME, et al. Magnetic resonance imaging of malignant soft tissue neoplasms in the adult. Radiol Clin North Am, 2011, 49（6）：1219-1234, vi.

[49] DAVIS EC, BALLO MT, LUNA MA, et al. Liposarcoma of the head and neck：The University of Texas M. D. Anderson Cancer Center experience. Head Neck, 2009, 31（1）：28-36.

[50] MURPHEY MD, ARCARA LK, FANBURG-SMITH J. From the archives of the AFIP：imaging of musculoskeletal liposarcoma with radiologic-pathologic correlation. Radiographics, 2005, 25（5）：1371-1395.

[51] UHL M, ROEREN T, SCHNEIDER B, et al. Magnetresonanztomographie der Liposarkome [Magnetic resonance tomography of liposarcoma]. Rofo, 1996, 165（2）：144-147

[52] KENNEDY RE. An evaluation of 820 orbital cases. Trans Am Ophthalmol Soc, 1984, 82：134-157.

[53] CHAR DH, MILLER T, KROLL S. Orbital metastases：diagnosis and course. Br J Ophthalmol, 1997, 81（5）：386-390.

[54] GÜNALP I, GÜNDÜZ K. Metastatic orbital tumors. Jpn J Ophthalmol, 1995, 39：65-70.

[55] SHIELDS CL, SHIELDS JA, PEGGS M. Tumors metastatic to the orbit. Ophthalmic Plast Reconstr Surg, 1988, 4：73-80.

[56] BOWNS GT, WALLS RP, MURPHREE AL, et al. Neonatal neuroblastoma metastatic to the iris. Cancer, 1983, 52（5）：929-931.

[57] NG E, ILSEN PF. Orbital metastases. Optometry, 2010, 81（12）：647-657.

[58] AHMAD SM, ESMAELI B. Metastatic tumors of the orbit and ocular adnexa. Curr Opin Ophthalmol, 2007, 18（5）：405-413.

[59] ZOGRAFOS L, DUCREY N, BEATI D, et al. Metastatic melanoma in the eye and orbit. Ophthalmology, 2003, 110（11）：2245-2256.

[60] CRISOSTOMO S, CARDIGOS J, FERNANDES DH, et al. Bilateral metastases to the extraocular muscles from small cell lung carcinoma. Arq Bras Oftalmol, 2019, 82（5）：422-424.

[61] KOELLER KK, SMIRNIOTOPOULOS JG. Orbital masses. Semin Ultrasound CT MR, 1998, 19（3）：272-291.

[62] MUZAFFAR R，SHOUSHA MA，SARAJLIC L，et al. Oph-thalmologic abnormalities on FDG-PET/CT：a pictorial essay. Cancer Imaging. 2013；13（1）：100-112.

[63] SMITH TJ，HEGEDÜS L. Graves' Disease. N Engl J Med，2016，375（16）：1552-1565.

[64] FERRARI SM，RUFFILLI I，ELIA G，et al. Chemokines in hyperthyroidism [published correction appears in J Clin Transl Endocrinol. 2020，23：100246]. J Clin Transl Endocrinol，2019，16：100196.

[65] LINDGREN AL，SIDHU S，WELSH KM. Periorbital myxe-dema treated with intralesional hyaluronidase. Am J Ophthalmol Case Rep，2020，19：100751.

[66] WEI Y，KANG XL，DEL MONTE MA. Enlargement of the superior rectus and superior oblique muscles causes intorsion in Graves' eye disease. Br J Ophthalmol，2016，100（9）：1280-1284.

[67] ANTONELLI A，FERRARI SM，RAGUSA F，et al. Graves' disease：Epidemiology，genetic and environmental risk factors and viruses. Best Pract Res Clin Endocrinol Metab，2020，34（1）：101387.

[68] DEVEREAUX D，TEWELDE SZ. Hyperthyroidism and thyro-toxicosis. Emerg Med Clin North Am，2014，32（2）：277-292.

[69] BOELAERT K，TORLINSKA B，HOLDER RL，et al. Older subjects with hyperthyroidism present with a paucity of symptoms and signs：a large cross-sectional study. J Clin Endocrinol Me-tab，2010，95（6）：2715-2726.

[70] FRUEH BR，MUSCH DC，GARBER FW. Lid retraction and levator aponeurosis defects in Graves' eye disease. Ophthalmic Surg，1986，17（4）：216-220.

[71] BARTLEY GB. The epidemiologic characteristics and clinical course of ophthalmopathy associated with autoimmune thyroid disease in Olmsted County，Minnesota. Trans Am Ophthalmol Soc，1994，92：477-588.

[72] ROOTMAN J. Diseases of the orbit：a multidisciplinary ap-proach. Philadelphia：Lippincott，1988，p. 143-240.

[73] FELDON SE，LEE CP，MURAMATSU SK，et al. Quantita-tive computed tomography of Graves' ophthalmopathy. Extraoc-ular muscle and orbital fat in development of optic neuropathy. Arch Ophthalmol，1985，103（2）：213-215.

[74] BARRETT L，GLATT HJ，BURDE RM，et al. Optic nerve dysfunction in thyroid eye disease：CT. Radiology，1988，167（2）：503-507.

[75] NUGENT RA，BELKIN RI，NEIGEL JM，et al. Graves or-bitopathy：correlation of CT and clinical findings. Radiology，1990，177（3）：675-682.

[76] BIRCHALL D，GOODALL KL，NOBLE JL，et al. Graves ophthalmopathy：intracranial fat prolapse on CT images as an indicator of optic nerve compression. Radiology，1996，200（1）：123-127.

[77] GONÇALVES AC，SILVA LN，GEBRIM EM，et al. Quantifi-cation of orbital apex crowding for screening of dysthyroid optic neuropathy using multidetector CT. AJNR Am J Neuroradiol，2012，33（8）：1602-1607.

[78] DODDS NI，ATCHA AW，BIRCHALL D，et al. Use of high-resolution MRI of the optic nerve in Graves' ophthalmopa-thy. Br J Radiol，2009，82（979）：541-544.

[79] TAN NYQ，LEONG YY，LANG SS，et al. Radiologic Param-eters of Orbital Bone Remodeling in Thyroid Eye Disease. Invest Ophthalmol Vis Sci，2017，58（5）：2527-2533.

[80] KVETNY J，PUHAKKA KB，RØHL L. Magnetic resonance imaging determination of extraocular eye muscle volume in pa-tients with thyroid-associated ophthalmopathy and proptosis. Acta Ophthalmol Scand. 2006；84（3）：419-423.

[81] TORTORA F，CIRILLO M，FERRARA M，et al. Disease activity in Graves' ophthalmopathy：diagnosis with orbital MR imaging and correlation with clinical score. Neuroradiol J，2013，26（5）：555-564.

[82] ROTHFUS WE，CURTIN HD. Extraocular muscle enlargement：a CT review. Radiology，1984，151（3）：677-681.

[83] YUEN SJ，RUBIN PA. Idiopathic orbital inflammation：distri-bution，clinical features，and treatment outcome. Arch Ophthal-mol，2003，121（4）：491-499.

[84] WEBER AL，ROMO LV，SABATES NR. Pseudotumor of the orbit. Clinical，pathologic，and radiologic evaluation. Radiol Clin North Am，1999，37（1）：151-168，xi.

[85] FERREIRA TA，SARAIVA P，GENDERS SW，et al. CT and MR imaging of orbital inflammation. Neuroradiology，2018，60（12）：1253-1266.

[86] LI Y，LIP G，CHONG V，et al. Idiopathic orbital inflammation syndrome with retro-orbital involvement：a retrospective study of eight patients. PLoS One，2013，8（2）：e57126.

[87] NARLA LD，NEWMAN B，SPOTTSWOOD SS，et al. Inflammatory pseudotumor. Radiographics，2003，23：719-729.

[88] SEPAHDARI AR，AAKALU VK，SETABUTR P，et al. Inde-terminate orbital masses：restricted diffusion at MR imaging with echo-planar diffusion-weighted imaging predicts malignancy. Radiology，2010，256（2）：554-564.

[89] UMEHARA H，OKAZAKI K，MASAKI Y，et al. Comprehen-sive diagnostic criteria for IgG4-related disease（IgG4-RD），2011. Mod Rheumatol，2012，22（1）：21-30.

[90] STONE JH，ZEN Y，DESHPANDE V. IgG4-related disease. N Engl J Med，2012，366：539-551.

[91] TIRELLI G，GARDENAL N，GATTO A，et al. Head and neck immunoglobulin G4 related disease：systematic review. J Laryn-gol Otol，2018，132（12）：1046-1050.

[92] FUJITA A，SAKAI O，CHAPMAN MN，et al. IgG4-related disease of the head and neck：CT and MR imaging manifesta-tions. Radiographics，2012，32（7）：1945-1958.

[93] HAYASHI Y，MORIYAMA M，MAEHARA T，et al. A case of mantle cell lymphoma presenting as IgG4-related dacryoadenitis and sialoadenitis，so-called Mikulicz's disease. World J Surg Oncol，2015，13：225.

[94] HIMI T，TAKANO K，YAMAMOTO M，et al. A novel con-cept of Mikulicz's disease as IgG4-related disease. Auris Nasus Larynx，2012，39（1）：9-17.

[95] GINAT DT，FREITAG SK，KIEFF D，et al. Radiographic pat-terns of orbital involvement in IgG4-related disease. Ophthalmic Plast Reconstr Surg，2013，29（4）：261-266.

[96] TIEGS-HEIDEN CA，ECKEL LJ，HUNT CH，et al. Immu-noglobulin G4-related disease of the orbit：imaging features in 27 patients. AJNR Am J Neuroradiol，2014，35（7）：1393-1397.

[97] ZHAO Z，WANG Y，GUAN Z，et al. Utility of FDGPET/CT in the diagnosis of IgG4-related diseases. Clin Exp Rheumatol, 2016，34：119-125.

[98] RAO DA，DELLARIPA PF. Extrapulmonary manifestations of sarcoidosis. Rheum Dis Clin N Am，2013，39：277-297.

[99] OBENAUF CD，SHAW HE，SYDNOR CF，et al. Sarcoidosis and its ophthalmic manifestations. Am J Ophthalmol，1978，86（5）：648-655.

[100] GANESHAN D，MENIAS CO，LUBNER MG，et al. Sarcoidosis from Head to Toe：What the Radiologist Needs to Know. Radiographics，2018，38（4）：1180-1200.

[101] BODAGHI B，TOUITOU V，FARDEAU C，et al. Ocular sarcoidosis. Presse Med，2012，41：e349-e354.

[102] EVANS M，SHARMA O，LABREE L，et al. Differences in clinical findings between Caucasians and African Americans with biopsy-proven sarcoidosis. Ophthalmology，2007，114（2）：325-333.

[103] COLLISON JM，MILLER NR，GREEN WR. Involvement of orbital tissues by sarcoid. Am J Ophthalmol，1986，102（3）：302-307.

[104] PATEL S. Ocular sarcoidosis. Int Ophthalmol Clin，2015，55：15-24.

[105] MAVRIKAKIS I，ROOTMAN J. Diverse clinical presentations of orbital sarcoid. Am J Ophthalmol，2007，144（5）：769-775.

[106] PASADHIKA S，ROSENBAUM JT. Ocular sarcoidosis. Clin Chest Med，2015，36：669-683.

[107] VETTIYIL B，GUPTA N，KUMAR R. Positron emission tomography imaging in sarcoidosis. World J Nucl Med，2013，12：82-86

[108] CHAPMAN MN，FUJITA A，SUNG EK，et al. Sarcoidosis in the Head and Neck：An Illustrative Review of Clinical Presentations and Imaging Findings. AJR Am J Roentgenol，2017，208（1）：66-75.

[109] YANG B，YIN Z，CHEN S，YUAN F，et al. Imaging diagnosis of orbital Wegener granulomatosis：A rare case report. Medicine（Baltimore），2017，96（23）：e6904.

[110] PAKALNISKIS MG，BERG AD，POLICENI BA，et al. The Many Faces of Granulomatosis With Polyangiitis：A Review of the Head and Neck Imaging Manifestations. AJR Am J Roentgenol，2015，205（6）：W619-W629.

[111] TARABISHY AB，SCHULTE M，PAPALIODIS GN，et al. Wegener's granulomatosis：clinical manifestations，differential diagnosis，and management of ocular and systemic disease. Surv Ophthalmol，2010，55（5）：429-444.

[112] COLBY TV，TAZELAAR HD，SPECKS U，et al. Nasal biopsy in Wegener's granulomatosis. Hum Pathol，1991，22（2）：101-104.

[113] LOVELACE K，CANNON TC，FLYNN S，et al. Optic neuropathy in patient with Wegener's granulomatosis. J Ark Med Soc，2004，100（12）：428-429.

[114] MONTECUCCO C，CAPORALI R，PACCHETTI C，et al. Is Tolosa-Hunt syndrome a limited form of Wegener's granulomatosis?. Report of two cases with anti-neutrophil cytoplasmic antibodies. Br J Rheumatol，1993，32（7）：640-641.

[115] SCHMIDT J，PULIDO JS，MATTESON EL. Ocular manifestations of systemic disease：antineutrophil cytoplasmic anti-body-associated vasculitis. Curr Opin Ophthalmol，2011，22（6）：489-495.

[116] HOLLE JU，GROSS WL. Neurological involvement in Wegener's granulomatosis. Curr Opin Rheumatol，2011，23（1）：7-11.

[117] GRINDLER D，CANNADY S，BATRA PS. Computed tomography findings in sinonasal Wegener's granulomatosis. Am J Rhinol Allergy，2009，23（5）：497-501.

[118] OWEN RG，TREON SP，AL-KATIB A，et al. Clinicopathological definition of Waldenstrom's macroglobulinemia：consensus panel recommendations from the Second International Workshop on Waldenstrom's Macroglobulinemia. Semin Oncol，2003，30（2）：110-115.

[119] SWERDLOW SH，CAMPO E，PILERI SA，et al. The 2016 revision of the World Health Organization classification of lymphoid neoplasms. Blood，2016，127（20）：2375-2390.

[120] REMSTEIN ED，HANSON CA，KYLE RA，et al. Despite apparent morphologic and immunophenotypic heterogeneity，Waldenstrom's macroglobulinemia is consistently composed of cells along a morphologic continuum of small lymphocytes，plasmacytoid lymphocytes，and plasma cells. Semin Oncol，2003，30（2）：182-186.

[121] GROVES FD，TRAVIS LB，DEVESA SS，et al. Waldenström's macroglobulinemia：incidence patterns in the United States，1988-1994. Cancer，1998，82（6）：1078-1081.

[122] KYLE RA，LARSON DR，MCPHAIL ED，et al. Fifty-Year Incidence of Waldenström Macroglobulinemia in Olmsted County，Minnesota，From 1961 Through 2010：A Population-Based Study With Complete Case Capture and Hematopathologic Review. Mayo Clin Proc，2018，93（6）：739-746.

[123] THOMAS R，BRASCHI-AMIRFARZAN M，LAFERRIERE SL，et al. Imaging of Waldenström Macroglobulinemia：A Comprehensive Review for the Radiologist in the Era of Personalized Medicine. AJR Am J Roentgenol，2019，213（6）：W248-W256.

[124] FITSIORI A，FORNECKER LM，SIMON L，et al. Imaging spectrum of Bing-Neel syndrome：how can a radiologist recognise this rare neurological complication of Waldenström's macroglobulinemia?. Eur Radiol，2019，29（1）：102-114.

[125] HUGHES MS，ATKINS EJ，CESTARI DM，et al. Isolated optic nerve，chiasm，and tract involvement in Bing-Neel Syndrome. J Neuroophthalmol，2014，34（4）：340-345.

[126] MINNEMA MC，KIMBY E，D'SA S，et al. Guideline for the diagnosis，treatment and response criteria for Bing-Neel syndrome. Haematologica，2017，102（1）：43-51.

[127] VERDÚ J，ANDRÉS R，SÁNCHEZ-MAJANO JL，et al. Bilateral ocular involvement as a presentation of Waldenström's macroglobulinemia. Med Oncol，2011，28（4）：1624-1625.

[128] KRISHNAN K，ADAMS PT. Bilateral orbital tumors and lacrimal gland involvement in Waldenström's macroglobulinemia. Eur J Haematol，1995，55（3）：205-206.

[129] ILLARRAMENDI OA，FLYNT L，WONG F. 18F-FDG PET/CT in the Evaluation of Bing-Neel Syndrome. J Nucl Med Technol，2019，47（4）：343-344.

[130] ENEH AA，FARMER J，KRATKY V. Primary localized orbital amyloid：case report and literature review；2004-2015. Can J Ophthalmol，2016，51（4）：e131-e136.

[131] YERLI H，AYDIN E，AVCI S，HABERAL N，et al. Focal amyloidosis of the orbit presenting as a mass：MRI and CT Features. Iran J Radiol，2011，8（4）：241-244.

[132] SIPE JD，BENSON MD，BUXBAUM JN，et al. Amyloid fibril protein nomenclature：2012 recommendations from the Nomenclature Committee of the International Society of Amyloidosis. Amyloid，2012，19（4）：167-170.

[133] LEIBOVITCH I，SELVA D，GOLDBERG RA，et al. Periocular and orbital amyloidosis：clinical characteristics，management，and outcome. Ophthalmology，2006，113（9）：1657-1664.

[134] MURDOCH IE，SULLIVAN TJ，MOSELEY I，et al. Primary localised amyloidosis of the orbit. Br J Ophthalmol，1996，80（12）：1083-1086.

[135] OKAMOTO K，ITO J，EMURA I，et al. Focal orbital amyloidosis presenting as rectus muscle enlargement：CT and MR findings. AJNR Am J Neuroradiol，1998，19（9）：1799-1801.

[136] HAROCHE J，COHEN-AUBART F，AMOURA Z. Erdheim-Chester disease. Blood，2020，135（16）：1311-1318.

[137] VEYSSIER-BELOT C，CACOUB P，CAPARROS-LEFEBVRE D，et al. Erdheim-Chester disease. Clinical and radiologic characteristics of 59 cases. Medicine（Baltimore），1996，75（3）：157-169.

[138] ARNAUD L，HERVIER B，NÉEL A，et al. CNS involvement and treatment with interferon-α are independent prognostic factors in Erdheim-Chester disease：a multicenter survival analysis of 53 patients. Blood，2011，117（10）：2778-2782.

[139] DRIER A，HAROCHE J，SAVATOVSKY J，et al. Cerebral，facial，and orbital involvement in Erdheim-Chester disease：CT and MR imaging findings. Radiology，2010，255（2）：586-594.

[140] SEDRAK P，KETONEN L，HOU P，et al. Erdheim-Chester disease of the central nervous system：new manifestations of a rare disease. AJNR Am J Neuroradiol，2011，32（11）：2126-2131.

[141] MAMLOUK MD，ABOIAN MS，GLASTONBURY CM. Case 245：Erdheim-Chester Disease. Radiology，2017，284（3）：910-917.

[142] NGUYEN VD，SINGH AK，ALTMEYER WB，et al. Demystifying Orbital Emergencies：A Pictorial Review. Radiographics，2017，37（3）：947-962.

[143] RAHBAR R，ROBSON CD，PETERSEN RA，et al. Management of orbital subperiosteal abscess in children. Arch Otolaryngol Head Neck Surg，2001，127（3）：281-286.

[144] GIVNER LB. Periorbital versus orbital cellulitis. Pediatr Infect Dis J，2002，21（12）：1157-1158.

[145] ANSARI SA，MAFEE MF. Orbital cavernous hemangioma：role of imaging. Neuroimaging Clin N Am，2005，15（1）：137-158.

[146] BILANIUK LT. Vascular lesions of the orbit in children. Neuroimaging Clin N Am，2005，15（1）：107-120.

[147] KATZ SE，ROOTMAN J，VANGVEERAVONG S，et al. Combined venous lymphatic malformations of the orbit（so-called lymphangiomas）. Association with noncontiguous intracranial vascular anomalies. Ophthalmology，1998，105（1）：176-184.

[148] WRIGHT JE，SULLIVAN TJ，GARNER A，et al. Orbital venous anomalies. Ophthalmology，1997，104（6）：905-913.

[149] WRIGHT JE，SULLIVAN TJ，GARNER A，et al. Orbital venous anomalies. Ophthalmology，1997，104（6）：905-913.

[150] SMOKER WR，GENTRY LR，YEE NK，et al. Vascular lesions of the orbit：more than meets the eye. Radiographics，2008，28（1）：185-325.

[151] GRAEB DA，ROOTMAN J，ROBERTSON WD，et al. Orbital lymphangiomas：clinical，radiologic，and pathologic characteristics. Radiology，1990，175（2）：417-421.

[152] RUBIN PA，REMULLA HD. Orbital venous anomalies demonstrated by spiral computed tomography. Ophthalmology，1997，104（9）：1463-1470.

[153] WINTER J，CENTENO RS，BENTSON JR. Maneuver to aid diagnosis of orbital varix by computed tomography. AJNR Am J Neuroradiol，1982，3（1）：39-40.

[154] BIGOT JL，IACONA C，LEPREUX A，et al. Sinus pericranii：advantages of MR imaging. Pediatr Radiol，2000，30（10）：710-712.

[155] FLORS L，LEIVA-SALINAS C，MAGED IM，et al. MR imaging of soft-tissue vascular malformations：diagnosis，classification，and therapy follow-up. Radiographics，2011，31（5）：1321-1341.

[156] ERNEMANN U，KRAMER U，MILLER S，et al. Current concepts in the classification，diagnosis and treatment of vascular anomalies. Eur J Radiol，2010，75（1）：2-11.

[157] DONNELLY LF，ADAMS DM，BISSET GS 3RD. Vascular malformations and hemangiomas：a practical approach in a multidisciplinary clinic. AJR Am J Roentgenol，2000，174（3）：597-608.

[158] MCCAFFERTY IJ，JONES RG. Imaging and management of vascular malformations. Clin Radiol，2011，66（12）：1208-1218.

[159] NOSHER JL，MURILLO PG，LISZEWSKI M，et al. Vascular anomalies：A pictorial review of nomenclature，diagnosis and treatment. World J Radiol，2014，6（9）：677-692.

[160] ABERNETHY LJ. Classification and imaging of vascular malformations in children. Eur Radiol，2003，13（11）：2483-2497.

[161] PARK HS，GYE HJ，KIM JM，et al. A patient with branch retinal vein occlusion accompanied by superior ophthalmic vein thrombosis due to severe superior ophthalmic vein enlargement in a patient with graves ophthalmopathy. J Craniofac Surg，2014，25（4）：e322-e324.

[162] GUPTA RK，JAMJOOM AA，DEVKOTA UP. Superior sagittal sinus thrombosis presenting as a continuous headache：a case report and review of the literature. Cases J，2009，2：9361.

[163] VELASCO E CRUZ AA，DEMARCO RC，VALERA FC，et al. Orbital complications of acute rhinosinusitis：a new classification. Braz J Otorhinolaryngol，2007，73（5）：684-688.

第五章　颅底和骨

J. Matthew Debnam，Franco Rubino，Shaan M. Raza

陕曼玉　李永斌　杨立娟　译

　　颅底和骨的肿瘤及非肿瘤性病变包括累及颅底及颌面部的骨质和邻近软组织区域的良性病变和恶性病变，发病人群涵盖儿童和成人。良性病变包括脑膜瘤和动脉瘤样骨囊肿。恶性肿瘤包括肉瘤（如骨肉瘤、软骨肉瘤、纤维肉瘤）和其他肿瘤（如鼻咽癌、转移瘤等）。肿瘤样病变包括发育性囊肿、纤维结构不良和骨瘤等。这些病变既可侵及眼眶，也可累及邻近海绵窦、蝶鞍和脑神经。识别肿瘤的影像学特征，对患者的诊治护理（如手术切除和避免不必要的治疗）至关重要。

　　用于评估颅底的影像检查包括 CT、MRI 和 PET/CT，这些检查可提供肿瘤分期、术前计划和治疗反应等的重要信息。CT 可显示肿瘤范围、骨质增生或破坏情况。MRI 可评估肿瘤的特征，包括软组织特征、是否侵及鼻窦和颅内，神经周围肿瘤扩散等情况。PET/CT 为评估肿瘤代谢活动、检测局部和远处转移、分期、根据代谢活性确定活检部位以及评估治疗反应提供信息。

　　本章的目的是描述颌面部和颅底常见和不常见恶性肿瘤的流行病学特征和影像表现，以及颅底的骨质情况及邻近软组织的情况。通过回顾疾病背景知识、临床表现和影像学特征，帮助放射科医生在评估颌面部和颅底恶性肿瘤时缩小鉴别诊断范围。起源于眼眶、鼻窦、垂体、海绵窦和大脑的肿瘤将在其他章节中讨论。

第一节　解　剖

前颅底分隔颅内半球与眼眶、副鼻窦。其前缘为额窦后壁，后缘为蝶骨小翼后缘、前床突。额骨的眶板构成下壁。前颅底包括筛板和蝶骨平台。

中颅底前缘为蝶骨小翼后缘、蝶骨平台，后缘为颞骨岩骨嵴，两侧为颅中窝，中央为蝶鞍、斜坡的腹侧。蝶枕软骨联合位于中颅后缘中央，岩骨斜坡软骨联合位于中颅后缘外侧。中颅底包括视神经管、眶上裂、颈内动脉（internal carotid artery，ICA）、海绵窦、圆孔、卵圆孔、棘孔和翼管。

后颅底前缘中央为蝶枕软骨联合向中心汇合至枕骨前内侧，前外侧岩骨嵴向后外侧延伸至颞骨和枕骨的后内侧。

图 5.1 为颅底解剖示意图[1, 2]，图 5.2 为颅底影像图。

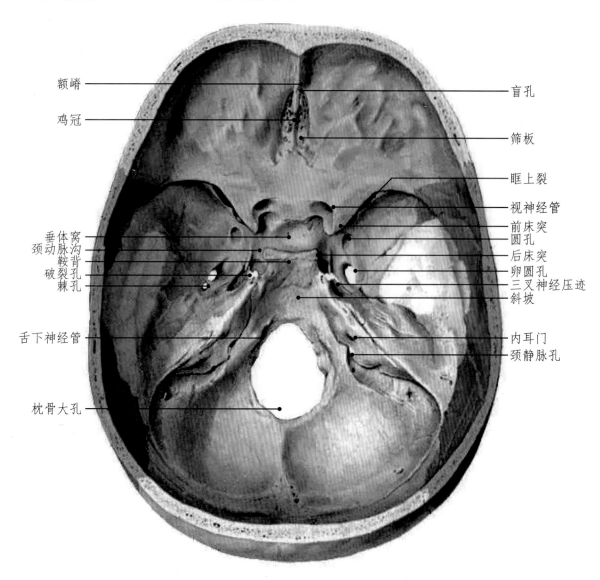

▲ 图 5.1　颅底解剖示意图

筛板（CNⅠ嗅神经），视神经管（CNⅡ视神经），眶上裂（CNⅢ动眼神经、CNⅣ滑车神经、CNⅤ₁眼支、CNⅥ外展神经），圆孔（CNⅤ₂上颌支），卵圆孔（CNⅤ₃下颌支），棘孔（脑膜中动脉、脑膜中静脉、CNⅤ₃脑膜支），内耳门（CNⅦ面神经、CNⅧ听神经），颈静脉孔（颈静脉、CNⅨ舌咽神经、CNⅩ迷走神经、CNⅪ副神经），舌下神经管（CNⅫ舌下神经）。

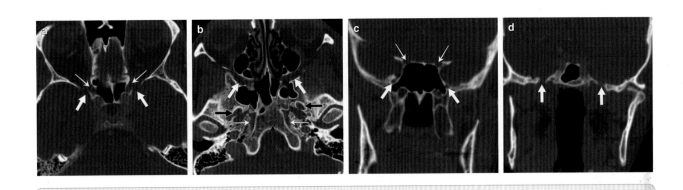

▲ 图 5.2　颅底孔道解剖

（a）CT 增强扫描轴位骨窗显示眶上裂（粗白箭头）和视神经管（细白箭头）；（b）CT 增强扫描轴位骨窗显示翼腭窝（粗白箭头）、卵圆孔（粗黑箭头）、破裂孔（细白箭头）和斜坡（细黑箭头）；（c）CT 增强扫描冠状位骨窗显示圆孔（粗箭头）和视神经管（细箭头）；（d）CT 增强扫描冠状位骨窗显示卵圆孔（箭头）。

第二节　脑膜瘤

【背景知识】脑膜瘤最常起源于蛛网膜帽状细胞或脑膜的脑膜细胞；是最常见的硬脑膜肿瘤，多为良性病变；世界卫生组织（WHO）按照组织学特征和复发的风险分为Ⅰ级（良性）约占80%、Ⅱ级（非典型）约占18%、Ⅲ级（恶性）约占2%[3, 4]；多单发，部分是家族性或发生在放疗后；多发性脑膜瘤与神经纤维瘤病Ⅱ型（neurofibromatosis type Ⅱ，NF-Ⅱ）相关[5]；极少情况下，原发性骨内脑膜瘤可发生在骨内[6]。

【疾病概述】女性多见，发病高峰为50~60岁；临床症状取决于生长部位，一般有头痛、视力丧失和神经麻痹[5, 7]，压迫视交叉时发生视野缺损[8]；当视神经的交叉纤维受压会失去立体感觉（深度感知觉）[6]。

【影像表现】明显均匀强化，硬脑膜尾征（硬脑膜明显强化和增厚，非脑膜瘤特有）；脑膜瘤Ⅰ级患者的脑膜瘤与邻近脑实质间存在脑脊液间隙；脑膜瘤Ⅲ级具有侵袭性，可侵犯周围结构（脑膜瘤和邻近脑实质间分界欠清，脑脊液间隙缺失[5]）；20% 可见邻近骨质增生，25% 可见钙化[5]；可见囊变和坏死；可包绕颈内动脉，引起血管狭窄；气窦扩张症（鼻窦过度气化）[9]；沿颅底孔道生长可导致相应脑神经麻痹[5]。

- CT　高密度（60%）到等密度（40%）（与脑皮质对比）[10]；骨内脑膜瘤可发生在骨内或骨外，

骨皮质破坏[11]。

- **MRI** 在所有序列上均为等信号（与脑皮质对比）；可显示硬膜外延伸及软组织受累情况；磁共振波谱，胆碱峰和丙氨酸峰升高，N-乙酰天门冬氨酸峰降低[7]。

- **PET/CT** ^{68}Ga-DOTATATE PET/CT 可见骨质受累[12]。

【手术要点】脑膜瘤发生于颅前窝和颅中窝，可延伸至颅内（影响神经、血管）和颅外（影响眼眶、鼻窦和颞下窝）；对于骨内脑膜瘤，CT 扫描可明确骨质侵蚀情况；当累及眼眶时，需注意描述肌锥内、外间隙受累情况；描述海绵窦是否受侵及，肿瘤是否沿眶上裂或眶下裂延伸；描述肿瘤的发病部位以帮助确定最佳的手术方法，近中线脑膜瘤（如嗅沟、蝶骨平台或鞍结节脑膜瘤）可以通过鼻内窥镜治疗，偏外侧脑膜瘤（如床突或蝶骨翼内侧脑膜瘤）采用经颅入路治疗；视神经周围脑膜瘤，描述肿瘤位置（哪段视神经受累），是否侵袭鞍区、蝶窦。

【病例】图 5.3~ 图 5.5 为脑膜瘤病例。

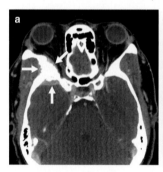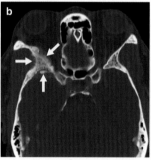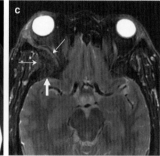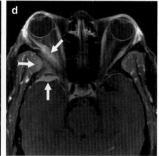

▲ 图 5.3　女，57 岁，右侧蝶骨大翼脑膜瘤继发右眼急性视力丧失

（a）CT 增强扫描轴位软组织窗显示强化的脑膜瘤累及右侧蝶骨大翼，延伸至右眼眶肌锥外间隙、颅中窝和咀嚼肌间隙（箭头）；（b）CT 增强扫描轴位骨窗显示右侧蝶骨、眶外侧壁骨质增生（箭头）；（c）MRI 脂肪饱和 T2WI 轴位显示骨质增生呈低信号（粗箭头），脑膜瘤呈等信号（细箭头）；（d）MRI 脂肪饱和 T1WI 增强轴位显示脑膜瘤强化（箭头）。

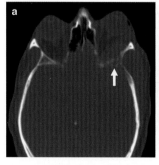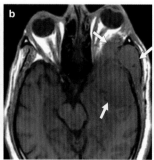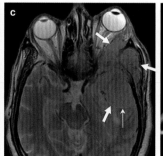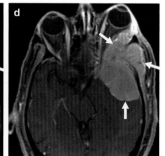

▲ 图 5.4　男，59 岁，左侧蝶骨大翼脑膜瘤致左眼进行性膨出伴视物模糊进行性加重 3 个月

（a）CT平扫轴位骨窗显示左侧蝶骨大翼骨质欠规整（箭头）；（b）MRI无脂肪饱和T1WI平扫轴位显示左侧眼眶后外侧、颅中窝和咀嚼肌间隙脑膜瘤等信号（箭头）；（c）MRI脂肪饱和T2WI轴位显示脑膜瘤呈等信号（粗箭头），注意沿病灶后缘的脑脊液间隙（细箭头）；（d）MRI脂肪饱和T1WI增强轴位显示脑膜瘤均匀强化（箭头）。

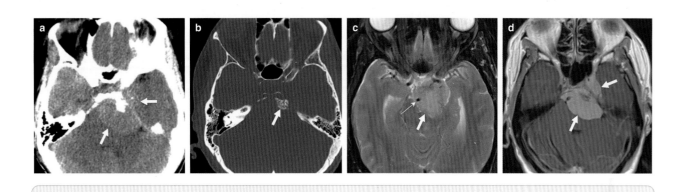

▲ 图5.5　女，56岁，临床出现头晕症状

（a）CT增强扫描轴位软组织窗显示脑膜瘤位于左侧海绵窦、左侧颅中窝、颅后窝区，呈高密度，邻近脑桥受压（箭头）；（b）CT增强扫描轴位骨窗显示左侧后床突骨质增生（箭头）；（c）MRI脂肪饱和T2WI轴位显示脑膜瘤呈等信号或稍高信号（粗箭头），包绕基底动脉，血管流空存在（细箭头）；（d）MRI无脂肪饱和T1WI增强轴位显示脑膜瘤呈均匀强化（箭头）。

第三节　骨肉瘤

【背景知识】骨肉瘤（osteosarcoma，OSA）是最常见的原发性恶性骨肿瘤；常发生在长骨的干骺端；头颈部OSA很少见（占总OSA的10%以下），常见于颌骨；眼眶受累可能是原发或直接浸润[13]。

【疾病概述】原发性OSA常见于青年患者（＜25岁）[14]；头颈部OSA发病年龄稍大（25~40岁），男性略多见[15]；最常见的症状为疼痛[15]；可能与视网膜母细胞瘤、鼻咽癌等肿瘤的既往放疗有关，也可能继发于骨性疾病（如骨纤维发育不良、成骨细胞瘤）[13]。

【影像表现】边缘不规则的成骨性和（或）溶骨性病变；典型特征为骨样基质和"放射状"骨膜反应[13]。

• CT　常可见骨质破坏和软组织肿块；约75%患者可有骨质硬化；有些情况下可见无骨膜反应的骨质破坏。

• MRI　信号取决于肿瘤的矿物质含量；通常与其他肉瘤难以区分；T1WI呈低信号，T2WI呈等信号或高信号，不均匀强化；实性成分通常强化[16]；由于细胞密度大，30%以上的病灶可见扩散受限[9]。

• PET/CT　18F-FDG高摄取的表现多种多样，高级别OSA比低级别OSA对FDG浓聚更高[17]。

【手术要点】外科手术的首要目的是保存视力；视器、视神经等所有受侵部位（颅内、眶内）均需描述，以排除压迫。

【病例】图 5.6~ 图 5.8 为 OSA 病例。

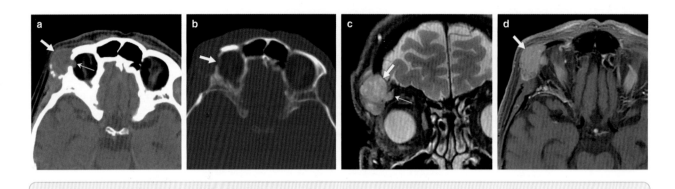

▲ 图 5.6　男，73 岁，OSA 致右眼硬结节灶

（a）CT 平扫轴位软组织窗显示右侧面部等密度肿块，周围可见钙化（粗箭头），并侵袭上方眼眶（细箭头）；（b）CT 平扫轴位骨窗显示右眼眶颞上壁骨质缺损（箭头）；（c）MRI 脂肪饱和 T2WI 冠状位显示不均匀高信号肿块，累及额骨右侧（粗箭头），并侵及右侧眼眶上壁（细箭头）；（d）MRI 脂肪饱和 T1WI 增强轴位显示 OSA 呈均匀强化（箭头）。

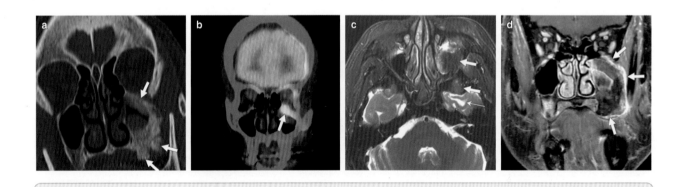

▲ 图 5.7　女，74 岁，骨肉瘤引起左面部麻木

（a）CT 平扫冠状位骨窗显示左侧上颌窦外侧壁、上壁（眶底）、底壁（牙槽突）可见骨样基质（箭头），左侧面部麻木的原因可能是左侧眶下神经（CNV_2）受累；（b）^{18}FDG-FDG PET/CT 冠状位显示 FDG 高浓聚（箭头）；（c）MRI 脂肪饱和 T2WI 轴位显示左侧眶下壁和蝶骨可见肿块，呈低信号（粗箭头），可见占位效应导致的左侧颞叶水肿（细箭头）；（d）MRI 脂肪饱和 T1WI 增强冠状位显示 OSA 的骨样基质呈低信号，周围可见线样环形强化（箭头）。

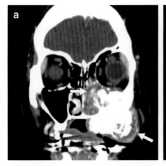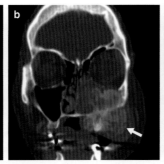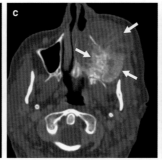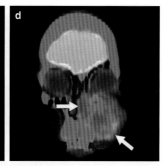

▲ 图 5.8　男，47 岁，骨肉瘤引起鼻出血和左侧面部疼痛

（a）CT 增强扫描冠状位软组织窗显示左侧鼻腔、口腔和脸颊不均匀强化肿块影，其内含有骨样基质（箭头）；（b）CT 增强扫描冠状位骨窗显示骨样基质呈"放射状"改变（箭头）；（c）CT 增强扫描轴位骨窗显示骨样基质呈"放射状"改变（箭头）；（d）^{18}F-FDG PET/CT 冠状位显示 OSA 对 FDG 不同程度的摄取（箭头）。

第四节　软骨肉瘤

【背景知识】软骨肉瘤（chondrosarcoma，CSA）是软骨来源的恶性肿瘤；5%~10% 发生在头颈部[18]；是影响鼻窦区最常见的肉瘤[18]；可起源于良性疾病（如 Paget 病、纤维性结构不良）或者恶性肿瘤（如 OSA、纤维肉瘤和白血病）[19]。

【疾病概述】发病高峰在 40~50 岁，男性多见[20]；头颈部好发部位常见于颅底、上颌骨、眼眶、鼻中隔软骨[18]；颅底 CSA 多在旁中线，最常发生在岩枕软骨联合处[21]。

【影像表现】生长缓慢，呈分叶状改变；含软骨样基质[20]。

- CT　因软骨基质中可有无定形、点状和曲线样钙化，可见"环形和弧形"钙化的不均匀肿块[20]；由于含水量高，肿瘤密度低于肌肉密度；无血管的软骨基质，呈不均匀强化[22]。

- MRI　T1WI 低信号，T2WI 高信号，原因是软骨基质含水量高[22]；出血、黏蛋白在 T1WI 呈高信号[23]；软骨基质钙化在 T1WI、T2WI 均呈低信号；纤维血管组织呈曲线样、分隔样强化，无血管的软骨基质不强化，导致总体强化不均匀[22]。

- PET/CT　^{18}F-FDG 不同程度的高亲和力，高级别肿瘤对 FDG 摄取高于低级别肿瘤[17]。

【手术要点】病灶起源于颅底软骨联合，手术是主要的治疗方法；对于其他肉瘤，精确描述肿瘤侵犯范围，如骨质受累程度、是否侵犯邻近组织（如颅内脑池、硬脑膜下腔和蛛网膜下腔），注意邻近大血管结构是否受侵；肿瘤侵及颅内，注意硬脑膜侵犯范围，颅后窝神经、血管是否受侵。

【病例】图 5.9~ 图 5.12 为 CSA 病例。

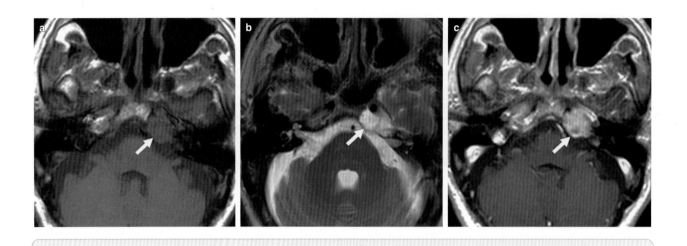

▲ 图5.9 男，60岁，颅底 CSA 引起头痛和复视

（a）MRI 无脂肪饱和 T1WI 平扫轴位显示肿块呈低信号，位于左侧岩枕软骨联合，并突入左侧脑桥前池（箭头），复视可能是由于左侧外展神经受累；（b）MRI 脂肪饱和 T2WI 轴位显示左侧岩尖部 CSA 呈高信号（箭头）；（c）MRI 无脂肪饱和 T1WI 增强轴位显示 CSA 均匀强化（箭头）。

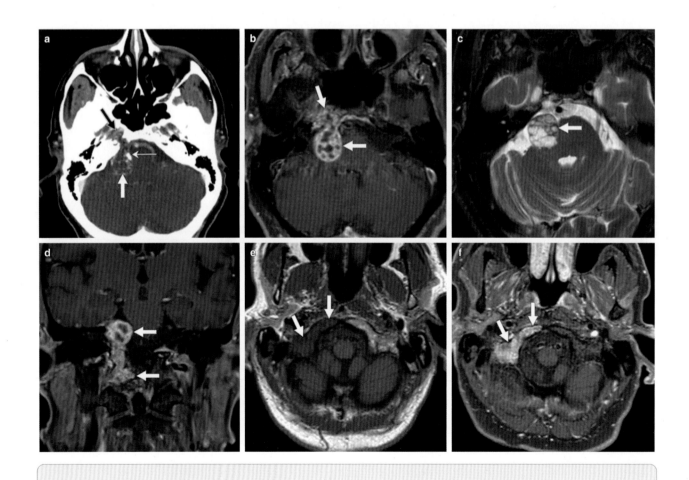

▲ 图5.10 男，73岁，右侧岩尖部 CSA 引起右侧外展神经麻痹

（a）CT 增强扫描轴位软组织窗显示肿块呈不均匀强化，病灶位于右侧岩尖部并侵犯邻近颈动脉管（黑色箭头），延伸至右侧桥小脑角区（粗白箭头），内可见钙化（细白箭头）；（b）MRI 脂肪饱和 T1WI 增强轴位显示肿块呈不均匀强化（箭头）；（c）MRI 脂肪饱和 T2WI 轴位显示 CSA 呈高低混杂不均匀信号影（箭头）；（d）MRI 脂肪饱和 T1WI 增强冠状位显示肿块呈不均匀强化，向下延伸至右侧枕髁（箭头）；（e）MRI 无脂肪饱和 T1WI 平扫轴位显示右侧枕骨髓内正常脂肪信号消失（箭头）；（f）MRI 脂肪饱和 T1WI 增强轴位显示右侧枕骨内强化肿瘤影（箭头）。

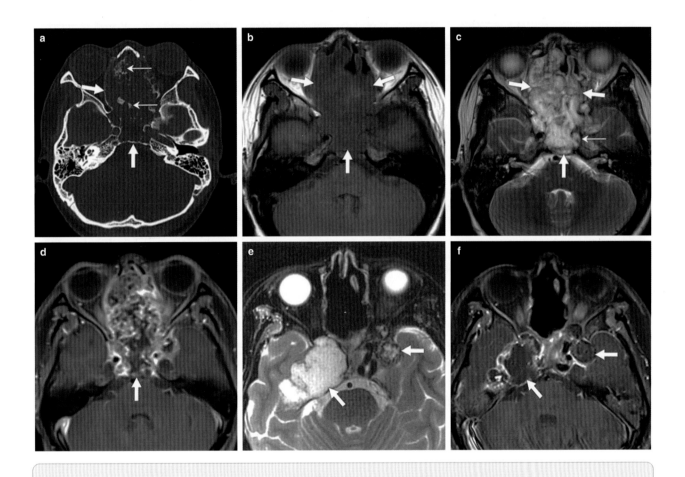

▲ 图 5.11　女，24 岁，颅底、鼻窦 CSA 引起右侧第 V ~ Ⅶ对脑神经麻痹

（a）CT 平扫轴位骨窗显示颅底中央、鼻窦内膨胀性、溶骨性肿块，并侵犯双侧眼眶（粗箭头），注意软骨样基质（细箭头）；（b）MRI 无脂肪饱和 T1WI 平扫轴位显示肿块呈不均匀等信号（箭头）；（c）MRI 脂肪饱和 T2WI 轴位显示肿块呈混杂高低信号影（粗箭头），低信号成分可能与软骨样基质和（或）出血有关，左侧颈内动脉血管流空影消失（细箭头）；（d）MRI 脂肪饱和 T1WI 增强轴位显示 CSA 不均匀强化（箭头）；（e）MRI 脂肪饱和 T2WI 轴位显示肿块延伸至双侧颅中窝，呈不同信号（箭头）；（f）MRI 脂肪饱和 T1WI 增强轴位显示 CSA 呈不均匀强化（箭头）。

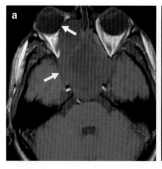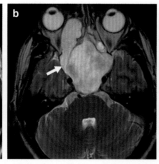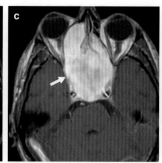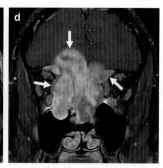

▲ 图 5.12　男，29 岁，颅底、鼻窦内 CSA 引起视力改变

（a）MRI 无脂肪饱和 T1WI 平扫轴位显示病灶位于颅底中央、鼻窦内和右眼眶内侧，呈等信号至低信号（箭头）；（b）MRI 无脂肪饱和 T2WI 平扫轴位显示 CSA 呈高信号（箭头）；（c）MRI 无脂肪饱和 T1WI 增强轴位显示肿块均匀强化（箭头）；（d）MRI 脂肪饱和 T1WI 增强冠状位显示病灶累及颅内和双侧眼眶（箭头）。

第五节　Ewing 肉瘤

【背景知识】Ewing 肉瘤起源于原始神经外胚层的恶性小圆细胞[24]；为第二常见的骨肿瘤；约 3% 的病例发生在颅面骨[25]。

【疾病概述】常见于儿童和年轻人，男性略多见；有 10%~30% 的患者在诊断时已有转移[24, 25]；临床症状有疼痛、肿胀和骨折[24]。

【影像表现】Ewing 肉瘤无特征性影像学表现[25]。

• CT　浸润型病灶表现为"虫噬样"改变；骨膜反应表现为"洋葱样"改变（针样少见），可见骨质硬化和软组织肿块[26]。

• MRI　T1WI 呈低信号，T2WI 呈不均匀高信号；不均匀强化[26]。

• PET/CT　18F-FDG PET/CT 高摄取[27]；可见不同程度的高亲和力，高级别肿瘤对 FDG 摄取多高于低级别肿瘤[17]。

【病例】图 5.13~ 图 5.15 为 Ewing 肉瘤病例。

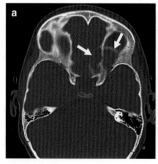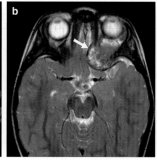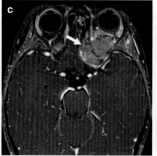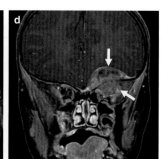

▲ 图5.13 男，2岁，Ewing 肉瘤

（a）CT平扫轴位骨窗显示肿块位于左眼眶上壁及颅前窝处，周围伴有骨质硬化（箭头）；（b）MRI 无脂肪饱和 T2WI 平扫轴位显示肿块呈不均匀等信号至高信号，周围骨质硬化呈低信号（箭头）；（c）MRI 脂肪饱和 T1WI 增强轴位显示左眼眶内和颅前窝内可见不均匀强化肿块（箭头）；（d）MRI 脂肪饱和 T1WI 增强冠状位显示左眼眶内和颅前窝内可见不均匀强化肿块（箭头）。

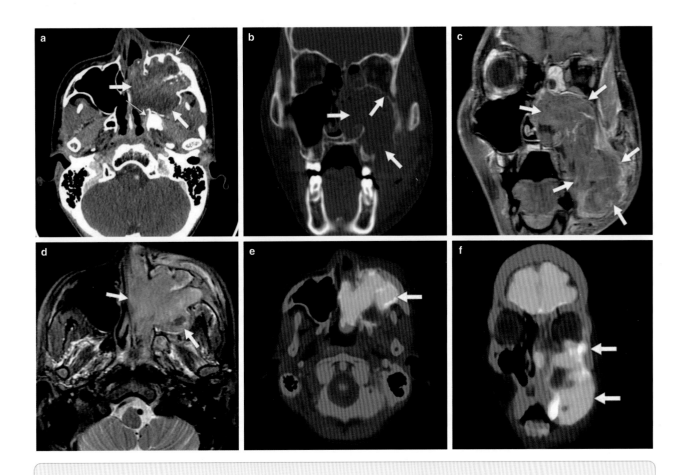

▲ 图5.14 男，17岁，Ewing 肉瘤

（a）CT增强扫描轴位软组织窗显示左侧上颌窦、鼻腔可见膨胀性生长肿块影（粗箭头），呈轻度强化，注意左侧上颌窦窦壁和左侧蝶骨骨质硬化（细箭头）；（b）CT平扫冠状位骨窗显示肿块造成的骨质破坏（箭头）；（c）MRI 脂肪饱和 T1WI 增强冠状位显示肿块轻度不均匀强化，并侵犯累及左眼眶底和左侧脸颊（箭头）；（d）MRI 脂肪饱和 T2WI 轴位显示肿块呈等信号至低信号（箭头）；（e）^{18}F-FDG PET/CT 轴位显示肿块呈明显 FDG 高摄取（箭头）；（f）^{18}F-FDG PET/CT 冠状位显示肿块呈明显 FDG 高摄取（箭头）。

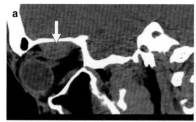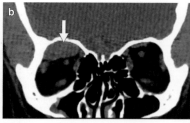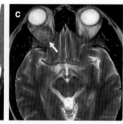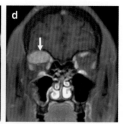

▲ 图 5.15 女，39 岁，Ewing 肉瘤致溢泪（过度流泪）、眼球突出

（a）CT 平扫矢状位软组织窗显示右侧眼眶上部可见一边界清晰的等密度肿块（箭头）；（b）CT 平扫冠状位软组织窗显示右侧眼眶上部可见一边界清晰的等密度肿块（箭头）；（c）MRI 无脂肪饱和 T2WI 轴位显示肿块呈不均匀的等信号至高信号（箭头）；（d）MRI 脂肪饱和 T1WI 增强轴位示肿块呈均匀强化（箭头）。

第六节　纤维肉瘤

【背景知识】纤维肉瘤是罕见的恶性成纤维细胞肿瘤[28]，具有不同数量的胶原；大多数发生在躯干和下肢，约 15% 发生在头颈部；既往放射治疗史是危险因素[29]。

【疾病概述】肿瘤通常生长缓慢，在诊断时病灶通常已较大[30, 31]；成人纤维肉瘤男性稍多，发病年龄在 50~80 岁[28, 29]；婴儿纤维肉瘤发病年龄在 1 岁以内，预后较好[30, 31]；肿瘤血供丰富；当位置表浅时，可呈紫色[30, 31]。

【影像表现】侵袭性生长，可有坏死；可能存在转移。

* CT　呈均匀等密度，轻度强化。骨质膨胀性破坏改变或重塑，高级别纤维肉瘤骨质侵蚀性改变。

* MRI　T1WI 呈低信号，T2WI 呈不均匀高信号；强化程度多样与细胞数量和基质或黏液样成分比例不同相关[28, 29]。

* PET/CT　[18]F-FDG 高摄取取决于组织学特征[32]。

【要点】描述邻近神经、血管的受累。

【病例】图 5.16 为纤维肉瘤病例。

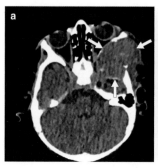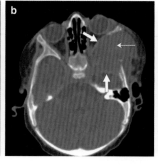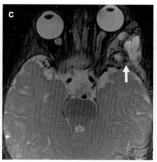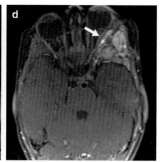

▲ 图5.16 男，10月龄，纤维肉瘤引起左侧面部肿块

（a）CT平扫轴位软组织窗显示左侧咀嚼肌间隙可见膨胀性等密度肿块，累及左眼眶及颅中窝（箭头）；（b）CT平扫轴位骨窗显示肿块邻近骨质呈膨胀性破坏（粗箭头），颞骨和蝶骨骨质破坏（细箭头）；（c）MRI脂肪饱和T2WI轴位显示肿块信号不均匀（箭头）；（d）MRI脂肪饱和T1WI增强轴位显示肿块呈不均匀强化，左眼外直肌向内侧移位（箭头）。

第七节　浆细胞瘤/多发性骨髓瘤

【背景知识】多发性骨髓瘤是以浆细胞异常增生为特征的血液系统恶性肿瘤；主要发生于骨髓，但也可能累及软组织[33-35]；本病是最常见的原发性恶性骨肿瘤；占血液系统恶性肿瘤10%~15%；与免疫缺陷、单克隆免疫球蛋白和肾功能不全等相关[33, 36]；浆细胞瘤局限于身体的一个部位，约70%发展为多发性骨髓瘤（多发性病变）。

【疾病概述】发病中位年龄为70岁，多见于男性和非洲裔美国人[34,37]；最常见部位有椎体、肋骨、颅骨、肩部、骨盆和长骨[38]。

【影像表现】骨病变多表现为单个或多个"穿凿样"溶骨性病变，无硬化边；其他表现为弥漫性骨质疏松，骨内膜呈扇贝样改变；弥漫性改变呈多发性溶骨性改变形成的"胡椒盐"征[39]。

- CT　有助于溶骨性病变的评估[35, 39]。

- MRI　外观无特殊表现[40]；病变表现为T1WI低信号，T2WI低信号至高信号[35, 39, 41, 42]；未治疗的病变呈弥漫性强化[35, 39, 41]。

- PET/CT　活动性病变呈FDG高摄取[43, 44]；较小的病变可出现假阴性结果[45]；可用于量化肿瘤的代谢活动，确定髓外病变位置，并监测治疗反应[45]。

【手术要点】通常不采取手术治疗；颅底区域受累者检查是否存在颅颈不稳，描述枕寰关节和寰枢关节是否受累和骨质侵蚀情况。

【病例】图5.17~ 图5.19为浆细胞瘤/多发性骨髓瘤病例。

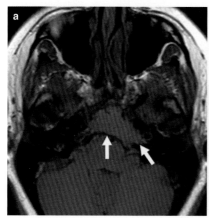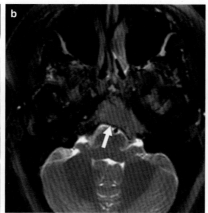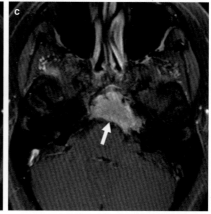

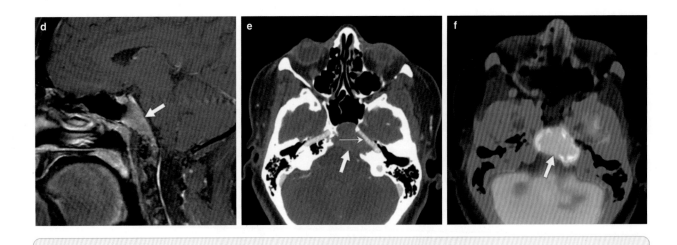

▲ 图 5.17　女，38 岁，浆细胞瘤致复视

　　（a）MRI 无脂肪饱和 T1WI 平扫轴位显示肿块位于颅底中央和左侧岩尖，呈等信号（箭头）；（b）MRI 脂肪饱和 T2WI 轴位显示肿块呈等信号（箭头）；（c）MRI 脂肪饱和 T1WI 增强轴位显示肿块均匀强化（箭头）；（d）MRI 脂肪饱和 T1WI 增强矢状位显示肿块均匀强化（箭头）；（e）CT 增强扫描轴位软组织窗显示颅底中央和左侧岩尖溶骨性骨质改变（粗箭头），注意左侧颈动脉管骨质缺失，颈内动脉与肿块毗邻（细箭头）；（f）^{18}F-FDG PET/CT 轴位显示肿块 FDG 高摄取（箭头）。

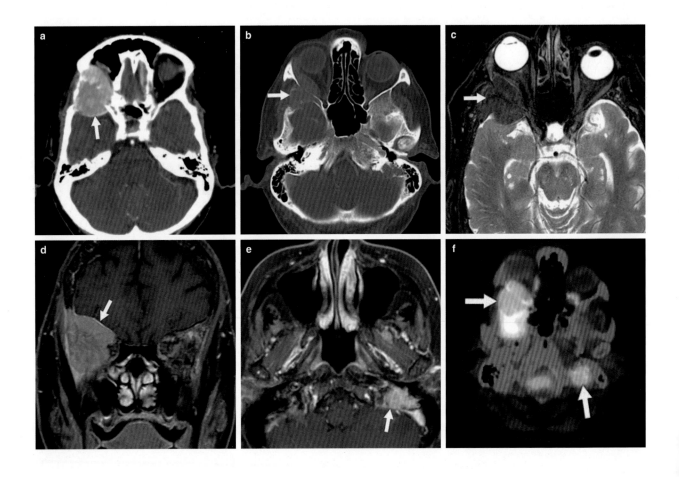

▲ 图 5.18 男，72 岁，多发性骨髓瘤致右眼进行性突出

（a）CT 平扫轴位软组织窗显示伴骨质破坏的强化病灶（箭头）累及右侧蝶骨、眶上区、额窦、颅中窝；（b）CT 平扫轴位骨窗显示受累骨质呈溶骨性破坏（箭头）；（c）MRI 脂肪饱和 T2WI 轴位显示病变呈低信号（箭头）；（d）MRI 脂肪饱和 T1WI 增强冠状位显示病变呈均匀强化，累及右侧眶尖、眶顶和额骨，并延伸累及颅前窝（箭头）；（e）MRI 脂肪饱和 T1WI 增强轴位显示左侧枕骨可见较小病变（箭头）；（f）^{18}F-FDG PET/CT 轴位显示两处病灶均为高摄取（箭头）。

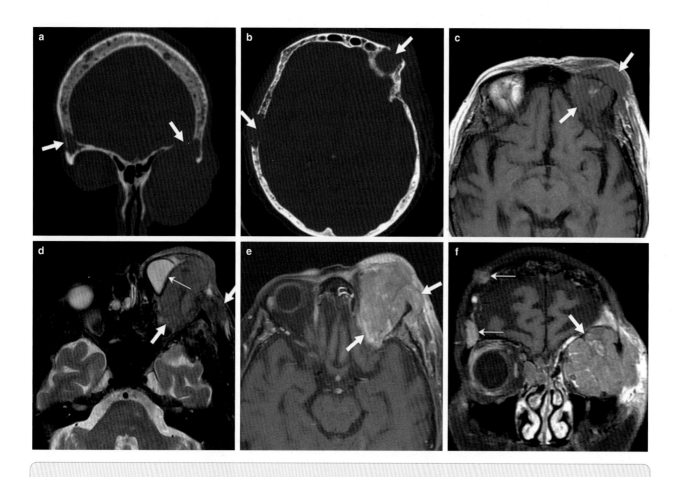

▲ 图 5.19 女，67 岁，多发性骨髓瘤就诊

（a）CT 平扫冠状位骨窗显示颅骨多个溶骨性病变，累及左侧眶上壁（箭头）；（b）CT 平扫轴位骨窗显示颅骨多个溶骨性病变，累及左侧眶上壁（箭头）；（c）MRI 无脂肪饱和 T1WI 平扫轴位显示左侧眶上壁及眶周皮下软组织内等信号肿块（箭头）；（d）MRI 脂肪饱和 T2WI 轴位显示左眼眶内和眶周软组织内不均匀等信号影（粗箭头），注意左侧眼球受压变形（肿块占位效应）（细箭头）；（e）MRI 脂肪饱和 T1WI 增强轴位显示肿块呈不均匀强化（箭头）；（f）MRI 脂肪饱和 T1WI 增强冠状位显示肿块呈不均匀强化（粗箭头），注意颅骨内其他骨髓瘤病变（细箭头）。

第八节　朗格汉斯细胞组织细胞增生症

【背景知识】朗格汉斯细胞组织细胞增生症是一种树突状细胞系统疾病；朗格汉斯细胞表型（CD1a+）的组织细胞浸润，并伴有不同数量的淋巴细胞、巨噬细胞、嗜酸性粒细胞和多核巨细胞；包括三种综合征，即骨嗜酸性肉芽肿（局限性）、Hand-Schüller-Christian 综合征（突眼、缓慢进展的弥漫性骨病及尿崩症）、Letterer-Siwe 综合征（进展迅速、累及范围广泛、预后差）[46]。

【疾病概述】可发生于任何年龄，高峰年龄为 5~10 岁；临床表现和病程各不同，从孤立的皮肤或骨骼病变到弥漫性广泛性疾病和致命性组织损伤[47]；累及垂体漏斗部可发生尿崩症[48]。

【影像表现】通常为边界清晰的软组织肿块，伴有局灶性骨破坏[49,50]（如颅骨破坏、硬脑膜增厚）[47]。累及眶上壁、眶外侧壁[47]，并侵及颅中窝和颞下窝[51]。

- CT　广泛的骨质侵蚀破坏[51]；颅骨糜烂样破坏，边缘呈斜面，可有其他溶骨性病变[48]。
- MRI　T1WI 呈低信号或等信号，T2WI 呈等信号或高信号；其异质性表现与疾病不同阶段或脂质成分有关[47]；可见不均匀强化或外周强化[47]。
- PET/CT　活动期朗格汉斯细胞组织细胞增生症可见 FDG 高摄取；评估治疗反应[51-53]。

【病例】图 5.20 为朗格汉斯细胞组织细胞增生症病例。

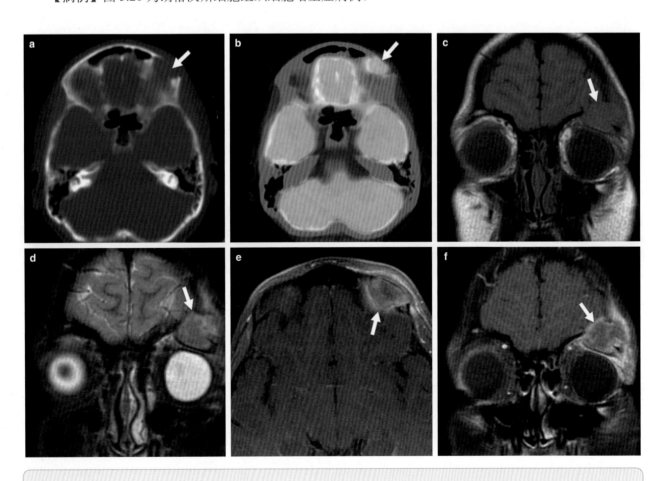

▲ 图 5.20　男，11 岁，左侧额骨嗜酸性肉芽肿，出现头痛

（a）CT 平扫轴位骨窗显示左眼眶上壁的溶骨性病变（箭头）；（b）^{18}F-FDG PET/CT 轴位显示病变为 FDG 高摄取（箭头）；（c）MRI 无脂肪饱和 T1WI 平扫冠状位显示肿块呈等信号，累及左侧眶上壁并延伸到左眼眶上部（箭头），压迫左眼球；（d）MRI 脂肪饱和 T2WI 冠状位显示肿块呈不均质等信号至高信号（箭头）；（e）MRI 脂肪饱和 T1WI 增强轴位显示肿块不均匀强化（箭头）；（f）MRI 脂肪饱和 T1WI 增强冠状位显示肿块不均匀强化（箭头）。

第九节 转移瘤

【背景知识】某些原发性肿瘤（如乳腺癌和前列腺癌）有骨转移倾向[54]；约 4% 的癌症患者发生颅底转移；颅底转移一般发生在疾病晚期[55]；最常见转移至颅底的肿瘤包括乳腺癌、肺癌和前列腺癌，较少见的肿瘤包括结肠癌、肾癌、甲状腺癌、黑色素瘤和神经母细胞瘤。

【疾病概述】眼眶转移可累及眶内结构或邻近骨结构；眼眶骨转移症状包括眶上疼痛、眼球突出、复视、眼球活动受限、上睑下垂[23]；颅底转移可以无临床症状，随着肿瘤的增长而出现相应症状，如疼痛或相应脑神经麻痹[56]；鞍旁转移可引起头痛、动眼神经、三叉神经或外展神经受累，并侵犯海绵窦[55]。

【影像表现】成骨性肿瘤包括前列腺癌、小细胞肺癌、类癌和髓母细胞瘤；溶骨性肿瘤包括肾细胞癌、甲状腺癌和黑色素瘤；混合性肿瘤包括乳腺癌（溶骨性为主）、鳞状细胞癌和胃肠道癌[57]；眼眶转移性神经母细胞瘤包括骨质增生、骨膜反应和溶骨性破坏[58]。

- MRI 转移多表现为 T1WI 低信号，T2WI 高信号，可有强化；黑色素瘤表现为 T1WI 高信号，T2WI 低信号；DWI 可显示转移灶扩散受限[23]，但对于前列腺癌等硬化性转移瘤作用有限[59]；可用于评估有无转移至骨髓和邻近软组织[60]；用于检测海绵窦是否受侵，征象包括窦壁增厚，强化减弱或无强化[55]。

- PET ^{18}F-FDG PET 对骨转移敏感但不具有特异性；其他部位转移灶也可显示[54]。

【手术要点】治疗取决于原发疾病的阶段，放射治疗通常是一线治疗，出现症状或诊断有疑问时行手术治疗；CT 扫描可确定骨质侵蚀或骨质增生；眼眶转移时，观察有无视神经受压；确定肿瘤是否侵及硬脑膜内，是否累及神经、血管等结构。

【病例】图 5.21~ 图 5.23 为颅底转移瘤病例。

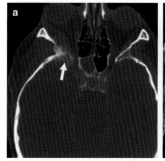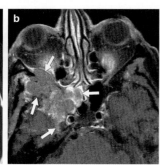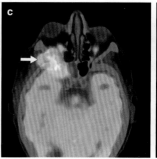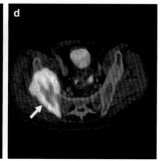

▲ 图 5.21　男，71 岁，尿路上皮癌，视力改变

（a）CT 平扫轴位骨窗显示右侧蝶骨和眶外侧壁骨质受侵（箭头）；（b）MRI 脂肪饱和 T1WI 增强轴位显示转移灶不均匀强化，累及右侧蝶骨翼、眶外侧壁、颅中窝、咀嚼肌间隙、Meckel 腔受侵（箭头）；（c）¹⁸F-FDG PET/CT 轴位显示 FDG 高摄取的转移灶（箭头）；（d）¹⁸F-FDG PET/CT 轴位显示右侧髂骨的 FDG 高摄取转移灶（箭头）。

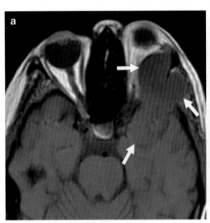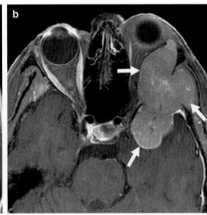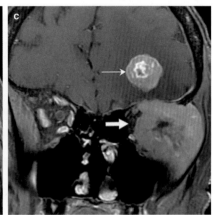

▲ 图 5.22　女，73 岁，左大腿平滑肌肉瘤，出现左侧眼眶肿胀和眼球突出

（a）MRI 无脂肪饱和 T1WI 平扫轴位显示左蝶骨、颅中窝、眶外侧壁及颞肌的等信号转移灶（箭头）；（b）MRI 脂肪饱和 T1WI 增强轴位显示转移灶呈均匀强化；（c）MRI 脂肪饱和 T1WI 增强冠状位显示转移灶累及左侧眼眶，视神经受压并向内侧移位（粗箭头），注意左侧额叶第二处转移灶（细箭头）。

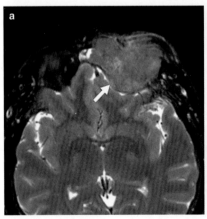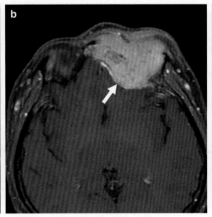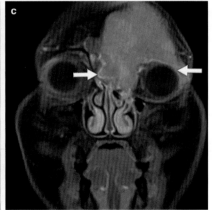

▲ 图 5.23　女，38 岁，乳腺癌，出现头痛和恶心

（a）MRI 脂肪饱和 T2WI 轴位显示左侧眶上区不均匀等信号转移灶，病灶向颅前窝侵犯（箭头）；（b）MRI 脂肪饱和 T1WI 增强轴位显示转移灶呈均匀强化，累及鼻窦和左眼眶上区，眼球向下移位（箭头）；（c）MRI 脂肪饱和 T1WI 增强冠状位显示转移灶呈均匀强化，累及鼻窦和左眼眶上区，眼球向下移位（箭头）。

第十节　脊索瘤

【背景知识】脊索瘤为罕见的局部侵袭性肿瘤，起源于胚胎中轴骨脊索残留组织；发生于中线；约 1/3 发生在蝶枕交界处的斜坡[61]；分为经典型、软骨样型和去分化型三种组织病理学亚型[62]。

【疾病概述】主要发生在 40 岁，男性为主；最常见的首发症状为脑神经麻痹引起的复视以及头痛；外展神经是最受影响的脑神经[61]。

【影像表现】斜坡脊索瘤可能累及鞍背；往往累及蝶窦多于蝶鞍[63]；斜坡脊索瘤可能向上生长影响视觉通路，向上外侧生长累及海绵窦，向后生长至 Dorello 管和桥前池；可局部侵袭但很少转移[61]。

• CT　边界清晰、膨胀性肿块，伴有骨质破坏；高密度，中度至明显强化；低密度区域可能代表黏液或凝胶状物质；不规则的瘤内钙化被认为是骨质破坏造成的死骨片；软骨样型钙化更常见[61]。

• MRI　T1WI 低信号至等信号，T2WI 明显高信号；软骨样型可能不是 T2WI 高信号；出血或黏液呈 T1WI 高信号；瘤内出血或钙化病灶呈 T2WI 低信号；中度至明显强化，也可能无强化或轻度强化，或具有不均匀的"蜂窝"样表现[61]。

【要点】发生于中线；T2WI 呈高信号。

【手术要点】外科手术是主要的治疗方法；影像学用于描述局部侵犯（斜坡受累程度），斜坡外延伸至相邻骨性颅底，以及骨外延伸至相邻软组织区；确定硬脑膜层的完整性和硬脑膜浸润的程度非常重要；对于肿瘤累及硬膜内，应确定是否有脑干浸润和神经血管包裹，寻找基底动脉及其分支影；薄层 T2WI 序列（DRIVE、CISS 或 FIESTA）对术前识别脑神经非常重要（如果可能，尝试定位第Ⅵ对脑神经和 Dorello 管）；应报告肿瘤边缘，以确定是否能达到根治性切除。

【病例】图 5.24~ 图 5.26 为脊索瘤病例。

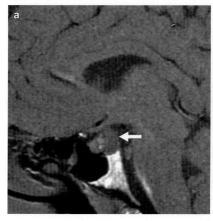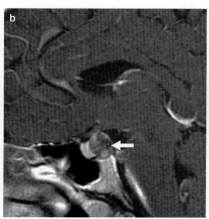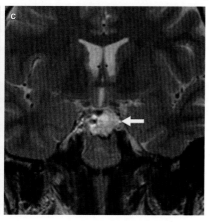

▲ 图 5.24　男，37 岁，鞍背脊索瘤引起头痛和间歇性复视

（a）MRI 无脂肪饱和 T1WI 平扫矢状位显示斜坡上部和鞍背的等信号肿块，并在鞍区延伸（箭头）；（b）MRI 无脂肪饱和 T1WI 增强矢状位显示肿块不均匀强化（箭头），与垂体毗邻；（c）MRI 脂肪饱和 T2WI 冠状位显示脊索瘤呈高信号（箭头）。

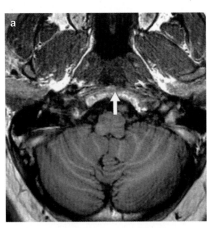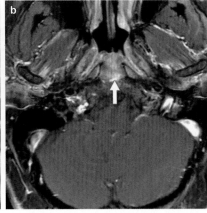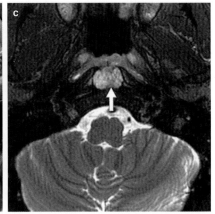

▲ 图 5.25　男，32 岁，慢性鼻窦炎和头痛，伴斜坡脊索瘤

（a）MRI 无脂肪饱和 T1WI 平扫轴位显示斜坡中线处的低信号肿块（箭头）；（b）MRI 无脂肪饱和 T1WI 增强轴位显示脊索瘤不均匀强化（箭头）；（c）MRI 脂肪饱和 T2WI 轴位显示脊索瘤以高信号为主（箭头）。

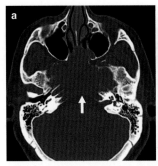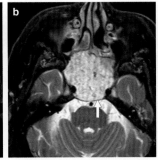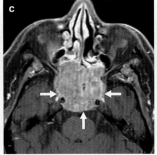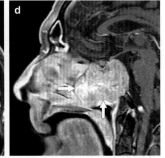

▲ 图 5.26　男，68 岁，脊索瘤致视力下降

（a）CT 平扫轴位骨窗显示累及颅底中央的溶骨性病变（箭头）；（b）MRI 脂肪饱和 T2WI 轴位显示脊索瘤呈高信号（箭头）；（c）MRI 脂肪饱和 T1WI 增强轴位显示肿块强化，累及海绵窦、桥前池、鼻咽和鼻腔（箭头）；（d）MRI 脂肪饱和 T1WI 增强矢状位显示肿块强化，累及海绵窦、桥前池、鼻咽和鼻腔（箭头）。

第十一节 鼻咽癌

【背景知识】鼻咽癌（nasopharyngeal carcinoma，NPC）占中国南方肿瘤性疾病的 15%~18%；病因包括遗传易感性、环境因素（如化学致癌物暴露和 EB 病毒感染）[64-68]。

【疾病概述】鼻咽癌有两个发病高峰，即 10~20 岁和 50~60 岁，男女比为 3∶1[65-68]；临床症状通常出现在病程晚期，此时鼻咽癌病灶体积增大并侵犯邻近软组织；症状包括鼻出血、头痛、耳痛、听力丧失或脑神经异常表现[64-68]；就诊时常见转移灶；最初体征可能是颈部淋巴结转移或远处转移[64-68]。

【影像表现】早期，鼻咽癌局限于鼻咽、口咽和鼻窦；随后，NPC 倾向于侵犯颅底，更常见的侵袭部位包括斜坡、翼突和翼板、蝶骨和岩尖；经常侵犯颅底孔道和缝隙[69]；翼腭窝内的肿瘤可扩散至眼眶、鼻腔、咀嚼肌间隙和颅中窝；海绵窦受累可导致多发性脑神经麻痹；直接脑部侵犯的情况很少见；咽后外侧淋巴结是最常见的淋巴结累及部位之一[70]；鼻咽癌放射治疗后 5~10 年可能会出现放射相关肉瘤和鳞状细胞癌（占病例的 0.4%~0.7%）[69]。

- CT　颅底骨质侵袭性改变；神经孔受累的特点是孔道扩大和邻近脂肪被替代[71]。

- MRI　对评估骨髓受累和沿神经周围肿瘤扩散更加敏感；首选用于鼻咽癌分期，可以更规范地指导临床分期[71]；T1WI 低信号至等信号，T2WI 低信号，中度至明显强化[68]；轴位 T1WI 提供了正常骨髓脂肪被替代后颅底侵犯程度的概况[72]。

- PET　大多数 NPC，以及淋巴结和远处转移瘤是 ^{18}F-FDG 高摄取[73]。

【要点】寻找是否有咽后外侧淋巴结受累。

【手术要点】CT 扫描用来评估骨侵蚀的范围，主要是斜坡和颅前窝；在 MRI 上，寻找硬脑膜受累情况（包括海绵窦）；鉴于病灶主要位于鼻咽部，应特别注意颈内动脉相应节段的侵犯（通常为咽旁段和水平岩骨段/破裂孔段）。

【病例】图 5.27、图 5.28 为 NPC 病例。

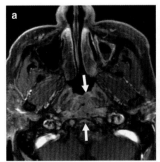 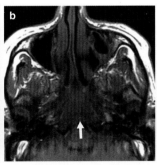 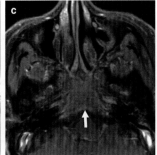 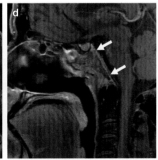

▲ 图 5.27　男，47 岁，NPC 致右外展神经麻痹

（a）MRI 脂肪饱和 T1WI 增强轴位显示鼻咽中线强化肿块，向后延伸到斜坡（箭头），这可以解释外展神经麻痹；（b）MRI 无脂肪饱和 T1WI 平扫轴位显示斜坡内低信号（箭头）；（c）MRI 脂肪饱和 T1WI 增强轴位显示斜坡和桥前池内的 NPC 强化（箭头）；（d）MRI 脂肪饱和 T1WI 增强矢状位显示斜坡和桥前池内的 NPC 强化（箭头）。

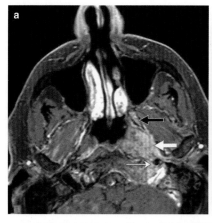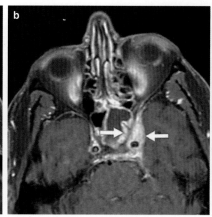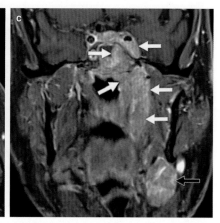

▲ 图 5.28　男，74 岁，鼻咽癌伴头痛、复视

（a）MRI 脂肪饱和 T1WI 增强轴位显示左侧鼻咽部（Rosenmüller 窝）和咽旁软组织（粗白箭头）、左侧翼板（黑色箭头）和颈动脉间隙（细白箭头）中的强化肿块；（b）MRI 脂肪饱和 T1WI 增强轴位显示病灶向上累及左侧海绵窦和蝶窦（箭头）；（c）MRI 脂肪饱和 T1WI 增强冠状位显示鼻咽、海绵窦、蝶窦和咀嚼肌间隙肿块不均匀强化（白色箭头），注意左侧上颈部淋巴结肿大（黑色箭头）。

第十二节　原发性颅底淋巴瘤

【背景知识】原发性颅底淋巴瘤是淋巴瘤的一种罕见表现；大多数是侵袭性非霍奇金淋巴瘤，最常见的是弥漫大 B 细胞淋巴瘤，其次是滤泡性淋巴瘤和边缘区 B 细胞淋巴瘤；包含骨在内的结外淋巴区域淋巴瘤罕见；结外淋巴瘤孤立存在于颅底较少见[74]。

【疾病概述】诊断时中位年龄为 60 岁；症状包括头痛、复视、面神经无力、三叉神经感觉减退、主观听力损失、多发性脑神经麻痹、全身症状（发热、疲劳、体重减轻、疼痛），以及对皮质类固醇治疗反应迅速[74]。

【影像表现】骨质侵蚀和骨髓信号替代[74]；海绵窦受累时颈内动脉不会变窄[75]。

- CT　骨呈骨质硬化表现，皮质受侵蚀；较少发现骨质破坏[10]。
- MRI　T1WI 低信号至等信号，均匀至不均匀强化[74]；T2WI 低信号至高信号；细胞密度高导致 DWI 扩散受限[74, 76]。

【病例】图 5.29、图 5.30 为原发性颅底淋巴瘤病例。

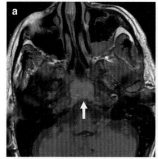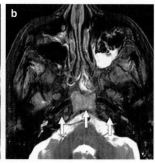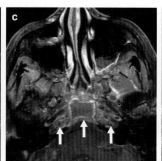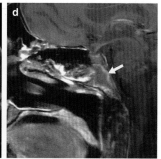

▲ 图 5.29　男，67 岁，套细胞淋巴瘤，表现为复视

（a）MRI 无脂肪饱和 T1WI 平扫轴位显示斜坡呈稍高信号（箭头）；（b）MRI 脂肪饱和 T2WI 轴位显示斜坡和岩尖部呈等信号至稍高信号（箭头）；（c）MRI 脂肪饱和 T1WI 增强轴位显示累及斜坡和岩尖部的淋巴瘤可见强化（箭头）；（d）MRI 脂肪饱和 T1WI 增强矢状位显示累及斜坡和岩尖部的淋巴瘤可见强化（箭头）。

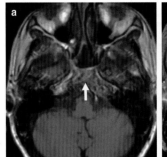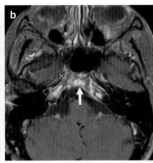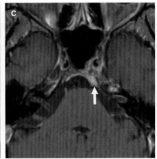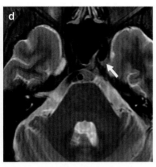

▲ 图 5.30　男，30 岁，霍奇金淋巴瘤，表现为左侧外展神经麻痹

（a）MRI 无脂肪饱和 T1WI 平扫轴位显示颅底中央骨髓低信号（箭头）；（b）MRI 脂肪饱和 T1WI 增强轴位显示中颅底和岩尖不均匀强化（箭头）；（c）MRI 脂肪饱和 T1WI 增强轴位显示左侧 Dorello 管（箭头）强化，导致外展神经麻痹；（d）MRI 脂肪饱和 T2WI 轴位显示左侧海绵窦后部受累呈轻度等信号，与淋巴瘤信号一致（箭头）。

第十三节　发育性囊肿

【背景知识】常见的发育性囊肿包括皮样囊肿、表皮样囊肿和畸胎瘤；起源于神经管闭合过程中外胚层细胞包涵物；真皮成分陷入在颅骨松质骨、颅缝、脑膜或头皮中；表皮样囊肿和皮样囊肿最常位于颧额缝附近的眼眶颞上区域[77]；表皮样囊肿内衬鳞状上皮细胞并含有脱落的皮肤细胞[77]；皮样囊肿内衬鳞状上皮，含有皮脂腺、脂肪物质、皮肤附属器、毛囊和角质碎片等[78]；表皮样囊肿缺乏真皮成分和附属物，如皮脂腺、大汗腺和毛发，这与皮样囊肿不同[20]；成熟畸胎瘤是最常见的儿童生殖细胞肿瘤，起源于所有三个胚层细胞（内胚层、中胚层和外胚层），可发生在不同部位（包括骶尾区、卵巢、睾丸、纵隔和颅内）[79, 80]。

【疾病概述】发育性囊肿大多数生长缓慢，但有些可能在成人中快速生长[77]。

【影像表现】评估发育性囊肿的方法如下：

• CT　表皮样囊肿表现为无钙化的低密度囊肿[77]；皮样囊肿含有脂肪或脂液平，可有钙化；畸胎瘤表现为多房囊性肿块，含有包括脂肪在内的实性成分，可强化，钙化很常见，骨性眶腔可扩大，并可

发生颅内和鼻窦扩展。

- MRI 表皮样囊肿表现为典型的 T1WI 低信号，无强化；T2WI 低信号至高信号不等，表皮样囊肿出血也可以是 T1WI 高信号[81, 82]；DWI 显示扩散受限；极少数情况下，表皮样囊肿可破裂导致化学性脑膜炎[83]；"白色表皮样囊肿"的蛋白质含量很高，有时含有混合甘油三酯，不含胆固醇，表现为 T1WI 高信号和 CT 高密度[81, 82]。皮样囊肿的脂肪或脂液平因为含有胆固醇成分，在 T1WI 和 T2WI 呈高信号，且无强化；扩散受限是可变的，取决于其内容物[84]；如果皮样囊肿破裂，则蛛网膜下腔可能出现 T1WI 高信号液滴，T2WI 低信号至高信号[85]。畸胎瘤表现为多房囊肿，含有脂肪等实性成分和钙化，而不是皮样囊肿的脂液平[86]。

【手术要点】 描述血管结构的受累或包裹；寻找硬膜内延伸；颞骨的表皮样肿瘤很常见（胆脂瘤）（仔细寻找骨侵蚀、内耳和中耳受累情况以及观察颈内动脉走行的轨迹）。

【病例】 图 5.31~ 图 5.35 为发育性囊肿病例。

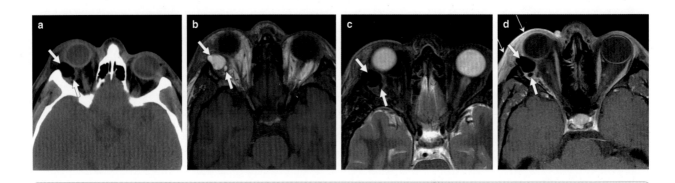

▲ 图 5.31　男，33 岁，慢性粒细胞白血病，表现为右上眼睑肿胀，并伴有偶发皮样囊肿

（a）CT 平扫轴位软组织窗显示右侧颞部眶上区低密度肿块（CT 值 -120Hu）（箭头）；（b）MRI 无脂肪饱和 T1WI 平扫轴位显示皮样囊肿呈高信号（箭头）；（c）MRI 脂肪饱和 T2WI 轴位显示与脂肪抑制相关的皮样囊肿低信号表现（箭头）；（d）MRI 脂肪饱和 T1WI 增强轴位显示皮样囊肿的低信号表现与脂肪抑制有关（粗箭头），注意右眼眶周和眶隔后非相关的炎症性强化（细箭头）。

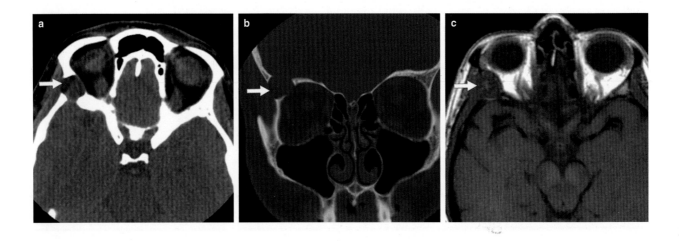

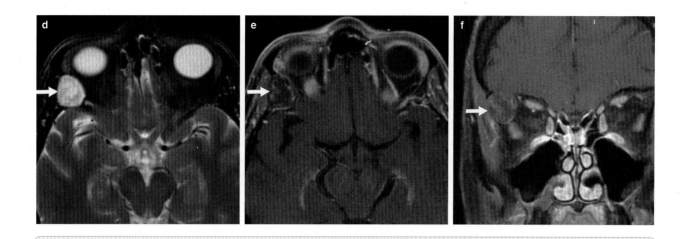

▲ 图 5.32　女，55 岁，轻度右侧突眼，表皮样囊肿

（a）CT 平扫轴位软组织窗显示右侧颧额缝附近眶颞上象限有一囊肿（CT 值约 19Hu）（箭头）；（b）CT 平扫冠状位骨窗显示表皮样囊肿周围骨质边缘光滑（箭头）；（c）MRI 无脂肪饱和 T1WI 平扫轴位显示表皮样囊肿等信号延伸至右眼眶颞上（箭头），表皮样囊肿 T1WI 高信号与出血有关；（d）MRI 脂肪饱和 T2WI 轴位显示表皮样囊肿呈高信号（箭头）；（e）MRI 脂肪饱和 T1WI 增强轴位显示表皮样囊肿无强化（箭头），囊肿中的 T1WI 高信号未被抑制，表示不是脂肪成分；（f）MRI 脂肪饱和 T1WI 增强冠状位显示表皮样囊肿无强化（箭头），囊肿中的 T1WI 高信号未被抑制，表示不是脂肪成分。

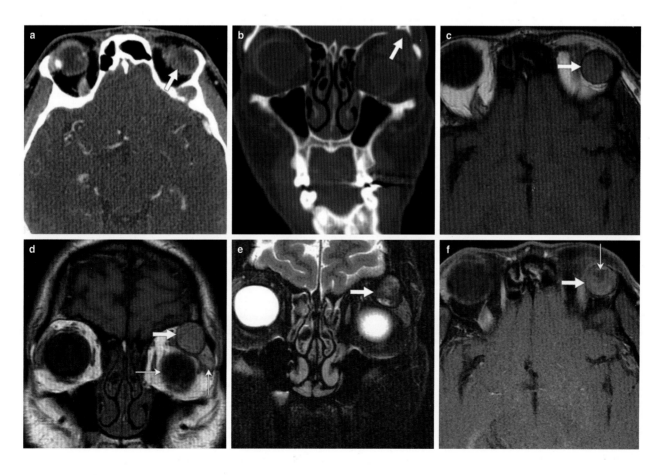

▲ 图 5.33　男，54 岁，常规眼科检查中发现与皮样囊肿相关的眼球突出

（a）CT 增强扫描轴位软组织窗显示左眼眶颞上象限有皮样囊肿（CT 值 40~50Hu）（箭头）；（b）CT 平扫冠状位骨窗显示皮样囊肿周围骨皮质边缘光滑（箭头）；（c）MRI 无脂肪饱和 T1WI 平扫轴位显示皮样囊肿高信号表现（箭头）；（d）MRI 无脂肪饱和 T1WI 平扫冠状位显示皮样囊肿高信号表现（粗箭头），注意左眼球和泪腺下移（细箭头）；（e）MRI 脂肪饱和 T2WI 冠状位显示皮样囊肿不均匀低信号至高信号表现（箭头）；（f）MRI 脂肪饱和 T1WI 增强轴位显示肿块没有强化（粗箭头），注意皮样囊肿中脂肪被抑制（细箭头）。

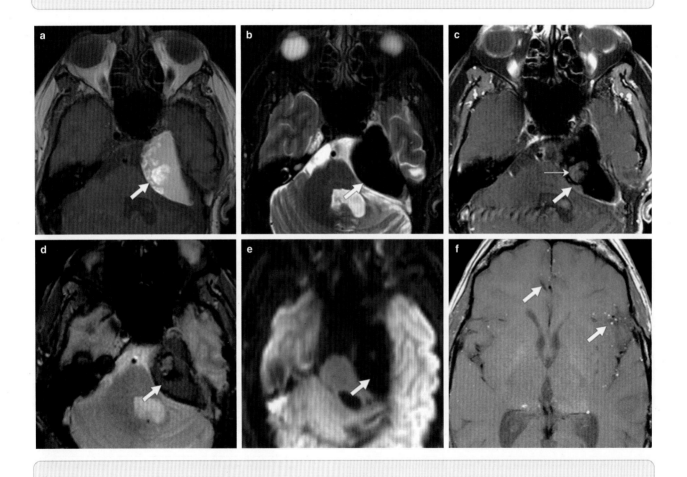

▲ 图 5.34　男，48 岁，皮样囊肿致听力下降、失衡

（a）MRI 无脂肪饱和 T1WI 平扫轴位显示左侧桥脑小脑角区有高信号皮样囊肿病变（箭头）；（b）MRI 脂肪饱和 T2WI 轴位显示皮样囊肿呈低信号（箭头）；（c）MRI 脂肪饱和 T1WI 增强轴位显示病变无强化（粗箭头），皮样囊肿内可见无特异性物质（细箭头）；（d）MRI 脂肪饱和和磁敏感轴位显示病变内不均匀低信号，可能与其内含血液有关（箭头）；（e）DWI 轴位显示病变内低信号，无扩散受限，排除表皮样囊肿（箭头）；（f）MRI 无脂肪饱和 T1WI 增强轴位显示多个脂肪滴与之前皮样囊肿破裂有关（箭头）。

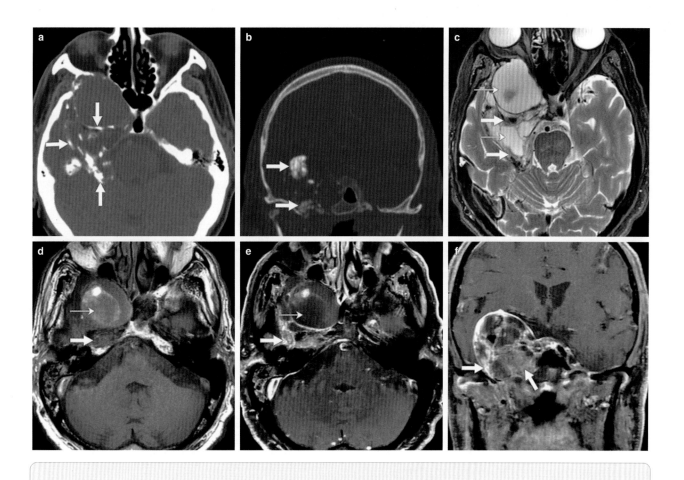

▲ 图 5.35 男，68 岁，畸胎瘤导致右眼视力下降

（a）CT 平扫轴位脑窗显示右侧颅中窝有一巨大肿块，蝶骨和眶外壁破坏，进一步累及岩尖并延伸至颅后窝，畸胎瘤内可见粗大钙化（箭头）；（b）CT 平扫轴位骨窗显示畸胎瘤内粗大钙化（箭头）；（c）MRI 脂肪饱和 T2WI 轴位显示畸胎瘤的囊性成分（细箭头）和实性成分（粗箭头）；（d）MRI 无脂肪饱和 T1WI 平扫轴位显示肿瘤的实性成分累及右侧岩尖，并取代了骨髓正常的脂肪信号（粗箭头），注意畸胎瘤内的高信号脂肪（细箭头）；（e）MRI 脂肪饱和 T1WI 增强轴位显示畸胎瘤的实性成分强化（粗箭头），注意脂肪成分被抑制（细箭头）；（f）MRI 脂肪饱和 T1WI 增强冠状位显示畸胎瘤的实性成分强化（箭头）。

第十四节　动脉瘤样骨囊肿

【背景知识】动脉瘤样骨囊肿是一种罕见的良性血管病变；由充满血液的海绵状区域且被囊肿样壁分开[87, 88]。

【疾病概述】动脉瘤样骨囊肿通常发生在儿童期或成年早期；疼痛和肿胀是主要症状[88]。

【影像表现】膨胀性，可能导致局部骨质破坏；大多数表现为多囊性病变，不到 10% 的病例表现为实性；多位于长骨、脊椎骨，很少位于头颈部[88]。液液平提示诊断[89]。

- CT　边界清晰、膨胀性肿块；35% 可见含高密度影的液 – 液分层[90]。

- MRI　液液平的信号强度取决于血液降解产物[90]；纤维组织边缘低信号[88]。
- PET　有时，^{18}F-FDG 病变呈高浓聚，引起对恶性肿瘤的关注[91]。

【病例】图 5.36 为动脉瘤样骨囊肿病例。

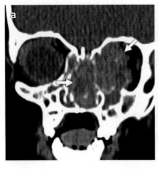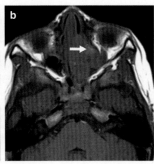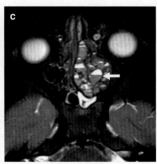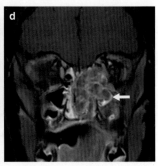

▲ 图 5.36　男，3 岁，动脉瘤样骨囊肿致鼻出血

（a）CT 平扫冠状位软组织窗显示鼻窦腔和左眼眶内有分叶状等密度肿块，并伴有骨质破坏（箭头）；（b）MRI 脂肪饱和 T1WI 轴位显示肿块中与高铁血红蛋白有关的高信号区域（箭头）；（c）MRI 脂肪饱和 T2WI 轴位显示肿块中的血液平（箭头）；（d）MRI 脂肪饱和 T1WI 增强冠状位显示肿块间隔强化（箭头）。

第十五节　骨纤维异常增殖症

【背景知识】骨纤维异常增殖症为组织结构不良的纤维组织替代骨骼；可为局限性（单骨型）或累及多个骨骼（多骨型）；"合子后突变"导致纤维异常增殖的形态变化；2%~3% 的骨纤维异常增殖症患者在纤维异常增殖症基础上出现骨外表现，称为"McCune-Albright"综合征；不会自发消退[92]。

【疾病概述】单骨型（占 80%）最常见的部位是肋骨、颅骨和股骨；多骨型最常见的部位是颅骨、下颌骨、骨盆和股骨；病变可能处于休眠状态、生长缓慢状态或具有侵袭性，侵袭性与快速生长、疼痛、感觉异常及骨折有关[93]；颅底骨纤维异常增殖症的症状包括面部疼痛和麻木、眼球突出、复视、头痛和听力丧失[94]；可恶变为 OSA、CSA、纤维肉瘤和未分化多形性肉瘤（约占 2.5%）[92]。

【影像表现】病变可能是囊性的、硬化性的或混合性的；常被描述为"磨玻璃样改变"，即光滑、均匀、偏心分布于骨髓内；小的软骨区域可以骨化，表现为点状钙化；恶变征象为骨质破坏、邻近软组织肿块或出现病理性骨折[92]。

- CT　可有各种影像表现（与纤维和骨基质混合比例不同有关），可形成特征性的"磨玻璃表现"[95]；病变通常强化[92]。

- MRI　囊性和纤维成分、骨小梁、胶原蛋白和出血的程度导致不同的信号强度；最常见的是 T1WI 等信号至低信号；T2WI 等信号至等低信号[96]；矿化基质为 T2WI 低信号；纤维组织和囊变区呈 T2WI 高信号；病变可有强化[92]。

- PET　纤维组织可能表现出高代谢活动[97]；^{18}F-FDG 的摄取的迅速增加可能提示有恶变的可能性[92]。

【要点】磨玻璃样改变。

【手术要点】通常不用手术治疗，除非恶变或神经血管受累；使用 CT 扫描检查颅底孔道，描述狭窄程度。

【病例】图 5.37、图 5.38 为骨纤维异常增殖症病例。

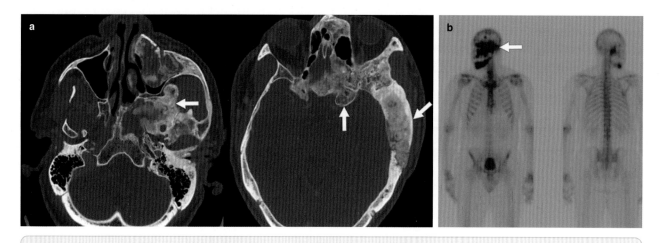

▲ 图 5.37　男，37 岁，骨纤维异常增殖症

（a）CT 平扫轴位骨窗显示颌面骨、颅底和颅骨的混合性"磨玻璃样"表现（箭头）；（b）核医学骨扫描显示骨纤维异常增殖区域核素的摄取增加（箭头）。

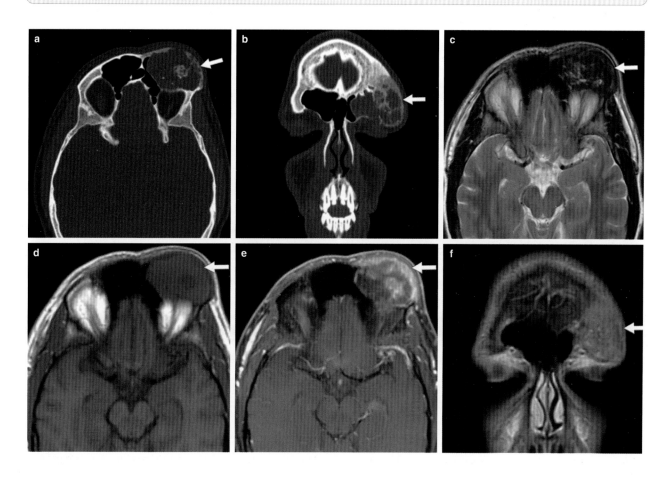

▲ 图 5.38 男，30 岁，骨纤维异常增殖症

（a）CT 平扫轴位骨窗显示左额骨溶骨性伴硬化病变，具有少许"磨玻璃样"改变（箭头）；（b）CT 平扫冠状位骨窗显示左额骨溶骨性伴硬化病变，具有少许"磨玻璃样"改变（箭头）；（c）MRI 无脂肪饱和 T2WI 轴位显示骨纤维异常增殖症呈不均匀低信号（箭头）；（d）MRI 无脂肪饱和 T1WI 轴位显示骨纤维异常增殖症呈等信号（箭头）；（e）MRI 脂肪饱和 T1WI 增强轴位显示不均匀强化（箭头）；（f）MRI 脂肪饱和 T1WI 增强冠状位显示不均匀强化（箭头）。

第十六节　骨　瘤

【背景知识】骨瘤是最常见的鼻窦良性病变；鼻窦骨瘤由腔壁成熟骨的骨内产物生成[97]；通常影像检查偶然发现。

【疾病概述】大多数在 50~60 岁发现，男女比例为 1.3∶1；症状源于黏膜纤毛引流通道阻塞；额窦是最常见的位置，其次是筛窦，蝶窦和上颌窦很少发生[98]；相关的筛窦气房或蝶窦缺陷可导致气颅和鼻漏[99]；多发性骨瘤与 Gardner 综合征（家族性多发性结肠息肉病 - 骨瘤 - 软组织瘤综合征）相关[98]。

【影像表现】评估骨瘤的影像学方法如下：

- CT　皮质骨瘤呈均匀高密度[100]。
- MRI　T1WI 和 T2WI 呈不均匀低信号至等信号，可能无法显示[98]。

【病例】图 5.39、图 5.40 为骨瘤病例。

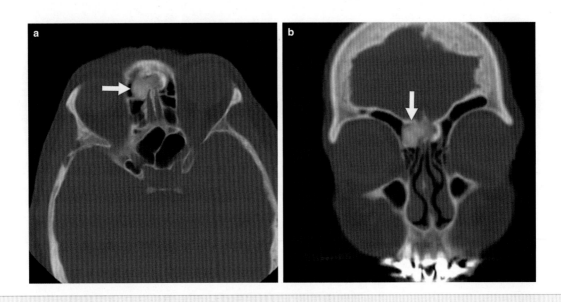

▲ 图 5.39　女，73 岁，左侧头痛和眼眶后疼痛 2 个月，偶然发现骨瘤

（a）CT平扫轴位骨窗显示硬化的前组筛窦骨瘤（箭头）；（b）CT平扫冠状位骨窗显示硬化的前组筛窦骨瘤（箭头）。

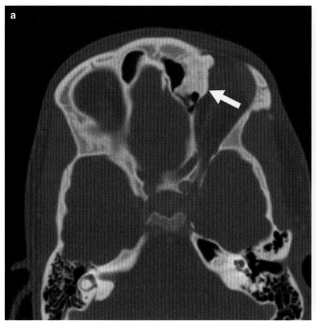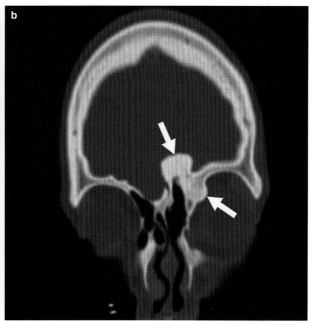

▲ 图5.40　女，25岁，子宫和宫颈胚胎性横纹肌肉瘤，偶然发现鼻窦骨瘤

（a）CT平扫轴位骨窗显示硬化性病变，累及左侧额窦外侧壁，向额窦内及左侧眼眶内突出（箭头）；（b）CT平扫冠状位骨窗显示骨瘤延伸至左侧颅前窝和左眼眶内上壁（箭头）。

参考文献

[1] BORGHEI-RAZAVI H，BIEGLER M，KÖNIG A，et al. Clinical anatomy. In：König A，Spetzger U，editors. Surgery of the Skull Base. Cham：Springer；2018.

[2] AUDU PB，MAHAMANE MO，FISICARO MD，et al. Anesthesia for endoscopic skull base surgery. In：Goudra BG，Singh PM，Green MS，editors. Anaesthesia for uncommon and emerging procedures. Cham：Springer；2021.

[3] LOUIS DN，PERRY A，REIFENBERGER G，et al. The 2016 World Health Organization Classification of Tumors of the Central Nervous System：a summary. Acta Neuropathol, 2016, 131（6）：803-820.

[4] BACKER-GRØNDAHL T，MOEN BH，TORP SH. The histopathological spectrum of human meningiomas. Int J Clin Exp Pathol, 2012, 5（3）：231-242.

[5] BUTSCHEIDT S，ERNST M，ROLVIEN T，et al. Primary intraosseous meningioma：clinical，histological，and differential diagnostic aspects. J Neurosurg, 2019, 133（2）：281-290.

[6] HIRAI T，ITO Y，ARAI M，et al. Loss of stereopsis with optic chiasmal lesions and stereoscopic tests as a differential test. Ophthalmology, 2002, 109（9）：1692-1702.

[7] LYNDON D，LANSLEY JA，EVANSON J，et al. Dural masses：meningiomas and their mimics. Insights Imaging, 2019, 10（1）：11.

[8] LUTWAK N，DILL C，WIECZOREK R. Planum sphenoidale meningioma leading to visual disturbance. BMJ Case Rep, 2011, 2011：bcr0720114511.

[9] JIPA A，JAIN V. Imaging of the sellar and parasellar regions. Clin Imaging, 2021, 77：254-275.

[10] O'LEARY S，ADAMS WM，PARRISH RW，et al. Atypical imaging appearances of intracranial meningiomas. Clin Radiol,

2007, 62 (1): 10-17.

[11] VLYCHOU M, INAGAKI Y, STACEY R, et al. Primary intra-osseous meningioma: an osteosclerotic bone tumour mimicking malignancy. Clin Sarcoma Res, 2016, 6: 14.

[12] KUNZ WG, JUNGBLUT LM, KAZMIERCZAK PM, et al. Improved Detection of Transosseous Meningiomas Using 68Ga-DOTATATE PET/CT Compared with Contrast-Enhanced MRI. J Nucl Med, 2017, 58 (10): 1580-1587.

[13] LUO Z, CHEN W, SHEN X, et al. Head and neck osteosarcoma: CT and MR imaging features. Dentomaxillofac Radiol, 2020, 49 (2): 20190202.

[14] MIRABELLO L, TROISI RJ, SAVAGE SA. Osteosarcoma incidence and survival rates from 1973 to 2004: data from the Surveillance, Epidemiology, and End Results Program. Cancer, 2009, 115 (7): 1531-1543.

[15] SALVATI M, CIAPPETTA P, RACO A. Osteosarcomas of the skull. Clinical remarks on 19 cases. Cancer, 1993, 71 (7): 2210-2216.

[16] VLYCHOU M, OSTLERE SJ, KERR R, et al. Low-grade osteosarcoma of the ethmoid sinus. Skeletal Radiol, 2007, 36 (5): 459-462.

[17] KUBO T, FURUTA T, JOHAN MP, et al. Prognostic significance of (18) F-FDG PET at diagnosis in patients with soft tissue sarcoma and bone sarcoma: systematic review and meta-analysis. Eur J Cancer, 2016, 58: 104-111.

[18] BANKS KP, LY JQ, THOMPSON LD, et al. Mesenchymal chondrosarcoma of the sinonasal cavity: a case report and brief review of the literature. Eur J Rad Extra, 2004, 49: 47-51.

[19] CHEN CC, HSU L, HECHT JL, et al. Bimaxillary chondrosarcoma: clinical, radiologic, and histologic correlation. AJNR Am J Neuroradiol, 2002, 23 (4): 667-670.

[20] MAHALINGAM HV, MANI SE, PATEL B, et al. Imaging Spectrum of Cavernous Sinus Lesions with Histopathologic Correlation. Radiographics, 2019, 39 (3): 795-819.

[21] KORTEN AG, TER BERG HJ, SPINCEMAILLE GH, et al. Intracranial chondrosarcoma: review of the literature and report of 15 cases. J Neurol Neurosurg Psychiatry, 1998, 65 (1): 88-92.

[22] ELLER R, SILLERS M. Common fibro-osseous lesions of the paranasal sinuses. Otolaryngol Clin North Am, 2006, 39 (3): 585-600, x.

[23] RAZEK AA. Imaging appearance of bone tumors of the maxillofacial region. World J Radiol, 2011, 3 (5): 125-134.

[24] SUZUKI T, YASUMATSU R, NAKASHIMA T, et al. Primary Ewing's Sarcoma of the Sinonasal Tract: A Case Report. Case Rep Oncol, 2017, 10 (1): 91-97.

[25] PATNAIK S, YARLAGADDA J, SUSARLA R. Imaging features of Ewing's sarcoma: Special reference to uncommon features and rare sites of presentation. J Cancer Res Ther, 2018, 14 (5): 1014-1022.

[26] KULETA-BOSAK E, KLUCZEWSKA E, MACHNIK-BRONCEL J, et al. Suitability of imaging methods (X-ray, CT, MRI) in the diagnostics of Ewing's sarcoma in children-analysis of own material. Pol J Radiol, 2010, 75 (1): 18-28.

[27] BRENNER W, BOHUSLAVIZKI KH, EARY JF. Pet imaging of osteosarcoma. J Nucl Med, 2003, 44 (6): 930-942.

[28] HOURANI R, TASLAKIAN B, SHABB NS, et al. Fibroblastic and myofibroblastic tumors of the head and neck: comprehensive imaging-based review with pathologic correlation. Eur J Radiol, 2015, 84 (2): 250-260.

[29] SCELSI CL, WANG A, GARVIN CM, et al. Head and Neck Sarcomas: A Review of Clinical and Imaging Findings Based on the 2013 World Health Organization Classification. AJR Am J Roentgenol, 2019, 212 (3): 644-654.

[30] AINSWORTH KE, CHAVHAN GB, GUPTA AA, et al. Congenital infantile fibrosarcoma: review of imaging features. Pediatr Radiol, 2014, 44 (9): 1124-1129.

[31] LAFFAN EE, NGAN BY, NAVARRO OM. Pediatric soft-tissue tumors and pseudotumors: MR imaging features with pathologic correlation: part 2. Tumors of fibroblastic/myofibroblastic, so-called fibrohistiocytic, muscular, lymphomatous, neurogenic, hair matrix, and uncertain origin. Radiographics, 2009, 29 (4): e36.

[32] LUO Y, HU W, WU H, et al. 18F-fluorodeoxyglucose PET/CT features and correlations with histopathologic characteristics in sclerosing epithelioid fibrosarcoma. Int J Clin Exp Pathol, 2014, 7 (10): 7278-7285.

[33] KYLE RA, RAJKUMAR SV. Multiple myeloma. Blood, 2008, 111: 2962-2972.

[34] ALEXANDER DD, MINK PJ, ADAMI HO, et al. Multiple myeloma: a review of the epidemiologic literature. Int J Cancer, 2007, 120 Suppl 12: 40-61.

[35] HANRAHAN CJ, CHRISTENSEN CR, CRIM JR. Current concepts in the evaluation of multiple myeloma with MR imaging and FDG PET/CT. Radiographics, 2010, 30 (1): 127-142.

[36] KOPPULA B, KAPTUCH J, HANRAHAN CJ. Imaging of multiple myeloma: usefulness of MRI and PET/CT. Semin Ultrasound CT MR, 2013, 34 (6): 566-577.

[37] WALKER RC, BROWN TL, JONES-JACKSON LB, et al. Imaging of multiple myeloma and related plasma cell dyscrasias. J Nucl Med, 2012, 53 (7): 1091-1101.

[38] GIRALT S, STADTMAUER EA, HAROUSSEAU JL, et al. International myeloma working group (IMWG) consensus statement and guidelines regarding the current status of stem cell collection and high-dose therapy for multiple myeloma and the role of plerixafor (AMD 3100). Leukemia, 2009, 23 (10): 1904-1912.

[39] ANGTUACO EJ, FASSAS AB, WALKER R, et al. Multiple myeloma: clinical review and diagnostic imaging. Radiology, 2004, 231 (1): 11-23.

[40] HANRAHAN CJ, SHAH LM. MRI of spinal bone marrow: part 2, T1-weighted imaging-based differential diagnosis. AJR Am J Roentgenol, 2011, 197 (6): 1309-1321.

[41] KNIGHT K, CHIEN S, KOUTSAVLIS I, et al. Progressive multifocal leukoencephalopathy following five lines of therapy and three autologous bone marrow transplants for multiple myeloma. BMJ Case Rep, 2020, 13 (3): e233552.

[42] CERASE A, TARANTINO A, GOZZETTI A, et al. Intracranial involvement in plasmacytomas and multiple myeloma: a pictorial essay. Neuroradiology, 2008, 50: 665-74.

[43] BREDELLA MA, STEINBACH L, CAPUTO G, et al. Value of FDG PET in the assessment of patients with multiple myeloma. AJR Am J Roentgenol, 2005, 184 (4): 1199-1204.

[44] DURIE BG, WAXMAN AD, D'AGNOLO A, et al. Whole-

body（18）F-FDG PET identifies high-risk myeloma. J Nucl Med, 2002, 43（11）：1457-1463.

[45] BREYER RJ 3RD, MULLIGAN ME, SMITH SE, et al. Comparison of imaging with FDG PET/CT with other imaging modalities in myeloma. Skeletal Radiol, 2006, 35（9）：632-640.

[46] WILLMAN CL. Detection of clonal histiocytes in Langerhans cell histiocytosis：biology and clinical significance. Br J Cancer Suppl, 1994, 23：S29-S33.

[47] WU C, LI K, HEI Y, et al. MR imaging features of orbital Langerhans cell Histiocytosis. BMC Ophthalmol, 2019, 19（1）：263.

[48] CHUNG EM, MURPHEY MD, SPECHT CS, et al. From the Archives of the AFIP. Pediatric orbit tumors and tumorlike lesions：osseous lesions of the orbit. Radiographics, 2008, 28（4）：1193-1214.

[49] HUSSAIN SS, SIMPSON RD, MCCORMICK D, et al. Langerhan's cell histiocytosis in the sphenoid sinus：a case of diabetes insipidus. J Laryngol Otol, 1989, 103（9）：877-879.

[50] STROMBERG JS, WANG AM, HUANG TE, et al. Langerhans cell histiocytosis involving the sphenoid sinus and superior orbital fissure. AJNR Am J Neuroradiol, 1995, 16（4 Suppl）：964-967.

[51] MCNAB AA, JONES RS, HARDY TG. Spheno-orbital Lesions-A Major Review of Nonmeningioma Causes. Ophthalmic Plast Reconstr Surg, 2021, 37（6）：522-533.

[52] ALBANO D, BOSIO G, GIUBBINI R, et al. Role of 18F-FDG PET/CT in patients affected by Langerhans cell histiocytosis. Jpn J Radiol, 2017, 35（10）：574-583.

[53] HUYNH KN, NGUYEN BD. Histiocytosis and Neoplasms of Macrophage-Dendritic Cell Lineages：Multimodality Imaging with Emphasis on PET/CT. Radiographics, 2021, 41（2）：576-594.

[54] O'SULLIVAN GJ, CARTY FL, CRONIN CG. Imaging of bone metastasis：An update. World J Radiol, 2015, 7（8）：202-211.

[55] LAIGLE-DONADEY F, TAILLIBERT S, MARTIN-DUVERNEUIL N, et al. Skull-base metastases. J Neuro-Oncol, 2005, 75：63-69.

[56] SVARE A, FOSSÅ SD, HEIER MS. Cranial nerve dysfunction in metastatic cancer of the prostate. Br J Urol, 1988, 61（5）：441-444.

[57] MACEDO F, LADEIRA K, PINHO F, et al. Bone Metastases：An Overview. Oncol Rev, 2017, 11（1）：321.

[58] YANG WJ, ZHOU YY, ZHAO F, et al. Orbital neuroblastoma metastasis：A case report and literature review. Medicine（Baltimore）, 2019, 98（36）：e17038.

[59] NEMETH AJ, HENSON JW, MULLINS ME, et al. Improved detection of skull metastasis with diffusion-weighted MR imaging. AJNR Am J Neuroradiol, 2007, 28（6）：1088-1092.

[60] COSTELLOE CM, ROHREN EM, MADEWELL JE, et al. Imaging bone metastases in breast cancer：techniques and recommendations for diagnosis. Lancet Oncol, 2009, 10（6）：606-614.

[61] ERDEM E, ANGTUACO EC, VAN HEMERT R, et al. Comprehensive review of intracranial chordoma. Radiographics, 2003, 23（4）：995-1009.

[62] SHIH AR, COTE GM, CHEBIB I, et al. Clinicopathologic characteristics of poorly differentiated chordoma. Mod Pathol, 2018, 31（8）：1237-1245.

[63] BUCHFELDER M, SCHLAFFER S. Imaging of pituitary pathology. Handb Clin Neurol, 2014, 124：151-166.

[64] KING AD, BHATIA KS. Magnetic resonance imaging staging of nasopharyngeal carcinoma in the head and neck. World J Radiol, 2010, 2（5）：159-165.

[65] CHONG VF, ONG CK. Nasopharyngeal carcinoma. Eur J Radiol, 2008, 66（3）：437-447.

[66] GLASTONBURY CM. Nasopharyngeal carcinoma：the role of magnetic resonance imaging in diagnosis, staging, treatment, and follow-up. Top Magn Reson Imaging, 2007, 18（4）：225-235.

[67] DUBRULLE F, SOUILLARD R, HERMANS R. Extension patterns of nasopharyngeal carcinoma. Eur Radiol, 2007, 17（10）：2622-2630.

[68] CHIN SC, FATTERPEKAR G, CHEN CY, et al. MR imaging of diverse manifestations of nasopharyngeal carcinomas. AJR Am J Roentgenol, 2003, 180（6）：1715-1722.

[69] ABDEL KHALEK ABDEL RAZEK A, KING A. MRI and CT of nasopharyngeal carcinoma. AJR Am J Roentgenol, 2012, 198（1）：11-18.

[70] KING AD, AHUJA AT, LEUNG SF, et al. Neck node metastases from nasopharyngeal carcinoma：MR imaging of patterns of disease. Head Neck, 2000, 22（3）：275-281.

[71] CHEN L, LIU LZ, MAO YP, et al. Grading of MRI-detected skull-base invasion in nasopharyngeal carcinoma and its prognostic value. Head Neck, 2011, 33（9）：1309-1314.

[72] LAU KY, KAN WK, SZE WM, et al. Magnetic Resonance for T-staging of nasopharyngeal carcinoma--the most informative pair of sequences. Jpn J Clin Oncol, 2004, 34（4）：171-175.

[73] CHAN SC, NG SH, CHANG JT, et al. Advantages and pitfalls of 18F-fluoro-2-deoxy-D-glucose positron emission tomography in detecting locally residual or recurrent nasopharyngeal carcinoma：comparison with magnetic resonance imaging. Eur J Nucl Med Mol Imaging, 2006, 33（9）：1032-1040.

[74] MARINELLI JP, MODZESKI MC, LANE JI, et al. Primary Skull Base Lymphoma：Manifestations and Clinical Outcomes of a Great Imitator. Otolaryngol Head Neck Surg, 2018, 159（4）：643-649.

[75] DARE AO, DATTA RV, LOREE TR, et al. Sinonasal Non-Hodgkin's Lymphoma with Skull Base Involvement. Skull Base, 2001, 11（2）：129-135.

[76] GOMEZ CK, SCHIFFMAN SR, BHATT AA. Radiological review of skull lesions. Insights Imaging, 2018, 9（5）：857-882.

[77] JUNG WS, AHN KJ, PARK MR, et al. The radiological spectrum of orbital pathologies that involve the lacrimal gland and the lacrimal fossa. Korean J Radiol, 2007, 8（4）：336-342.

[78] RAO AA, NAHEEDY JH, CHEN JY, et al. A clinical update and radiologic review of pediatric orbital and ocular tumors. J Oncol, 2013, 2013：975908.

[79] MORÉ GHM, VIEIRA J, AKAISHI PMS, et al. MRI Changes From Fetal Life to Exenteration. Ophthalmic Plast Reconstr Surg, 2020, 36（2）：e58

[80] TAPPER D, LACK EE. Teratomas in infancy and childhood. A 54-year experience at the Children's Hospital Medical Center.

Ann Surg，1983，198（3）：398-410.

[81] CHEN CY，WONG JS，HSIEH SC，et al. Intracranial epidermoid cyst with hemorrhage：MR imaging findings. AJNR Am J Neuroradiol，2006，27（2）：427-429.

[82] HOROWITZ BL，CHARI MV，JAMES R，et al. MR of intracranial epidermoid tumors：correlation of in vivo imaging with in vitro 13C spectroscopy. AJNR Am J Neuroradiol，1990，11（2）：299-302.

[83] YUEN SJ，RUBIN PA. Idiopathic orbital inflammation：distribution，clinical features，and treatment outcome. Arch Ophthalmol，2003，121（4）：491-499.

[84] PUROHIT BS，VARGAS MI，AILIANOU A，et al. Orbital tumours and tumour-like lesions：exploring the armamentarium of multiparametric imaging. Insights Imaging，2016，7（1）：43-68.

[85] JUNG BY，KIM YD. Orbital dermoid cysts presenting as subconjunctival fat droplets. Ophthalmic Plast Reconstr Surg，2008，24（4）：327-329.

[86] SMIRNIOTOPOULOS JG，CHIECHI MV. Teratomas，dermoids，and epidermoids of the head and neck. Radiographics，1995，15（6）：1437-1455.

[87] MALLEN JR，CARANFA JT，ZIMMERMAN D，et al. Atypical presentation of a solid-variant orbital aneurysmal bone cyst with a literature review. Neurochirurgie，2018，64（6）：431-433.

[88] SENOL U，KARAALI K，AKYÜZ M，et al. Aneurysmal bone cyst of the orbit. AJNR Am J Neuroradiol，2002，23（2）：319-321.

[89] DI CHIRO G，DOPPMAN JL，DWYER AJ，et al. Tumors and arteriovenous malformations of the spinal cord：assessment using MR. Radiology，1985，156（3）：689-697.

[90] KRANSDORF MJ，SWEET DE. Aneurysmal bone cyst：concept，controversy，clinical presentation，and imaging. AJR Am J Roentgenol，1995，164（3）：573-580.

[91] SCHULTE M，BRECHT-KRAUSS D，HEYMER B，et al. Grading of tumors and tumorlike lesions of bone：evaluation by FDG PET. J Nucl Med，2000，41（10）：1695-1701.

[92] RUGGIERI P，SIM FH，BOND JR，et al. Malignancies in fibrous dysplasia. Cancer，1994，73（5）：1411-1424.

[93] LEE JS，FITZGIBBON EJ，CHEN YR，et al. Clinical guidelines for the management of craniofacial fibrous dysplasia. Orphanet J Rare Dis，2012，7 Suppl 1（Suppl 1）：S2.

[94] LUSTIG LR，HOLLIDAY MJ，MCCARTHY EF，et al. Fibrous dysplasia involving the skull base and temporal bone. Arch Otolaryngol Head Neck Surg，2001，127（10）：1239-1247.

[95] MAROLDI R，RAVANELLI M，BORGHESI A，et al. Paranasal sinus imaging. Eur J Radiol，2008，66（3）：372-386.

[96] FITZPATRICK KA，TALJANOVIC MS，SPEER DP，et al. Imaging findings of fibrous dysplasia with histopathologic and intraoperative correlation. AJR Am J Roentgenol，2004，182（6）：1389-1398.

[97] KOELLER KK. Radiologic Features of Sinonasal Tumors. Head Neck Pathol，2016，10（1）：1-12.

[98] THEODOROU DJ，THEODOROU SJ，SARTORIS DJ. Primary non-odontogenic tumors of the jawbones：an overview of essential radiographic findings. Clin Imaging，2003，27（1）：59-70.

[99] BILKAY U，ERDEM O，OZEK C，et al. Benign osteoma with Gardner syndrome：review of the literature and report of a case. J Craniofac Surg，2004，15（3）：506-509.

[100] COLAS L，CARON S，COTTEN A. Skull Vault Lesions：A Review. AJR Am J Roentgenol，2015，205（4）：840-847.

第六章　鼻腔鼻窦

J. Matthew Debnam，Jiawei Zhou，Bita Esmaeli，Ehab Y. Hanna

黄珊珊　李永斌　邬小平　译

　　鼻腔鼻窦肿瘤不常见，约占头颈部肿瘤的3%[1]。鼻腔鼻窦肿瘤的症状可能与鼻窦炎性疾病症状相重叠，从而延误诊断。这种延误可能使肿瘤生长过大并侵犯邻近结构，导致预后不良[2]。肿瘤的种类包括青少年鼻血管纤维瘤、鳞状细胞癌和腺癌，还包括黑色素瘤和淋巴瘤。肿瘤表现可类似黏液囊肿、胆固醇肉芽肿和感染。准确的诊断是决定预后和治疗策略的重要因素[3]。

　　除非临床和影像学特征明确提示，大多数鼻腔鼻窦肿瘤都需要通过活检才能确诊。放射科医生的作用是评估鼻腔鼻窦肿瘤的影像学征象，帮助缩小鉴别诊断的范围，评估良性和恶性的影像学特征，描述病变的扩散方式和范围（包括鼻窦外和头颈部区域）。鼻腔鼻窦肿瘤影像报告中需要提及的具体影像学特征包括病灶的原发部位和大小，鼻窦骨质结构是否存在重塑或破坏，以及肿瘤是否扩散到眼眶、面部或颅内。

　　手术是大多数鼻腔鼻窦恶性肿瘤的标准治疗方法，因此确定肿瘤的受累范围对于切除和重建都至关重要。如果肿瘤累及海绵窦、颈动脉、脑实质和视神经管，则无法切除。存在远处转移会极大改变治疗方法和预后。

　　用于评估鼻腔鼻窦区域的影像学方法包括CT、MRI和PET/CT，可提供病变分期、手术计划和治疗效果等重要信息。CT有助于观察肿瘤范围和骨质重塑或破坏情况。MRI可用于评估肿瘤特征，包括软组织特征、眼眶和颅内受累范围以及神经周围扩散情况。与CT相比，MRI的一个独特优势是区分肿瘤和阻塞性分泌物。PET/CT用于评估肿瘤的代谢活性，检出局部和远处转移、分期，根据代谢活性确定活检部位，以及评估治疗效果。

　　本章旨在描述鼻腔鼻窦常见和不常见恶性肿瘤的流行病学特征和影像学表现。通过回顾疾病背景知识、临床表现和各种影像学特征，为放射科医生提供鉴别疾病的方法，以缩小鼻腔鼻窦病变的鉴别诊断范围。发生于眼眶、颅底、垂体、海绵窦和脑的肿瘤将在其他章节讨论。

第一节　解　剖

鼻腔呈三角形，由中线鼻中隔隔开，外侧壁有鼻甲和鼻窦的天然引流口。鼻窦与骨性眼眶相邻，眶顶的上界是额窦，筛窦迷路和鼻腔的外界是眶内壁（筛骨纸板）。上颌窦的顶部眶底包含眶下神经（CN V_2）。筛板和筛凹形成鼻腔的顶部。蝶骨平台将颅前窝和蝶窦分开。鼻腔底部由硬腭和软腭构成。鼻腔后部与鼻咽相通。图 6.1 为上颌窦及鼻腔解剖示意图，图 6.2 为副鼻窦的影像图。

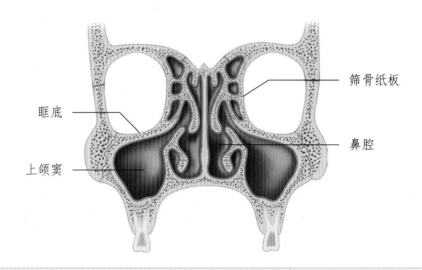

▲ 图 6.1　上颌窦及鼻腔解剖示意图

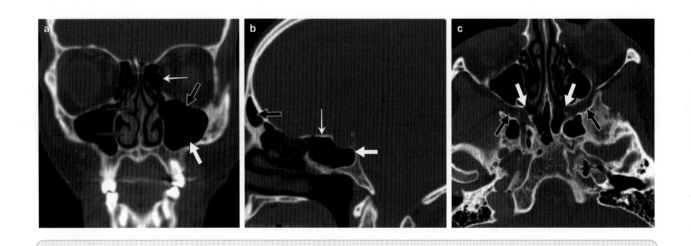

▲ 图 6.2　副鼻窦影像图

（a）CT 平扫冠状位骨窗显示上颌窦（粗白箭头），眶底（粗黑箭头），筛骨纸板（细白箭头），中、下鼻甲（红色箭头），鼻腔顶部由筛板（细黑箭头）和上外侧筛凹构成；（b）CT 平扫矢状位骨窗显示蝶窦（粗白箭头）、额窦（黑色箭头）、蝶骨平台（细白箭头）；（c）CT 平扫轴位骨窗显示翼腭窝（黑色箭头）和蝶腭孔（白色箭头）。

第二节 乳头状瘤

【背景知识】鼻腔鼻窦乳头状瘤占所有鼻部肿瘤的0.5%~4%[4]；鼻腔鼻窦乳头状瘤（施奈德乳头状瘤）发生于鼻腔鼻窦内，鼻窦腔内衬有呼吸道黏膜，称为施奈德上皮[5, 6]；乳头状瘤有内翻性（50%）、外生性（50%，包括移行细胞型、真菌型和鳞状乳头状瘤）和嗜酸细胞性（3%~5%，包括圆柱形细胞和柱状细胞乳头状瘤）[5, 6]三种类型；内翻性和外生性乳头状瘤被认为与人乳头状瘤病毒有关[7]；恶变可发生于内翻性乳头状瘤（5%~15%）和嗜酸细胞性乳头状瘤（4%~17%），但不发生于外生性乳头状瘤[8]。

【疾病概述】鼻腔鼻窦乳头状瘤多发生于40~60岁[9]；内翻性和嗜酸细胞性乳头状瘤通常起源于鼻腔外侧壁、筛窦气房和上颌窦[10, 11]；外生性乳头状瘤常起源于鼻中隔[12]。

【影像表现】鼻腔鼻窦乳头状瘤各亚型之间的影像学差异尚未有报道[13, 14]；邻近的鼻窦及鼻腔肿块，表现为不均匀强化，单侧鼻窦混浊，上述表现提示为乳头状瘤[15-17]。

• CT　窦壁局灶性骨质增生提示附着部位[18]；乳头状瘤的增大导致骨质变薄或扭曲；钙化与骨质残留碎片有关[17]；骨质破坏提示恶性肿瘤的可能[9]。

• MRI　乳头状瘤在T1WI增强和T2WI上呈"脑回状"[14, 15, 18]；上皮组织T2WI低信号，水肿间质T2WI高信号（外观类似"脑回"[16]）；用于评估肿瘤范围，包括评估眶内和颅内受累范围，并与脓性分泌物鉴别；"脑回"形态消失、组织坏死、骨质破坏，提示恶性倾向[19]。

• PET/CT　局灶性^{18}F-FDG高浓聚提示可能存在恶变[20]。

【要点】切除不充分可导致复发和恶化；确定骨质增生的位置，提示乳头状瘤起源部位，切除骨质增生对减少复发是必要的。

【病例】图6.3、图6.4为鼻腔鼻窦乳头状瘤病例。

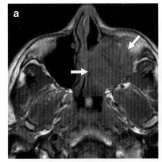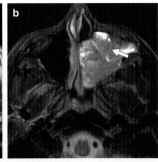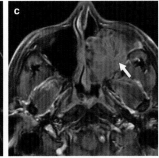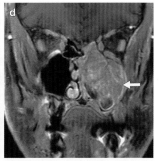

▲ 图6.3　男，51岁，乳头状瘤引起左侧鼻塞

（a）MRI无脂肪饱和T1WI平扫轴位显示左侧鼻窦内肿块，信号不均匀，向鼻腔内延伸（箭头）；（b）MRI脂肪饱和T2WI轴位显示肿块呈"脑回状"（箭头）；（c）MRI脂肪饱和T1WI增强轴位显示乳头状瘤"脑回状"强化（箭头）；（d）MRI脂肪饱和T1WI增强冠状位显示乳头状瘤"脑回状"强化（箭头）。

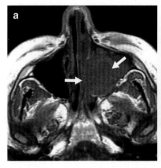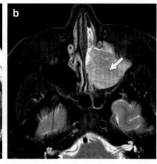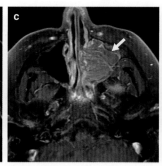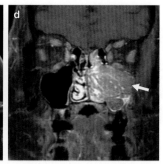

▲ 图6.4　男，48岁，左侧鼻塞6个月，鼻出血1个月，鼻腔鼻窦乳头状瘤

（a）MRI无脂肪饱和T1WI平扫轴位显示左侧上颌窦内肿块，信号不均匀，向鼻腔内延伸（箭头）；（b）MRI脂肪饱和T2WI轴位显示肿块呈"脑回状"（箭头）；（c）MRI脂肪饱和T1WI增强轴位显示乳头状瘤"脑回状"强化（箭头）；（d）MRI脂肪饱和T1WI增强冠状位显示乳头状瘤"脑回状"强化（箭头）。

第三节　青少年鼻血管纤维瘤

【背景知识】青少年鼻血管纤维瘤（juvenile nasal angiofibroma，JNA）是一种良性血管性肿块。

【疾病概述】青少年鼻血管纤维瘤最常发生于年轻男性[21]；症状包括鼻出血、鼻塞[22]。

【影像表现】位于蝶腭孔附近、翼腭窝扩大、肿瘤晚期向外侧延伸至颞下窝、邻近上颌窦后壁前弓者高度提示JNA[22]；通过蝶窦顶延伸；延伸至眼眶，进而通过眶上裂、眶下裂累及颅内[21]。

- CT　邻近颅底骨质侵蚀；翼腭窝骨壁侵蚀；富血供肿块[21, 22]。
- MRI　T1WI等信号伴明显强化；T2WI高信号伴流空信号，通常来自上颌内动脉的供血血管[21]。
- PET/CT　有报道 ^{68}Ga DOTANOC PET/CT在本病的应用[23, 24]。

【要点】患者的年龄、性别、血供丰富、蝶腭孔附近位置、上颌窦后壁前弓均可作为特征性表现。

【病例】图6.5、图6.6为JNA病例。

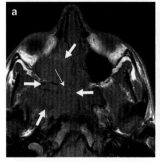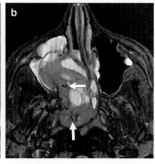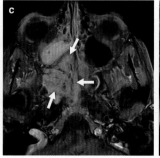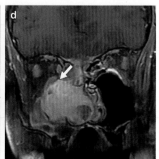

▲ 图6.5　男，48岁，JNA致鼻出血

（a）MRI无脂肪饱和T1WI平扫轴位显示右侧上颌窦、鼻腔、翼腭窝及咀嚼肌间隙内肿块（粗箭头），

注意累及右侧蝶腭孔（细箭头）；(b)MRI脂肪饱和T2WI轴位显示囊实性肿块、肿块内多个血管流空影（箭头）；(c) MRI脂肪饱和和T1WI增强轴位显示肿块均匀强化（箭头）；（d）MRI脂肪饱和和T1WI增强冠状位显示肿块与右下直肌密切相接（箭头），提示注意眼眶受侵。

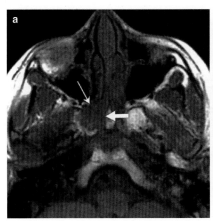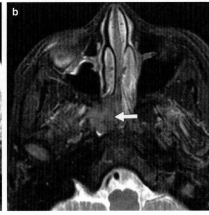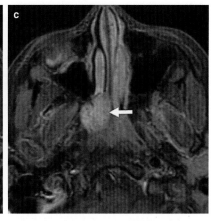

▲ 图6.6　男，13岁，JNA致鼻塞

（a）MRI无脂肪饱和和T1WI平扫轴位显示后鼻腔肿块，累及右侧中颅底（粗箭头）和右侧蝶腭孔（细箭头）；（b）MRI脂肪饱和和T2WI轴位显示肿块呈等信号或高信号（箭头）；（c）MRI脂肪饱和和T1WI增强轴位显示肿块均匀强化（箭头）。

第四节　鳞状细胞癌

【背景知识】鳞状细胞癌（SCC）占鼻腔鼻窦恶性肿瘤的65%~70%[25]；分为角型化和非角型化两种亚型[26]；非角型化鳞状细胞癌占鼻腔鼻窦鳞状细胞癌的15%~20%[25]，鳞状细胞癌可起源于施奈德乳头状瘤[25]；人乳头状瘤病毒相关鼻腔鼻窦癌是非角质化鳞状细胞癌的一个亚组[27]。

【疾病概述】男性的发病率是女性的2倍，好发年龄在60~70岁[25]；症状包括疼痛、鼻塞、鼻漏、鼻出血[25]；疾病晚期可累及眼眶导致眼球突出或复视，累及口腔导致牙齿松动或腭部溃疡，累及颅内时出现神经功能损害；最常见的部位是上颌窦，其次是鼻腔和筛窦气房[4]；淋巴结肿大发生率约15%[2]。

【影像表现】发现时常属于晚期，可侵犯对侧鼻腔、眼眶、颅底和颞下窝[25]；大多数具有非特异性的影像学表现[21]。

• CT　鼻窦肿块引起骨质破坏[21]。

• MRI　T1WI等信号，强化信号多样[21]；T2WI低信号至稍高信号[21, 28]；较小病灶信号均匀，较大病灶因出血和坏死而信号不均匀[21]。

• PET/CT　在[18]F-FDG PET/CT上，鳞状细胞癌有中度至明显的FDG的摄取[29]。

【要点】早期诊断需高度怀疑，单侧鼻部症状：如鼻塞、流涕或出血，应考虑为肿瘤而非慢性鼻窦炎或过敏，后者往往是双侧的；考虑恶性病变时，应及时进行必要的进一步影像检查，以免误诊；仔细评估疾病的范围（特别是在腭部和眼眶），可能会极大改变切除和重建的手术方式；评估由施奈德乳头状瘤引起的SCC的征象；评估是否存在神经周围扩散。

【病例】图6.7为鼻腔鼻窦SCC病例。

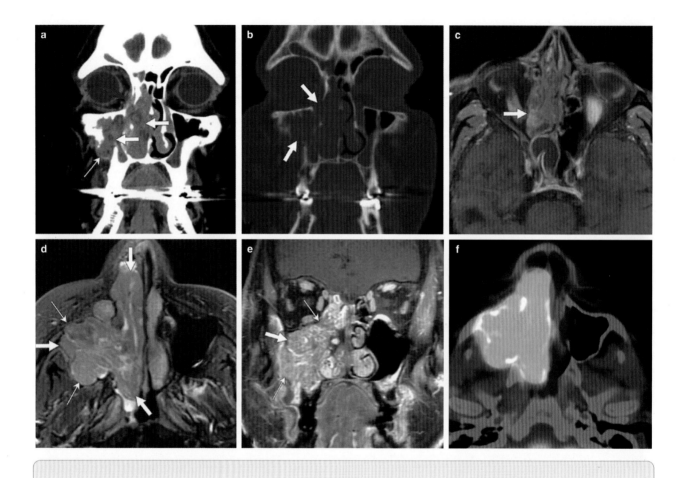

▲ 图6.7　男，61岁，鼻塞、右侧嗅觉减退、鼻出血，鼻腔鼻窦鳞状细胞癌

（a）CT平扫冠状位软组织窗显示右侧鼻腔和右侧上颌窦内不均质肿块（粗箭头），右侧上颌窦侧壁破坏，肿块通过骨缺损延伸（细箭头），值得注意的是肿瘤侵犯了右眼眶内下壁（红色箭头）；（b）CT平扫冠状位骨窗显示右眼眶内下壁及右上颌窦外侧壁破坏（箭头）；（c）MRI脂肪饱和T1WI增强轴位显示肿块向右眼眶后内侧延伸（箭头）；（d）MRI脂肪饱和T1WI增强轴位显示"脑回状"肿块，提示鳞状细胞癌可能起源于乳头状瘤（粗箭头），注意病灶向鼻腔外延伸（细箭头）；（e）MRI脂肪饱和T1WI增强冠状位显示"脑回状"肿块，提示鳞状细胞癌可能起源于乳头状瘤（粗箭头），注意病灶向鼻腔外延伸（细箭头）；（f）18F-FDG PET/CT轴位图像显示肿块FDG高摄取。

第五节 腺 癌

【背景知识】腺癌占鼻腔鼻窦恶性肿瘤的 10%~20%[30]，职业风险包括木材和重金属行业；分为涎腺型和非涎腺型，非涎腺型又分为肠型腺癌、非肠型腺癌[30]；肠型腺癌在欧洲比北美更常见，可能是由于更多的职业暴露；非肠型腺癌可以是高级别的，也可以是低级别的[30, 31]。

【疾病概述】鼻腔是肠型腺癌和非肠型腺癌最常见的发病部位[32]；发病年龄各不相同，60 岁左右最常见[32]；筛窦气房中的腺癌可能累及颅底，并向颅内延伸至颅前窝[33]。

【影像表现】评估鼻腔鼻窦腺癌的影像学方法如下：

• CT　腺癌和 SCC 的影像学特征往往难以区分[33]；侵蚀性外观伴骨质破坏和软组织侵犯[33]；软组织肿块可有钙化，反映了黏蛋白成分。

• MRI　肿瘤 T1WI 等信号，信号强度随细胞数量、黏蛋白含量及出血量而变化；产生黏蛋白的腺癌通常为 T2WI 高信号，而不产生黏蛋白的腺癌为 T2WI 等信号至低信号[33]。

• PET　鼻腔鼻窦腺癌 ^{18}F-FDG 高浓聚[29]。

【病例】图 6.8、图 6.9 为鼻腔鼻窦腺癌病例。

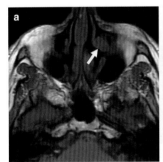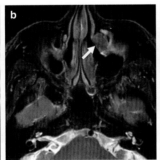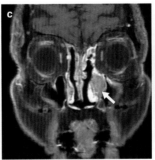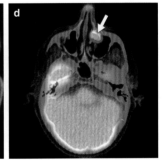

▲ 图 6.8　男，75 岁，外伤后持续性鼻出血，鼻腔鼻窦腺癌

（a）MRI 无脂肪饱和 T1WI 平扫轴位显示左侧上颌窦内等信号肿块（箭头）；（b）MRI 脂肪饱和 T2WI 轴位显示肿块呈低信号（箭头）；（c）MRI 脂肪饱和 T1WI 增强冠状位显示肿块轻度均匀强化（箭头）；（d）[18]F-FDG PET/CT 轴位图像显示肿块 FDG 高浓聚（箭头）。

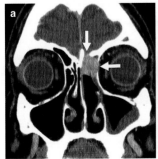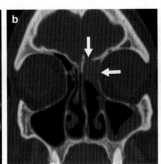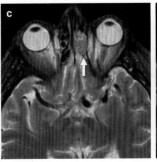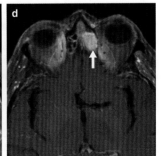

▲ 图 6.9　男，59 岁，复发性鼻腔鼻窦腺癌伴鼻出血

（a）CT 增强扫描冠状位软组织窗显示左侧筛窦气房区肿块强化，经筛板及筛窦凹进入左侧眶部及颅前窝（箭头）；（b）CT 增强扫描冠状位骨窗显示左侧纸板、筛板、筛凹破坏（箭头）；（c）MRI 脂肪饱和 T2WI 轴位显示肿块呈等信号（箭头）；（d）MRI 脂肪饱和 T1WI 增强轴位显示肿块均匀强化（箭头）。

第六节　腺样囊性癌

【背景知识】头颈部腺样囊性癌（ACC）占 ACC 的 10%~25%；ACC 存在三种亚型，即小管型、筛状型和实体型[34]；最常见的亚型是筛状型，最少见的亚型是实体型（预后最差）。

【疾病概述】ACC 发病年龄于 50~60 岁[34]；最常见的症状是面部肿块或肿胀，其他症状包括鼻塞、鼻出血、疼痛[34]；神经周围扩散很常见，可表现为三叉神经分布区域麻木或感觉异常，最常累及上颌分支（CN V$_2$）；最常见部位为上颌窦，其次为鼻腔[35]。

【影像表现】ACC 可表现为良性或恶性过程[34]，通常进展缓慢，但具有局部侵袭性，并有神经周围肿瘤扩散的趋势[34]；低级别肿瘤骨质重塑，均匀强化，而高级别肿瘤骨质破坏，有坏死区[21]。

• MRI　细胞密集性肿瘤（实体型）为 T2WI 等信号至低信号；细胞稀疏性肿瘤（小管型和筛状型）为 T2WI 高信号，可能类似于炎症过程[36]；神经周围扩散表现为神经增粗并强化[37, 38]。

• PET　^{18}F-FDG PET/CT 在 ACC 中呈低摄取，因此评估受限[39]。

【要点】切缘阴性的手术不仅需要准确定位肿块主体，还需要准确定位神经周围扩散的范围。

【病例】图 6.10 为鼻窦 ACC 病例。

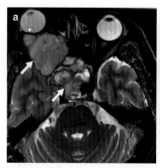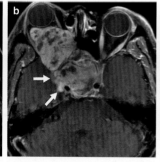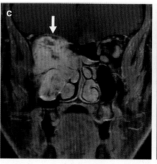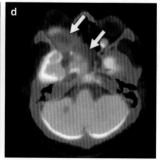

▲ 图 6.10　男，57 岁，右眼视力进行性下降，3 个月前因腺样囊性癌失明

（a）MRI 脂肪饱和 T2WI 轴位显示右侧鼻腔鼻窦、眼眶和颅中窝有一不均匀信号肿块（粗箭头），注意肿块占位效应使眼球后缘变平和突出（细箭头）；（b）MRI 脂肪饱和 T1WI 增强轴位显示肿块不均匀强化并延伸至颅中窝（箭头）；（c）MRI 脂肪饱和 T1WI 增强冠状位显示通过眶上壁向颅前窝内延伸并伴有硬脑膜增厚（箭头）；（d）^{18}F-FDG PET/CT 轴位图像显示整体病灶 ^{18}F-FDG 低摄取（箭头）。

第七节　鼻腔鼻窦未分化癌

【背景知识】鼻腔鼻窦未分化癌（sinonasal undifferentiated carcinoma，SNUC）是一种侵袭性肿瘤，无鳞状细胞或腺体细胞特征[2]；占鼻腔鼻窦癌的 3%~5%[2]。

【疾病概述】大多数 SNUC 发生在鼻腔上部或筛窦气房内；男性多于女性，男女比例为（2~3）∶1[2]；中位发病年龄为 60 岁左右[2]；起病急骤，症状有面部疼痛、鼻塞、鼻出血、突眼等[40]；淋巴结和远处转移很常见；预后差，5 年生存率低于 20%[41]；复发率达 42.3%[2]。

【影像表现】表现为巨大的、破坏性的肿块，边界不清和有坏死；进行性骨质破坏伴软组织侵犯是疾病晚期的常见特征[2]；常见的症状包括眼眶和颅内侵犯以及淋巴结和远处转移[2]。

- CT　边界不规则，多种强化形式，骨质破坏；钙化少见[39]。
- MRI　T1WI 等信号伴不均匀强化；T2WI 等信号至高信号[2, 42]。
- PET　18F-FDG 显著高摄取[43]；有助于区分 SNUC 和嗅神经母细胞瘤，据报道 SNUC 具有较高的 SUVmax[43]。

【要点】由于 SNUC 具有侵袭性和明显远处转移倾向，经常需要包括全身治疗在内的多种治疗方式。新辅助化疗在指导基于反应的最佳局部治疗（手术或放化疗）方面的作用最近已有报道，且正在得到越来越广泛的应用[44]。

【病例】图 6.11 为 SNUC 病例。

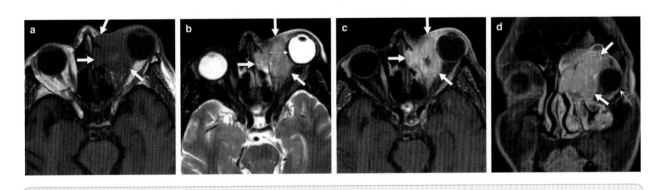

▲ 图 6.11　男，62 岁，鼻腔鼻窦未分化癌引起左眼刺激和眼球突出

（a）MRI 无脂肪饱和 T1WI 平扫轴位显示鼻腔、左眼眶内侧等信号肿块，累及鼻部左侧（箭头）；（b）MRI 脂肪饱和 T2WI 轴位显示肿块呈不均匀等信号或高信号（粗箭头），注意占位效应，左眼球内侧壁扁平和突出（细箭头）；（c）MRI 脂肪饱和 T1WI 增强轴位显示肿块不均匀强化（箭头）；（d）MRI 脂肪饱和 T1WI 增强冠状位显示肿块不均匀强化（箭头），注意占位效应对左侧眼球的影响，左侧眼球向下外侧移位（细箭头）。

第八节　嗅神经母细胞瘤

【背景知识】嗅神经母细胞瘤（olfactory neuroblastoma，ONB）是一种起源于嗅黏膜神经嵴细胞的神经内分泌肿瘤[2]，也称为感觉神经母细胞瘤；占鼻腔鼻窦肿瘤的3%[45]；起源于嗅裂区（包括上鼻甲、鼻中隔上1/3和筛板）[2]。

【疾病概述】ONB可发生在任何年龄，发病高峰是50~60岁，没有性别差异[2]；ONB常延伸至眼眶或颅内[46]；症状包括鼻塞、鼻出血、嗅觉功能减退、眼球突出、复视[47]。

【影像表现】ONB常表现为良性肿瘤外观，而呈现均质、边界清晰的肿块[2]；低级别ONB呈膨胀性生长，有骨质侵蚀和软组织侵犯；向颅内延伸呈"哑铃"形，经筛板处形成"束腰"征[47]；特征性影像学表现为沿肿瘤上缘的囊肿，通常位于肿瘤的颅内部分[48]；病程进展会出现颈部淋巴结转移（20%~25%）和远处转移（10%~40%），可转移至肺、肝、骨[2]，咽后淋巴结可被累及[49]。

- CT 可存在斑点状钙化[2]；偶尔发现邻近骨结构骨质增生[50]；强化均匀[2]。
- MRI 不均匀的T1WI等信号和T2WI等信号至高信号[51]；均匀强化，除非有出血或坏死[2]。
- PET 18F-FDG高摄取，分级与摄取程度无相关性[52]；有报道称，68Ga DOTATATE高浓聚[53, 54]；在DOTATATE扫描呈阳性的患者中，生长抑素受体抑制剂正被研究作为有效的靶向治疗药物[55]。

【要点】淋巴结延迟复发在ONB中并不少见，首次治疗后10年复发率可高达30%，因此需要长期随访。选择性淋巴结照射可显著降低淋巴结复发的风险[56]。

【病例】图6.12、图6.13为ONB病例。

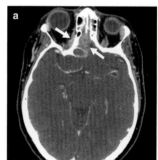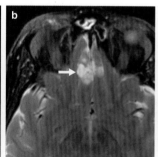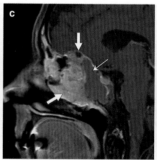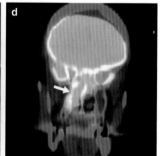

▲ 图6.12 男，57岁，嗅神经母细胞瘤致嗅觉减退

（a）CT增强扫描轴位显示右眼眶内侧及颅前窝强化肿块（箭头）；（b）MRI脂肪饱和T2WI轴位显示肿块上方有一囊肿（箭头）；（c）MRI脂肪饱和T1WI增强矢状位显示肿块均匀强化，囊肿位于肿块上缘（粗箭头），注意蝶窦阻塞（细箭头）；（d）18F-FDG PET/CT轴位图像显示肿块FDG高摄取（箭头）。

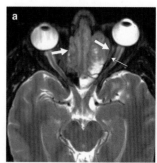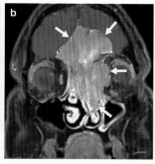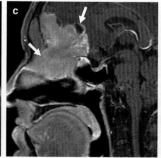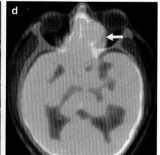

▲ 图 6.13　男，34 岁，嗅神经母细胞瘤致左眼复视、视物模糊

（a）MRI 脂肪饱和 T2WI 轴位显示肿块呈等信号，并延伸至左眼眶（粗箭头），注意左侧内直肌向外侧移位（细箭头）；（b）MRI 脂肪饱和 T1WI 增强冠状位显示鼻窦腔、左眼眶内侧、颅前窝有一均匀强化肿块（箭头）；（c）MRI 脂肪饱和 T1WI 增强矢状位显示肿块呈均匀强化，沿肿块上缘可见囊肿（箭头）；（d）18F-FDG PET/CT 轴位图像显示 ONB 的 FDG 高摄取（箭头）。

第九节　黑色素瘤

【背景知识】原发性鼻腔鼻窦恶性黑色素瘤罕见；占所有恶性黑色素瘤的比例不足 2.5%；与皮肤黑色素瘤相比，鼻腔鼻窦黑色素瘤更具侵袭性，预后更差[57]；远处转移是治疗失败的最常见原因[58]；据报道 5 年生存率低于 45%[59]。

【疾病概述】肿瘤的高血运性常导致鼻出血[57]；可能存在褐色"煤斑样"鼻涕[60]；最常见的发病部位为鼻腔，特别是鼻中隔，其次是外侧壁，较少见的部位是上颌窦和筛窦气房[61]；有文献报道鼻腔鼻窦黑色素瘤沿神经周围肿瘤扩散，但发生率低于 SCC 和 ACC[62]。

【影像表现】由于压迫作用，容易发生骨质重塑，也可发生骨质破坏[21]。

- CT　边界清晰的息肉样肿块，骨质重塑边缘光整；CT 平扫高密度，明显不均匀强化[21]。
- MRI　由于黑色素和出血，T1WI 高信号，强化形式多样；T2WI 低信号；鼻腔鼻窦无色素性黑色素瘤可表现为 T1WI 低信号，T2WI 等信号[63]；有报道称扩散受限[64]。
- PET　18F-FDG PET/CT 显示，FDG 明显高摄取[65]。

【要点】评估神经周围肿瘤扩散的存在。由于黑色素瘤存在远处转移的倾向，新辅助全身系统治疗，特别是免疫治疗，在黏膜黑色素瘤的多模式治疗中正在被深入研究[66]。靶向治疗在黏膜黑色素瘤中的应用不如在皮肤黑色素瘤中多，因为与皮肤黑色素瘤相比，黏膜黑色素瘤缺乏突变靶点[67]。

【病例】图 6.14 为鼻腔鼻窦黑色素瘤病例。

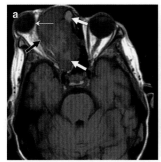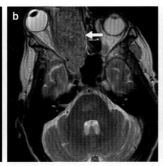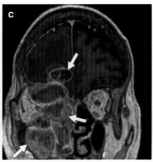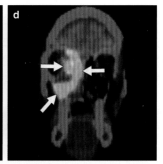

▲ 图 6.14　女，70 岁，鼻腔鼻窦黑色素瘤致鼻出血

（a）MRI 无脂肪饱和 T1WI 平扫轴位显示鼻腔鼻窦肿物，其高信号区与黑色素和（或）高铁血红蛋白信号一致（粗白箭头），注意肿块延伸到右眼眶（黑色箭头），占位效应致右眼球受压并突出（细白箭头）；（b）MRI 无脂肪饱和 T2WI 轴位显示肿块信号不均匀（箭头）；（c）MRI 无脂肪饱和 T1WI 增强冠状位显示不均匀强化的伴坏死肿块累及右侧鼻腔鼻窦、眼眶、颅内（箭头）；（d）^{18}F-FDG PET/CT 冠状位图像显示肿块 FDG 高摄取（箭头）。

第十节　淋巴瘤

【背景知识】非霍奇金淋巴瘤（non-Hodgkin lymphoma，NHL）是仅次于 SCC 的第二常见鼻腔鼻窦恶性肿瘤[2]；欧美人 B 细胞淋巴瘤多发生于鼻窦；T 细胞淋巴瘤多见于亚洲和南美洲人群，尤其是鼻腔 NK/T 细胞淋巴瘤[68, 69]。

【疾病概述】鼻腔鼻窦淋巴瘤多发生于成年人，平均发病年龄为 58 岁[70]；男女比例为 2：1[2]；症状包括鼻塞、鼻部或面部肿胀、疼痛、鼻出血、头痛[71]；弥漫大 B 细胞淋巴瘤最常累及上颌窦，NK/T 细胞淋巴瘤最常发生于鼻腔[2]；约 5% 的 NHL 患者存在中枢神经系统疾病[72]。

【影像表现】伴有骨质重塑的软组织肿块；可能发生溶骨性骨质破坏，尤其是鼻腔 NK/T 细胞淋巴瘤[68, 73]；NHL 通常为均匀强化肿块，坏死区偶见于 NK/T 细胞淋巴瘤[2]。

- CT　由于细胞密集，CT 平扫呈高密度；鼻腔鼻窦实性肿块；均匀强化[74]。

- MRI　通常 T1WI 等信号伴均匀强化；由于细胞密集，T2WI 呈低信号[68,69]；DWI 上弥散受限[64, 70]，无骨质破坏且 ADC 值较低，提示鼻腔鼻窦 NHL 而非 SCC[66]。

- PET　鼻腔鼻窦淋巴瘤特征性 ^{18}F-FDG 高摄取[70]。

【要点】与其他大多数鼻腔鼻窦肿瘤不同，鼻腔鼻窦淋巴瘤的治疗是非手术治疗，因此明确淋巴瘤的诊断至关重要。

【病例】图 6.15 为鼻腔鼻窦淋巴瘤病例。

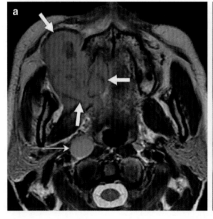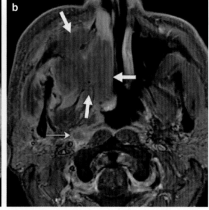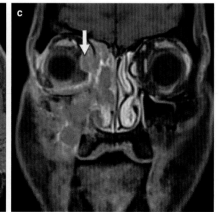

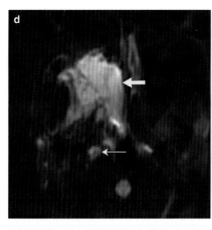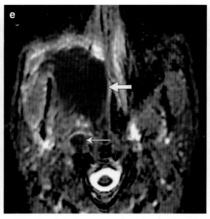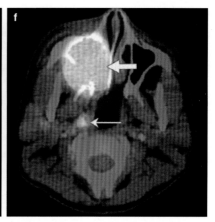

▲ 图 6.15　男，59 岁，鼻腔鼻窦淋巴瘤致面部肿胀、麻木

（a）MRI 无脂肪饱和 T2WI 轴位显示右侧上颌牙槽嵴、硬腭、咀嚼肌间隙及上颌骨前部软组织区高信号肿块（粗箭头），注意右侧咽后淋巴结肿大（细箭头）；（b）MRI 脂肪饱和 T1WI 增强轴位显示肿块轻度不均匀强化（粗箭头），右侧咽后淋巴结肿大（细箭头）；（c）MRI 脂肪饱和 T1WI 增强冠状位显示鼻腔鼻窦肿块向右眼眶内侧延伸（箭头）；（d）DWI 轴位显示鼻腔鼻窦肿物（粗箭头）及右侧咽后淋巴结（细箭头）高信号；（e）ADC 轴位图显示右侧鼻窦肿块（粗箭头）及右侧咽后淋巴结（细箭头）低信号，符合扩散受限；（f）¹⁸F-FDG PET/CT 轴位图像显示鼻腔鼻窦肿块（粗箭头）和右侧咽后淋巴结 FDG 高浓聚（细箭头）。

第十一节　横纹肌肉瘤

【背景知识】横纹肌肉瘤（RMS）是一种罕见的侵袭性恶性肿瘤，起源于具有骨骼肌分化的原始间充质细胞[2]；可出现在身体的任何部位，包括不具有横纹肌的部位[76]；在成人中，近一半的 RMS 病例发生在头颈部[2]，其中约 10% 起源于鼻腔[77]；鼻窦 RMS 约占头颈部肉瘤的 7%[75]；鼻腔鼻窦 RMS 的 5 年生存率约为 44%[75, 78, 79]。

【疾病概述】边缘不清、骨质破坏和周围结构受累[80, 81]；颈部淋巴结转移常见；远处转移到肺和骨[77]。

【影像表现】评估鼻腔鼻窦横纹肌肉瘤的影像学方法如下：

• CT　等密度或稍低密度，均匀或不均匀强化[80, 81]；很少出现出血及钙化[21]。

• MRI　T1WI 等信号并不同程度强化，但通常中等至明显强化[21]；T2WI 均匀或不均匀等信号或高信号[21]；有报道称存在类似结节的小环状强化[80]。

• PET　RMS 显著的 ¹⁸F-FDG 高摄取[82]。

【要点】RMS 通常采用多种方案治疗，多数患者需接受长时间的化疗和放疗。如果残余肿瘤可切除，通常采用手术切除残余肿瘤。

【病例】图 6.16 为鼻腔鼻窦 RMS 病例。

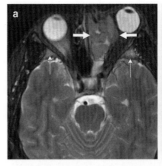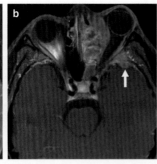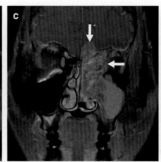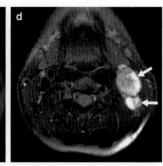

▲ 图 6.16 男，28 岁，胚胎性横纹肌肉瘤致头痛、复视、左侧眼球突出

（a）MRI 脂肪饱和 T2WI 轴位显示左侧鼻腔鼻窦及左侧眶内肿块呈等信号（粗箭头），注意蝶骨转移表现为高信号（细箭头）；（b）MRI 脂肪饱和 T1WI 增强轴位显示肿块硬膜外延伸至左侧颅中窝（箭头）；（c）MRI 脂肪饱和 T1WI 增强冠状位显示肿块不均匀强化，向左侧眼眶及颅前窝延伸（箭头）；（d）MRI 脂肪饱和 T2WI 轴位显示左侧颈部淋巴结肿大（箭头）。

第十二节　梭形细胞癌

【背景知识】梭形细胞癌（SCC）又称肉瘤样癌、癌肉瘤和假肉瘤，是相对罕见的 SCC 异常变异型，更具侵袭性[83]；属具有上皮 SCC 和肉瘤样双重成分的双相肿瘤[84]；推测是由传统的鳞状细胞癌经肉瘤样转化而来[85, 86]；危险因素包括吸烟、饮酒、既往放疗史[85-87]。

【疾病概述】SCC 最常累及上颌窦，极少累及蝶窦[83]；多为晚期，预后较差[84]；症状包括鼻塞、化脓、溢泪、面部肿胀、麻木[85]。

【病例】图 6.17、图 6.18 为鼻腔鼻窦 SCC 病例。

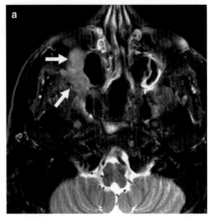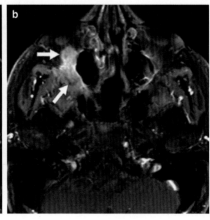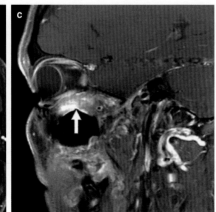

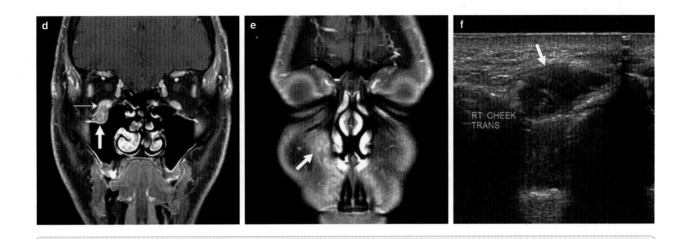

▲ 图 6.17　男，37 岁，梭形细胞癌引起右侧上颌神经（CNV₂）分布区麻木

（a）MRI 脂肪饱和 T2WI 轴位显示沿右侧上颌神经（CNV₂）走行的等信号肿块（箭头）；（b）MRI 脂肪饱和 T1WI 增强轴位显示右侧上颌窦顶部肿块不均匀强化，累及 CNV₂（箭头）；（c）MRI 脂肪饱和 T1WI 增强矢状位显示右侧上颌窦顶部肿块不均匀强化，累及 CNV₂（箭头）；（d）MRI 脂肪饱和 T1WI 增强冠状位显示肿瘤侵犯右侧眶下神经（CNV₂）（粗箭头），向右下眼眶延伸，下直肌抬高（细箭头）；（e）MRI 脂肪饱和 T1WI 增强冠状位显示右颊部肿块强化（箭头）；（f）超声图像显示右侧面颊部肿块的声像图表现（箭头）。

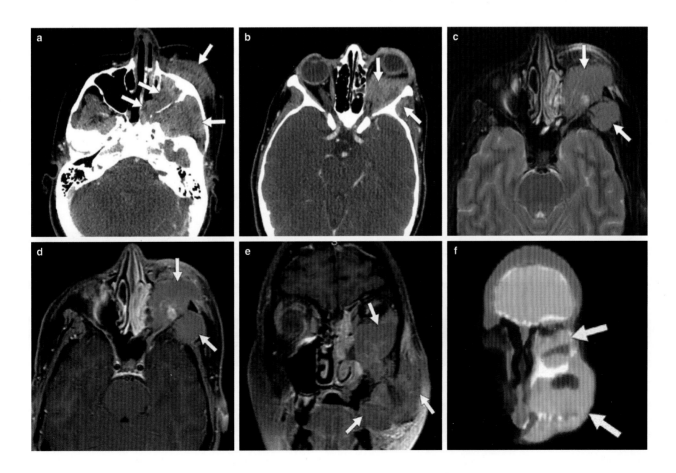

▲ 图 6.18　女，36 岁，梭形细胞癌致视力下降、左眼疼痛

（a）CT 增强扫描轴位软组织窗显示左侧鼻腔、上颌窦、上颌前软组织和咀嚼肌间隙肿块（箭头）；（b）CT 增强扫描轴位软组织窗显示病灶进一步延伸至左眼眶和颧弓上方的咀嚼肌间隙（箭头）；（c）MRI 脂肪饱和 T2WI 轴位显示肿块呈等信号（箭头）；（d）MRI 脂肪饱和 T1WI 增强轴位显示左侧眶内肿块轻度强化，并进一步累及左侧面部（箭头）；（e）MRI 脂肪饱和 T1WI 增强冠状位显示左侧眶内肿块轻度强化，并进一步累及左侧面部（箭头）；（f）^{18}F-FDG PET/CT 冠状位图像显示肿块 FDG 高摄取（箭头）。

第十三节　神经鞘瘤

【背景知识】鼻腔鼻窦神经鞘肿瘤仅占头颈部肿瘤的 4%[88]；良性神经鞘肿瘤由梭形细胞构成，梭形细胞呈紧密（antoni A 型）或疏松（antoni B 型）排列[89]；起源于周围神经鞘的软组织肉瘤称为恶性周围神经鞘瘤（MPNST）[90]。

【疾病概述】鼻腔鼻窦神经鞘瘤生长缓慢，良性，通常单发；多起源于三叉神经或自主神经的分支[91]。

【影像表现】表现为边界清晰、卵圆形的软组织团块；囊变可发生在较大的病变中[92]；生长缓慢，表现为神经孔扩大、边缘光整，骨质重塑和（或）对邻近软组织占位效应[93, 94]；转化为 MPNST 的临床症状是非特异性的，包括新出现的疼痛、生长迅速和新出现的神经功能障碍[95]。

- CT　antoni A 型呈相对高密度，而 antoni B 型呈相对低密度[92]；强化方式多样[94, 96]。

- MRI　形态表现取决于 antoni A 型和 B 型的组织成分[89]；T1WI 呈低信号至等信号，增强扫描明显强化；较大的病灶可表现为不均匀强化、内部囊变和含铁血黄素沉着[90]；T2WI 不均匀高信号，由排列紧密（antoni A 型，低信号）和排列疏松的（antoni B 型，高信号）细胞组成，细胞密度和含水量不同[90, 97]；也可以是低信号至等信号[98]；有报道称，MRI 动态增强为渐进性强化[86]。

- PET　有报道称，神经鞘瘤有很高的 ^{18}FDG 高浓聚[98]。

【要点】描述所涉及的神经；孤立的神经鞘瘤需要与Ⅰ型和Ⅱ型神经纤维瘤病区分，治疗前需要排除。

【病例】图 6.19 为鼻腔鼻窦神经鞘瘤病例。

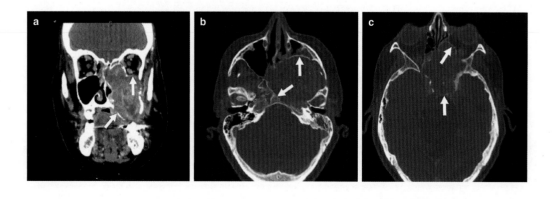

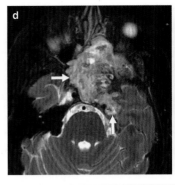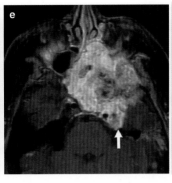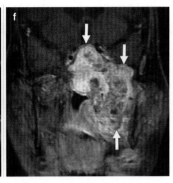

▲ 图 6.19 男，54 岁，鼻腔鼻窦神经鞘瘤致左脸颊肿胀、鼻塞和左眼视力改变

（a）CT 增强扫描冠状位软组织窗显示扩大的左侧上颌窦内不均匀强化肿块，累及上颌牙槽嵴和下眼眶（箭头）；（b）CT 增强扫描轴位骨窗显示肿块周围骨质膨胀、边缘光整（箭头），提示病变长期存在；（c）CT 增强扫描轴位骨窗显示鼻腔鼻窦、左侧眼眶及颅底中央骨质膨胀、边缘光整（箭头）；（d）MRI 脂肪饱和 T2WI 轴位显示肿块信号不均匀（箭头）；（e）MRI 脂肪饱和 T1WI 增强轴位显示神经鞘瘤不均匀强化（箭头）；（f）MRI 脂肪饱和 T1WI 增强冠状位显示神经鞘瘤不均匀强化（箭头）。

第十四节　脉管畸形

【背景知识】血管异常包含了一系列具有广泛病理变化的疾病；ISSVA 分类将脉管病变分为两大类[99, 100]，即血管瘤（真性增殖性肿瘤）、脉管畸形（形态发生缺陷）；血管瘤分为良性（如婴幼儿血管瘤）、局部侵袭性/交界性、恶性（如血管肉瘤）；脉管畸形分为四类[99, 100]，即单纯型、混合型、明确命名的血管畸形、合并其他畸形，单纯畸形包括毛细血管畸形、淋巴管畸形、静脉畸形、动静脉畸形、动静脉瘘，混合畸形包括具有一种以上畸形类型的病变（如毛细血管-静脉、淋巴管-静脉）。

【影像表现】毛细血管畸形影像成像方法检出有限；淋巴管畸形影像可跨区域分布，T1WI 低信号，T2WI 高信号（微囊型指囊肿＜ 2cm，巨囊型指囊肿＞ 2cm）；静脉畸形影像 T2WI 高信号，延迟强化，可能存在静脉石；静脉淋巴管畸形可见多房囊性肿块伴液平面，延迟强化，可能存在静脉石；动静脉畸形影像无 T2WI 高信号，强化血管匍匐缠结，引流静脉早期强化；动静脉瘘影像无血管缠结，早期静脉充盈[100]。

【要点】血管瘤需要与血管畸形区分，前者通常先进入增殖期，随后是稳定期或消退期，而后者则会随着时间的推移稳定增长[101]。

【病例】图 6.20 为鼻窦脉管畸形病例。

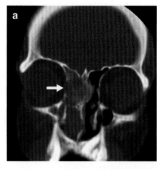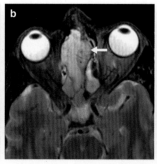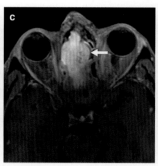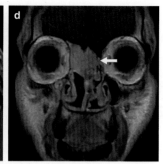

▲ 图 6.20　男，47 岁，鼻窦血管畸形导致鼻出血

（a）CT 增强扫描冠状位骨窗显示右侧鼻窦腔肿块，右侧筛骨纸板变薄（箭头）；（b）MRI 脂肪饱和 T2WI 轴位显示肿块高信号（箭头）；（c）MRI 脂肪饱和 T1WI 增强轴位显示肿块强化均匀（箭头）；（d）MRI 无脂肪饱和 T1WI 增强冠状位显示肿块强化均匀（箭头）。

第十五节　多形性腺瘤

【背景知识】多形性腺瘤组织学上由上皮细胞和间充质间质成分组成；多数（65%）多形性腺瘤累及大唾液腺（以腮腺为主），35% 发生于副唾液腺组织；鼻腔及副鼻窦受累少见；2.4%~10% 的多形性腺瘤发生恶变[102]。

【疾病概述】好发于 30~50 岁，女性稍多[103]；约 80% 发生于鼻中隔黏膜下层，无破坏；症状包括鼻塞、鼻出血、鼻窦炎。

【影像表现】肿瘤较小，边缘光滑；较大的肿瘤有分叶状边缘，营养不良钙化或骨化[104]；骨的压迫和重塑[105]；囊性部分不强化。

- MRI　小肿瘤呈 T1WI 低信号、T2WI 高信号；较大肿瘤呈 T1WI 不均匀低信号至等信号、T2WI 不均匀等信号至高信号；可见曲线样强化和小的无强化灶[104]。

【要点】分叶状的鼻中隔肿瘤伴有曲线状强化和小的无强化灶，应把多形性腺瘤放在鉴别诊断中。

【病例】图 6.21、图 6.22 为鼻腔鼻窦多形性腺瘤病例。

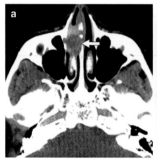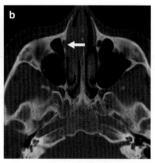

◀ 图 6.21　女，52 岁，鼻内镜检查示右中鼻甲旁黏膜下肿物，活检符合多形性腺瘤

（a）CT 增强扫描轴位软组织窗显示右侧鼻腔等密度、不均匀强化肿块（箭头）；（b）CT 增强扫描轴位骨窗显示右侧鼻泪管内侧壁变薄（箭头）。

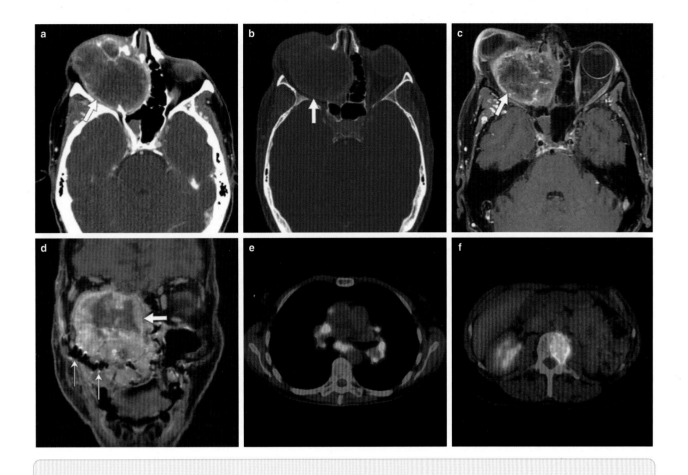

▲ 图 6.22　女，22 岁，鼻腔鼻窦多形性腺瘤术后复发，患者失访

（a）CT 增强扫描轴位软组织窗显示右侧鼻腔及眶内一边界清晰的膨胀性肿块（箭头）；（b）CT 增强扫描轴位骨窗显示边界清晰的肿块，无侵蚀性骨质破坏（箭头）；（c）MRI 脂肪饱和 T1WI 增强轴位显示不均匀强化，肿块以周边强化为主（箭头）；（d）MRI 脂肪饱和 T1WI 增强冠状位显示不均匀强化，肿块以周边强化为主（粗箭头），注意之前手术植入物的磁敏感伪影（细箭头）；（e）[18]F-FDG PET/CT 轴位图像显示气管隆突下及双侧肺门淋巴结 FDG 高浓聚；（f）[18]F-FDG PET/CT 轴位图像显示 L_3 椎体左侧 FDG 高浓聚，PET/CT 检查结果提示瘤在多形性腺瘤中伴转移。

第十六节　脑膜瘤

【背景知识】脑膜瘤主要是起源于蛛网膜帽状细胞的良性肿瘤[106]；WHO 分级分 I 级"良性"（78%）、II 级"非典型"（20.4%）、III 级"间变型"（1.6%）[107, 108]；鼻腔鼻窦脑膜瘤占所有脑膜瘤的比例不足 2%；原发性与继发性的区别在于是否存在颅内附着[106]。

【疾病概述】平均发病年龄为 50 岁，女性稍多[106]；症状包括鼻塞、鼻窦炎、鼻出血、疼痛、头痛、视力改变（包括视力下降、失明、复视）、上睑下垂、眶周水肿、眼球突出等[106]。

【影像表现】边缘有小分叶的，边界清晰的肿块；典型的表现为位于脑外，并与硬脑膜宽基底附着[109]；

强化通常是均匀的，但在钙化、囊变和坏死存在的情况下可以是不均匀的[110]；软脑膜侵犯、肿瘤/脑组织交界处的破坏和脑实质侵犯提示侵袭性和非典型性。

- CT　等密度至高密度，明显均匀强化；邻近骨质增生或骨质侵蚀[111]。
- MRI　T1WI呈稍低信号至低信号伴明显均匀强化；T2WI呈等信号至高信号[111]；脑膜瘤在DWI上表现为中度扩散受限[112, 113]。
- PET　脑膜瘤对[68]Ga-DOTATATE PET/CT高摄取[114]。

【要点】脑膜瘤通常呈惰性生长，生长缓慢，快速生长可能预示着去分化为恶性表型；评估是否存在颅内附着。

【病例】图6.23为鼻腔鼻窦脑膜瘤病例。

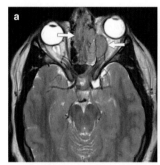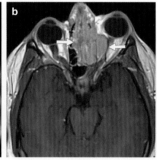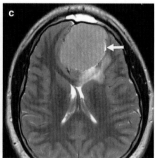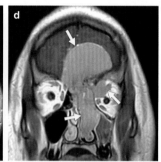

▲ 图6.23　男，22岁，头痛、左侧突眼、鼻塞，嗅球脑膜瘤

（a）MRI无脂肪饱和T2WI轴位显示鼻窦及左眼眶内侧等信号肿块（箭头）；（b）MRI无脂肪饱和T1WI增强轴位显示脑膜瘤均匀强化（箭头）；（c）MRI无脂肪饱和T2WI轴位显示前额区边界清晰的轴外肿块，注意脑脊液间隙的存在也提示轴外病变（箭头）；（d）MRI无脂肪饱和T1WI增强冠状位显示广泛脑膜瘤均匀强化（箭头）。

第十七节　呼吸道上皮腺瘤样错构瘤

【背景知识】呼吸道上皮腺瘤样错构瘤是一种鼻窦和鼻腔的良性息肉样病变；组织学表现为黏膜下腺体增生，内衬纤毛呼吸上皮[115]；可发生于弥漫性鼻腔鼻窦息肉病[115, 116]。

【疾病概述】平均发病年龄为60（30~90）岁；症状包括流涕、鼻塞、嗅觉减退[117]。

【影像表现】多发生于前嗅裂或后鼻中隔[115, 116]；嗅裂增宽[118]。

- CT　密度均匀，伴嗅裂增宽；无骨质破坏。
- MRI　嗅裂区边界清晰的软组织肿块；均匀强化[116]。

【要点】嗅裂增宽应怀疑呼吸道上皮腺瘤样错构瘤。

【病例】图6.24为鼻腔鼻窦呼吸道上皮腺瘤样错构瘤病例。

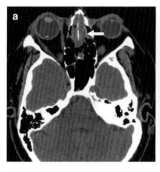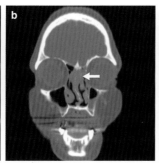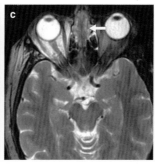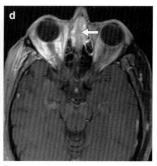

▲ 图 6.24 女，62 岁，鼻内镜检查中发现呼吸道上皮腺瘤样错构瘤，并伴有慢性鼻窦炎病史

（a）CT 平扫轴位软组织窗显示嗅裂前部增宽，呈息肉样混浊（箭头）；（b）CT 平扫冠状位骨窗显示嗅裂前部增宽的息肉样混浊（箭头）；（c）MRI 无脂肪饱和 T2WI 轴位显示嗅裂前部呈等信号（箭头）；（d）MRI 脂肪饱和 T1WI 增强轴位显示嗅裂内肿块轻度强化（箭头）。

第十八节　Rosai-Dorfman 病

【背景知识】Rosai-Dorfman 病又称窦组织细胞增生伴巨大淋巴结病，是一种罕见的良性淋巴增生性组织细胞病[119]。

【疾病概述】发病年龄为 20~37 岁，多见于男性，男女比例为（1.4~3.1）：1[120]；症状包括发热、盗汗、全身乏力、体重减轻；颅内疾病可引起头痛和癫痫发作；可能无全身表现[121]。

【影像表现】75%~90% 的患者有颈部淋巴结肿大[122-124]；结外受累部位有眼眶、皮肤、腮腺、鼻腔、呼吸道、中枢神经系统和骨骼[122-124]；中枢神经系统（10%）表现为脑膜增厚（可类似脑膜瘤），以及累及下丘脑垂体轴、硬脑膜静脉窦、脑神经和动脉[125]。

- CT　以脑膜为主的病变表现为高密度和强化；可能存在邻近脑实质水肿[121]。
- MRI　病灶呈 T1WI 等信号，T2WI 等信号至低信号，病灶强化[125, 126]。
- PET　有报道称，18F-FDG 摄取程度不一；与其他部位相比，淋巴结和泪腺受累具有高摄取[126]。

【要点】评估淋巴结外受累部位，包括眼眶、鼻腔、腮腺、中枢神经系统、骨骼等；评估是否存在颈部淋巴结肿大。

【病例】图 6.25、图 6.26 为鼻腔鼻窦 Rosai-Dorfman 病病例。

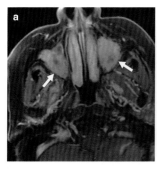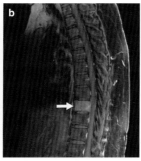

◀ 图 6.25 女，65 岁，Rosai-Dorfman 病，表现为背部疼痛

（a）MRI 脂肪饱和 T1WI 增强轴位显示双侧上颌窦肿块均匀增强（箭头）；（b）MRI 脂肪饱和 T1WI 增强矢状位显示 T9 椎体见强化肿块（箭头）。

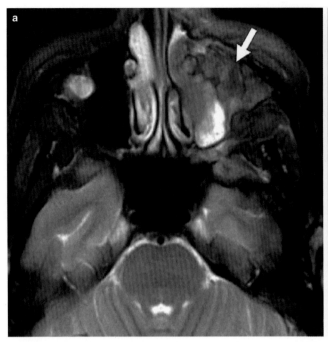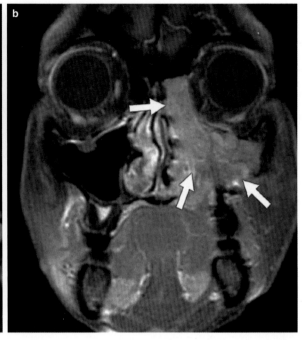

▲ 图 6.26　女，19 岁，Rosai-Dorfman 病，表现为口腔左侧疼痛

　　（a）MRI 脂肪饱和 T1WI 增强轴位显示左上颌窦等信号至低信号肿块（箭头）；　（b）MRI 脂肪饱和 T1WI 增强冠状位显示左上颌窦和鼻腔肿块均匀增强（箭头）。

第十九节　胆固醇肉芽肿

　　【背景知识】胆固醇肉芽肿是胆固醇晶体沉积在扩张性囊性病变中的一种组织反应；病因尚不清楚[127]。

　　【疾病概述】胆固醇肉芽肿最常见部位为额窦，其次为上颌窦和筛窦气房[128]；最常发生在 50 岁，以男性为主[129]；诱发因素有手术、外伤、鼻窦炎伴鼻出血和鼻窦流出道阻塞[128]；症状包括鼻塞、鼻漏、鼻出血、面部疼痛、头痛、复视、眼球突出[128]。

　　【影像表现】评估鼻腔鼻窦部胆固醇肉芽肿的影像学方法如下：

　　• CT　鼻窦混浊但边界清晰、密度均匀伴骨质侵蚀[130]。

　　• MRI　因胆固醇含量高，T1WI、T2WI 高信号；囊性病变边缘由于含铁血黄素沉积边缘呈低信号；周边可见轻度强化[128]。

　　【要点】寻找致病因素：外伤、手术或鼻窦炎。

　　【病例】图 6.27 为鼻腔鼻窦部胆固醇肉芽肿病例。

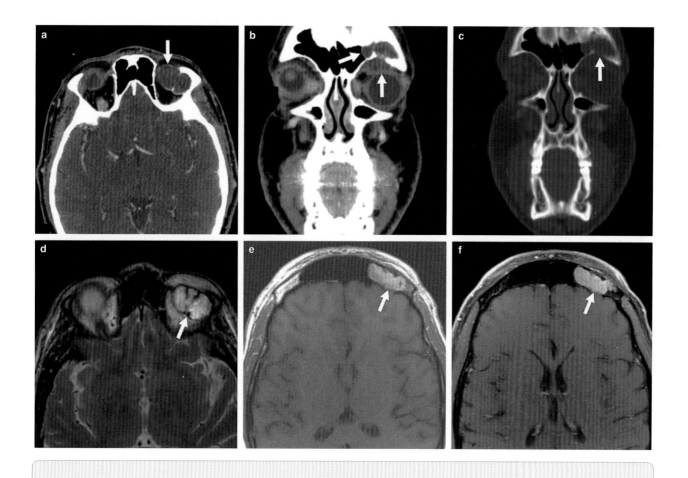

▲ 图 6.27　男，33 岁，左侧额窦胆固醇肉芽肿伴复视、左侧突眼

（a）CT 增强扫描轴位软组织窗显示左眶上缘分叶状等密度组织（箭头）；（b）CT 增强扫描冠状位软组织窗显示左侧额窦及左上眶部分叶状等密度组织（箭头）；（c）CT 增强扫描冠状位骨窗显示左侧眶顶骨质侵蚀（箭头）；（d）MRI 无脂肪饱和 T2WI 轴位显示左侧眶上壁高信号，边缘呈低信号，代表含铁血黄素（箭头）；（e）MRI 无脂肪饱和 T1WI 平扫轴位显示胆固醇肉芽肿高信号表现（箭头）；（f）MRI 脂肪饱和 T1WI 增强轴位显示非强化胆固醇肉芽肿的高信号表现（箭头）。

第二十节　黏液囊肿

【背景知识】鼻窦良性、生长缓慢的假囊性扩张[131]；可破裂至邻近结构，如眼眶或颅脑[132]。

【疾病概述】最常发生在 30~40 岁，男性稍多[132]；反复感染称为脓黏液囊肿[132]。

【影像表现】内容物多样影响影像表现；单纯黏液囊肿含有较厚的透明黏液，脓黏液囊肿类似脓液；鼻窦内空气的存在可排除黏液囊肿[133]。

• CT　完全不透明，通常边缘变薄和扩大；骨吸收区域可能导致骨缺损，并延伸到邻近组织[130]；可能存在边缘钙化；随着黏液含水量减低，水化程度从水密度到更高密度；边缘强化[134]。

• MRI　不同信号取决于水、蛋白质和黏液的量；T1WI 低信号（富含水的物质）至高信号（富含蛋白质的物质）；T2WI 高信号（富含水的物质）至低信号（富含蛋白质的物质）；边缘强化[134]；DWI 呈现不同程度弥散受限；T1WI 和 T2WI 低信号可类似正常含气的鼻窦[134]。

【要点】评估黏液囊肿是否有重复感染的征象。

【病例】图 6.28 为鼻腔鼻窦黏液囊肿病例。

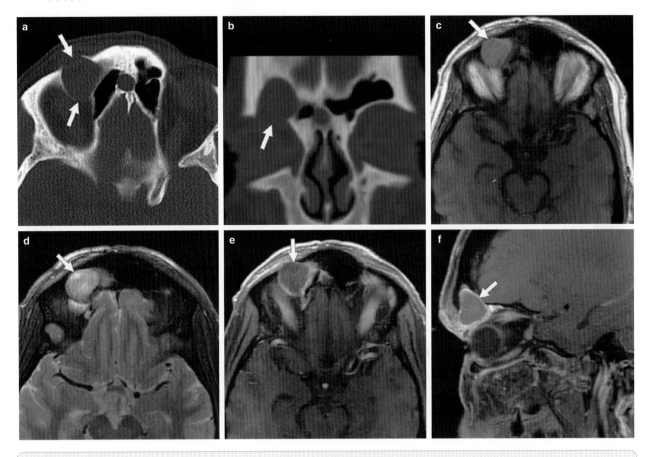

▲ 图 6.28　男，60 岁，右侧额窦黏液囊肿伴右眼肿胀

（a）CT 平扫轴位骨窗显示右侧额窦扩大，呈透亮影，边缘光整，延伸至上眼眶（箭头）；（b）CT 平扫冠状位骨窗显示右侧额窦扩大，眶顶不显影（箭头）；（c）MRI 无脂肪饱和 T1WI 平扫轴位显示右侧额窦内呈高信号（箭头）；（d）MRI 脂肪饱和 T2WI 轴位显示右侧额窦内呈等信号或高信号（箭头）；（e）MRI 脂肪饱和 T1WI 增强轴位显示黏液囊肿呈等信号，边缘较薄且强化（箭头）；（f）MRI 脂肪饱和 T1WI 增强矢状位显示黏液囊肿呈等信号，边缘细线样强化（箭头）。

第二十一节　侵袭性真菌性鼻窦炎

【背景知识】侵袭性真菌性鼻窦炎多发生于免疫功能低下患者（如糖尿病、血液系统恶性肿瘤患者，以及接受过器官移植、骨髓移植、化疗的患者）；病原菌以曲霉菌和毛霉菌最常见；常通过骨侵蚀或血管侵犯从鼻窦快速扩散，可延伸至眼眶、海绵窦、大脑或颈动脉；有较高的死亡率和致残率（50%~60%）[135-137]。

【疾病概述】症状包括发热、鼻塞、面部疼痛或感觉丧失、视力或精神状态改变[135-137]。

【影像表现】轻微的鼻窦周围脂肪消失[138, 139]；可通过骨侵蚀或血管浸润从鼻窦迅速扩散[135-137]；颅内侵犯引起软脑膜轻度强化；进展期感染可导致脑炎、肉芽肿和脑脓肿[138, 139]。

● CT CT平扫可见受累鼻窦及鼻腔黏膜增厚或软组织影（急性期低密度和慢性期高密度）[138]，慢性期表现可能类似恶性肿瘤[138]；感染蔓延者可见翼腭窝、鼻泪管器、眼眶、咀嚼肌间隙混浊，也可见鼻中隔破溃、骨质侵蚀和裂开、海绵窦血栓形成以及颈动脉假性动脉瘤[135-137]。

● MRI T1WI和T2WI低信号；MRI在眼眶和颅内疾病的评估中具有优势[138]；当较小血管发生梗死，限制钆剂的通过时，鼻腔鼻窦黏膜和眼外肌可缺乏强化[140]。

【要点】特别注意评估鼻窦以外的侵袭，如面部、上颌骨后的脂肪垫、眼眶和大脑；鼻内镜检查提示鼻中隔及鼻甲缺血性坏死；手术清除坏死组织、使用Ⅳ类抗真菌药物、纠正中性粒细胞减少症是最重要的治疗[141]；需要早期诊断和治疗[142]。

【病例】图6.29为鼻腔鼻窦侵袭性真菌性鼻窦炎病例。

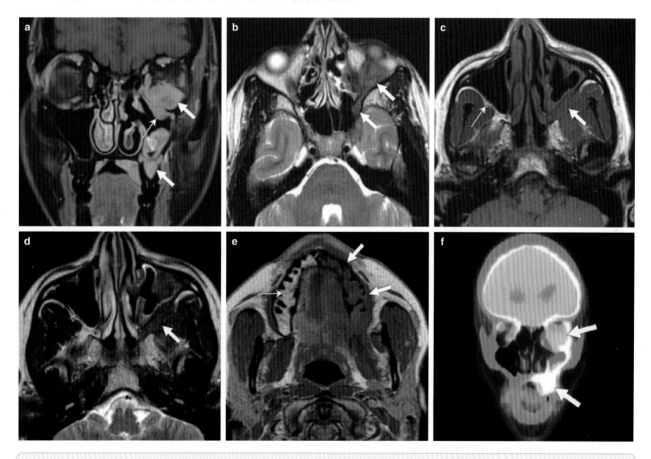

▲ 图6.29 女，38岁，真菌感染致左颊部麻木6个月

（a）MRI脂肪饱和T1WI增强冠状位显示左侧眶下区及左侧上颌牙槽嵴强化（粗箭头），左侧眶下神经（CN V$_2$）受累（细箭头）；（b）MRI无脂肪饱和T2WI轴位显示左侧眶下及眶下裂低信号组织（箭头）；（c）MRI无脂肪饱和T1WI平扫轴位显示左侧上颌后脂肪垫内等信号组织（粗箭头），注意正常T1WI

高信号出现在右侧上颌后脂肪垫（细箭头）；（d）MRI 无脂肪饱和 T2WI 轴位显示左侧上颌骨后的脂肪垫内低信号组织（箭头）；（e）MRI 无脂肪饱和 T1WI 平扫轴位显示左侧上颌牙槽嵴病变（粗箭头），注意右上颌牙槽嵴的正常外观，具有高信号的脂肪骨髓（细箭头）；（f）^{18}F-FDG PET/CT 轴位图像显示感染病灶 FDG 高摄取（箭头）。

第二十二节　Pott Puffy 肿瘤（波特头皮肿块）

【背景知识】Pott Puffy 肿瘤是额骨骨髓炎导致的骨膜下脓肿，多与慢性额窦炎或头部外伤有关；需要早期诊断和治疗[142]。

【疾病概述】可发生于各个年龄阶段，主要出现在青春期，被认为与血管生成高峰有关[143]；症状与颅内压升高相关，包括嗜睡、恶心呕吐、癫痫发作[144]；并发症包括脑膜炎、硬膜下脓肿、硬膜外脓肿、脑脓肿、硬膜静脉窦血栓形成[145]。

【影像表现】评估 Pott Puffy 肿瘤的影像学方法如下：

• CT　额窦混浊，相应表面皮肤肿胀，软组织内片索影；额窦前壁骨缺损；局灶性脓肿，增强后可显示颅内并发症[143, 146]。

• MRI　可出现周围头皮或皮下软组织积液，边缘强化；颅内受累可包括脑外积液、硬脑膜增强、脑炎或颅内脓肿[143, 146]；DWI 可显示扩散受限[147]。

【要点】寻找脑膜炎、硬膜下脓肿、硬膜外脓肿、脑脓肿、硬膜静脉窦血栓形成的征象。

【病例】图 6.30 为 Pott Puffy 肿瘤（波特头皮肿块）病例。

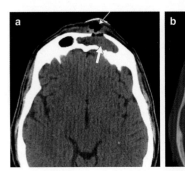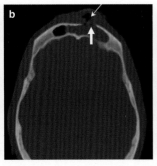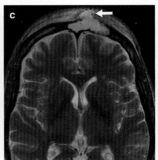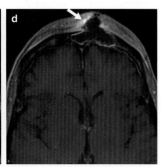

▲ 图 6.30　男，69 岁，额窦感染，表现为额部疼痛、压迫感

（a）CT 平扫轴位软组织窗显示左侧额窦混浊（粗箭头），额窦前壁有缺损，上覆软组织肿胀，内含大量空气（细箭头）；（b）CT 增强扫描轴位骨窗显示左侧额窦前壁缺损（粗箭头），局部左侧额部皮下软组织内空气影（细箭头）；（c）MRI 无脂肪饱和 T2WI 轴位显示左侧额部皮下软组织内液体影（箭头），与左侧额窦相连；（d）MRI 脂肪饱和 T1WI 增强轴位显示软组织内含气、积液及左侧额窦周围的强化与脓肿一致（箭头）。

参考文献

[1] LUND VJ，STAMMBERGER H，FOKKENS WJ，et al. European position paper on the anatomical terminology of the internal nose and paranasal sinuses. Rhinol Suppl，2014，24：1-34.

[2] KAWAGUCHI M，KATO H，TOMITA H，et al. Imaging Characteristics of Malignant Sinonasal Tumors. J Clin Med，2017，6（12）：116.

[3] CHOI KY，AMIT M，TAM S，et al. Clinical Implication of Diagnostic and Histopathologic Discrepancies in Sinonasal Malignancies. Laryngoscope，2021，131（5）：E1468-E1475.

[4] BAWA R，ALLEN GC，RAMADAN HH. Cylindrical cell papilloma of the nasal septum. Ear Nose Throat J，1995，74（3）：179-181.

[5] BATSAKIS JG，SUAREZ P. Schneiderian papillomas and carcinomas：a review. Adv Anat Pathol，2001，8（2）：53-64.

[6] CHENG TY，UENG SH，CHEN YL，et al. Oncocytic schneiderian papilloma found in a recurrent chronic paranasal sinusitis. Chang Gung Med J，2006，29（3）：336-341.

[7] HUNT JL，LEWIS JS，RICHARDSON M，et al. Sinonasal papillomas，exophytic type. In：El-Naggar AK，Chan JKC，Grandis JR，Takata T，Slootweg PJ，editors. WHO classification of head and neck tumours. 4th ed. Lyon：IARC Press，2017：p.30-31.

[8] PEREZ-ORDOÑEZ B. Hamartomas，papillomas and adenocarcinomas of the sinonasal tract and nasopharynx. J Clin Pathol，2009，62（12）：1085-1095.

[9] VORASUBIN N，VIRA D，SUH JD，et al. Schneiderian papillomas：comparative review of exophytic，oncocytic，and inverted types. Am J Rhinol Allergy，2013，27（4）：287-292.

[10] BARNES L，BEDETTI C. Oncocytic Schneiderian papilloma：a reappraisal of cylindrical cell papilloma of the sinonasal tract. Hum Pathol，1984，15（4）：344-351.

[11] ANARI S，CARRIE S. Sinonasal inverted papilloma：narrative review. J Laryngol Otol，2010，124（7）：705-715.

[12] ORLANDI RR，RUBIN A，TERRELL JE，et al. Sinus inflammation associated with contralateral inverted papilloma. Am J Rhinol，2002，16（2）：91-95.

[13] TERADA T. Malignant transformation of exophytic Schneiderian papilloma of the nasal cavity. Pathol Int，2012，62（3）：199-203.

[14] KARLIGKIOTIS A，BIGNAMI M，TERRANOVA P，et al. Oncocytic Schneiderian papillomas：Clinical behavior and outcomes of the endoscopic endonasal approach in 33 cases. Head Neck，2014，36（5）：624-630.

[15] DAMMANN F，PEREIRA P，LANIADO M，et al. Inverted papilloma of the nasal cavity and the paranasal sinuses：using CT for primary diagnosis and follow-up. AJR Am J Roentgenol，1999，172（2）：543-548.

[16] OJIRI H，UJITA M，TADA S，et al. Potentially distinctive features of sinonasal inverted papilloma on MR imaging. AJR Am J Roentgenol，2000，175（2）：465-468.

[17] LUND VJ，LLOYD GA. Radiological changes associated with inverted papilloma of the nose and paranasal sinuses. Br J Radiol，1984，57（678）：455-461.

[18] LEE DK，CHUNG SK，DHONG HJ，et al. Focal hyperostosis on CT of sinonasal inverted papilloma as a predictor of tumor origin. AJNR Am J Neuroradiol，2007，28（4）：618-621.

[19] JEON TY，KIM HJ，CHUNG SK，et al. Sinonasal inverted papilloma：value of convoluted cerebriform pattern on MR imaging. AJNR Am J Neuroradiol，2008，29（8）：1556-1560.

[20] SHOJAKU H，FUJISAKA M，YASUMURA S，et al. Positron emission tomography for predicting malignancy of sinonasal inverted papilloma. Clin Nucl Med，2007，32（4）：275-278.

[21] KOELLER KK. Radiologic Features of Sinonasal Tumors. Head Neck Pathol，2016，10（1）：1-12.

[22] SOM PM，COHEN BA，SACHER M，et al. The angiomatous polyp and the angiofibroma：two different lesions. Radiology，1982，144（2）：329-334.

[23] SAKTHIVEL P，THAKAR A，PRASHANTH A，et al. Juvenile Nasal Angiofibroma on 68Ga-DOTANOC PET/CT：Exploring Theranostic Avenues. Indian J Nucl Med，2020，35（2）：176-177.

[24] THAKAR A，SAKTHIVEL P，ARUNRAJ ST，et al. Clinical utility of Ga68 DOTANOC PET/CT imaging in juvenile nasal angiofibroma and the PARIS protocol：a preliminary report. Nucl Med Commun，2021，42（5）：517-522.

[25] LEWIS JS JR. Sinonasal Squamous Cell Carcinoma：A Review with Emphasis on Emerging Histologic Subtypes and the Role of Human Papillomavirus. Head Neck Pathol，2016，10（1）：60-67.

[26] THOMPSON LDR，FRANCHI A. New tumor entities in the 4th edition of the World Health Organization classification of head and neck tumors：Nasal cavity，paranasal sinuses and skull base. Virchows Arch，2018，472（3）：315-330.

[27] BISHOP JA，OGAWA T，STELOW EB，et al. Human papillomavirus-related carcinoma with adenoid cystic-like features：a peculiar variant of head and neck cancer restricted to the sinonasal tract. Am J Surg Pathol，2013，37（6）：836-844.

[28] TIWARI R，HARDILLO JA，MEHTA D，et al. Squamous cell carcinoma of maxillary sinus. Head Neck，2000，22（2）：164-169.

[29] PAIDPALLY V，CHIRINDEL A，LAM S，et al. FDG-PET/CT imaging biomarkers in head and neck squamous cell carcinoma. Imaging Med，2012，4（6）：633-647.

[30] LEIVO I. Sinonasal Adenocarcinoma：Update on Classification，Immunophenotype and Molecular Features. Head Neck Pathol，2016，10（1）：68-74.

[31] STELOW EB，JO VY，MILLS SE，et al. A histologic and immunohistochemical study describing the diversity of tumors classified as sinonasal high-grade nonintestinal adenocarcinomas. Am J Surg Pathol，2011，35（7）：971-980.

[32] PURGINA B，BASTAKI JM，DUVVURI U，et al. A Subset of Sinonasal Non-Intestinal Type Adenocarcinomas are Truly Seromucinous Adenocarcinomas：A Morphologic and Immunophenotypic Assessment and Description of a Novel Pitfall. Head Neck Pathol，2015，9（4）：436-446.

[33] SKLAR EM，PIZARRO JA. Sinonasal intestinal-type adenocarcinoma involvement of the paranasal sinuses. AJNR Am J Neuro-

radiol, 2003, 24（6）: 1152-1155.

[34] KATO H, KANEMATSU M, SAKURAI K, et al. Adenoid cystic carcinoma of the maxillary sinus: CT and MR imaging findings. Jpn J Radiol, 2013, 31（11）: 744-749.

[35] LUPINETTI AD, ROBERTS DB, WILLIAMS MD, et al. Sinonasal adenoid cystic carcinoma: the M. D. Anderson Cancer Center experience. Cancer, 2007, 110（12）: 2726-2731.

[36] SIGAL R, MONNET O, DE BAERE T, et al. Adenoid cystic carcinoma of the head and neck: evaluation with MR imaging and clinical-pathologic correlation in 27 patients. Radiology, 1992, 184（1）: 95-101.

[37] CALDEMEYER KS, MATHEWS VP, RIGHI PD, et al. Imaging features and clinical significance of perineural spread or extension of head and neck tumors. Radiographics, 1998, 18（1）: 97-147.

[38] SHIMAMOTO H, CHINDASOMBATJAROEN J, KAKIMO-TO N, et al. Perineural spread of adenoid cystic carcinoma in the oral and maxillofacial regions: evaluation with contrast-enhanced CT and MRI. Dentomaxillofac Radiol, 2012, 41（2）: 143-151.

[39] GIL Z, EVEN-SAPIR E, MARGALIT N, et al. Integrated PET/CT system for staging and surveillance of skull base tumors. Head Neck, 2007, 29（6）: 537-545.

[40] PITMAN KT, COSTANTINO PD, LASSEN LF. Sinonasal undifferentiated carcinoma: current trends in treatment. Skull Base Surg, 1995, 5（4）: 269-272.

[41] MENON S, PAI P, SENGAR M, et al. Sinonasal malignancies with neuroendocrine differentiation: case series and review of literature. Indian J Pathol Microbiol, 2010, 53（1）: 28-34.

[42] RISCHIN D, COLEMAN A. Sinonasal malignancies of neuroendocrine origin. Hematol Oncol Clin North Am, 2008, 22（6）: 1297-1316, xi.

[43] ELKHATIB AH, SOLDATOVA L, CARRAU RL, et al. Role of 18 F-FDG PET/CT differentiating olfactory neuroblastoma from sinonasal undifferentiated carcinoma. Laryngoscope, 2017, 127（2）: 321-324.

[44] AMIT M, ABDELMEGUID AS, WATCHERPORN T, et al. Induction Chemotherapy Response as a Guide for Treatment Optimization in Sinonasal Undifferentiated Carcinoma. J Clin Oncol, 2019, 37（6）: 504-512.

[45] BROICH G, PAGLIARI A, OTTAVIANI F. Esthesioneuroblastoma: a general review of the cases published since the discovery of the tumour in 1924. Anticancer Res, 1997, 17（4A）: 2683-2706.

[46] DERDEYN CP, MORAN CJ, WIPPOLD FJ 2ND, et al. MRI of esthesioneuroblastoma. J Comput Assist Tomogr, 1994, 18（1）: 16-21.

[47] MAURER R, HENRY A, MAURER T, et al. Heavily Calcified Esthesioneuroblastoma in a 72-year-old. Cureus, 2019, 11（3）: e4298.

[48] SOM PM, LIDOV M, BRANDWEIN M, et al. Sinonasal esthesioneuroblastoma with intracranial extension: marginal tumor cysts as a diagnostic MR finding. AJNR Am J Neuroradiol, 1994, 15（7）: 1259-1262.

[49] ZOLLINGER LV, WIGGINS RH 3RD, CORNELIUS RS, et al. Retropharyngeal lymph node metastasis from esthesioneuroblastoma: a review of the therapeutic and prognostic implica-tions. AJNR Am J Neuroradiol, 2008, 29（8）: 1561-1563.

[50] DULGUEROV P, ALLAL AS, CALCATERRA TC. Esthesioneuroblastoma: a meta-analysis and review. Lancet Oncol, 2001, 2（11）: 683-690.

[51] YU T, XU YK, LI L, et al. Esthesioneuroblastoma methods of intracranial extension: CT and MR imaging findings. Neuroradiology, 2009, 51（12）: 841-850.

[52] BROSKI SM, HUNT CH, JOHNSON GB, et al. The added value of 18F-FDG PET/CT for evaluation of patients with esthesioneuroblastoma. J Nucl Med, 2012, 53（8）: 1200-1206.

[53] VERMA P, SINGH BK, SINGH I, et al. Ga-68 DOTATATE Positron Emission Tomography/Computed Tomography in a Rare Case of Esthesioneuroblastoma. Indian J Nucl Med, 2021, 36（2）: 217-219.

[54] LIU KY, GOLDRICH DY, NINAN SJ, et al. The value of 68 Gallium-DOTATATE PET/CT in sinonasal neuroendocrine tumor management: A case series. Head Neck, 2021, 43（6）: E30-E40.

[55] LECHNER M, TAKAHASHI Y, TURRI-ZANONI M, et al. Clinical outcomes, Kadish-INSICA staging and therapeutic targeting of somatostatin receptor 2 in olfactory neuroblastoma. Eur J Cancer, 2022, 162: 221-236.

[56] ABDELMEGUID AS, BELL D, ROBERTS D, et al. Long-Term Outcomes of Olfactory Neuroblastoma: MD Anderson Cancer Center Experience and Review of the Literature. Laryngoscope, 2022, 132（2）: 290-297.

[57] GAL TJ, SILVER N, HUANG B. Demographics and treatment trends in sinonasal mucosal melanoma. Laryngoscope, 2011, 121（9）: 2026-2033.

[58] AMIT M, TAM S, ABDELMEGUID AS, et al. Patterns of Treatment Failure in Patients with Sinonasal Mucosal Melanoma. Ann Surg Oncol, 2018, 25（6）: 1723-1729.

[59] KOIVUNEN P, BÄCK L, PUKKILA M, et al. Accuracy of the current TNM classification in predicting survival in patients with sinonasal mucosal melanoma. Laryngoscope, 2012, 122（8）: 1734-1738.

[60] PRASAD ML. Update on pigmented lesions of the sinonasal tract. Head Neck Pathol, 2007, 1（1）: 50-54.

[61] FREEDMAN HM, DESANTO LW, DEVINE KD, et al. Malignant melanoma of the nasal cavity and paranasal sinuses. Arch Otolaryngol, 1973, 97（4）: 322-325.

[62] CHANG PC, FISCHBEIN NJ, MCCALMONT TH, et al. Perineural spread of malignant melanoma of the head and neck: clinical and imaging features. AJNR Am J Neuroradiol, 2004, 25（1）: 5-11.

[63] YOUSEM DM, LI C, MONTONE KT, et al. Primary malignant melanoma of the sinonasal cavity: MR imaging evaluation. Radiographics, 1996, 16（5）: 1101-1110.

[64] NARDI C, VIGNOLI C, VANNUCCHI M, et al. Magnetic resonance features of sinonasal melanotic mucosal melanoma. BMJ Case Rep, 2019, 12（7）: e229790.

[65] HAERLE SK, SOYKA MB, FISCHER DR, et al. The value of 18F-FDG-PET/CT imaging for sinonasal malignant melanoma. Eur Arch Otorhinolaryngol, 2012, 269（1）: 127-133.

[66] AMIT M, TAM S, ABDELMEGUID AS, et al. Role of Adjuvant Treatment in Sinonasal Mucosal Melanoma. J Neurol Surg B Skull Base, 2017, 78（6）: 512-518.

[67] AMIT M，TAM S，ABDELMEGUID AS，et al. Mutation status among patients with sinonasal mucosal melanoma and its impact on survival. Br J Cancer，2017，116（12）：1564-1571.

[68] OOI GC，CHIM CS，LIANG R，et al. Nasal T-cell/natural killer cell lymphoma：CT and MR imaging features of a new clinicopathologic entity. AJR Am J Roentgenol，2000，174（4）：1141-1145.

[69] CLEARY KR，BATSAKIS JG. Sinonasal lymphomas. Ann Otol Rhinol Laryngol，1994，103（11）：911-914.

[70] KIM SH，MUN SJ，KIM HJ，et al. Differential Diagnosis of Sinonasal Lymphoma and Squamous Cell Carcinoma on CT，MRI，and PET/CT. Otolaryngol Head Neck Surg，2018，159（3）：494-500.

[71] CHALASTRAS T，ELEFTERIADOU A，GIOTAKIS J，et al. Non-Hodgkin's lymphoma of nasal cavity and paranasal sinuses. A clinicopathological and immunohistochemical study. Acta Otorhinolaryngol Ital，2007，27（1）：6-9.

[72] KIM SJ，OH SY，HONG JY，et al. When do we need central nervous system prophylaxis in patients with extranodal NK/T-cell lymphoma，nasal type?. Ann Oncol，2010，21（5）：1058-1063.

[73] KING AD，LEI KI，AHUJA AT，et al. MR imaging of nasal T-cell/natural killer cell lymphoma. AJR Am J Roentgenol，2000，174（1）：209-211.

[74] NEVES MC，LESSA MM，VOEGELS RL，et al. Primary non-Hodgkin's lymphoma of the frontal sinus：case report and review of the literature. Ear Nose Throat J，2005，84（1）：47-51.

[75] WANEBO HJ，KONESS RJ，MACFARLANE JK，et al. Head and neck sarcoma：report of the Head and Neck Sarcoma Registry. Society of Head and Neck Surgeons Committee on Research. Head Neck，1992，14（1）：1-7.

[76] FRELING NJ，MERKS JH，SAEED P，et al. Imaging findings in craniofacial childhood rhabdomyosarcoma. Pediatr Radiol，2010，40（11）：1723-1855.

[77] UNSAL AA，CHUNG SY，UNSAL AB，et al. A Population-Based Analysis of Survival for Sinonasal Rhabdomyosarcoma. Otolaryngol Head Neck Surg，2017，157（1）：142-149.

[78] FREEDMAN AM，REIMAN HM，WOODS JE. Soft-tissue sarcomas of the head and neck. Am J Surg，1989，158（4）：367-372.

[79] CALLENDER TA，WEBER RS，JANJAN N，et al. Rhabdomyosarcoma of the nose and paranasal sinuses in adults and children. Otolaryngol Head Neck Surg，1995，112（2）：252-257.

[80] ZHU J，ZHANG J，TANG G，et al. Computed tomography and magnetic resonance imaging observations of rhabdomyosarcoma in the head and neck. Oncol Lett，2014，8（1）：155-160.

[81] LEE JH，LEE MS，LEE BH，et al. Rhabdomyosarcoma of the head and neck in adults：MR and CT findings. AJNR Am J Neuroradiol，1996，17（10）：1923-1928.

[82] THOMPSON LDR，JO VY，AGAIMY A，et al. Sinonasal Tract Alveolar Rhabdomyosarcoma in Adults：A Clinicopathologic and Immunophenotypic Study of Fifty-Two Cases with Emphasis on Epithelial Immunoreactivity. Head Neck Pathol，2018，12（2）：181-192.

[83] LIU TW，HUNG SH，CHEN PY. Sinonasal spindle cell carcinoma presenting with bilateral visual loss：A case report and review of the literature. Oncol Lett，2016，12（1）：401-404.

[84] ALEM HB，ALNOURY MK. Management of spindle cell carcinoma of the maxillary sinus：a case report and literature review. Am J Case Rep，2014，15：454-458.

[85] GUPTA S，SANTORIELLO D，WIECZOREK R，et al. Spindle cell carcinoma of the nasal cavity. Rare Tumors，2013，5（1）：10.

[86] VISWANATHAN S，RAHMAN K，PALLAVI S，et al. Sarcomatoid（spindle cell）carcinoma of the head and neck mucosal region：a clinicopathologic review of 103 cases from a tertiary referral cancer centre. Head Neck Pathol，2010，4（4）：265-275.

[87] CHANG NJ，KAO DS，LEE LY，et al. Sarcomatoid carcinoma in head and neck：a review of 30 years of experience--clinical outcomes and reconstructive results. Ann Plast Surg，2013，71 Suppl 1：S1-S7.

[88] LUNSKI MJ，BURTON J，TAWAGI K，et al. Multivariate mortality analyses in COVID-19：Comparing patients with cancer and patients without cancer in Louisiana. Cancer，2021，127（2）：266-274.

[89] WIPPOLD FJ 2ND，LUBNER M，PERRIN RJ，et al. Neuropathology for the neuroradiologist：Antoni A and Antoni B tissue patterns. AJNR Am J Neuroradiol，2007，28（9）：1633-1638.

[90] WILSON MP，KATLARIWALA P，LOW G，et al. Diagnostic Accuracy of MRI for the Detection of Malignant Peripheral Nerve Sheath Tumors：A Systematic Review and Meta-Analysis. AJR Am J Roentgenol，2021，217（1）：31-39.

[91] KIM YS，KIM HJ，KIM CH，et al. CT and MR imaging findings of sinonasal schwannoma：a review of 12 cases. AJNR Am J Neuroradiol，2013，34（3）：628-633.

[92] YANG B，WANG Y，WANG S，et al. Magnetic Resonance Imaging Features of Schwannoma of the Sinonasal Tract. J Comput Assist Tomogr，2015，39（6）：860-865.

[93] SKOLNIK AD，LOEVNER LA，SAMPATHU DM，et al. Cranial Nerve Schwannomas：Diagnostic Imaging Approach. Radiographics，2016，36（5）：1463-1477.

[94] KAPUR R，MAFEE MF，LAMBA R，et al. Orbital schwannoma and neurofibroma：role of imaging. Neuroimaging Clin N Am，2005，15（1）：159-174.

[95] BAEHRING JM，BETENSKY RA，BATCHELOR TT. Malignant peripheral nerve sheath tumor：the clinical spectrum and outcome of treatment. Neurology，2003，61（5）：696-698.

[96] CHUNG SY，KIM DI，LEE BH，et al. Facial nerve schwannomas：CT and MR findings. Yonsei Med J，1998，39（2）：148-153.

[97] KOGA H，MATSUMOTO S，MANABE J，et al. Definition of the target sign and its use for the diagnosis of schwannomas. Clin Orthop Relat Res，2007，464：224-229.

[98] DEWEY BJ，HOWE BM，SPINNER RJ，et al. FDG PET/CT and MRI Features of Pathologically Proven Schwannomas. Clin Nucl Med，2021，46（4）：289-296.

[99] WASSEF M，BLEI F，ADAMS D，et al. Vascular Anomalies Classification：Recommendations From the International Society for the Study of Vascular Anomalies. Pediatrics，2015，136（1）：e203-e214.

[100] BRAHMBHATT AN, SKALSKI KA, BHATT AA. Vascular lesions of the head and neck: an update on classification and imaging review. Insights Imaging, 2020, 11 (1): 19.

[101] O TM, WANER M. Congenital Vascular Lesions of the Head and Neck. Otolaryngol Clin North Am, 2018, 51 (1): xvii-xviii.

[102] BELL D, BULLERDIEK J, GNEPP DR, et al. Salivary gland tumours. In: El-Naggar AK, Chan JKC, Grandis JR, Takata T, Slootweg PJ, editors. WHO classification of head and neck tumours. 4th ed. Lyon: IARC Press, 2017: p. 33.

[103] SCIANDRA D, DISPENZA F, PORCASI R, et al. Pleomorphic adenoma of the lateral nasal wall: case report. Acta Otorhinolaryngol Ital, 2008, 28 (3): 150-153.

[104] MOTOORI K, TAKANO H, NAKANO K, et al. Pleomorphic adenoma of the nasal septum: MR features. AJNR Am J Neuroradiol, 2000, 21 (10): 1948-1950.

[105] OZTÜRK E, SAĞLAM O, SÖNMEZ G, et al. CT and MRI of an unusual intranasal mass: pleomorphic adenoma. Diagn Interv Radiol, 2008, 14 (4): 186-188.

[106] THOMPSON LD, GYURE KA. Extracranial sinonasal tract meningiomas: a clinicopathologic study of 30 cases with a review of the literature. Am J Surg Pathol, 2000, 24 (5): 640-650.

[107] LOUIS DN, PERRY A, WESSELING P, et al. The 2021 WHO Classification of Tumors of the Central Nervous System: a summary. Neuro Oncol, 2021, 23 (8): 1231-1251.

[108] WILLIS J, SMITH C, IRONSIDE JW, et al. The accuracy of meningioma grading: a 10-year retrospective audit. Neuropathol Appl Neurobiol, 2005, 31 (2): 141-149.

[109] BUETOW MP, BUETOW PC, SMIRNIOTOPOULOS JG. Typical, atypical, and misleading features in meningioma. Radiographics, 1991, 11 (6): 1087-1106.

[110] O'LEARY S, ADAMS WM, PARRISH RW, et al. Atypical imaging appearances of intracranial meningiomas. Clin Radiol, 2007, 62 (1): 10-17.

[111] MNEJJA M, HAMMAMI B, BOUGACHA L, et al. Primary sinonasal meningioma. Eur Ann Otorhinolaryngol Head Neck Dis, 2012, 129 (1): 47-50.

[112] RANABHAT K, BISHOKARMA S, AGRAWAL P, et al. Role of MR Morphology and Diffusion-Weighted Imaging in the Evaluation of Meningiomas: Radio-Pathologic Correlation. JNMA J Nepal Med Assoc, 2019, 57 (215): 37-44.

[113] TAN LA, BOCO T, JOHNSON AK, et al. Magnetic resonance imaging characteristics of typical and atypical/anaplastic meningiomas - Case series and literature review. Br J Neurosurg, 2015, 29 (1): 77-81.

[114] LI D, ZHANG J, JI N, et al. Combined 68Ga-NOTA-PRGD2 and 18F-FDG PET/CT Can Discriminate Uncommon Meningioma Mimicking High-Grade Glioma. Clin Nucl Med, 2018, 43 (9): 648-654.

[115] WENIG BM, FRANCHI A, RO JY. Respiratory epithelial adenomatoid hamartoma. In: El-Naggar AK, Chan JKC, Grandis JR, Takata T, Slootweg PJ, editors. WHO classification of head and neck tumours. 4th ed. Lyon: IARC Press, 2017: p.31-32

[116] HAWLEY KA, AHMED M, SINDWANI R. CT findings of sinonasal respiratory epithelial adenomatoid hamartoma: a closer look at the olfactory clefts. AJNR Am J Neuroradiol, 2013, 34 (5): 1086-1090.

[117] LEE JT, GARG R, BRUNWORTH J, et al. Sinonasal respiratory epithelial adenomatoid hamartomas: series of 51 cases and literature review. Am J Rhinol Allergy, 2013, 27 (4): 322-328.

[118] WENIG BM, HEFFNER DK. Respiratory epithelial adenomatoid hamartomas of the sinonasal tract and nasopharynx: a clinicopathologic study of 31 cases. Ann Otol Rhinol Laryngol, 1995, 104 (8): 639-645.

[119] WANG Y, CAMELO-PIRAGUA S, ABDULLAH A, et al. Neuroimaging features of CNS histiocytosis syndromes. Clin Imaging, 2020, 60 (1): 131-140.

[120] TAN S, RUAN L, JIN K, et al. Systemic Rosai-Dorfman disease with central nervous system involvement. Int J Neurosci, 2018, 128 (2): 192-197.

[121] SYMSS NP, CUGATI G, VASUDEVAN MC, et al. Intracranial Rosai Dorfman Disease: report of three cases and literature review. Asian J Neurosurg, 2010, 5 (2): 19-30.

[122] GRIAUZDE J, LIEBERMAN AP, MCKEAN E, et al. Radiology-pathology case report: isolated extranodal Rosai-Dorfman disease of the skull base. Clin Imaging, 2013, 37 (6): 1146-1148.

[123] HINDUJA A, AGUILAR LG, STEINEKE T, et al. Rosai-Dorfman disease manifesting as intracranial and intraorbital lesion. J Neurooncol, 2009, 92: 117-20.

[124] FOUCAR E, ROSAI J, DORFMAN R. Sinus histiocytosis with massive lymphadenopathy (Rosai-Dorfman disease): review of the entity. Semin Diagn Pathol, 1990, 7 (1): 19-73.

[125] ANDRIKO JA, MORRISON A, COLEGIAL CH, et al. Rosai-Dorfman disease isolated to the central nervous system: a report of 11 cases. Mod Pathol, 2001, 14 (3): 172-178.

[126] RASLAN OA, SCHELLINGERHOUT D, FULLER GN, et al. Rosai-Dorfman disease in neuroradiology: imaging findings in a series of 10 patients. AJR Am J Roentgenol, 2011, 196 (2): W187-W193.

[127] DE FREITAS FILHO SAJ, ESTEVES GG, OLIVEIRA DT. Cholesterol Granuloma in the Maxillary Sinus: Are Endodontically Treated Teeth Involved in Its Etiopathogenesis?. Case Rep Pathol, 2017, 2017: 5249161.

[128] DURGAM A, BATRA PS. Paranasal sinus cholesterol granuloma: systematic review of diagnostic and management aspects. Int Forum Allergy Rhinol, 2013, 3 (3): 242-247.

[129] SHVILI I, HADAR T, SHVERO J, et al. Cholesterol granulomas in antrochoanal polyps: a clinicopathologic study. Eur Arch Otorhinolaryngol, 2005, 262 (10): 821-825.

[130] ARAT YO, CHAUDHRY IA, BONIUK M. Orbitofrontal cholesterol granuloma: distinct diagnostic features and management. Ophthalmic Plast Reconstr Surg, 2003, 19 (5): 382-387.

[131] DEVARS DU MAYNE M, MOYA-PLANA A, MALINVAUD D, et al. Sinus mucocele: natural history and long-term recurrence rate. Eur Ann Otorhinolaryngol Head Neck Dis, 2012, 129 (3): 125-130.

[132] BOUATAY R, AOUF L, HMIDA B, et al. The role of imaging in the management of sinonasal mucoceles. Pan Afr Med J,

2019, 34：3.

[133] HUANG BY, LLOYD KM, DELGAUDIO JM, et al. Failed endoscopic sinus surgery: spectrum of CT findings in the frontal recess. Radiographics, 2009, 29（1）：177-195.

[134] VAN TASSEL P, LEE YY, JING BS, et al. Mucoceles of the paranasal sinuses: MR imaging with CT correlation. AJR Am J Roentgenol, 1989, 153（2）：407-412.

[135] KAMALIAN S, AVERY L, LEV MH, et al. Nontraumatic Head and Neck Emergencies. Radiographics, 2019, 39（6）：1808-1823.

[136] CHO HJ, JANG MS, HONG SD, et al. Prognostic factors for survival in patients with acute invasive fungal rhinosinusitis. Am J Rhinol Allergy, 2015, 29（1）：48-53.

[137] ERGUN O, TAHIR E, KUSCU O, et al. Acute Invasive Fungal Rhinosinusitis: Presentation of 19 Cases, Review of the Literature, and a New Classification System. J Oral Maxillofac Surg, 2017, 75（4）：767.e1-767.e9.

[138] ARIBANDI M, MCCOY VA, BAZAN C 3RD. Imaging features of invasive and noninvasive fungal sinusitis: a review. Radiographics, 2007, 27（5）：1283-1296.

[139] SILVERMAN CS, MANCUSO AA. Periantral soft-tissue infiltration and its relevance to the early detection of invasive fungal sinusitis: CT and MR findings. AJNR Am J Neuroradiol, 1998, 19（2）：321-325.

[140] GROPPO ER, EL-SAYED IH, AIKEN AH, et al. Computed tomography and magnetic resonance imaging characteristics of acute invasive fungal sinusitis. Arch Otolaryngol Head Neck Surg, 2011, 137（10）：1005-1010.

[141] HACHEM RY, BOKTOUR MR, HANNA HA, et al. Sinus surgery combined with antifungal therapy is effective in the treatment of invasive Aspergillus sinusitis in neutropenic patients with cancer. Infection, 2008, 36（6）：539-542.

[142] TUDOR RB, CARSON JP, PULLIAM MW, et al. Pott's puffy tumor, frontal sinusitis, frontal bone osteomyelitis, and epidural abscess secondary to a wrestling injury. Am J Sports Med, 1981, 9（6）：390-391.

[143] PALABIYIK FB, YAZICI Z, CETIN B, et al. Pott Puffy Tumor in Children: A Rare Emergency Clinical Entity. J Craniofac Surg, 2016, 27（3）：e313-e316.

[144] SADE R, POLAT G, KANTARCI M. Unusual Cause of Seizure: Pott Puffy Tumor. J Craniofac Surg, 2016, 27（6）：e548-e549.

[145] KETENCI I, UNLÜ Y, TUCER B, et al. The Pott's puffy tumor: a dangerous sign for intracranial complications. Eur Arch Otorhinolaryngol, 2011, 268（12）：1755-1763.

[146] AKIYAMA K, KARAKI M, MORI N. Evaluation of adult Pott's puffy tumor: our five cases and 27 literature cases. Laryngoscope, 2012, 122（11）：2382-2388.

[147] BHALLA V, KHAN N, ISLES M. Pott's puffy tumour: the usefulness of MRI in complicated sinusitis. J Surg Case Rep, 2016, 2016（3）：rjw038.

第七章 垂 体

J. Matthew Debnam, Franco Rubino, Shaan M. Raza

韩 杨 高燕军 邬小平 译

　　垂体位于颅内蝶鞍内，可发生各种肿瘤性、浸润性、感染性和血管性病变。这些病变可能原发于垂体内，也可由邻近的颅内外病变直接蔓延或系统性疾病导致。与垂体相关的各种不同疾病均可表现为头痛、视力丧失、激素失衡等临床症状。因此，医学影像学在对垂体疾病的检出以及确定病灶大小和范围方面起着至关重要的作用。

　　放射科医生的作用在于通过评估垂体病变影像表现来帮助缩小疾病鉴别诊断的范围，并说明有关良恶性的影像学特征，评估病灶蔓延的形式和程度（包括蝶鞍外）。在垂体病变的影像报告中，放射科医生不仅需要描述病灶具体的影像学特征，包括病变的大小和在腺体内的位置，还应说明鞍上池、视神经和视交叉、海绵窦、颅底和鼻窦的受累情况，以及病变与颅内血管的关系。

　　用于评估垂体病变的影像学方法包括CT、MRI和PET/CT。MRI具有较高的对比度分辨率，可以提供病变相关的分期、术前方案和治疗反应等重要信息，为评估垂体的最佳影像学检查。CT和CT血管造影可评估骨重塑或破坏的程度，并确定血管源性的病变（如动脉瘤）。PET/CT在评估病变的代谢、检测局部和远处转移、评价分期和治疗反应方面提供信息。

　　本章的目的是在回顾垂体疾病背景知识、临床表现和多模态影像学特征的基础上，简述垂体恶性肿瘤的流行病学特征和影像表现。另外，本章内容可为放射科医生提供缩小评估垂体疾病鉴别诊断范围的方法。其他出现在眼眶、颅底、海绵窦和脑部并影响垂体的病变将在其他章节中描述。

第一节 解 剖

垂体是内分泌系统中的主要腺体。垂体位于蝶骨垂体窝内（蝶鞍），通过垂体柄（漏斗部）与大脑相连接。垂体前叶（腺垂体）有三个部分：①前部（远端），体积最大，负责激素分泌；②中间部，为薄层上皮组织，将前部和结节部隔开；③结节部，是前部的向上延伸，包绕漏斗部前外侧。垂体后叶（神经垂体）由神经组织构成。

垂体分泌的激素控制着体内其他内分泌器官和组织的活动。垂体前叶主要分泌六种激素：①催乳素（促使乳腺产生乳汁）；②生长激素；③促肾上腺皮质激素（adrenocorticotropic hormone，ACTH）（促使肾上腺产生皮质醇）；④促甲状腺激素（促使甲状腺产生甲状腺激素）；⑤卵泡刺激素（属于性激素）；⑥黄体生成素（也属于性激素）。垂体后叶分泌两种激素：①抗利尿激素（调节渗透压）；②催产素（促使乳汁分泌与推动分娩）。

下丘脑通过连接的垂体门脉血管释放激素来控制前叶，通过神经冲动控制后叶。

蝶鞍的前界为蝶窦，后界为海绵间窦后（连接左右海绵窦的可变静脉窦）及鞍背（蝶鞍后壁），上界为鞍膈（覆盖腺体上表面的硬脑膜的反折）及视交叉，下界为蝶窦及颅底，外侧为海绵窦。

图 7.1 为鞍区及其毗邻结构的 MRI 解剖。

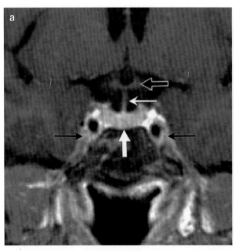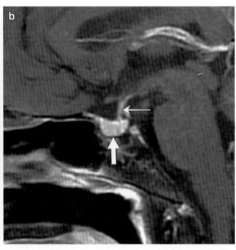

▲ 图 7.1 垂体解剖

（a）MRI 脂肪饱和 T1WI 增强冠状位显示垂体（粗白箭头）和漏斗部（细白箭头）的正常形态，视神经和视交叉（粗黑箭头）位于垂体漏斗部（细白箭头）上方，垂体外侧为海绵窦（细黑箭头）；（b）MRI 脂肪饱和 T1WI 增强矢状位显示垂体（粗箭头）和漏斗部（细箭头）的正常形态。

第二节 垂体腺瘤

【背景知识】垂体腺瘤是颅内最常见的肿瘤，发病率为 10%~17%[1, 2]；在多发性内分泌腺瘤病 1 型患者中约 40% 的患者合并垂体腺瘤，而垂体腺瘤合并多发性内分泌腺瘤病 1 型的患者仅有 2.7%[3]。

【疾病概述】垂体腺瘤大多数是无症状的，多因其他病因进行影像学检查而被发现[2]；侵袭性垂体腺瘤通常分泌催乳素或生长激素[4]；其他功能性腺瘤包括促肾上腺皮质激素瘤（ACTH 过量产生，导致肾上腺功能亢进和库欣病）和促甲状腺激素瘤（促甲状腺激素过量产生，导致甲状腺功能亢进）[1]；分泌促性腺激素（黄体生成素或卵泡刺激素）的垂体腺瘤临床症状常不明显[5]；根据肿瘤体积大小，腺瘤可分为微腺瘤（＜1cm）、大腺瘤（≥1cm）或巨大腺瘤（＞4cm）[1]。

【影像表现】垂体腺瘤向鞍上延伸并伴有视野异常的患者约占59%，而蝶窦受累较少见（35%）[5]；侵犯海绵窦的垂体大腺瘤通常分泌催乳素和生长激素，也可表现为无功能型[4]；垂体腺瘤侵犯海绵窦分类如表 7.1 所示；Knosp 分级系统在冠状位 T1WI 增强扫描上通过"沿颈内动脉床突上段和海绵窦内段的内侧、中央和外侧绘制的连线"对腺瘤进行分级（表 7.2）[4]，当腺瘤穿过鞍膈时，其压痕可形成"雪人征"或"8字征"[6]；最常受压的脑神经是动眼神经（CNⅢ）和外展神经（CNⅥ）[6]；腺瘤可出现瘤体内囊变、坏死或出血，钙化比较罕见。

▼ 表 7.1　垂体腺瘤侵犯海绵窦分类

分类	肿瘤包绕
海绵窦侵犯	肿瘤包绕颈内动脉（ICA）海绵窦段超过67%[6]
海绵窦可能侵犯	肿瘤超过 ICA 海绵窦上段和海绵窦内段的外侧缘的边界[4]
海绵窦未受侵犯	肿瘤包绕颈内动脉海绵窦段小于25%或未超过颈内动脉海绵窦上段与颈内动脉海绵窦段内侧缘的连线[4]

▼ 表 7.2　垂体腺瘤 Knosp 分级

分级	腺瘤延伸
0 级	腺瘤未超过内侧连线
1 级	腺瘤延伸至内侧连线与颈内动脉中间连线之间
2 级	腺瘤延伸至颈内动脉中间连线与外切连线之间
3 级	腺瘤向外侧延伸至外切连线
3A 级	腺瘤侵犯 ICA 海绵窦段上方
3B 级	腺瘤侵犯 ICA 海绵窦段下方
4 级	腺瘤完全包裹颈内动脉海绵窦段

• CT　CT 平扫可见大腺瘤与脑实质呈等密度，中度强化；CT 可检测到钙化和骨质破坏，因此可用于术前计划，或存在 MRI 检查禁忌证的时候采用[7]。

• MRI　T1WI 呈稍低信号至等信号，T2WI 呈等信号至高信号[8]；冠状位和矢状位动态 T1WI 增强扫描可能有助于检测出垂体微腺瘤[8]。

• PET　与正常垂体的摄取程度相比，垂体大腺瘤在 ^{18}F-FDG PET/CT 上呈高代谢[9]。

【要点】垂体腺瘤通常不会像脑膜瘤那样压迫血管变窄。

【手术要点】术前必须排除边界清晰、呈圆形、T2WI 低信号且伴有相位编码或搏动相关伪影的动脉瘤；准确定位垂体内的微腺瘤、大腺瘤或巨大腺瘤的脑池/脑室延伸；明确肿瘤有无侵犯海绵窦（功能性腺瘤如生长激素腺瘤，常位于外侧并侵犯海绵窦内侧壁）；明确肿瘤内是否存在出血和囊变；明确鞍膈的完整性；在巨大腺瘤中，描述 Willis 环受累、向颅中窝或第三脑室延伸的情况；明确视神经受压和血管源性水肿（T2WI 或 FLAIR 序列）的征象；明确蝶窦的分隔情况（蝶窦气化类型分为甲介型即硬化型、鞍前型、全鞍型）；明确颈内动脉海绵窦段和床突段之间的距离及其与垂体肿瘤的关系。

【病例】图 7.2~ 图 7.6 为垂体腺瘤病例。

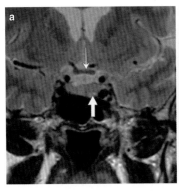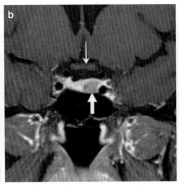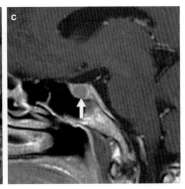

▲ 图7.2　女，45岁，结节病，影像学检查偶然发现垂体微腺瘤

（a）MRI无脂肪饱和T2WI冠状位显示垂体内边界清晰、信号略低的腺瘤（粗箭头），注意视交叉的正常表现（细箭头）；（b）MRI脂肪饱和T1WI增强冠状位显示腺瘤（粗箭头）与正常垂体相比表现为相对低增强，且与视交叉无接触（细箭头）；（c）MRI脂肪饱和T1WI增强矢状位显示相对低增强的腺瘤（箭头）。

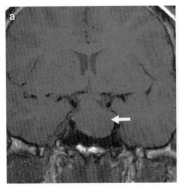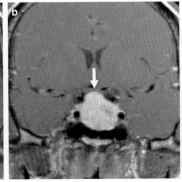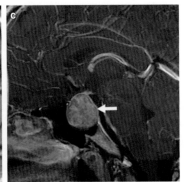

▲ 图7.3　男，37岁，眼眶皮样囊肿，影像学检查偶然发现鞍区肿块

（a）MRI无脂肪饱和T1WI冠状位显示垂体大腺瘤呈均匀等信号（箭头）；（b）MRI无脂肪饱和T1WI增强冠状位显示垂体大腺瘤与视交叉密接（箭头）；（c）MRI脂肪饱和T1WI增强矢状位显示垂体大腺瘤向蝶窦、桥前池延伸（箭头）。

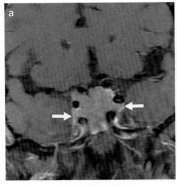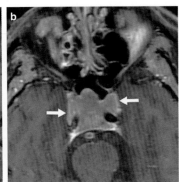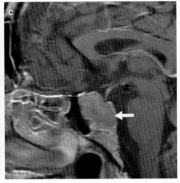

▲ 图 7.4　男，60 岁，垂体大腺瘤伴催乳素升高

（a）MRI 脂肪饱和 T1WI 增强冠状位显示垂体大腺瘤，双侧海绵窦受累，双侧 Knosp 3A 级（箭头）；（b）MRI 脂肪饱和 T1WI 增强轴位显示大腺瘤累及双侧海绵窦，紧邻前颞叶（箭头）；（c）MRI 脂肪饱和 T1WI 增强矢状位显示腺瘤向下延伸至斜坡（箭头）。

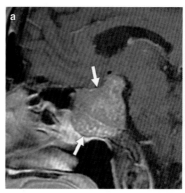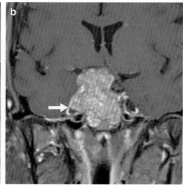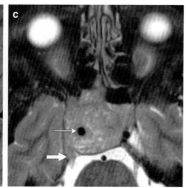

▲ 图 7.5　女，63 岁，右下颌（CN V₃）神经病变

（a）MRI 脂肪饱和 T1WI 增强矢状位显示鞍区增宽，垂体大腺瘤延伸至鼻咽部，向上延伸至鞍上池（箭头）；（b）MRI 脂肪饱和 T1WI 增强冠状位显示右侧 Meckel 腔受累（箭头）；（c）MRI 脂肪饱和 T2WI 轴位显示右侧三叉神经根部紧邻病灶（粗箭头），垂体大腺瘤包绕流空的右侧颈内动脉海绵窦段（细箭头）。

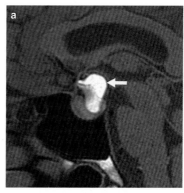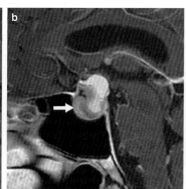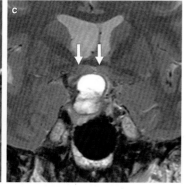

▲ 图 7.6　女，60 岁，垂体巨大腺瘤伴有视力改变

（a）MRI 无脂肪饱和 T1WI 矢状位显示高信号鞍区/鞍上肿块，存在部分囊变，T1WI 高信号可能代表蛋白质类物质和（或）血液产物（箭头）；（b）MRI 无脂肪饱和 T1WI 增强矢状位显示垂体前移（箭头）；（c）MRI 无脂肪饱和 T2WI 冠状位显示邻近视束无水肿（箭头）。

第三节　颅咽管瘤

【背景知识】 颅咽管瘤为上皮性肿瘤，起源于残存的颅咽管或 Rathke 囊[10]，也被认为起源于垂体漏斗前的处于休止期的外胚层细胞；以往认为，造釉细胞瘤和乳头状颅咽管瘤是颅咽管瘤的亚型；由于流行病学特征、组织病理学、基因突变和甲基化谱以及影像表现的差异，颅咽管瘤被分为不同亚型[11-13]；颅咽管瘤组织学上为良性（WHO I 级），但可能会有局部侵袭性和复发[14]，可以侵犯邻近结构（如视路、下丘脑、脑实质、脑神经和 Willis 环）[15]；恶变罕见[15]。

【疾病概述】 造釉型颅咽管瘤各年龄段均有发生，主要发生在儿童时期，是儿童最常见的鞍上肿瘤[15]；第二个发病高峰为 40~70 岁[14, 15]；乳头状颅咽管瘤成人最常见[15]；无性别差异。

【影像表现】 造釉型瘤体质地不均一，囊实性、实性、分房状，实性成分明显强化，囊性区域周边强化，囊性成分可能含有胆固醇、蛋白质或出血性成分，导致 MRI 信号强度变化，T1WI 常为高信号[15, 16]，小儿病例中瘤体发生钙化比例占 90%[15]；乳头状颅咽管瘤以实性成分为主，高达 87.5% 的患者病灶存在囊性成分[14]，报道显示囊性成分较造釉型小[15]，钙化比较罕见[14, 15]。

【要点】 CT 显示钙化、T1WI 高信号和儿童更倾向于造釉细胞型颅咽管瘤而非乳头状颅咽管瘤[14]。

【手术要点】 明确颈内动脉海绵窦段和床突段之间的距离及其与颅咽管瘤的关系；明确肿瘤相对于鞍膈（鞍下对鞍上）、垂体漏斗部（漏斗前、漏斗中或漏斗后）和第三脑室（是否扩大）的位置关系，这些关系有助于指导手术入路的选择，并可预测手术风险；明确是否存在第三脑室（下丘脑）外侧壁血管源性水肿；明确 Willis 环受累情况，应评估包绕程度及血管狭窄程度；明确是否存在视路压迫和血管源性水肿（T2WI 或 FLAIR 序列）的征象；明确钙化的存在及位置，这不仅有助于两者的诊断（造釉型），而且有助于预测是否能进行完全切除，沿肿瘤界面与邻近神经血管结构钙化的存在可能要采取次全切除；蝶窦气化的类型和分级对鼻内窥镜手术有帮助，特别是对于鼻窦仍在气化过程中的儿童。

【病例】 图 7.7~ 图 7.9 为颅咽管瘤病例。

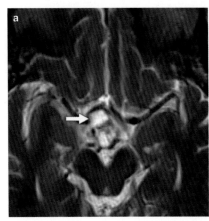 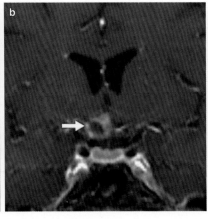 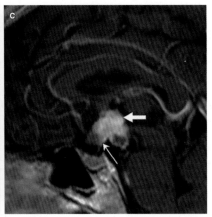

▲ 图 7.7　男，58 岁，乳头状颅咽管瘤伴左眼视物模糊

（a）MRI 脂肪饱和 T2WI 轴位显示鞍上囊实性肿块（箭头）；（b）MRI 脂肪饱和 T1WI 增强冠状位显示鞍上肿块实性成分强化（箭头）；（c）MRI 脂肪饱和 T1WI 增强矢状位显示颅咽管瘤实性成分强化（粗箭头）和前漏斗部相连接（细箭头）。

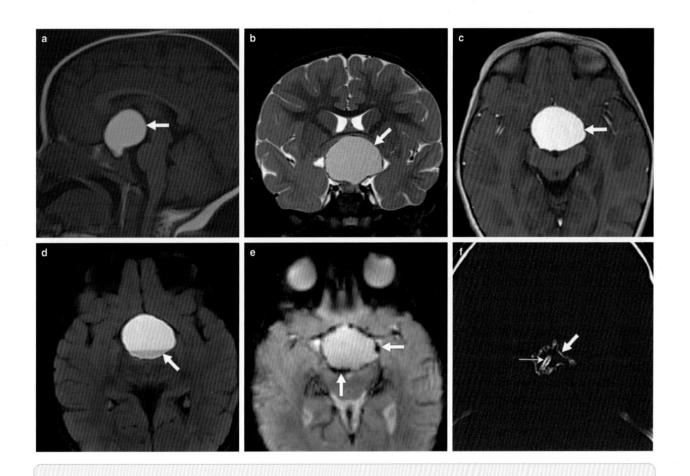

▲ 图7.8　女，7岁，造釉细胞瘤型颅咽管瘤

（a）MRI 无脂肪饱和 T1WI 矢状位显示鞍区和鞍上池的高信号囊性肿块（箭头）；（b）MRI 脂肪饱和 T2WI 冠状位显示肿块呈高信号（箭头）；（c）MRI 无脂肪饱和 T1WI 增强轴位显示囊性肿块呈高信号表现（箭头）；（d）MRI 脂肪饱和 FLAIR 轴位显示颅咽管瘤中的液液平改变，推测为出血所致（箭头）；（e）轴位梯度回波序列显示囊性肿块周围与钙化相关的低信号（箭头）；（f）CT 平扫轴位骨窗显示引流导管（细箭头）放置后，囊肿塌陷，周围钙化（粗箭头）。

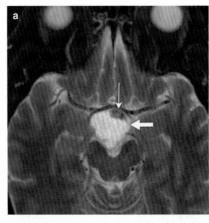
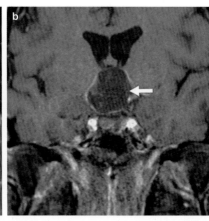
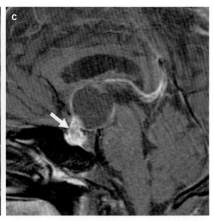

▲ 图7.9 男，46岁，造釉细胞型颅咽管瘤伴肾结石

（a）MRI脂肪饱和T2WI轴位显示鞍上池内囊性肿块（粗箭头）和低信号实性结节（细箭头）；（b）MRI脂肪饱和T1WI增强冠状位显示肿块呈囊性，周边强化（箭头）；（c）MRI脂肪饱和T1WI增强矢状位显示鞍前和鞍上池内不均匀强化成分（箭头）。

第四节　垂体腺癌

【背景知识】垂体腺癌为罕见恶性肿瘤，占所有垂体肿瘤的0.1%~0.2%，诊断较难；垂体腺瘤早期可演变为癌[17]；瘤体具有侵袭性，常规治疗无效，术后易复发[18]，预后差[17]。

【疾病概述】垂体腺癌常见于30~50岁的垂体腺瘤患者[17]，无性别差异[19]；可能出现三种表现中的一种，即无症状偶然发现、功能性内分泌肿瘤（症状与分泌的激素类型有关，最常见的是催乳素和ACTH[20]）、与占位效应有关（症状包括头痛、复视或视力改变、脑神经麻痹[18, 19]）；垂体腺癌绝大多数是功能性的[17]。

【影像表现】垂体腺癌与垂体大腺瘤鉴别困难[17]；前者常发生海绵窦和邻近结构的侵犯；转移灶的出现可提示诊断[19]。

【手术要点】与垂体肿瘤所述相同。

【病例】图7.10、图7.11为垂体腺癌病例。

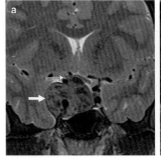
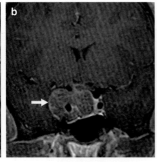
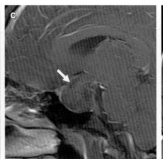
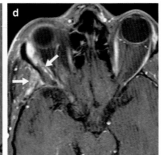

▲ 图 7.10　男，21 岁，发现双脚变大，鞋子穿不上，病理活检证实为生长激素分泌型垂体腺癌

（a）MRI 脂肪饱和 T2WI 冠状位显示鞍上不均匀等信号或低信号肿块，累及右侧海绵窦（粗箭头），并挤压视交叉（细箭头）；（b）MRI 脂肪饱和 T1WI 增强冠状位显示肿块呈轻度不均匀强化（箭头）；（c）MRI 脂肪饱和 T1WI 增强矢状位显示肿块呈轻度不均匀强化（箭头）；（d）5 年后 MRI 脂肪饱和 T1WI 增强轴位显示右侧蝶骨转移，累及右侧眼眶及咀嚼肌间隙（箭头）。

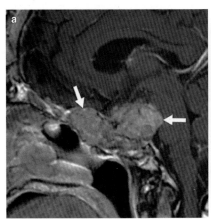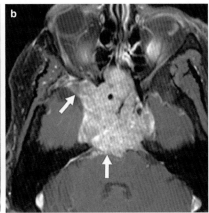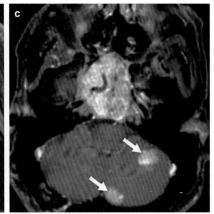

▲ 图 7.11　男，51 岁，垂体腺癌伴视力障碍和步态不稳

（a）MRI 脂肪饱和 T1WI 增强矢状位显示鞍区和鞍上池内肿块呈不均匀强化，累及颅底、斜坡、桥前池及脑桥（箭头）；（b）MRI 脂肪饱和 T1WI 增强轴位显示肿瘤位于双侧海绵窦、颅中窝和桥前池（箭头）；（c）MRI 脂肪饱和 T1WI 增强轴位显示位于左侧小脑半球的转移瘤（箭头）。

第五节　淋巴瘤

【背景知识】原发性垂体淋巴瘤罕见，占垂体肿瘤的 0.1%~0.3%[21]；最常见的亚型是 B 细胞淋巴瘤，其次是 NK/T 细胞和 T 细胞淋巴瘤[22, 23]；与系统性淋巴瘤继发垂体受累相比，预后更差[24]。

【疾病概述】原发性垂体淋巴瘤发病年龄为 60~70 岁；所有年龄段的患者均有报道；有轻微的女性发病倾向；症状可能与内分泌功能紊乱、头痛、视觉症状、双颞侧偏盲、脑神经麻痹有关[22, 23]。

【影像表现】原发性垂体淋巴瘤通常位于鞍区或鞍旁区；斜坡和垂体漏斗部受累也有报道[25]；常具有侵袭性，可蔓延至海绵窦、蝶窦或第三脑室底[26]。

• MRI　与在其他部位淋巴瘤的表现相似；实性肿块，由于细胞致密，瘤体 T1WI 和 T2WI 呈等信号至低信号；强化可均匀或不均匀[21, 27]；与颅内淋巴瘤不同，报道显示在免疫功能正常的患者中瘤体可呈不均匀强化[21]。

• PET　^{18}F-FDG 病灶高浓聚[23]。

【手术要点】往往不建议手术治疗，即使手术也仅推荐创伤较小的经鼻内镜活检；CT 显示蝶窦受累及骨质侵蚀情况，有助于确定活检的路径。

【病例】图 7.12、图 7.13 为鞍区淋巴瘤病例。

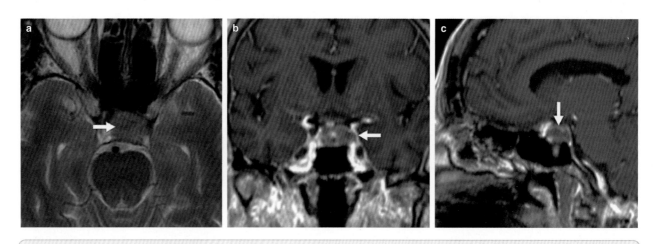

▲ 图 7.12　女，73 岁，弥漫大 B 细胞淋巴瘤，以头痛起病

（a）MRI 无脂肪饱和 T2WI 轴位显示鞍区均匀低信号肿块（箭头）；（b）MRI 脂肪饱和 T1WI 增强冠状位显示肿块呈不均匀强化，并侵犯左侧海绵窦（箭头）；（c）MRI 脂肪饱和 T1WI 增强矢状位显示肿块呈不均匀强化，并侵犯左侧海绵窦（箭头）。

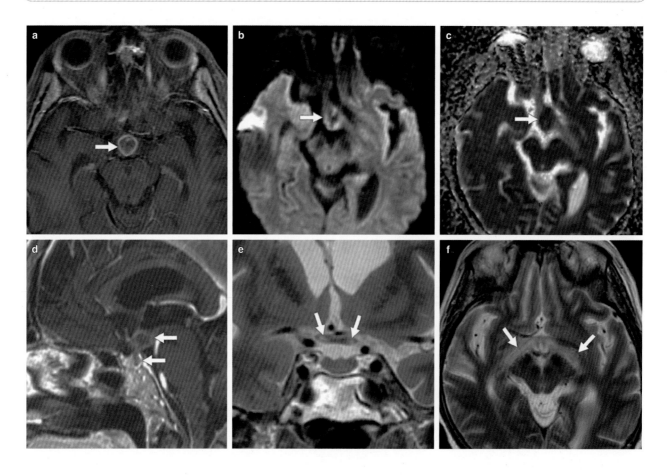

▲ 图 7.13　女，59 岁，中枢神经系统淋巴瘤，出现急性精神相关改变

（a）MRI 脂肪饱和 T1WI 增强轴位显示鞍上区不均匀强化肿块，周边有较薄的环形强化（箭头）；（b）DWI 轴位显示鞍上沿肿块周边高信号（箭头）；（c）相对应的 ADC 图呈低信号，符合扩散受限（箭头）；（d）MRI 脂肪饱和 T1WI 增强矢状位显示鞍上肿块向鞍区后侧延伸（箭头）；（e）MRI 无脂肪饱和 T2WI 冠状位显示与淋巴瘤扩散有关的视束高信号（箭头）；（f）MRI 无脂肪饱和 T2WI 轴位显示与淋巴瘤扩散有关的视束高信号（箭头）。

第六节　垂体转移瘤

【背景知识】在过去的 20 年中，垂体转移瘤的发病率有所增加[28]。肺癌（尤其是小细胞肺癌）和乳腺癌最常转移到垂体[29]。

【疾病概述】在鉴别诊断鞍区或鞍上的强化肿块时，应考虑到转移瘤，特别是有肺部或乳腺原发恶性肿瘤病史的患者[30]；大约 7% 的患者垂体转移瘤是有症状的[31]；垂体后叶和漏斗部动脉血供丰富，是转移瘤的好发部位，这些部位的转移瘤可能导致尿崩症和垂体肿块[32]；脑神经病变在有症状的垂体转移瘤中，发生率高达 15%，而在腺瘤中的发生率仅为 2%[33]。

【影像表现】在已知恶性肿瘤和可能有系统性疾病的患者中，当影像学上出现鞍区肿块，包括 PET/CT 有或无 ^18F-FDG 高摄取时，均应考虑垂体转移瘤；诊断以组织病理学为金标准[18]。

【手术要点】明确肿瘤相对于垂体前叶和后叶的位置；明确肿瘤向蝶窦、脑脊液池、第三脑室、海绵窦的延伸范围；明确在 T2WI FLAIR 上视神经或第三脑室壁是否存在信号异常；手术治疗（活检或手术切除）取决于原发病的分期；根据肿瘤主体的位置，可以通过经鼻入路或经颅入路进行活检。

【病例】图 7.14、图 7.15 为垂体转移瘤病例。

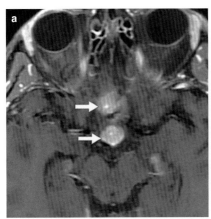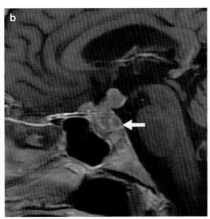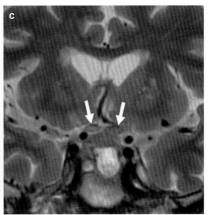

▲ 图 7.14　女，66 岁，乳腺癌病史，临床表现为口渴并不耐受寒冷 3 周、复视 2 天

（a）MRI 脂肪饱和 T1WI 增强轴位显示鞍区及鞍上的肿块呈不均匀强化，并向蝶骨平面上方延伸并累及第三脑室（箭头）；（b）MRI 脂肪饱和 T1WI 增强矢状位显示鞍区及鞍上的肿块呈不均匀强化，并向蝶骨平面上方延伸并累及第三脑室（箭头）；（c）MRI 无脂肪饱和 T2WI 冠状位显示视束呈血管源性水肿改变，与转移瘤的占位效应有关（箭头）。

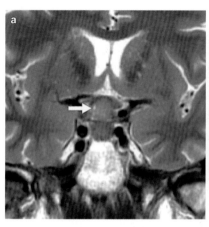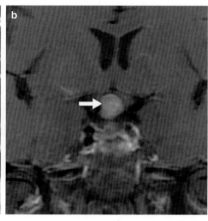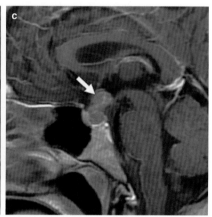

▲ 图 7.15　女，65 岁，肺神经内分泌癌伴肾上腺转移，临床表现为视力下降和外周视力丧失

（a）MRI 无脂肪饱和 T2WI 冠状位显示鞍上等信号肿块（箭头）；（b）MRI 无脂肪饱和 T1WI 增强冠状位显示鞍上与视交叉关系紧密的占位呈不均匀强化（箭头）；（c）MRI 无脂肪饱和 T1WI 增强矢状位显示来自垂体后叶的转移瘤延伸至鞍上池并呈不均匀强化（箭头）。

第七节　Rathke 囊肿

【背景知识】Rathke 囊肿为垂体最常见的非肿瘤性病变，起源于 Rathke 囊的胚胎残余物[34]；位于垂体前部（远端）与中间部之间。

【疾病概述】大多数患者无症状；囊肿体积增大可引起内分泌激素生成不足或视力损害[35]。

【影像表现】Rathke 囊肿通常发生在鞍内/鞍上，也可能只发生在鞍上或鞍内区域[36]；通常位于中线上蝶鞍前部或上方；边界清晰，呈圆形或分叶状[5]。

• CT　通常呈低密度，无钙化；等、低混杂密度不常见；文献报道里有10%~15%的囊壁可见弧形钙化；通常囊壁不会强化，但也有文献报道过囊壁会强化[37]。

• MRI　信号的高低与囊内的蛋白质浓度有关；囊性部分呈 T1WI 等信号至高信号（占63%）或 T1WI 低信号（占37%）；囊性部分呈 T2WI 高信号（占37%）或信号不均匀（占63%）；一般情况下，囊肿无强化，受压的垂体组织可表现为较薄的边缘强化[6, 38]；有报道提到在 Rathke 囊肿中发现囊内结节的存在[39]。

【要点】Rathke 囊肿需与垂体腺瘤鉴别，垂体腺瘤通常具有液 - 液平面、T2WI 低信号环、分隔、位于非中线位置，而囊内结节更常见于 Rathke 囊肿[39]。

【手术要点】明确视神经受累情况，通常视神经未受累则不会采取手术治疗；对于需要进行手术的罕见情况，应明确肿瘤相对于腺体前叶和后叶的鞍上延伸情况和位置情况。

【病例】图 7.16~ 图 7.18 为 Rathke 囊肿病例。

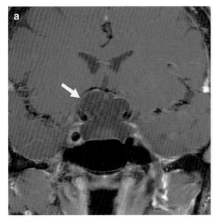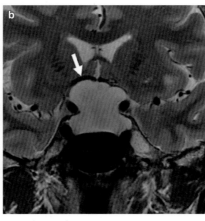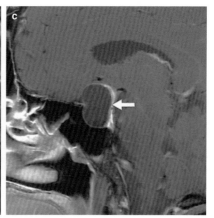

▲ 图 7.16　女，58 岁，临床表现为与 Rathke 囊肿有关的视力改变

（a）MRI 脂肪饱和 T1WI 增强冠状位显示鞍区和鞍上 Rathke 囊肿呈周边薄层强化（箭头）；（b）MRI 无脂肪饱和 T2WI 冠状位显示与流空的大脑前动脉关系紧密（箭头）；（c）MRI 脂肪饱和 T1WI 增强矢状位显示沿囊肿后壁组织强化（箭头）。

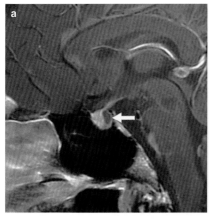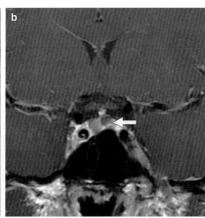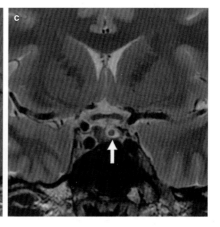

▲ 图 7.17　女，23 岁，弥漫大 B 细胞淋巴瘤伴 Rathke 囊肿

（a）MRI 脂肪饱和 T1WI 增强矢状位显示较小且无强化的 Rathke 囊肿（箭头）；（b）MRI 脂肪饱和 T1WI 增强冠状位显示较小且无强化的 Rathke 囊肿（箭头）；（c）MRI 无脂肪饱和 T2WI 冠状位显示囊肿内的低信号结节（箭头）。

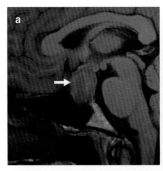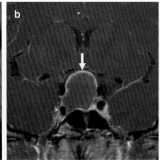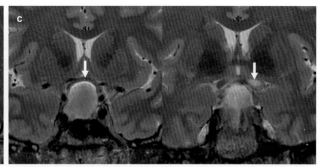

▲ 图 7.18　女，37 岁，Rathke 囊肿致视野缺损

（a）MRI 无脂肪饱和 T1WI 矢状位显示鞍区和鞍上肿块呈不均匀等信号（箭头）；（b）MRI 脂肪饱和 T1WI 增强冠状位显示沿囊壁上缘强化（箭头）；（c）MRI 无脂肪饱和 T2WI 冠状位显示占位效应导致左侧视束血管源性水肿及上方视交叉变细（箭头）。

第八节　蛛网膜囊肿

【背景知识】鞍区蛛网膜囊肿比较罕见，其可能是"颅底蛛网膜通过不完整的鞍膈突入鞍内"所形成；可能是先天性的，也可能是获得性的[40, 41]。

【疾病概述】鞍区蛛网膜囊肿临床表现可类似于无功能性垂体腺瘤；与颅内蛛网膜囊肿相比，易发生于年龄较大的人群；头痛可能与硬脑膜膨胀有关，视交叉受压可引起视觉症状[41]。

【影像表现】边缘光滑的囊性无强化病灶。

● MRI　表现为囊性占位，无强化或钙化，T1WI 低信号和 T2WI 高信号，且均类似于脑脊液[42]。

【手术要点】定位于垂体；明确视神经压迫和周围脑实质内血管源性水肿；明确是否有骨质侵蚀和向蝶窦内的延伸；明确是否存在脑积水。

【病例】图 7.19 为鞍区蛛网膜囊肿病例。

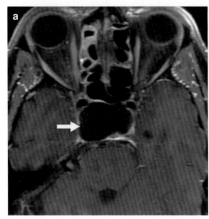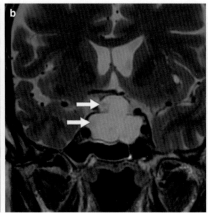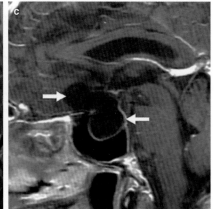

▲ 图 7.19　男，64 岁，表现为与蛛网膜囊肿相关的复视

（a）MRI 脂肪饱和 T1WI 增强轴位显示蝶鞍扩张，蛛网膜囊肿无强化（箭头）；（b）MRI 无脂肪饱和 T2WI 冠状位显示蝶鞍增宽，囊肿向鞍上池内延伸，囊肿的信号强度与脑脊液类似（箭头）；（c）MRI 脂肪饱和 T1WI 增强矢状位显示蛛网膜囊肿延伸越过鞍结节（箭头）。

第九节　发育性囊肿

【背景知识】发育性囊肿包括皮样囊肿、表皮样囊肿和畸胎瘤；由神经管闭合时残余的外胚层组织而引起；真皮成分被封闭在颅骨的松质骨、颅缝、脑膜或头皮中；表皮样囊肿由鳞状上皮细胞衬里，包含脱屑的皮肤细胞[43]；皮样囊肿由鳞状上皮衬里，包含各种皮脂腺、脂肪物质、皮肤附属器、毛囊和角质碎片[44]；表皮样囊肿无真皮成分和附属器，如皮脂腺、大汗腺和毛发，借此与皮样囊肿相区别[17]；表皮样囊肿和皮样囊肿最常位于眼眶颞上近颞额缝[43]；成熟畸胎瘤是最常见的儿童生殖细胞肿瘤，其均起源于所有三个生殖细胞层（内胚层、中胚层和外胚层），可以发生在各部位（包括骶尾部、卵巢、睾丸、纵隔和颅内）[45, 46]。

【疾病概述】大多数病灶生长缓慢，部分病灶在成人中生长迅速[43]。

【影像表现】评估发育性囊肿的影像学方法如下：

• CT　表皮样囊肿表现为无钙化的低密度囊肿[43]；皮样囊肿含有脂肪或脂肪-液平面，可有钙化；畸胎瘤表现为多房囊性肿块，内含脂肪等实性成分，可强化，钙化常见。

• MRI　表皮样囊肿通常表现为无强化的 T1WI 低信号和 T2WI 高信号，在 DWI 上常表现为扩散受限，T2WI 信号从低到高不等，出血也可表现为 T1WI 高信号[47, 48]，白色表皮样囊肿（具有较高的蛋白质含量，有时混合含有甘油三酯但不含胆固醇）在 MRI 上表现为 T1WI 高信号（CT 表现为脂肪密度），表皮样囊肿偶可破裂而引起化学性脑膜炎[49]；皮样囊肿通常为 T1WI 和 T2WI 高信号，常不强化，因胆固醇而伴有脂肪-液平面；扩散受限的程度因内容物不同而不同[50]，破裂时蛛网膜下腔可能出现水滴样 T1WI 高信号，T2WI 由低到高多种信号[51, 52]；畸胎瘤表现为多房囊肿，含有脂肪和钙化的实性成分，与皮样囊肿呈脂肪-液平面改变不同[52, 53]。

【手术要点】明确视神经是否受压，侵犯海绵窦或颅后窝情况；明确脑神经周围血管与神经受累情况和 Willis 环血管的受累情况；肿瘤的手术入路通常是经颅入路，单纯的表皮样囊肿因缺乏血供而切除相对容易，皮样囊肿因含血管和实性成分故分离相对困难。

【病例】图 7.20 为鞍区/鞍上表皮样囊肿病例。

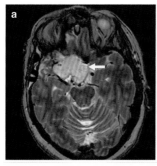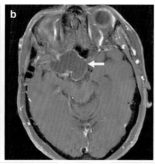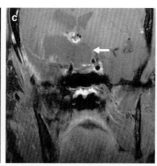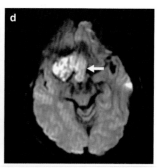

▲ 图 7.20　女，54 岁，表皮样囊肿致右眼视力下降

（a）MRI 无脂肪饱和 T2WI 轴位显示鞍上区高信号肿块（箭头），延伸至右侧颅中窝；（b）MRI 脂肪饱和 T1WI 增强轴位显示与脑脊液相似信号的肿块，周边伴有线样强化（箭头）；（c）MRI 脂肪饱和 T1WI 增强冠状位显示与脑脊液相似信号的肿块，周边伴有线样强化（箭头）；（d）DWI 轴位显示肿块为高信号（箭头），对应的 ADC 图（未显示）为低信号，与表皮样囊肿内扩散受限一致。

第十节　垂体瘤卒中

【背景知识】垂体内发生出血和（或）梗死；通常与垂体腺瘤有关[54]。

【疾病概述】垂体突然增大；表现为压迫腺体或漏斗部引起头痛、垂体功能不全，与压迫视交叉或海绵窦有关的视觉异常[55]；建议与神经外科进行会诊；垂体瘤卒中为神经外科急症，也有临床恢复和肿瘤消退的报道[54]。

【影像表现】评估垂体瘤卒中的影像学方法如下：

• MRI　膨大的垂体中含有血液[56]；亚急性期出血可能出现 T1WI 高信号，与 Rathke 囊肿中的蛋白无法鉴别；随着时间的推移，随访检查将显示出血信号的演变，而 Rathke 囊肿则维持 T1WI 高信号。

【手术要点】神经外科急症之一；通常表现为突发头痛，因此需排除动脉瘤；明确有无视神经压迫。

【病例】图 7.21、图 7.22 为垂体瘤卒中病例。

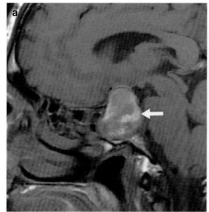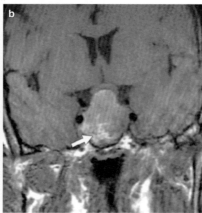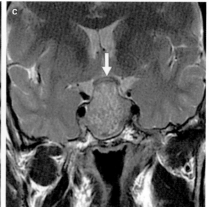

▲ 图 7.21　女，63 岁，剧烈头痛、恶心呕吐、视物模糊、右侧 CNⅢ和 CNⅣ麻痹

（a）MRI 无脂肪饱和 T1WI 矢状位显示鞍区和鞍上肿块呈高低混杂不均匀信号，与处于不同阶段的出血信号一致（箭头）；（b）MRI 无脂肪饱和 T1WI 冠状位显示鞍区和鞍上肿块呈高低混杂不均匀信号，与处于不同阶段的出血信号一致（箭头）；（c）MRI 无脂肪饱和 T2WI 冠状位显示视交叉受压伴血管源性水肿（箭头）。

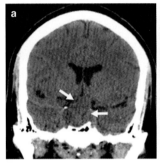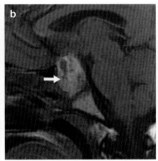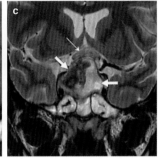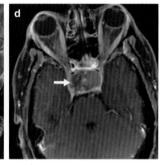

▲ 图 7.22　男，38 岁，垂体瘤卒中致头晕和视力完全丧失

（a）CT 平扫冠状位软组织窗显示鞍内和鞍上腺瘤呈等密度的肿块（箭头）；（b）症状发作时 MRI 无脂肪饱和 T1WI 平扫矢状位显示与腺瘤内部出血信号相似的不均匀高信号（箭头）；（c）MRI 无脂肪饱和 T2WI 冠状位显示腺瘤信号不均匀，信号的高低与处于不同阶段出血信号变化一致（粗箭头），注意肿块的占位效应导致上方视交叉水肿（细箭头）；（d）MRI 脂肪饱和 T1WI 增强轴位显示腺瘤卒中信号不均匀（箭头）。

第十一节　垂体炎

【背景知识】垂体炎为垂体前叶（腺垂体炎）、漏斗部和神经垂体的急性或慢性炎症过程（漏斗部神经垂体炎），或两者兼有（泛垂体炎）[57-59]；可分为原发性或继发性；根据组织病理学结果，原发性垂体炎可以是淋巴细胞性、肉芽肿性、黄瘤性、IgG4 相关或坏死性，此类疾病是"不同的疾病"或是"同一疾病的不同表现"，当前仍存在争议[60]；继发性垂体炎是由全身性疾病引起，如结节病、朗格汉斯细胞组织细胞增生症、肺结核、肉芽肿性多血管炎和结缔组织疾病；垂体炎发病率增加与癌症的免疫疗法检查点抑制剂有关，包括伊匹木单抗、帕博利珠单抗、纳武利尤单抗[61, 62]。

【疾病概述】影像学检查时可以是无症状，或部分或完全垂体功能减退，中枢性尿崩症以及由占位效应引起的症状（包括头痛和视觉障碍）[5]；海绵窦受累可导致脑神经麻痹[60]。

【影像表现】垂体炎影像表现为垂体和漏斗部不同程度的增大、增粗；在临床症状不明显的情况下，垂体柄增粗可能是炎症进展的最强预测因子[59]。

• MRI 轻至中度的垂体肿大，伴有漏斗部不同程度的强化和增粗[5]；垂体可呈"三角形或哑铃形"外观；垂体后叶 T1WI 高信号可能消失[60, 63]；其他表现包括垂体向鞍上延伸、邻近硬脑膜强化和蝶窦黏膜增厚[60]；"空泡蝶鞍"可能为垂体炎后期萎缩的结果[62]。

【病例】图 7.23、图 7.24 为垂体炎病例。

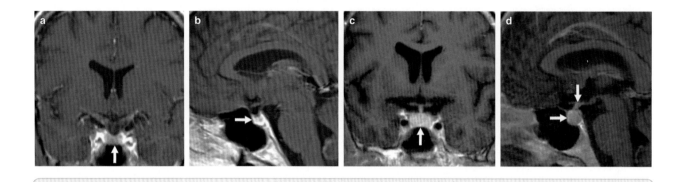

▲ 图 7.23　男，59 岁，葡萄膜黑色素瘤，行免疫治疗后出现头痛

（a）免疫治疗前，MRI 脂肪饱和 T1WI 增强冠状位显示垂体和漏斗部形态正常（箭头）；（b）免疫治疗前，MRI 脂肪饱和 T1WI 增强矢状位显示垂体和漏斗部形态正常（箭头）；（c）免疫治疗后，MRI 脂肪饱和 T1WI 增强冠状位显示垂体和漏斗部增大，符合垂体炎（箭头）；（d）免疫治疗后，MRI 脂肪饱和 T1WI 增强矢状位显示垂体和漏斗部增大，符合垂体炎（箭头）。

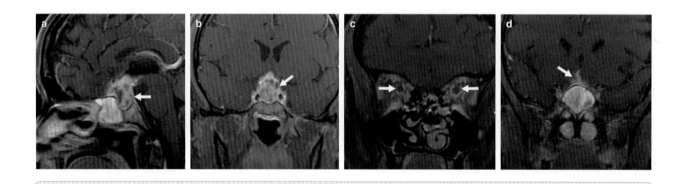

▲ 图 7.24　男，53 岁，特发性肉芽肿性垂体炎伴畏光

（a）MRI 脂肪饱和 T1WI 增强矢状位显示鞍区和鞍上信号不均匀的肿块，边缘不规则（箭头）；（b）MRI 脂肪饱和 T1WI 增强冠状位显示鞍区和鞍上信号不均匀的肿块，边缘不规则（箭头）；（c）MRI 脂肪饱和 T1WI 增强冠状位显示视神经周围强化（箭头）；（d）MRI 脂肪饱和 T1WI 增强冠状位显示前纵裂软脑膜强化（箭头）。

第十二节 组织细胞增生症

【背景知识】组织细胞增生症为罕见的炎症，炎症组织主要由"正常组织中单核细胞谱系"来源的细胞浸润；分为五大类共 100 多个不同亚型[64]，即朗格汉斯细胞组织细胞增生症、皮肤和黏膜组织细胞增生症、恶性组织细胞增生症、窦组织细胞增生伴巨大淋巴结病、噬血细胞性淋巴组织细胞增生症和巨噬细胞激活综合征；组织细胞增生症可导致多系统受累，因此需要多学科联合明确诊断[65]。

【疾病概述】本病发生于颅底或硬脑膜病变的直接侵犯；偶尔累及海绵窦[66]。

【影像表现】评估组织细胞增生症的影像学方法如下：

- MRI　T1WI 等信号，T2WI 低信号至等信号，增强扫描后呈不均匀明显强化[66, 67]。
- PET　^{18}F-FDG 高浓聚，FDG PET/CT 评估疾病累及部位并监测治疗反应[66]。

【病例】图 7.25 为 Erdheim-Chester 病累及鞍区/鞍上病例。

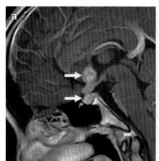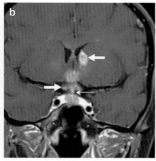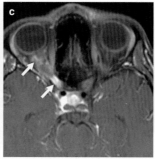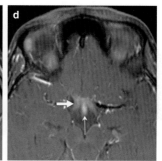

▲ 图 7.25　女，19 岁，右眼视力完全丧失，高钠血症，身材矮小，可能与 Erdheim-Chester 病有关

（a）MRI 无脂肪饱和 T1WI 增强矢状位显示鞍区、鞍上区和下丘脑不均匀强化病灶（箭头）；（b）MRI 脂肪饱和 T1WI 增强冠状位显示视交叉和左侧尾状核不均匀强化病灶（粗箭头），注意垂体柄增粗（细箭头）；（c）MRI 脂肪饱和 T1WI 增强轴位显示病变边界不清，增强后病变位于右眼眶肌锥内，向后延伸至右侧视神经管和视交叉前段（箭头）；（d）MRI 脂肪饱和 T1WI 增强轴位显示病变累及视束（粗箭头）和垂体柄（细箭头）。

第十三节 鞍区动脉瘤

【背景知识】ICA 海绵窦段或床突段的动脉瘤可向鞍内延伸；起源于 ICA 眼动脉段、前交通动脉或大脑前动脉的动脉瘤可向内下方延伸至蝶鞍[68, 69]；颈内动脉海绵窦段动脉瘤破裂可导致颈内动脉海绵窦瘘[68]。

【疾病概述】未破裂动脉瘤的症状包括头痛、视野缺损、视力下降、内分泌异常（包括高催乳素血症和性腺功能减退）以及脑神经的麻痹[68]。

【影像表现】CT 和 MR 血管造影都可以通过显示动脉瘤的管腔来辅助诊断[5]；在血管造影中，动脉瘤因血栓形成，部分可能不会强化，部分也可能无法被发现，故诊断困难[69]。

- CT 周边钙化可能与动脉瘤瘤壁有关[5]。

- MRI 边界清晰的圆形肿块，伴或不伴鞍上延伸，可出现周边强化；动脉瘤腔内的低信号流空与血液的快速流动有关[5]；动脉瘤内 T2WI 信号不均匀、低信号可能与血栓形成有关；动脉瘤附近搏动可见相关搏动伪影[70]。

【手术要点】重要的是要明确患者因鞍区肿块排查垂体腺瘤的患者是否为动脉瘤。

【病例】图 7.26 为鞍区动脉瘤病例。

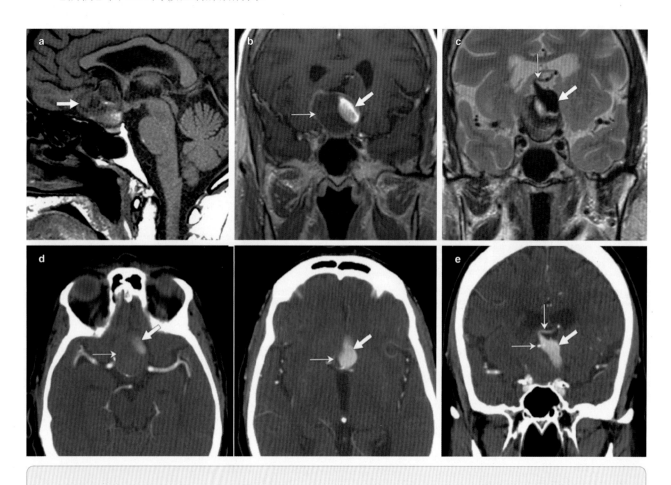

▲ 图 7.26 男，66 岁，前交通动脉（anterior communicating artery，ACOM）动脉瘤引起
复视、视物模糊

（a）MRI 无脂肪饱和 T1WI 矢状位显示不均匀等信号至高或稍高信号的鞍内及鞍上肿块，越过蝶骨平台并延伸至颅前窝（箭头）；（b）MRI 无脂肪饱和 T1WI 增强冠状位显示动脉瘤的强化方式与左上方血管内血流信号一致（粗箭头），动脉瘤周围血栓形成部位呈薄壁强化（细箭头）；（c）MRI 无脂肪饱和 T2WI 冠状位表现为不均匀低信号至高信号，由处于不同阶段的出血信号决定（粗箭头），注意动脉瘤与大脑前动脉的流空影相连（细箭头）；（d）CT 血管造影轴位显示 ACOM 动脉瘤管腔强化（粗箭头），血栓无强化（细箭头）；（e）CT 血管造影冠状位显示 ACOM 动脉瘤管腔强化（粗箭头），注意动脉瘤与大脑前动脉相连（细箭头）。

参考文献

[1] MOLITCH ME. Pituitary tumours：pituitary incidentalomas. Best Pract Res Clin Endocrinol Metab，2009，23（5）：667-675.

[2] MOLITCH ME. Diagnosis and Treatment of Pituitary Adenomas：A Review. JAMA，2017，317（5）：516-524.

[3] LLEVA RR，INZUCCHI SE. Diagnosis and management of pituitary adenomas. Curr Opin Oncol，2011，23（1）：53-60.

[4] COTTIER JP，DESTRIEUX C，BRUNEREAU L，et al. Cavernous sinus invasion by pituitary adenoma：MR imaging. Radiology，2000，215（2）：463-469.

[5] MAHAJAN A，BRONEN RA，MIAN AY，et al. Diagnosis and Management of pituitary disease with focus on the role of Magnetic Resonance Imaging. Endocrine，2020，68（3）：489-501.

[6] PISANESCHI M，KAPOOR G. Imaging the sella and parasellar region. Neuroimaging Clin N Am，2005，15（1）：203-219.

[7] KNOSP E，STEINER E，KITZ K，et al. Pituitary adenomas with invasion of the cavernous sinus space：a magnetic resonance imaging classification compared with surgical findings. Neurosurgery，1993，33（4）：610-618.

[8] GAO R，ISODA H，TANAKA T，et al. Dynamic gadolinium-enhanced MR imaging of pituitary adenomas：usefulness of sequential sagittal and coronal plane images. Eur J Radiol，2001，39（3）：139-146.

[9] HYUN SH，CHOI JY，LEE KH，et al. Incidental focal 18F-FDG uptake in the pituitary gland：clinical significance and differential diagnostic criteria. J Nucl Med，2011，52（4）：547-550.

[10] PRABHU VC，BROWN HG. The pathogenesis of craniopharyngiomas. Childs Nerv Syst，2005，21（8-9）：622-627.

[11] LOUIS DN，PERRY A，WESSELING P，et al. The 2021 WHO Classification of Tumors of the Central Nervous System：a summary. Neuro Oncol，2021，23（8）：1231-1251.

[12] MÜLLER HL，MERCHANT TE，WARMUTH-METZ M，et al. Craniopharyngioma. Nat Rev Dis Primers，2019，5（1）：75.

[13] HÖLSKEN A，SILL M，MERKLE J，et al. Adamantinomatous and papillary craniopharyngiomas are characterized by distinct epigenomic as well as mutational and transcriptomic profiles. Acta Neuropathol Commun，2016，4：20.

[14] LEE IH，ZAN E，BELL WR，et al. Craniopharyngiomas：Radiological Differentiation of Two Types. J Korean Neurosurg Soc，2016，59（5）：466-470.

[15] JIPA A，JAIN V. Imaging of the sellar and parasellar regions. Clin Imaging，2021，77：254-275.

[16] CURRAN JG，O'CONNOR E. Imaging of craniopharyngioma. Childs Nerv Syst，2005，21（8-9）：635-639.

[17] XU L，KHADDOUR K，CHEN J，et al. Pituitary carcinoma：Two case reports and review of literature. World J Clin Oncol，2020，11（2）：91-102.

[18] HEANEY AP. Clinical review：Pituitary carcinoma：difficult diagnosis and treatment. J Clin Endocrinol Metab，2011，96（12）：3649-3660.

[19] KALTSAS GA，NOMIKOS P，KONTOGEORGOS G，et al. Clinical review：Diagnosis and management of pituitary carcinomas. J Clin Endocrinol Metab，2005，90（5）：3089-3099.

[20] SCHEITHAUER BW，FEREIDOONI F，HORVATH E，et al. Pituitary carcinoma：an ultrastructural study of eleven cases. Ultrastruct Pathol，2001，25（3）：227-242.

[21] KAUFMANN TJ，LOPES MB，LAWS ER JR，et al. Primary sellar lymphoma：radiologic and pathologic findings in two patients. AJNR Am J Neuroradiol，2002，23（3）：364-367.

[22] RAINSBURY P，MITCHELL-INNES A，CLIFTON NJ，et al. Primary lymphoma of the pituitary gland：an unusual cause of hemianopia in an immunocompetent patient. JRSM Short Rep，2012，3（8）：55.

[23] DUAN L，LIU J，ZHANG Y，et al. Primary Pituitary Lymphoma in Immunocompetent Patients：A Report on Two Case Studies and the Review of Literature. Front Endocrinol（Lausanne），2021，11：562850.

[24] KOISO T，AKUTSU H，TAKANO S，et al. Malignant lymphoma in the parasellar region. Case Rep Med，2014，2014：747280.

[25] TARABAY A，COSSU G，BERHOUMA M，et al. Primary pituitary lymphoma：an update of the literature. J Neurooncol，2016，130（3）：383-395.

[26] BAYRAKTAR S，BASSINI W，GOODMAN M. Primary pituitary lymphoma：idiopathic anasarca with relapse in bone marrow only. Acta Haematol，2010，123（2）：121-125.

[27] HAYASAKA K，KOYAMA M，YAMASHITA T. Primary pituitary lymphoma diagnosis by FDG-PET/CT. Clin Nucl Med，2010，35（3）：205.

[28] HE W，CHEN F，DALM B，et al. Metastatic involvement of the pituitary gland：a systematic review with pooled individual patient data analysis. Pituitary，2015，18：159-168.

[29] HOELLIG A，NIEHUSMANN P，FLACKE S，et al. Metastasis to pituitary adenoma：case report and review of the literature. Cent Eur Neurosurg，2009，70（3）：149-153.

[30] CHIN BM，ORLANDI RR，WIGGINS RH 3RD. Evaluation of the sellar and parasellar regions. Magn Reson Imaging Clin N Am，2012，20（3）：515-543.

[31] FASSETT DR，COULDWELL WT. Metastases to the pituitary gland. Neurosurg Focus，2004，16（4）：E8.

[32] KURKJIAN C，ARMOR JF，KAMBLE R，et al. Symptomatic metastases to the pituitary infundibulum resulting from primary breast cancer. Int J Clin Oncol，2005，10（3）：191-194.

[33] MAX MB，DECK MD，ROTTENBERG DA. Pituitary metastasis：incidence in cancer patients and clinical differentiation from pituitary adenoma. Neurology，1981，31（8）：998-1002.

[34] WOLFE SQ，HEROS RC. A Rathke cleft cyst to craniopharyngioma：is there a spectrum?. J Neurosurg，2010，112（6）：1322-1323.

[35] TERAMOTO A，HIRAKAWA K，SANNO N，et al. Incidental pituitary lesions in 1,000 unselected autopsy specimens. Radiology，1994，193（1）：161-164.

[36] CERVONI L，ARTICO M，SALVATI M，et al. Rathke's cleft cyst：a clinical and radiographic review. Ital J Neurol Sci，1997，18（1）：37-40.

[37] OKAMOTO S, HANDA H, YAMASHITA J, et al. Computed tomography in intra- and suprasellar epithelial cysts(symptomatic Rathke cleft cysts). AJNR Am J Neuroradiol, 1985, 6 (4): 515-519.

[38] CRENSHAW WB, CHEW FS. Rathke's cleft cyst. AJR Am J Roentgenol, 1992, 158 (6): 1312.

[39] PARK M, LEE SK, CHOI J, et al. Differentiation between Cystic Pituitary Adenomas and Rathke Cleft Cysts: A Diagnostic Model Using MRI. AJNR Am J Neuroradiol, 2015, 36 (10): 1866-1873.

[40] SHIN JL, ASA SL, WOODHOUSE LJ, et al. Cystic lesions of the pituitary: clinicopathological features distinguishing craniopharyngioma, Rathke's cleft cyst, and arachnoid cyst. J Clin Endocrinol Metab, 1999, 84 (11): 3972-3982.

[41] GÜDÜK M, HAMITAYTAR M, SAV A, et al. Intrasellar arachnoid cyst: A case report and review of the literature. Int J Surg Case Rep, 2016, 23: 105-108.

[42] ELLIOTT RE, TANWEER O, RUBIN BA, et al. Suprasellar hamartoma and arachnoid cyst. World Neurosurg, 2013, 80 (6): e401-e407.

[43] JUNG WS, AHN KJ, PARK MR, et al. The radiological spectrum of orbital pathologies that involve the lacrimal gland and the lacrimal fossa. Korean J Radiol, 2007, 8 (4): 336-342.

[44] RAO AA, NAHEEDY JH, CHEN JY, et al. A clinical update and radiologic review of pediatric orbital and ocular tumors. J Oncol, 2013, 2013: 975908.

[45] MAHALINGAM HV, MANI SE, PATEL B, et al. Imaging Spectrum of Cavernous Sinus Lesions with Histopathologic Correlation. Radiographics, 2019, 39 (3): 795-819.

[46] MORÉ GHM, VIEIRA J, AKAISHI PMS, et al. Orbital Teratoma: MRI Changes From Fetal Life to Exenteration. Ophthalmic Plast Reconstr Surg, 2020, 36 (2): e58.

[47] TAPPER D, LACK EE. Teratomas in infancy and childhood. A 54-year experience at the Children's Hospital Medical Center. Ann Surg, 1983, 198 (3): 398-410.

[48] CHEN CY, WONG JS, HSIEH SC, et al. Intracranial epidermoid cyst with hemorrhage: MR imaging findings. AJNR Am J Neuroradiol, 2006, 27 (2): 427-429.

[49] HOROWITZ BL, CHARI MV, JAMES R, et al. MR of intracranial epidermoid tumors: correlation of in vivo imaging with in vitro 13C spectroscopy. AJNR Am J Neuroradiol, 1990, 11 (2): 299-302.

[50] YUEN SJ, RUBIN PA. Idiopathic orbital inflammation: distribution, clinical features, and treatment outcome. Arch Ophthalmol, 2003, 121 (4): 491-499.

[51] PUROHIT BS, VARGAS MI, AILIANOU A, et al. Orbital tumours and tumour-like lesions: exploring the armamentarium of multiparametric imaging. Insights Imaging, 2016, 7 (1): 43-68.

[52] JUNG BY, KIM YD. Orbital dermoid cysts presenting as subconjunctival fat droplets. Ophthalmic Plast Reconstr Surg, 2008, 24 (4): 327-329.

[53] SMIRNIOTOPOULOS JG, CHIECHI MV. Teratomas, dermoids, and epidermoids of the head and neck. Radiographics, 1995, 15 (6): 1437-1455.

[54] BRIET C, SALENAVE S, BONNEVILLE JF, et al. Pituitary Apoplexy. Endocr Rev, 2015, 36 (6): 622-645.

[55] FERNÁNDEZ-BALSELLS MM, MURAD MH, BARWISE A, et al. Natural history of nonfunctioning pituitary adenomas and incidentalomas: a systematic review and metaanalysis. J Clin Endocrinol Metab, 2011, 96 (4): 905-912.

[56] KURIHARA N, TAKAHASHI S, HIGANO S, et al. Hemorrhage in pituitary adenoma: correlation of MR imaging with operative findings. Eur Radiol, 1998, 8 (6): 971-976.

[57] HAMILTON BE, SALZMAN KL, OSBORN AG. Anatomic and pathologic spectrum of pituitary infundibulum lesions. AJR Am J Roentgenol, 2007, 188 (3): W223-W232.

[58] MOLITCH ME, GILLAM MP. Lymphocytic hypophysitis. Horm Res, 2007, 68 Suppl 5: 145-150.

[59] CATUREGLI P, NEWSCHAFFER C, OLIVI A, et al. Autoimmune hypophysitis. Endocr Rev, 2005, 26 (5): 599-614.

[60] CARANCI F, LEONE G, PONSIGLIONE A, et al. Imaging findings in hypophysitis: a review. Radiol Med, 2020, 125 (3): 319-328.

[61] JOSHI MN, WHITELAW BC, PALOMAR MT, et al. Immune checkpoint inhibitor-related hypophysitis and endocrine dysfunction: clinical review. Clin Endocrinol (Oxf), 2016, 85 (3): 331-339.

[62] OKANO Y, SATOH T, HORIGUCHI K, et al. Nivolumab-induced hypophysitis in a patient with advanced malignant melanoma. Endocr J, 2016, 63 (10): 905-912.

[63] SAIWAI S, INOUE Y, ISHIHARA T, et al. Lymphocytic adenohypophysitis: skull radiographs and MRI. Neuroradiology, 1998, 40 (2): 114-120.

[64] SWERDLOW SH, CAMPO E, PILERI SA, et al. The 2016 revision of the World Health Organization classifcation of lymphoid neoplasms. Blood, 2016, 127: 2375-2390.

[65] HUYNH KN, NGUYEN BD. Histiocytosis and Neoplasms of Macrophage-Dendritic Cell Lineages: Multimodality Imaging with Emphasis on PET/CT. Radiographics, 2021, 41 (2): 576-594.

[66] RASLAN OA, SCHELLINGERHOUT D, FULLER GN, et al. Rosai-Dorfman disease in neuroradiology: imaging findings in a series of 10 patients. AJR. American Journal of Roentgenology, 2011, 196 (2): W187-193.

[67] PROSCH H, GROIS N, PRAYER D, et al. Central diabetes insipidus as presenting symptom of Langerhans cell histiocytosis. Pediatr Blood Cancer, 2004, 43 (5): 594-599.

[68] HANAK BW, ZADA G, NAYAR VV, et al. Cerebral aneurysms with intrasellar extension: a systematic review of clinical, anatomical, and treatment characteristics. J Neurosurg, 2012, 116 (1): 164-178.

[69] BUCHFELDER M, SCHLAFFER S. Imaging of pituitary pathology. Handb Clin Neurol, 2014, 124: 151-166.

[70] MORELLI JN, RUNGE VM, AI F, et al. An image-based approach to understanding the physics of MR artifacts. Radiographics, 2011, 31 (3): 849-866.

第八章　海绵窦

J. Matthew Debnam，Franco Rubino，Jiawei Zhou，Bita Esmaeli，Shaan M. Raza

韩　杨　高燕军　杨丽娟　译

　　海绵窦包含重要的神经和血管结构，其可受肿瘤性、浸润性、感染性和血管源性病变的影响，这些病变可起源于海绵窦内或通过邻近颅内、外结构直接蔓延。海绵窦区不同病理类型的病变临床表现相似，包括头痛、眼肌麻痹（眼肌无力或麻痹）、眼球突出、球结膜水肿（结膜肿胀）、三叉神经痛、视力下降和颈内动脉（ICA）受累引起的脑梗死等。因此，影像学在确定疾病的存在和范围方面起着至关重要的作用。

　　海绵窦区病变的影像检查方式包括 CT、MRI 和 PET/CT。CT 和 CT 血管造影可以检测骨质重塑或破坏，显示 ICA 是否受累，并确定血管源性病变，如 ICA 动脉瘤。MRI 具有较高的对比分辨率，可提供海绵窦区病变分期、术前计划和治疗反应等重要信息。PET/CT 为评估肿瘤代谢活性、检测局部和远处转移、分期和评估治疗反应提供了信息。

　　本章描述了海绵窦区常见和不常见的恶性肿瘤和肿瘤样病变的流行病学特征和影像表现。对肿瘤的背景知识、临床表现和不同类型的影像学特征进行了综述。为放射科医生评估海绵窦区病变、缩小鉴别诊断范围提供基础。起源于眼眶、颅底、鼻腔、脑垂体和脑的肿瘤将在其他章节中进行讨论。

第一节　解　剖

　　海绵窦为蝶鞍两侧的硬脑膜静脉窦，位于蝶骨的硬脑膜骨膜层和脑膜层之间，通过在垂体周围的海绵间窦进行交通。海绵窦上界为鞍膈，中界为垂体，下界为蝶骨大翼，向前达眶上裂，向后延伸至颞骨岩尖。ICA 位于海绵窦内侧。动眼神经（CNⅢ）、滑车神经（CNⅣ）、三叉神经眼神经（CNⅤ$_1$）及上颌神经（CNⅤ$_2$）分支位于窦外侧壁硬脑膜缘内，外展神经（CNⅥ）位于海绵窦内 ICA 的外下方。大脑中静脉、眼上静脉、眼下静脉、蝶顶静脉汇入海绵窦。岩上窦和岩下窦从海绵窦向后引流，流入岩下窦、乙状窦和颈内静脉之间的基底静脉丛。图 8.1 为海绵窦解剖示意图[1]，图 8.2 为海绵窦影像表现。

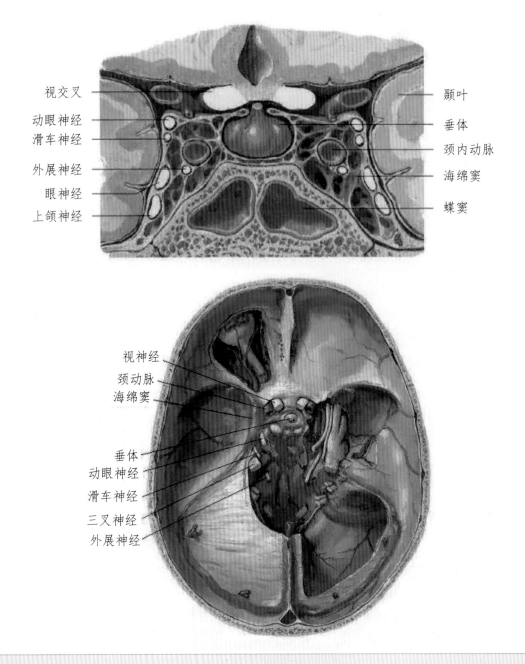

▲ 图 8.1　海绵窦解剖示意图

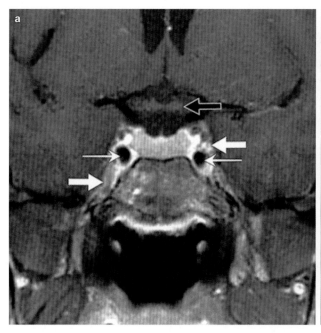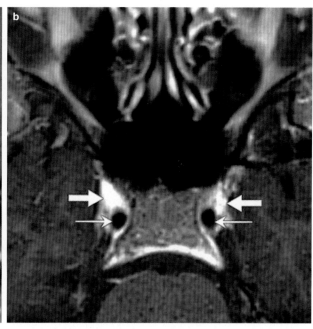

▲ 图 8.2　海绵窦影像图

（a）MRI 脂肪饱和 T1WI 冠状位显示海绵窦（粗白箭头）、ICA 海绵窦段（细白箭头）和视交叉（黑色箭头）；（b）MRI 脂肪饱和 T1WI 轴位显示海绵窦（粗箭头）和 ICA 的海绵窦段（细箭头）。

第二节　脑膜瘤

【背景知识】脑膜瘤是海绵窦最常见的一种病变[2]。起源于海绵窦外侧壁的硬脑膜蛛网膜帽状细胞；WHO 根据其特点分为 I 级（最常见的亚型）、中级 II 级（透明细胞型和脉络膜型）、更具侵袭性的 III 级（横纹肌样、乳头状和间变性）[3]。

【疾病概述】脑膜瘤好发年龄为 50~70 岁，多见于女性；多发性脑膜瘤属于神经纤维瘤病 II 型的部分表现[3]。

【影像表现】脑膜瘤呈外生性生长，从海绵窦的外侧硬脑膜壁向外突出，位于两个硬脑膜层之间的侧壁内，或侵犯海绵窦；位于岩斜区、蝶骨嵴和床突的脑膜瘤可以延伸到海绵窦；大多数脑膜瘤是边界清晰的良性肿瘤（WHO I 级），脑膜瘤级别越高越具侵袭性[3]；脑膜瘤通常信号均匀，若继发钙化、血管丰富、囊腔和出血也可能表现为不均匀；较高级别的脑膜瘤可出现坏死和脑组织浸润[3]；同侧小脑幕的硬膜尾征和邻近骨性结构的骨质增生可协助诊断；脑膜瘤包绕颈内动脉可导致血管管腔狭窄[4]。

- CT　常为高密度；强化均匀[4, 5]。
- MRI　T1WI、T2WI 呈等信号至低信号，强化均匀；脑膜瘤因细胞密集可能表现为扩散受限[4]。

【手术要点】手术的主要目的是最大限度地切除肿瘤，同时对受累的视神经进行减压，因此需要描述视神经、视交叉和视束的具体受压节段；蝶窦（内侧延伸）或颅中窝（外侧延伸）是否侵犯决定了手术方式，如内窥镜与经颅入路（眶颧入路、翼点入路或颞下入路）；肿瘤也可以通过各种途径延伸到眼眶，如经由视神经管、眶上裂和沿眶上裂侧缘的脑膜眼眶带；眼眶受累可为肌锥内或肌锥外，描述脑膜瘤的位置有助于预测眼眶内切除的最大限度，并最大程度地降低术后脑神经损伤的风险；肌锥外受累根据是否累及眶周（眶壁内衬骨膜）分为眶周内受累和眶周外受累；眶周外受累意味着于眶骨外受累；肿瘤包绕颈内动脉海绵窦段和床突段比较常见，应描述包绕程度和血管狭窄程度；确定海绵窦外侧壁浅层的完整性在 Dolenc 入路（硬膜间解剖、颅中窝剥离）中很有用；发生在 Meckel 腔周围的脑膜瘤倾向于侵犯海绵窦外侧壁，肿瘤和脑神经之间分界不清；海绵窦的通畅有助于防止术中出血。

【病例】图 8.3~ 图 8.6 为海绵窦脑膜瘤病例。

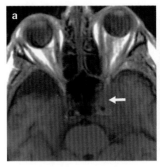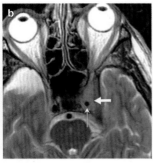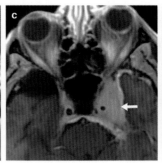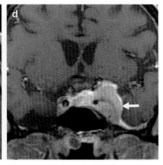

▲ 图 8.3　男，67 岁，左额部及面颊部感觉麻木

（a）MRI 无脂肪饱和 T1WI 轴位平扫显示左侧海绵窦内等信号肿块（箭头）；（b）MRI 无脂肪饱和 T2WI 轴位平扫显示脑膜瘤呈等信号（粗箭头），注意左侧流空的 ICA 因脑膜瘤的占位效应而变窄（细箭头）；（c）MRI 脂肪饱和 T1WI 增强轴位显示脑膜瘤均匀强化（箭头）；（d）MRI 脂肪饱和 T1WI 增强冠状位显示脑膜瘤均匀强化（箭头）。

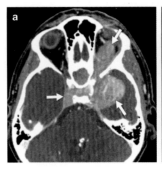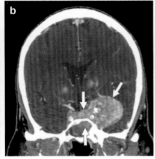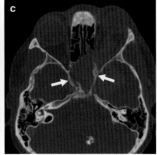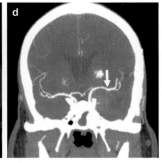

▲ 图 8.4　男，52 岁，脑膜瘤致左眼视物模糊和无痛性左眼球突出

（a）CT 增强扫描轴位软组织窗显示脑膜瘤明显强化，累及双侧海绵窦、蝶鞍、蝶窦、左颅中窝、眶上裂和左眼眶（箭头）；（b）CT 增强扫描冠状位软组织窗显示脑膜瘤明显强化，累及双侧海绵窦、蝶鞍、蝶窦、左颅中窝、眶上裂和左眼眶（箭头）；（c）CT 增强扫描轴位骨窗显示蝶窦壁骨质增生（箭头）；（d）CT 增强扫描冠状位最大密度投影图像显示脑膜瘤致左侧大脑中动脉抬高（箭头）。

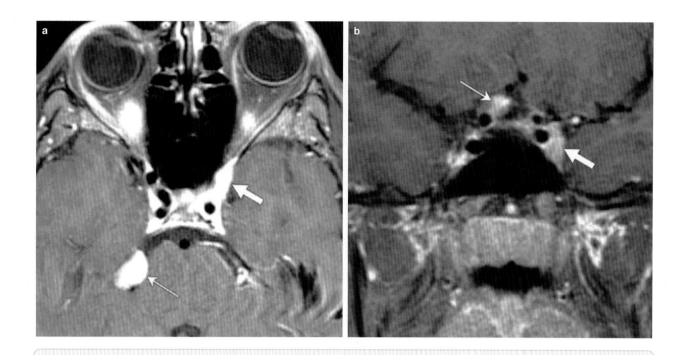

▲ 图 8.5　女，15 岁，多发性脑膜瘤，表现为眼球突出和多发性脑神经病变

（a）MRI 脂肪饱和 T1WI 增强轴位显示左侧海绵窦区脑膜瘤向前延伸至眶尖部（粗箭头），第二处脑膜瘤位于右侧小脑幕（细箭头）；（b）MRI 脂肪饱和 T1WI 增强冠状位显示左侧海绵窦区脑膜瘤（粗箭头）和第三处右侧前床突脑膜瘤（细箭头）。

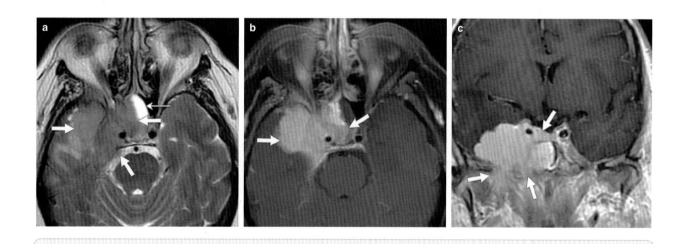

▲ 图 8.6　女，70 岁，海绵窦脑膜瘤，主诉头痛和眼球突出

（a）MRI 无脂肪饱和 T2WI 轴位显示右侧海绵窦内等信号至稍高信号肿块，累及蝶窦、颅中窝和桥前池（粗箭头），注意左侧蝶窦高信号积液（细箭头）；（b）MRI 脂肪饱和 T1WI 增强轴位显示脑膜瘤呈均匀性强化（箭头）；（c）MRI 无脂肪饱和 T1WI 增强冠状位显示蝶鞍、右侧蝶骨和咀嚼肌间隙受累（箭头）。

第三节 神经鞘瘤

【背景知识】神经鞘瘤起源于施万细胞，由紧密型（antoni A 型）或疏松型（antoni B 型）梭形细胞组成[6]；常见于三叉神经，较少见于动眼神经；海绵窦神经鞘瘤和双侧前庭神经鞘瘤与神经纤维瘤病 II 型相关[4]。

【疾病概述】神经鞘瘤好发于 50~60 岁人群；多数呈散发，并且是孤立的[3]。

【影像表现】较小的神经鞘瘤通常质地均匀；随着瘤体的增大，神经鞘瘤会出现囊变等退行性改变，从而导致其质地不均匀；也可出现出血，并伴血 - 液平面[3]；神经鞘瘤常呈椭圆形；也可呈"哑铃"状，延伸至眼眶、颅后窝或颞下窝[7]；沿起源的神经走行发展，可为神经鞘瘤的诊断提供线索[4]。

● MRI 表现为 T1WI 低信号，T2WI 高信号，明显强化[3]。

【手术要点】明确肿瘤起源于哪条神经及其哪个节段；在 CT 上明确眶上裂、圆孔或卵圆孔是否增宽；明确颞下或眶内受累（在眼眶内，肿瘤相对于肌锥内结构的走行可以帮助确定神经的起源）；明确包膜是否完整及是否有脑侵犯。

【病例】图 8.7~ 图 8.9 为海绵窦区神经鞘瘤病例。

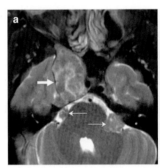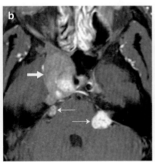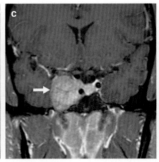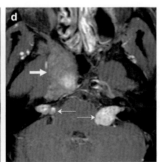

▲ 图 8.7 女，32 岁，神经纤维瘤病 II 型

（a）MRI 脂肪饱和 T2WI 轴位显示右侧海绵窦区肿块呈不均匀等信号至高信号，并向眼眶延伸（粗箭头），双侧桥小脑角区存在类似表现病变灶，左侧桥臂受压（细箭头）；（b）MRI 脂肪饱和 T1WI 增强轴位显示病灶明显强化（箭头）；（c）MRI 脂肪饱和 T1WI 增强冠状位显示右侧海绵窦区神经鞘瘤（箭头）；（d）MRI 脂肪饱和 T1WI 增强轴位显示右侧海绵窦区神经鞘瘤（粗箭头）伴双侧前庭神经鞘瘤（细箭头）。

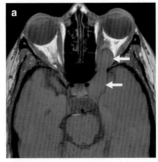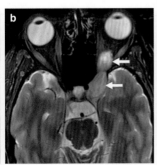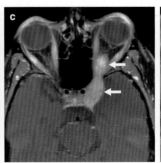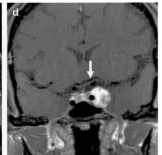

▲ 图8.8 女，34岁，左侧视神经病变

（a）MRI 无脂肪饱和 T1WI 轴位显示神经鞘瘤呈哑铃状从左侧海绵窦经眶上裂进入眶内（箭头）；（b）MRI 脂肪饱和 T2WI 轴位显示神经鞘瘤呈不均匀等信号至高信号（箭头）；（c）MRI 脂肪饱和 T1WI 增强轴位显示神经鞘瘤呈不均匀强化（箭头）；（d）MRI 脂肪饱和 T1WI 增强冠状位显示神经鞘瘤呈不均匀强化，视交叉左侧被抬高（箭头）。

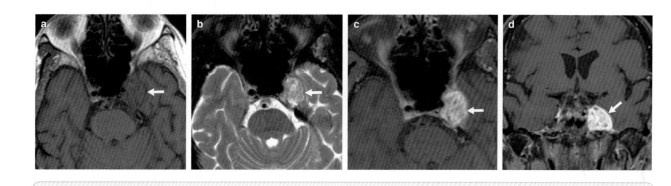

▲ 图8.9 女，70岁，三叉神经鞘瘤致左侧面部感觉麻木

（a）MRI 无脂肪饱和 T1WI 轴位显示左侧海绵窦区可见等信号肿块（箭头），病变挤压左侧颞叶；（b）MRI 脂肪饱和 T2WI 轴位显示神经鞘瘤呈不均匀等信号至高信号（箭头）；（c）MRI 脂肪饱和 T1WI 增强轴位显示神经鞘瘤呈不均匀强化（箭头）；（d）MRI 脂肪饱和 T1WI 增强冠状位显示神经鞘瘤呈不均匀强化（箭头）。

第四节 孤立性纤维瘤

【背景知识】孤立性纤维瘤为罕见的间叶来源肿瘤，可能起源于毛细血管和毛细血管前微静脉周围的周细胞。WHO 将孤立性纤维瘤分为三级，Ⅰ级为良性，Ⅱ级和Ⅲ级为恶性[8]。

【疾病概述】孤立性纤维瘤常发生于较年轻的群体[9]。

【影像表现】窄基底与硬脑膜附着，伴有血管流空影以及邻近的骨质侵蚀[3]。

• MRI 表现为 T1WI 等信号，T2WI 低信号至略高信号，明显强化[10]。

【要点】孤立性纤维瘤的临床和影像表现与脑膜瘤相似，因此最终确诊需要依赖病理学检查[10]；脑膜瘤表现为宽基底与硬脑膜相连、钙化和邻近骨质增生；与脑膜瘤相比，孤立性纤维瘤易发生在较年轻人群。

【手术要点】同脑膜瘤。

【病例】图 8.10 为海绵窦区孤立性纤维瘤病例。

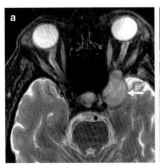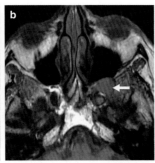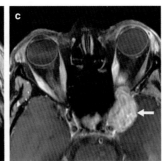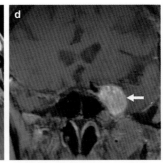

▲ 图 8.10 男，77 岁，海绵窦区孤立性纤维瘤致左侧外展神经麻痹和上眼睑下垂

（a）MRI 脂肪饱和 T2WI 轴位显示左侧海绵窦区肿块呈等信号至高信号，并向前延伸至左侧眼眶（箭头）；（b）MRI 无脂肪饱和 T1WI 轴位显示向下延伸至翼腭窝（箭头）；（c）MRI 脂肪饱和 T1WI 增强轴位显示孤立性纤维瘤呈明显强化（箭头）；（d）MRI 脂肪饱和 T1WI 增强冠状位显示孤立性纤维瘤呈明显强化（箭头）。

第五节　淋巴瘤

【背景知识】海绵窦淋巴瘤的大多数病变是非霍奇金淋巴瘤；海绵窦的侵犯一般通过邻近结构（包括鼻咽或周围骨髓）的直接蔓延，或通过血源性播散；原发于海绵窦而无全身疾病的淋巴瘤罕见[11]；可沿脑神经蔓延（神经淋巴瘤病）[12]。

【疾病概述】海绵窦淋巴瘤症状包括头痛、复视和上睑下垂[13]。

【影像表现】颅底浸润性病变伴海绵窦侵犯；海绵窦弥漫性增大和强化，无动脉狭窄[4]。

● MRI　T1WI 和 T2WI 等信号或低信号，可强化；DWI 的扩散受限与细胞密集程度有关[14]；硬脑膜可见强化，常见于原发性淋巴瘤[15, 16]。

● PET　^{18}F-FDG 高浓聚，对于评估全身疾病范围有重要意义[3]。

【要点】海绵窦淋巴瘤在临床和影像学上与 Tolosa-Hunt 综合征表现类似[14]；原发性淋巴瘤可有硬膜尾征，因此，其与脑膜瘤鉴别困难；对其他受累部位需要进行评估，如眼眶及区域性淋巴结。

【病例】图 8.11~ 图 8.13 为海绵窦区淋巴瘤病例。

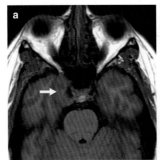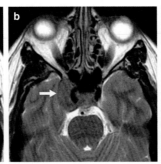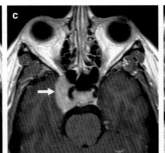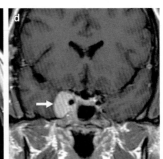

▲ 图 8.11　男，36 岁，黏膜相关淋巴组织淋巴瘤，表现为头痛和葡萄膜炎

（a）MRI 无脂肪饱和 T1WI 轴位显示右侧海绵窦区等信号肿块（箭头）；（b）MRI 无脂肪饱和 T2WI 轴位显示肿块呈低信号（箭头）；（c）MRI 无脂肪饱和 T1WI 增强轴位显示海绵窦区淋巴瘤呈均匀强化（箭头）；（d）MRI 无脂肪饱和 T1WI 增强冠状位显示海绵窦区淋巴瘤呈均匀强化（箭头）。

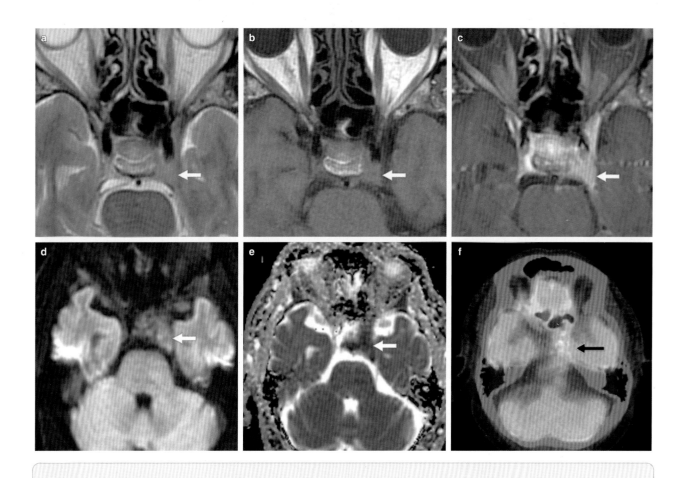

▲ 图 8.12　男，68 岁，弥漫大 B 细胞淋巴瘤，表现为头痛、左眼睑下垂和复视

（a）MRI 无脂肪饱和 T2WI 轴位显示左侧海绵窦后部可见等信号肿块（箭头）；（b）MRI 无脂肪饱和 T1WI 轴位显示肿块呈等信号（箭头）；（c）MRI 脂肪饱和 T1WI 增强轴位显示肿块呈均匀强化（箭头）；（d）DWI 轴位显示肿块呈等信号（箭头）；（e）相应的 ADC 轴位图显示肿块呈略低信号，符合扩散轻度受限（箭头）；（f）^{18}F-FDG PET/CT 轴位图像显示海绵窦区淋巴瘤 FDG 高摄取（箭头）。

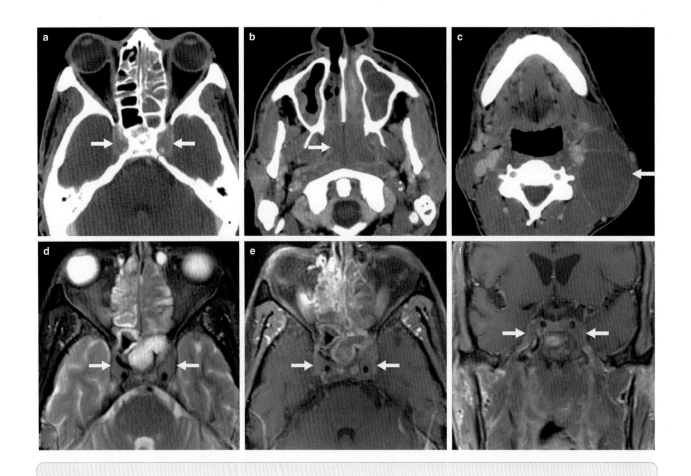

▲ 图8.13　男，45岁，颈部淋巴结肿大，病理活检诊断为弥漫大B细胞淋巴瘤

（a）CT增强扫描轴位软组织窗显示双侧海绵窦区病变呈轻度强化（箭头）；（b）CT增强扫描轴位软组织窗显示上述病灶与鼻咽部肿块强化程度相似（箭头）；（c）CT增强扫描轴位软组织窗显示左侧颈部淋巴结增大（箭头）；（d）MRI脂肪饱和T2WI轴位显示海绵窦区病变呈低信号（箭头）；（e）MRI脂肪饱和T1WI增强轴位显示海绵窦区淋巴瘤轻度强化（箭头）；（f）MRI脂肪饱和T1WI增强冠状位显示海绵窦区淋巴瘤轻度强化（箭头）。

第六节　转移瘤

【背景知识】转移瘤可以通过血源性、沿神经或远处血管播散而发生；原发于乳腺、肺、肾和胃肠道的恶性肿瘤转移到海绵窦区常见[16]；沿神经周围蔓延最常发生的是腺样囊性癌和鳞状细胞癌，也可见于基底细胞癌、淋巴瘤、黑色素瘤、横纹肌肉瘤和幼年型血管纤维瘤[4]。

【影像表现】有恶性肿瘤病史，出现海绵窦区浸润性病变时，提示转移瘤可能；转移瘤引起的海绵窦区相关症状，可能是一种未明确诊断的隐匿性恶性肿瘤的表现特征[3]；转移瘤的影像表现包括海绵窦增大、侧壁凸起、三叉神经池（Meckel腔）软组织填充；周围神经受侵的征象有神经增粗并强化、神经孔脂肪消失、神经走行孔道的扩大或破坏[16]。

【要点】鼻咽癌和海绵窦区转移瘤的影像表现相似；这两种疾病鉴别点为鼻咽癌主要起源于咽隐窝，后侵犯海绵窦，而转移瘤则起源于海绵窦[17]；对病变的数量和其他受累部位进行评估；需区分是原发肿瘤的蔓延还是独立转移病灶。

【手术要点】明确是否有骨质破坏和蝶窦受累，对于有原发肿瘤的患者，经内窥镜手术治疗海绵窦转移瘤是诊断和指导治疗的理想方法。

【病例】图 8.14~ 图 8.16 为海绵窦区转移瘤病例。

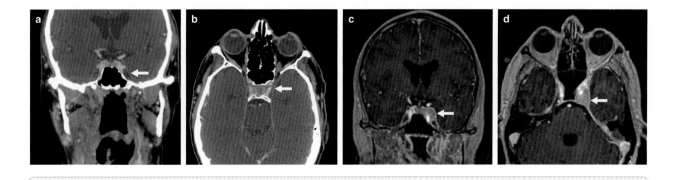

▲ 图 8.14　女，59 岁，腭扁桃体鳞状细胞癌，转移瘤引起复视

（a）CT 增强扫描冠状位软组织窗显示海绵窦和 Meckel 腔的正常形态（箭头）；（b）CT 增强扫描轴位软组织窗显示海绵窦和 Meckel 腔的正常形态（箭头）；（c）5 年后 MRI 无脂肪饱和 T1WI 增强冠状位显示左侧海绵窦区转移瘤，对 Meckel 腔有占位效应（箭头）；（d）5 年后 MRI 无脂肪饱和 T1WI 增强轴位显示左侧海绵窦区转移瘤，对 Meckel 腔有占位效应（箭头）。

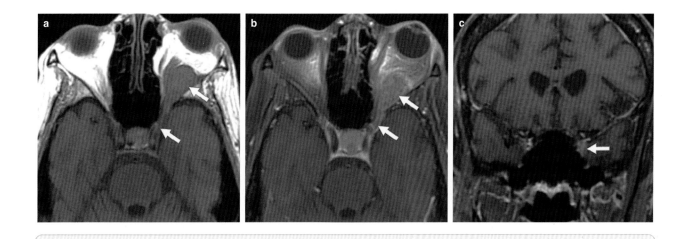

▲ 图 8.15　女，44 岁，胃腺癌转移，出现左眼失明

（a）MRI 无脂肪饱和 T1WI 轴位显示左眼眶内后部转移瘤，延伸至左侧海绵窦（箭头）；（b）MRI 脂肪饱和 T1WI 增强轴位显示转移瘤呈轻度不均匀强化（箭头）；（c）MRI 脂肪饱和 T1WI 增强冠状位显示左侧海绵窦内转移瘤（箭头）。

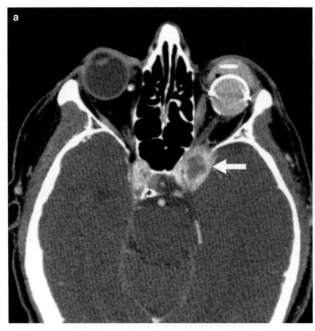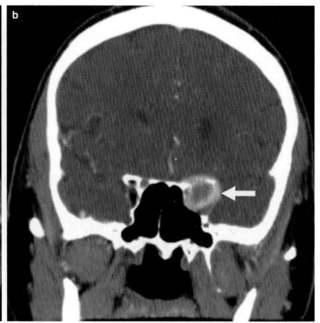

▲ 图 8.16　男，63 岁，左侧额部孤立性纤维瘤伴左侧额部麻木

（a）CT 增强扫描轴位软组织窗显示左侧海绵窦区边缘强化的肿块，通过眶上裂向前延伸至眼眶（箭头），注意左眼眶假体与外伤史有关；（b）CT 增强扫描冠状位软组织窗显示左侧海绵窦区转移灶边缘强化（箭头）。

第七节　IgG4 相关性疾病

【背景知识】IgG4 相关性疾病（IgG4-RD）是一种病因不明的系统性疾病，以表达 IgG4 的浆细胞组织浸润、炎症和纤维化为特征；可以单独或系统地累及各种器官，包括胰腺、胆管、肝脏、腹膜后软组织、肺、甲状腺、唾液腺和淋巴结[18, 19]；头颈部是仅次于胰腺的第二大好发部位[20]。

【疾病概述】IgG4-RD 主要发生在老年男性；通常伴有血清 IgG4 水平升高[21]；症状包括垂体炎、甲状腺炎、胰腺炎、胆囊炎、腹膜后纤维化和淋巴结病变[20-23]。

【影像表现】当海绵窦受累时，该区域相关的神经增粗并强化；眼眶及硬脑膜 IgG4-RD 常伴有海绵窦的受累[3]。

- CT　软组织密度。
- MRI　T1WI 低信号，T2WI 低信号至高信号，均匀强化[21, 23, 24]。
- PET　^{18}F-FDG 高浓聚，PET 可用于检测多器官受累、指导活检和评估治疗反应[21, 25]。

【要点】评估唾液腺的受累情况，例如腮腺和颌下腺；评估脑神经（如眶下神经）、泪腺、眼外肌、Meckel 腔受累情况；评估眶尖部的受累情况和压迫征象；IgG4 相关性垂体炎可表现为垂体漏斗部增厚并强化[26]。

【病例】图 8.17、图 8.18 为海绵窦区 IgG4-RD 病例。

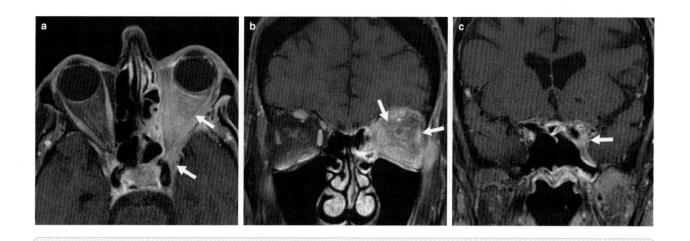

▲ 图 8.17 男，68 岁，IgG4-RD 致左侧上睑下垂

（a）MRI 脂肪饱和 T1WI 增强轴位显示左侧眼眶内、外浸润病变并累及左侧海绵窦（箭头）；（b）MRI 脂肪饱和 T1WI 增强冠状位显示左侧眼眶浸润性病变伴眼外肌增粗（箭头）；（c）MRI 脂肪饱和 T1WI 增强冠状位显示左侧海绵窦受累（箭头）。

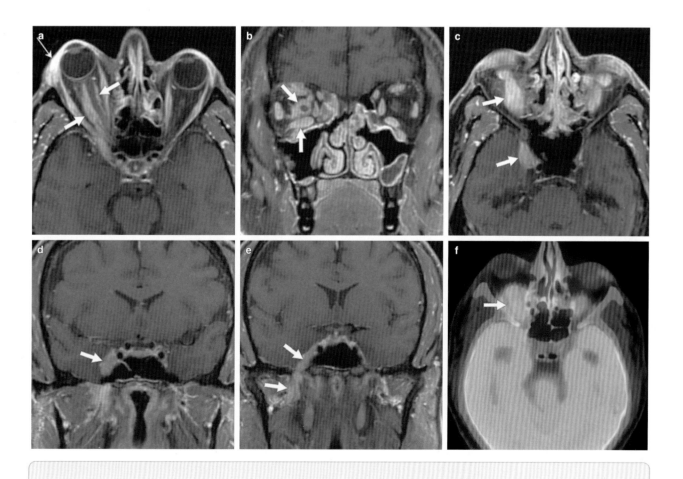

▲ 图 8.18 男，43 岁，IgG4-RD 引起右眼眶肿胀

（a）MRI 脂肪饱和 T1WI 增强轴位显示右侧视神经周围均匀强化的病变（粗箭头），注意右眼球突出和右眼睑病变（细箭头）；（b）MRI 脂肪饱和 T1WI 增强冠状位显示病变包绕右侧视神经，眼外肌增粗（箭头）；（c）MRI 脂肪饱和 T1WI 增强轴位显示右侧下直肌增粗和右侧海绵窦区病变（箭头）；（d）MRI 脂肪饱和 T1WI 增强冠状位显示右侧海绵窦区肿块均匀强化（箭头）；（e）MRI 脂肪饱和 T1WI 增强冠状位显示右侧三叉神经下颌支（CNV₃）的强化病变（箭头）；（f）^{18}F-FDG PET/CT 轴位图像显示右侧眼眶肿块 FDG 高浓聚（箭头）。

第八节　特发性眼眶炎症

【背景知识】特发性眼眶炎症（IOI）以前被称为眼眶炎性假瘤，是一种以多形性浸润和不同程度纤维化为特征的炎性疾病[27, 28]；继甲状腺相关眼病和淋巴组织增生症之后，IOI 是影响眼眶的第三大常见疾病[29]。

【疾病概述】特发性眼眶炎症症状包括头痛、眶周疼痛和炎症体征，如肿胀和红斑；病灶压迫眶尖和海绵窦可导致视力下降和脑神经麻痹[30]。

【影像表现】眼眶后部受累可通过眶上裂、眶下裂和视神经管向海绵窦区扩散；当眼外肌受累时，IOI 可累及肌腱部分[27]；其他受累部位，如视神经（包括与眼球交界处）、泪腺及邻近眶周软组织；眶内存在非特异性的炎性组织，伴有眶内脂肪的弥漫性浸润改变。

* CT　明显强化[30]。
* MRI　T1WI 等信号和 T2WI 低信号可能是纤维化所致；以往报道病变强化程度不一[30, 31]。

【病例】图 8.19、图 8.20 为海绵窦区特发性眼眶炎症病例。

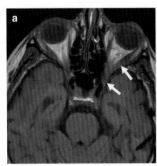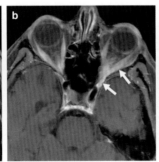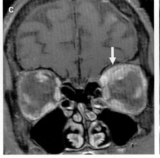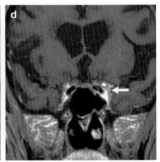

▲ 图 8.19　女，90 岁，特发性眼眶炎症伴眼球突出、复视、上睑下垂

（a）MRI 无脂肪饱和 T1WI 轴位显示病变累及左肌锥内间隙、外直肌、海绵窦（箭头）；（b）MRI 脂肪饱和 T1WI 增强轴位显示病灶均匀强化（箭头）；（c）MRI 脂肪饱和 T1WI 增强冠状位显示左眶上肌锥外病变伴眼外肌不对称增粗（箭头）；（d）MRI 脂肪饱和 T1WI 增强冠状位显示左侧海绵窦区病变（箭头）。

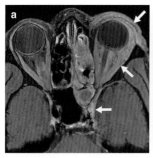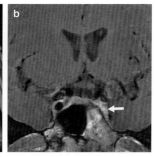

▲ 图 8.20　男，23 岁，左眼因特发性眼眶炎症而疼痛和肿胀

（a）MRI 脂肪饱和 T1WI 增强轴位显示病变累及左侧眼睑、眶锥内外以及左侧海绵窦区，呈均匀性强化（箭头）；（b）MRI 脂肪饱和 T1WI 增强冠状位显示病灶累及海绵窦（箭头）。

第九节　组织细胞增生症

【背景知识】组织细胞增生症是一种以"正常组织中单核细胞谱系"细胞浸润和聚集的罕见炎性病变；分为五大类 100 多个不同亚型[32]，即朗格汉斯细胞组织细胞增生症、皮肤和黏膜组织细胞增生症、恶性组织细胞增生症、窦组织细胞增生伴巨大淋巴结病、噬血细胞性淋巴组织细胞增生症和巨噬细胞活化综合征。组织细胞增生症可引起多系统受累，因此需要多学科会诊明确诊断[33]。

【疾病概述】组织细胞增生症偶见累及海绵窦，其可能是来自颅底或硬脑膜病变的直接侵犯[34]。

【影像表现】评估组织细胞增生症的影像学方法如下：

- MRI　T1WI 等信号，T2WI 低信号至等信号，增强后呈明显不均匀强化[34, 35]。
- PET　 ^{18}F–FDG 高浓聚，FDG PET/CT 可以评估疾病累及部位并监测治疗反应[33]。

【病例】图 8.21、图 8.22 为海绵窦区组织细胞增生症病例。

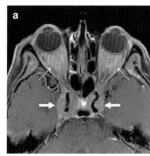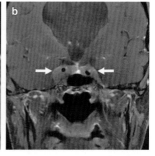

▲ 图 8.21　男，46 岁，Erdheim-Chester 病，表现为尿崩症

（a）MRI 脂肪饱和 T1WI 增强轴位显示双侧海绵窦内病灶（粗箭头）及双侧眼眶肌锥内病灶（细箭头）；（b）MRI 脂肪饱和 T1WI 增强冠状位显示双侧海绵窦病灶（箭头）。

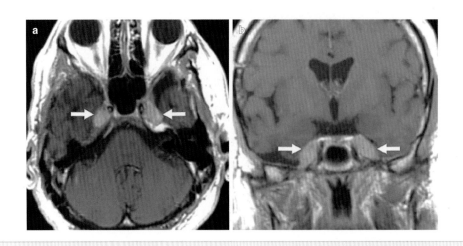

▲ 图 8.22　男，54 岁，Rosai-Dorfman 病引起面部麻木

（a）MRI 无脂肪饱和 T1WI 增强轴位显示双侧海绵窦病灶（箭头）；（b）MRI 无脂肪饱和 T1WI 增强冠状位显示双侧海绵窦病灶（箭头）。

第十节　蛛网膜囊肿

【背景知识】蛛网膜囊肿是一种含脑脊液的先天性良性单房囊肿；其内皮有蛛网膜细胞和胶原膜；被认为起源于蛛网膜的异常分裂，伴脑脊液在潜在腔隙聚集形成；位于海绵窦外侧壁的脑神经被单独的蛛网膜覆盖，当脑脊液潴留在此蛛网膜内时，可形成蛛网膜囊肿[3]；鞍区的蛛网膜囊肿罕见，其原因可能是"蛛网膜通过不完整的鞍膈疝出"[36, 37]。

【疾病概述】大多数蛛网膜囊肿是无症状的；约 5% 的患者出现症状，常因逐渐增大而出现占位效应[38]。

【影像表现】蛛网膜囊肿常为光滑、无强化的囊性病灶，且 CT 密度及所有 MRI 序列的信号强度都与脑脊液相似[3]；蛛网膜囊肿在 DWI 上表现为扩散不受限[39]。

【手术要点】明确视神经受压及鞍区受累的情况；明确是否存在分隔及是否与颅后窝相通。

【病例】图 8.23 为海绵窦区蛛网膜囊肿病例。

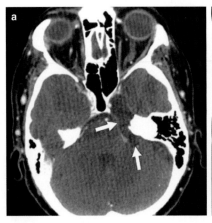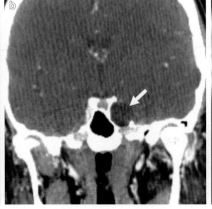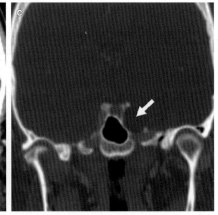

▲ 图 8.23 女，54 岁，宫颈癌，偶然发现左侧海绵窦区蛛网膜囊肿

（a）CT 增强扫描轴位软组织窗显示左侧海绵窦区及桥小脑角区脑脊液样密度蛛网膜囊肿（箭头）；（b）CT 增强扫描冠状位软组织窗显示左侧海绵窦区脑脊液密度蛛网膜囊肿（箭头）；（c）CT 增强扫描冠状位骨窗显示左侧后床突及外侧蝶窦壁骨质受压改变（箭头）。

第十一节　真菌感染

【背景知识】真菌感染可以从副鼻窦、耳部或通过血液播散到海绵窦内[3,4]；可发生于免疫功能低下者，例如移植后免疫抑制或糖尿病控制不佳患者；明确诊断需要活检[41]。

【疾病概述】海绵窦区真菌感染最常见表现是慢性、钝性疼痛[3]；常有坏死性鼻中隔或腭部溃疡；若伴有颈内动脉血栓形成，死亡率很高[3]；真菌感染可引起海绵窦综合征（脑神经受累引起突眼、眼肌麻痹、三叉神经感觉缺失、Horner 综合征等）。

【影像表现】眶尖部异常强化软组织可延伸到海绵窦区；海绵窦区的真菌感染导致颈内动脉管腔狭窄和管壁增厚，从而导致血栓形成[4]。

• CT 由于黏液凝固物真菌菌丝存在铁磁性离子和钙化而表现为高密度；骨质破坏提示侵袭性真菌感染，常发生在疾病晚期[3]。

• MRI T1WI 和 T2WI 低信号与铁磁性元素、钙和凝固物有关。常呈明显不均匀强化[4]。可存在扩散受限和出血的区域[41]。

【要点】明确鼻窦炎和眶蜂窝织炎征象；明确是否存在颈内动脉血栓。

【手术要点】在实施外科清创手术之前需要重点关注骨质破坏的程度。

【病例】图 8.24 为海绵窦区真菌感染病例。

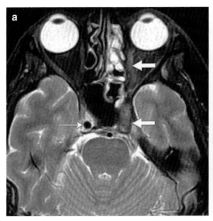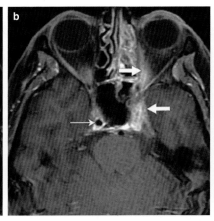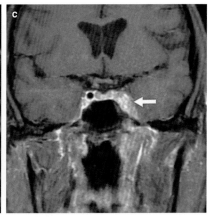

▲ 图 8.24 男，46 岁，急性髓系白血病出现真菌性鼻窦炎

（a）MRI 脂肪饱和 T2WI 轴位显示左眼眶内侧和海绵窦区侵袭性真菌感染病灶呈低信号（粗箭头），注意左侧海绵窦内颈内动脉流空影消失，右侧颈内动脉可见正常流空影（细箭头）；（b）MRI 脂肪饱和 T1WI 增强轴位显示左侧眼眶和海绵窦区感染性病变呈均匀强化（粗箭头），注意左侧海绵窦内颈内动脉的流空影消失，右侧颈内动脉的流空影正常（细箭头）；（c）MRI 脂肪饱和 T1WI 增强冠状位显示左侧海绵窦区感染性病变呈均匀强化（箭头）。

第十二节　Tolosa-Hunt 综合征

【背景知识】Tolosa-Hunt 综合征是由非特异性炎症引起的痛性眼肌麻痹；浆细胞和淋巴细胞浸润累及眶上裂和同侧海绵窦；根据临床和影像学特征进行排除诊断[42]。

【疾病概述】Tolosa-Hunt 综合征临床三联征包括单侧眼肌麻痹、脑神经麻痹、对皮质类固醇治疗反应敏感[4]；症状可持续数天至数周，缺乏全身性或脑脊液炎症反应，偶尔可自行缓解[43]；激素治疗无效、进展迅速的疾病可能需要活检[43]。

【影像表现】CT 和 MRI 显示病变位于眶尖、眶上裂和海绵窦[43]；其他表现包括眼外肌受累，颈内动脉海绵窦段狭窄，硬脑膜和神经周围异常强化[16]。

· MRI 增厚的软组织呈 T1WI 等信号，T2WI 等信号至低信号，明显强化[44]。

【病例】图 8.25 为 Tolosa-Hunt 综合征病例。

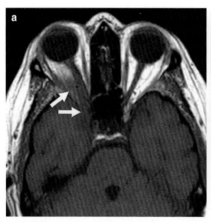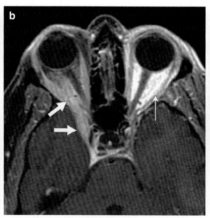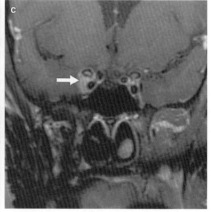

▲ 图 8.25　女，44 岁，Tolosa-Hunt 综合征，表现为右眼眶疼痛伴复视

（a）MRI 无脂肪饱和 T1WI 轴位显示右眼眶尖及右侧海绵窦见浸润性软组织病变（箭头）；（b）MRI 脂肪饱和 T1WI 增强轴位显示右眼眶后部和右海绵窦区软组织强化（粗箭头），注意左侧眶部与磁敏感伪影相关的脂肪抑制不全（细箭头），T1WI 示左眼眶内无肿块；（c）MRI 脂肪饱和 T1WI 增强冠状位显示右侧海绵窦区强化组织（箭头）。

第十三节　血栓形成

【背景知识】海绵窦血栓形成属潜在的致命性病变，可以是脓毒性的，也可以是无菌性的；常为面部、副鼻窦、眼眶或颅底的细菌或真菌感染的合并症；由于无瓣静脉属支允许双向血液流动，容易出现海绵窦感染[45]；无菌性血栓形成的原因有外伤、手术、肿瘤、高凝状态、血液病、血管异常（包括动脉瘤或颈动脉海绵窦瘘）[16]。

【疾病概述】海绵窦血栓形成症状严重，包括痛性眼肌麻痹、视力丧失和眼球突出[3]。

【影像表现】海绵窦肿胀伴充盈缺损；外侧壁突出；与海绵窦内压力变化相关的间接征象包括眼上静脉增粗或血栓形成、流空影消失，同侧球后脂肪弥漫性浸润，眼外肌增粗伴眼球突出[46]；在适当临床背景下，出现鼻窦炎可提示诊断[4]。

• MRI　正常的海绵窦也表现为不同的信号强度，因此仅凭此诊断可能并不可靠；增大的海绵窦周边强化可能提示存在血栓[4]；急性期海绵窦血栓 DWI 显示扩散受限[3]。

【要点】评估血栓形成的潜在原因的影像征象，如感染、手术、创伤、肿瘤和血管异常。

【病例】图 8.26、图 8.27 为海绵窦血栓形成病例。

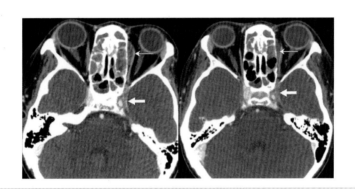

▲ 图 8.26　女，39 岁，急性淋巴细胞白血病，出现鼻窦感染和海绵窦血栓形成

CT 增强扫描轴位软组织窗显示筛窦气房实变，感染扩散至左侧眼眶内侧（细箭头），左侧海绵窦缺乏强化（粗箭头）。

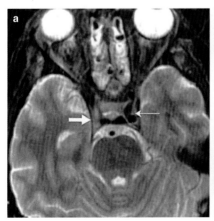
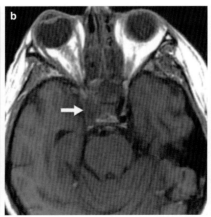
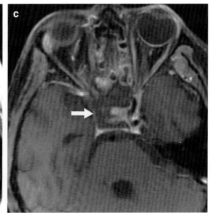

▲ 图 8.27　男，23 岁，急性淋巴细胞白血病，右侧海绵窦血栓形成致第Ⅳ、Ⅴ和Ⅵ对脑神经麻痹 2 周

　　（a）MRI 脂肪饱和 T2WI 轴位显示右侧颈内动脉海绵窦段正常血管流空影消失（粗箭头），注意左侧颈内动脉海绵窦的正常流空影（细箭头）和筛窦气房炎症改变；（b）MRI 无脂肪饱和 T1WI 轴位显示右侧海绵窦等信号组织并伴有海绵窦段颈内动脉流空影消失（箭头）；（c）MRI 脂肪饱和 T1WI 增强轴位显示右侧海绵窦缺乏强化（箭头）。

第十四节　静脉畸形

　　【背景知识】 静脉畸形比较罕见，可发生在海绵窦区或桥小脑角区；显微镜下由扩张的血管组成，内衬内皮细胞，管腔内含缓慢流动或停滞的血液；提示诊断很重要。因为本病会造成术中大量、无法控制的出血[3, 4]。

　　【疾病概述】 海绵窦静脉畸形常见于中年女性[3]。

　　【影像表现】 海绵窦静脉畸形表现为附着于海绵窦外壁边界清晰的病灶[4, 16]；常包绕颈内动脉海绵窦段，且不会引起其管腔狭窄[3]。

　　● MRI　T1WI 以等信号至低信号为主要特征；T2WI 和 T2WI FLAIR 呈高信号；具有随时间进行性增强、延迟期明显强化的特征[3]。

　　【要点】 对于海绵窦区均匀强化的病灶，静脉畸形与脑膜瘤或其他肿瘤较难鉴别，但与静脉畸形不同，脑膜瘤常会导致颈内动脉管腔狭窄；区分不同类型的血管源性病变非常重要，因其会直接影响治疗方案。

　　【手术要点】 明确是否有视神经受压的情况。

　　【病例】 图 8.28、图 8.29 为海绵窦静脉畸形病例。

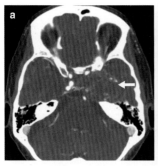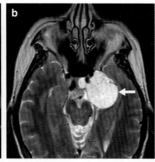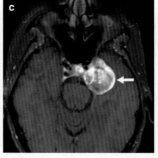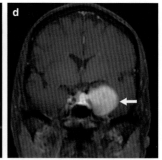

▲ 图 8.28　女，64 岁，左侧海绵窦静脉畸形引起视物模糊

　　（a）CT 增强扫描轴位软组织窗显示左侧海绵窦和颅中窝轻度强化的肿块（箭头）；（b）MRI 无脂肪饱和 T2WI 轴位显示肿块呈高信号（箭头）；（c）MRI 脂肪饱和 T1WI 增强轴位显示肿块不均匀强化（箭头）；（d）MRI 脂肪饱和 T1WI 增强延迟扫描冠状位显示造影剂填充静脉畸形肿块（箭头）。

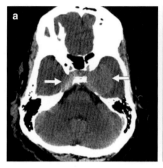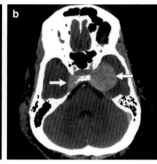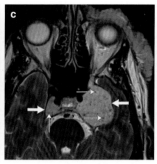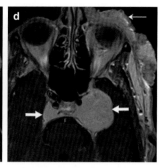

▲ 图 8.29　男，54 岁，左侧面部静脉畸形突然出现复视

（a）CT 平扫轴位软组织窗显示海绵窦内高密度病灶（箭头）；（b）CT 增强扫描轴位软组织窗显示双侧海绵窦肿块均匀强化（箭头）；（c）MRI 无脂肪饱和 T2WI 轴位显示肿块呈高信号（粗箭头），注意静脉畸形内的多个低信号流空区域（细箭头）；（d）MRI 无脂肪饱和 T1WI 增强轴位显示静脉畸形均匀强化（粗箭头），图像显示流空的颈内动脉未见变窄，注意左侧面部静脉畸形（细箭头）。

第十五节　动静脉畸形

【背景知识】动静脉畸形（arteriovenous malformation，AVM）是动静脉之间含有血管网的异常交通；因其缺乏毛细血管床而使动静脉短路[47]。

【疾病概述】海绵窦区动静脉畸形症状包括视力丧失、眼眶内充血、眼球突出、复视、脑神经麻痹、眼压升高、视网膜出血和水肿[48]。

【影像表现】AVM 中快速流动的血液产生了 T2WI 上的流空效应；CT 和 MRI 典型表现显示增生性病灶具有异常供血动脉和引流静脉[47]。

【要点】明确不同类型的血管源性病变非常重要，因其会直接影响治疗方案；通常需要进行数字减影血管造影来明确诊断。

【病例】图 8.30 为海绵窦区动静脉畸形病例。

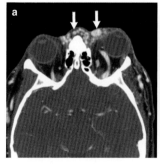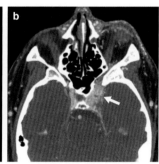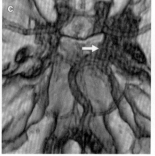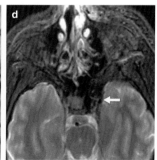

▲ 图 8.30　男，27 岁，同时存在面部和海绵窦区 AVM

（a）CT 增强扫描轴位软组织窗显示了与面部 AVM（箭头）相关的血管；（b）CT 增强扫描轴位软组织窗显示左侧海绵窦区 AVM 实性结节状强化（箭头）；（c）CT 轴位容积再现图像显示左侧海绵窦区 AVM 的血管通道（箭头）；（d）MRI 脂肪饱和 T2WI 轴位显示左侧海绵窦区 AVM 中的血管流空影（箭头）。

第十六节　颈动脉海绵窦瘘

【背景知识】颈动脉海绵窦瘘（carotid cavernous fistula，CCF）为海绵窦和颈动脉之间的异常交通；病因包括创伤、手术、动脉硬化或硬脑膜窦血栓形成；成骨不全症、Ehlers-Danlos 综合征和弹性纤维假黄瘤患者可能会自发发生[49]；CCF 可分为 A 型（颈内动脉破口与海绵窦直接交通形成的高流量瘘常发生在创伤或 ICA 海绵窦段动脉瘤破裂后）、B 型（颈内动脉硬膜支与海绵窦之间形成的硬膜动静脉瘘）、C 型（颈外动脉硬膜支与海绵窦之间形成的硬膜动静脉瘘）、D 型（颈内、外动脉硬膜支与海绵窦之间形成的硬膜动静脉瘘）4 种类型[4]。

【疾病概述】CCF 多见于中老年女性；本病具有经典的临床体征三联征，即结膜水肿、搏动性突眼和听诊杂音[50]；视力逐渐下降，出现第Ⅲ~Ⅵ对脑神经麻痹[50]；硬脑膜（B、C、D 型）CCF 的症状通常比 A 型轻[4]。

【影像表现】海绵窦扩大伴显著的血管流空影；眼上静脉增粗；其他表现如充血、眼球突出、眼外肌肥大和眶后脂肪水肿[4, 49]。

【要点】区分不同类型的血管源性病变非常重要，因其会直接影响治疗方案。

【手术要点】需要利用数字减影血管造影进行血管介入治疗。

【病例】图 8.31、图 8.32 为海绵窦瘘病例。

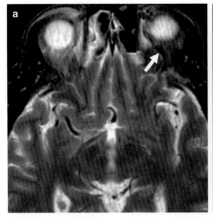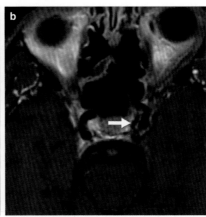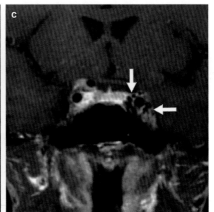

▲ 图 8.31　男，50 岁，前床突脑膜瘤，颈动脉海绵窦瘘致左侧外展神经麻痹

（a）MRI 脂肪饱和 T2WI 轴位显示左眼上静脉增粗（箭头）；（b）MRI 脂肪饱和 T2WI 轴位显示扩大的左侧海绵窦中有大量血管流空影（箭头）；（c）MRI 脂肪饱和 T1WI 增强冠状位显示扩大的左侧海绵窦内有血管流空影（箭头）。

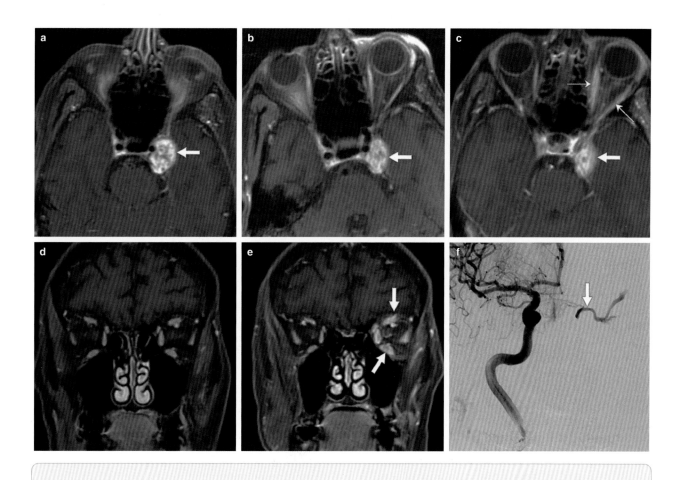

▲ 图 8.32　女，70 岁，左侧海绵窦区三叉神经鞘瘤，接受伽玛刀治疗，颈动脉海绵窦瘘进展致左侧眼球突出和眶周肿胀

（a）治疗前 MRI 脂肪饱和 T1WI 增强轴位显示左侧海绵窦区三叉神经鞘瘤形态（箭头）；（b）治疗后 MRI 脂肪饱和 T1WI 增强轴位显示神经鞘瘤体积减小（箭头）；（c）MRI 脂肪饱和 T1WI 增强轴位显示神经鞘瘤增大（粗箭头），左眼内、外直肌增粗（细箭头）；（d）放疗后的 MRI 脂肪饱和 T1WI 增强冠状位显示眼外肌形态正常；（e）MRI 脂肪饱和 T1WI 增强冠状位显示颈动脉海绵窦瘘发生时眼外肌增粗（箭头）；（f）左侧颈内动脉数字减影血管造影显示左侧眼上静脉动脉期提前显影（箭头）。

第十七节　颈内动脉瘤

【背景知识】海绵窦区动脉瘤起源于颈内动脉的海绵窦段，占颅内动脉瘤的 2%~9%[51]。

【疾病概述】本病好发于年龄大于 50 岁的女性[52]；绝大多数是无症状的，由于其他原因进行影像检查时偶然发现[52]；其占位效应会导致复视和头痛；动脉瘤破裂可引起鼻出血、A 型 CCF、脑梗死和蛛网膜下腔出血。

【影像表现】颈内动脉瘤表现为与颈内动脉直接相连的边界清晰的圆形肿块。

● CT 相较于脑实质，CT 平扫病灶表现为稍高密度；周边可见弧形钙化。

● MRI 由于动脉瘤内血流的通畅性及其血流速度的不同，呈现多变的信号强度；在 T2WI 上部分血栓或缓慢血流可表现为不均匀的高信号或流空影；动脉瘤附近可出现相关的搏动伪影；如果动脉瘤完全血栓化，T1WI 和 T2WI 呈等信号至高信号[53]。

【要点】明确不同类型的血管源性病变非常重要，因其会直接影响治疗方案。

【手术要点】明确病灶是否向鞍内或侧方延伸；表现为鞍区肿块时，须与垂体腺瘤进行鉴别；T2WI 黑而不均匀信号可能与动脉瘤部分血栓形成有关。

【病例】图 8.33 为海绵窦区动脉瘤病例。

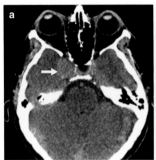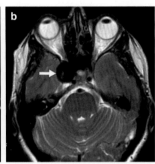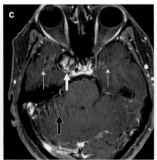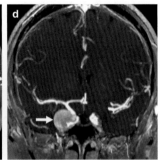

▲ 图 8.33 女，69 岁，多发性骨髓瘤，摔倒意外发现右侧颈内动脉瘤

（a）CT 平扫轴位软组织窗显示右侧海绵窦内边界清晰的高密度肿块（箭头）；（b）MRI 脂肪饱和 T2WI 轴位显示海绵窦区肿块呈低信号（箭头）；（c）MRI 脂肪饱和 T1WI 增强轴位显示海绵窦区肿块呈不均匀强化（粗白箭头）并搏动伪影（细白箭头），注意与右横窦相关的类似搏动伪影（黑色箭头）；（d）MRI T1WI 增强冠状位显示右侧颈内动脉瘤（箭头）。

参考文献

[1] CHOWDHURY FH, HAQUE MR, HOSSAIN MZ, et al. Cavernous sinus syndrome. In: Turgut M, Challa S, Akhaddar A, editors.Fungal infections of the central nervous system. Cham: Springer, 2019.

[2] RADHAKRISHNAN K, MOKRI B, PARISI JE, et al. The trends in incidence of primary brain tumors in the population of Rochester, Minnesota. Ann Neurol, 1995, 37（1）: 67-73.

[3] MAHALINGAM HV, MANI SE, PATEL B, et al. Imaging Spectrum of Cavernous Sinus Lesions with Histopathologic Correlation. Radiographics, 2019, 39（3）: 795-819.

[4] RAZEK AA, CASTILLO M. Imaging lesions of the cavernous sinus. AJNR Am J Neuroradiol, 2009, 30（3）: 444-452.

[5] LYNDON D, LANSLEY JA, EVANSON J, et al. Dural masses: meningiomas and their mimics. Insights Imaging, 2019, 10（1）: 11.

[6] WIPPOLD FJ 2ND, LUBNER M, PERRIN RJ, et al. Neuropathology for the neuroradiologist: Antoni A and Antoni B tissue patterns. AJNR Am J Neuroradiol, 2007, 28（9）: 1633-1638.

[7] SKOLNIK AD, LOEVNER LA, SAMPATHU DM, et al. Cranial nerve schwannomas: diagnostic imaging approach. Radiographics, 2016, 36: 1463-1477.

[8] DOYLE LA, VIVERO M, FLETCHER CD, et al. Nuclear expression of STAT6 distinguishes solitary fibrous tumor from histologic mimics. Mod Pathol, 2014, 27（3）: 390-395.

[9] LOUIS DN, PERRY A, REIFENBERGER G, et al. The 2016 World Health Organization Classification of Tumors of the Central Nervous System: a summary. Acta Neuropathol, 2016, 131（6）: 803-820.

[10] WALDRON JS, TIHAN T, PARSA AT. Solitary fibrous tumor arising from Cranial Nerve VI in the prepontine cistern: case

report and review of a tumor subpopulation mimicking schwannoma. Neurosurgery, 2006, 59 (4): E939-E940.

[11] ARIMOTO H, SHIROTANI T, NAKAU H, et al. Primary malignant lymphoma of the cavernous sinus--case report. Neurol Med Chirurgica, 2000, 40 (5): 275-279.

[12] FRITZHAND SJ, ESMAELI B, SUN J, et al. Primary disease sites and patterns of spread in cases of neurolymphomatosis in the orbit associated with lymphoma. Cancer Imaging, 2021, 21 (1): 39.

[13] KO F, SUBRAMANIAN PS. Orbital and Cavernous Sinus Lymphoma Masquerading as Post-Herpetic Neuralgia. Neuroophthalmology, 2011, 35 (1): 27-31.

[14] DEMIRKAYA M, SEVINIR B, OZDEMIR O, et al. Lymphoma of the cavernous sinus mimicking Tolosa-Hunt syndrome in a child. Pediatr Neurol, 2010, 42 (5): 351-354.

[15] HAN MH, CHANG KH, KIM IO, et al. Non-Hodgkin lymphoma of the central skull base: MR manifestations. J Comput Assist Tomogr, 1993, 17 (4): 567-571.

[16] BAKAN AA, ALKAN A, KURTCAN S, et al. Cavernous Sinus: A Comprehensive Review of its Anatomy, Pathologic Conditions, and Imaging Features. Clin Neuroradiol, 2015, 25 (2): 109-125.

[17] PAWAKRANOND L, LAOTHAMATAS J. MRI findings of the cavernous sinus metastasis with inferior extension mimicking a nasopharyngeal carcinoma with cavernous sinus invasion. J Med Assoc Thai, 2006, 89 (6): 890-895.

[18] UMEHARA H, OKAZAKI K, MASAKI Y, et al. Comprehensive diagnostic criteria for IgG4-related disease (IgG4-RD), 2011. Mod Rheumatol, 2012, 22 (1): 21-30.

[19] STONE JH, ZEN Y, DESHPANDE V. IgG4-related disease. N Engl J Med, 2012, 366 (6): 539-551.

[20] HAYASHI Y, MORIYAMA M, MAEHARA T, et al. A case of mantle cell lymphoma presenting as IgG4-related dacryoadenitis and sialoadenitis, so-called Mikulicz's disease. World J Surg Oncol, 2015, 13: 225.

[21] FUJITA A, SAKAI O, CHAPMAN MN, et al. IgG4-related disease of the head and neck: CT and MR imaging manifestations. Radiographics, 2012, 32 (7): 1945-1958.

[22] HIMI T, TAKANO K, YAMAMOTO M, et al. A novel concept of Mikulicz's disease as IgG4-related disease. Auris Nasus Larynx, 2012, 39 (1): 9-17.

[23] GINAT DT, FREITAG SK, KIEFF D, et al. Radiographic patterns of orbital involvement in IgG4-related disease. Ophthalmic Plast Reconstr Surg, 2013, 29 (4): 261-266.

[24] TIEGS-HEIDEN CA, ECKEL LJ, HUNT CH, et al. Immunoglobulin G4-related disease of the orbit: imaging features in 27 patients. AJNR Am J Neuroradiol, 2014, 35 (7): 1393-1397.

[25] ZHAO Z, WANG Y, GUAN Z, et al. Utility of FDG-PET/CT in the diagnosis of IgG4-related diseases. Clin Exp Rheumatol, 2016, 34 (1): 119-125.

[26] CAPUTO C, BAZARGAN A, MCKELVIE PA, et al. Hypophysitis due to IgG4-related disease responding to treatment with azathioprine: an alternative to corticosteroid therapy. Pituitary, 2014, 17 (3): 251-256.

[27] ROTHFUS WE, CURTIN HD. Extraocular muscle enlargement: a CT review. Radiology, 1984, 151 (3): 677-681.

[28] YUEN SJ, RUBIN PA. Idiopathic orbital inflammation: distribution, clinical features, and treatment outcome. Arch Ophthalmol, 2003, 121 (4): 491-499.

[29] WEBER AL, ROMO LV, SABATES NR. Pseudotumor of the orbit. Clinical, pathologic, and radiologic evaluation. Radiol Clin North Am, 1999, 37 (1): 151-168, xi.

[30] LI Y, LIP G, CHONG V, et al. Idiopathic orbital inflammation syndrome with retro-orbital involvement: a retrospective study of eight patients. PLoS One, 2013, 8 (2): e57126.

[31] NARLA LD, NEWMAN B, SPOTTSWOOD SS, et al. Inflammatory pseudotumor . Radiographics, 2003, 23 (3): 719-729.

[32] SWERDLOW SH, CAMPO E, PILERI SA, et al. The 2016 revision of the World Health Organization classification of lymphoid neoplasms. Blood, 2016, 127: 2375-2390.

[33] HUYNH KN, NGUYEN BD. Histiocytosis and Neoplasms of Macrophage-Dendritic Cell Lineages: Multimodality Imaging with Emphasis on PET/CT. Radiographics, 2021, 41 (2): 576-594.

[34] RASLAN OA, SCHELLINGERHOUT D, FULLER GN, et al. Rosai-Dorfman disease in neuroradiology: imaging findings in a series of 10 patients. AJR Am J Roentgenol, 2011, 196 (2): W187-193.

[35] PROSCH H, GROIS N, PRAYER D, et al. Central diabetes insipidus as presenting symptom of Langerhans cell histiocytosis. Pediatr Blood Cancer, 2004, 43 (5): 594-599.

[36] SHIN JL, ASA SL, WOODHOUSE LJ, et al. Cystic lesions of the pituitary: clinicopathological features distinguishing craniopharyngioma, Rathke's cleft cyst, and arachnoid cyst. J Clin Endocrinol Metab, 1999, 84 (11): 3972-3982.

[37] GÜDÜK M, HAMITAYTAR M, SAV A, et al. Intrasellar arachnoid cyst: A case report and review of the literature. Int J Surg Case Rep, 2016, 23: 105-108.

[38] AL-HOLOU WN, TERMAN S, KILBURG C, et al. Prevalence and natural history of arachnoid cysts in adults. J Neurosurg, 2013, 118 (2): 222-231.

[39] HAKYEMEZ B, YILDIZ H, ERGIN N, et al. Epidermoid kistlerin araknoid kistlerden ayriminda FLAIR ve difüzyon ağirlikli MRG bulgulari . Tani Girisim Radyol, 2003, 9 (4): 418-426.

[40] AHMADIKIA K, HASHEMI SJ, KHODAVAISY S, et al. The double-edged sword of systemic corticosteroid therapy in viral pneumonia: A case report and comparative review of influenza-associated mucormycosis versus COVID-19 associated mucormycosis. Mycoses, 2021, 64 (8): 798-808.

[41] NEIL JA, ORLANDI RR, COULDWELL WT. Malignant fungal infection of the cavernous sinus: case report. J Neurosurg, 2016, 124 (3): 861-865.

[42] LUTT JR, LIM LL, PHAL PM, et al. Orbital inflammatory disease. Semin Arthritis Rheum, 2008, 37 (4): 207-222.

[43] KLINE LB, HOYT WF. The Tolosa-Hunt syndrome. J Neurol Neurosurg Psychiatry, 2001, 71 (5): 577-582.

[44] YOUSEM DM, ATLAS SW, GROSSMAN RI, et al. MR imaging of Tolosa-Hunt syndrome. AJNR Am J Neuroradiol, 1989, 10 (6): 1181-1184.

[45] EBRIGHT JR, PACE MT, NIAZI AF. Septic thrombosis of the cavernous sinuses. Arch Intern Med, 2001, 161 (22): 2671-

2676.

[46] SCHUKNECHT B, SIMMEN D, YÜKSEL C, et al. Tributary venosinus occlusion and septic cavernous sinus thrombosis: CT and MR findings. AJNR Am J Neuroradiol, 1998, 19 (4): 617-626.

[47] GEIBPRASERT S, PONGPECH S, JIARAKONGMUN P, et al. Radiologic assessment of brain arteriovenous malformations: what clinicians need to know. Radiographics, 2010, 30(2): 483-501.

[48] STIEBEL-KALISH H, SETTON A, NIMII Y, et al. Cavernous sinus dural arteriovenous malformations: patterns of venous drainage are related to clinical signs and symptoms. Ophthalmology, 2002, 109 (9): 1685-1691.

[49] SMOKER WR, GENTRY LR, YEE NK, et al. Vascular lesions of the orbit: more than meets the eye. Radiographics,

2008, 28 (1): 185-325.

[50] KURATA A, TAKANO M, TOKIWA K, et al. Spontaneous carotid cavernous fistula presenting only with cranial nerve palsies. Am J Neuroradiol, 1993, 14 (5): 1097-1101.

[51] STIEBEL-KALISH H, KALISH Y, BAR-ON RH, et al. Presentation, natural history, and management of carotid cavernous aneurysms. Neurosurgery, 2005, 57 (5): 850-857.

[52] EDDLEMAN CS, HURLEY MC, BENDOK BR, et al. Cavernous carotid aneurysms: to treat or not to treat?. Neurosurg Focus, 2009, 26 (5): E4.

[53] HIRSCH WL JR, HRYSHKO FG, SEKHAR LN, et al. Comparison of MR imaging, CT, and angiography in the evaluation of the enlarged cavernous sinus. AJR Am J Roentgenol, 1988, 151 (5): 1015-1023.

第九章　视交叉后视觉通路

J. Matthew Debnam，Nandita Guha-Thakurta

孟欣怡　高燕军　杨立娟　译

　　发生在颅内的肿瘤和其他病变会影响视觉，包括压迫或侵犯将视觉信息传递到视皮质的视神经束和视神经辐射的病变。良性肿瘤（如脑膜瘤）和恶性肿瘤（如胶质母细胞瘤、下丘脑神经胶质瘤）及转移瘤都可因此而影响视觉。其他发生在颅内的病变如脑梗死、脱髓鞘疾病、神经结节病和动脉瘤也可影响视觉。

　　用于评估视神经通路的成像方式包括CT、MRI和PET/CT，这些检查提供了关于病变分期、术前计划和治疗反应等重要信息。CT有助于肿瘤范围的确定及急性脑卒中、颅内出血的检出，CT血管造影有助于颅内动脉瘤的评估。MRI可用于评估颅内肿瘤特征及其与视神经通路的关系。PET/CT可用于评估疾病代谢活性、检测局部和远处转移、分期，并根据代谢活性确定活检部位和评估治疗反应。

　　本章旨在通过概述影响视觉的颅内常见或不常见恶性肿瘤和疾病，回顾其背景知识、临床表现和影像学特征，为放射科医生在遇到该类病变时缩小鉴别诊断范围提供参考。其他如发生于眼眶、颅底、垂体、海绵窦和脑神经的可能影响视觉的肿瘤和病变，将在其他章节中讨论。

第一节 解 剖

视交叉后视觉通路从视交叉延伸至视皮质，视束起自视交叉传入外侧膝状体，视辐射起源于外侧膝状体[1]，形成前（下）、中、后（上）束（图9.1）。前束绕侧脑室颞角（Meyer 环下视神经辐射），后沿侧脑室颞角侧壁向后走行，终止于距状沟下部（传递来自视网膜下象限的信息）；后束沿顶叶侧脑室颞角顶部向后方走行，终止于距状沟的上部（传递来自视网膜上象限的信息）；中央束先向外侧延伸，然后向后转折沿侧脑室颞角外侧壁走行，最后向外放射至距状裂皮层[1, 2]（含有来自视网膜中央的黄斑纤维）。视辐射损伤导致1/4的视野缺损。

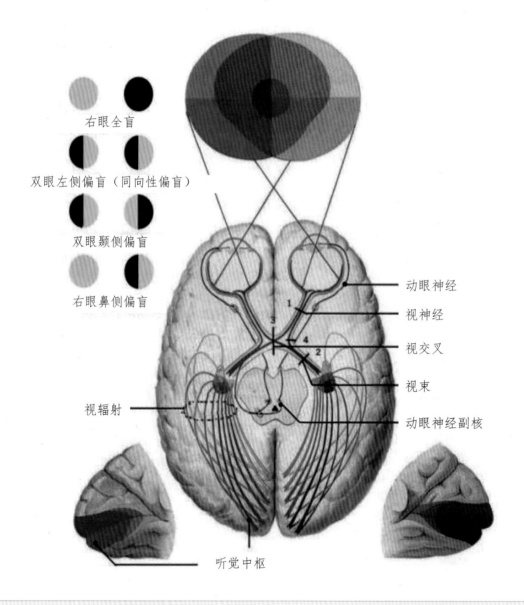

▲ 图 9.1 视觉通路及视野缺损示意图

纤维以视网膜拓扑分布排列，起源于鼻侧的纤维相互交叉（视交叉），而源于颞侧的纤维在视交叉中保持在外侧，未交叉到内侧，根据示意图中病变位置不同可出现不同类型的视野缺损。

第二节　原发性脑肿瘤

【背景知识】原发性脑肿瘤起源于脑实质或脑膜中的细胞，分为神经胶质细胞肿瘤（中枢神经系统的非神经元细胞，如星形胶质细胞、少突胶质细胞、室管膜细胞和小胶质细胞等）和非神经胶质细胞肿瘤（发育于大脑结构表面或内部，如神经、血管）；原发性肿瘤可为良性或恶性，发生于脑实质内（轴内）或脑实质外，如脑膜（轴外）；WHO 对中枢神经系统肿瘤分类众多[3]；轴内肿瘤可在脑实质内扩散，伴有相关运动、感觉、语言和视觉功能障碍；原发性脑肿瘤患者手术目的在于最大限度切除肿瘤的同时，保留灰质束和白质束的功能[4, 5]；对于累及枕叶、顶叶、颞叶或侧脑室的肿瘤，保留视辐射的解剖结构和功能至关重要[6]。

【疾病概述】原发性脑肿瘤可发生于各个年龄段，部分好发于儿童（如毛细胞型星形细胞瘤），部分则多见于成人（如胶质母细胞瘤）；临床表现包括头痛、癫痫发作、神经功能缺失或视野缺损、眼球运动障碍、色觉障碍、视神经乳头水肿等症状。

【影像表现】原发性脑肿瘤病变表现各异，边界清晰或边界不清，周围水肿和（或）肿瘤浸润，占位效应程度不一；肿瘤均质或非均质，可伴出血或坏死；较低级别肿瘤可无强化，而较高级别肿瘤多边缘环形强化，提示血-脑屏障破坏及新生血管[7]。

* CT　高密度为急性出血、肿瘤细胞密集以及钙化或骨性特征。

* MRI　原发性脑肿瘤一般表现为 T1WI 低信号、T2WI 高信号，存在出血成分（如降解过程中的产物高铁血红蛋白）则 T1WI 表现为高信号；病灶周围 T2WI 和 FLAIR 高信号通常代表血管源性水肿，但在较高级别肿瘤中可能同时存在血管源性水肿和肿瘤细胞浸润；DWI 检测组织内水分子在细胞内的三维运动[8]；计算表观扩散系数（ADC）是一种量化水分子扩散的方法；由于细胞密集，某些肿瘤（如脑膜瘤、淋巴瘤等）的 ADC 值相对较低[8]；扩散张量成像反映细胞外液运动方向，用于显示神经纤维束走向[9]，在治疗计划中可以定位运动、感觉、语言和视觉通路[3]。

【病例】图 9.2~ 图 9.5 为原发性脑肿瘤病例。

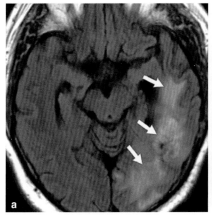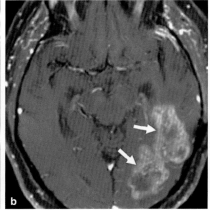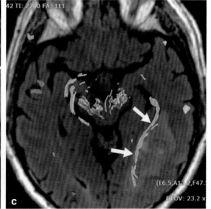

▲ 图 9.2　男，63 岁，左侧颞枕叶胶质母细胞瘤，表现为右上视野缺损

（a）MRI FLAIR 轴位图像显示左侧颞枕叶高信号（箭头）；（b）MRI T1WI 增强轴位图像显示病灶呈不规则分叶状，环形强化，中央片状坏死肿块（箭头）；（c）MRI 功能成像轴位显示胶质母细胞瘤压迫左侧视辐射（箭头）。

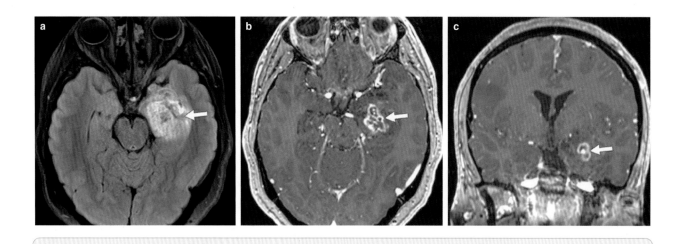

▲ 图 9.3　女，21 岁，左侧颞叶神经胶质瘤，右侧视野缺损

（a）MRI FLAIR 轴位显示左侧颞叶内侧高信号肿块（箭头）；（b）MRI T1WI 增强轴位示肿块环形强化，中央为坏死组织（箭头）；（c）MRI T1WI 增强冠状位示肿块环形强化，中央为坏死组织（箭头）。

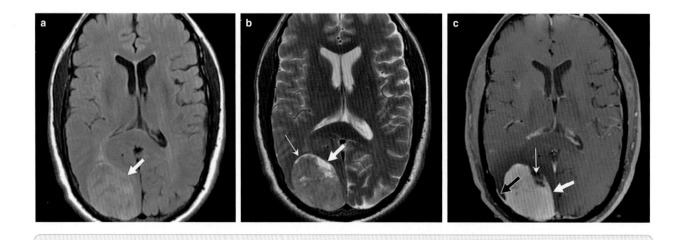

▲ 图 9.4　男，63 岁，右侧枕部脑膜瘤，WHO Ⅱ级，左侧外周视野出现"阴影"

（a）MRI FLAIR 轴位显示右侧枕部有肿块（箭头）；（b）MRI T2WI 轴位显示肿块内囊性高信号（粗箭头），灰质环绕肿块，与轴外肿瘤表现一致（细箭头）；（c）MRI T1WI 增强轴位显示脑膜瘤实性成分均匀强化（粗白箭头），邻近硬脑膜强化（黑色箭头），注意囊性成分无强化（细白箭头）。

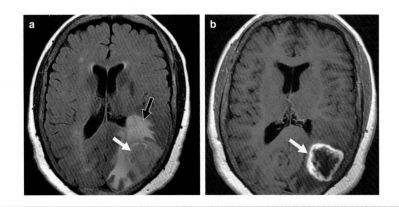

▲ 图9.5　男，69岁，左侧颞枕叶胶质母细胞瘤，右眼周边视力下降

（a）MRI FLAIR 轴位图像显示肿块（白色箭头）周围高信号，代表水肿和（或）肿瘤组织浸润（黑色箭头）；（b）MRI T1WI 增强轴位示病灶环形强化，中央团片坏死肿块（箭头）。

第三节　下丘脑胶质瘤

【背景知识】下丘脑神经胶质瘤以 WHO I 级毛细胞型星形细胞瘤为主，其余为 WHO II 级黏液性毛细胞型星形细胞瘤[10]；由于下丘脑和视交叉结构难以区分，下丘脑-视交叉胶质瘤这一术语可能更为准确；儿童中下丘脑-视交叉胶质瘤占幕上肿瘤的 10%~15%；20%~50% 的下丘脑胶质瘤患者有 I 型神经纤维瘤病家族史[11]。

【疾病概述】下丘脑胶质瘤最常见于 2~4 岁；症状源于下丘脑的直接受累和（或）肿瘤对周围结构的影响，常表现为视力下降，其中 20% 患者存在生长激素功能障碍[11]；脑脊液流出道梗阻形成脑积水[10]。

【影像表现】评估下丘脑胶质瘤的影像学方法如下：

• MRI　下丘脑胶质瘤为 T1WI 低信号，T2WI 高信号；较大病灶可表现为不均匀的囊实性成分，实性部分明显强化[12]。

【病例】图9.6 为下丘脑胶质瘤病例。

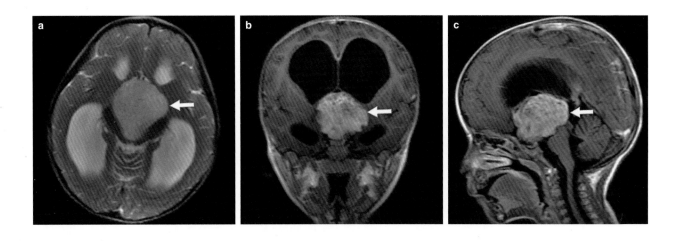

▲ 图9.6　女，2岁，视路/下丘脑胶质瘤伴呕吐

（a）MRI T2WI轴位显示鞍上高信号肿块（箭头）伴梗阻性脑积水；（b）MRI T1WI增强冠状位显示强化的下丘脑-视交叉胶质瘤向第三脑室上延（箭头）；（c）MRI T1WI增强矢状位显示强化的下丘脑-视交叉胶质瘤向第三脑室上延（箭头）。

第四节　转移瘤

【背景知识】成人原发肿瘤最有可能转移到大脑的部位有肺（50%）、乳腺（15%~25%）、皮肤（如黑色素瘤，5%~20%）、结直肠和肾脏[13]；约15%的转移瘤患者原发肿瘤部位不明；肿瘤发病时间分为三种情形：异时发病，指诊断时已明确患者存在原发肿瘤病史；同时发病，指与原发肿瘤在同一时间被诊断；早发病，指发病时间早于原发肿瘤的诊断时间[13]。

【疾病概述】15%~40%的肿瘤患者发生颅内转移[13, 14]，60%~75%为无症状患者[15]；临床表现包括头痛、视觉障碍、精神状态变化、恶心呕吐、共济失调和癫痫发作。

【影像表现】转移性病变可累及中枢神经系统的不同区域；最常累及颅骨和（或）脑实质，也可累及硬脑膜及软脑膜；部分肿瘤可见出血，出血性转移可见于黑色素瘤、肾细胞癌、甲状腺癌、绒毛膜癌、乳腺癌和肺癌[16]。

- CT　单发或多发肿块，周围伴不同程度的低密度血管源性水肿；根据细胞密度不同，非出血性转移灶较正常脑实质呈低密度或高密度；急性出血性转移瘤较正常脑实质呈高密度；非出血性黑色素瘤转移瘤较正常脑实质密度略高；脑转移瘤可表现为边缘强化、结节状强化或实性强化[15]。

- MRI　T1WI等信号或低信号，T2WI高信号，增强扫描显著强化；转移性黑色素瘤因黑色素的顺磁性效应，T1WI可呈高信号；出血性转移瘤也可以是T1WI高信号，取决于出血的不同阶段；DWI可呈扩散增加（ADC图上呈高信号），而不是受限[15]；血管源性水肿范围较大，与病灶大小无关；相较于高级别原发性脑肿瘤，转移瘤周围血管源性水肿范围较大[17, 18]，但也有部分转移灶表现为小范围甚至无血管源性水肿[19]。

- 核医学　18F-FDG PET/CT用于肺癌等癌症的检测和分期[20]，但在脑转移瘤的检出方面不如MRI敏感[21]；99mTc亚甲基二膦酸盐摄取主要发生在骨的再矿化表面；骨转移瘤由于成骨细胞活跃，摄取主要发生在修复部位[22]。

【病例】图9.7、图9.8为颅内转移瘤病例。

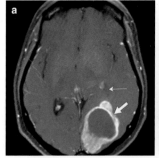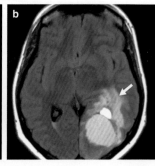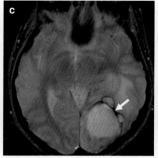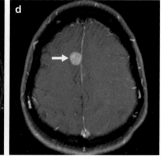

▲ 图9.7 女，38岁，转移性黑色素瘤，表现为头痛和视力下降

（a）MRI T1WI 增强轴位显示左侧枕叶囊实性转移瘤（粗箭头），注意左侧侧脑室受压前移（细箭头）；（b）MRI FLAIR 轴位显示邻近脑组织血管源性水肿（箭头）；（c）MRI 磁敏感序列显示肿块边缘低信号，与出血和（或）黑色素一致（箭头）；（d）MRI T1WI 增强轴位显示右侧额叶旁正中第二处转移灶（箭头）。

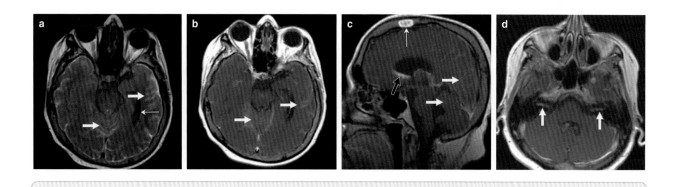

▲ 图9.8 女，56岁，转移性黑色素瘤，表现为头痛、眶后肿胀

（a）MRI FLAIR 轴位显示与软脑膜相关的脑沟内弥漫性高信号（粗箭头），易被误判为 T2WI 序列，需要注意在此序列上被抑制的侧脑室内脑脊液低信号（细箭头）；（b）MRI T1WI 增强轴位图像显示软脑膜弥漫性强化（箭头）；（c）MRI T1WI 增强矢状位图像显示软脑膜弥漫性强化（粗白箭头）、室管膜病灶（黑色箭头）和孤立颅骨转移灶（细白箭头）；（d）MRI T1WI 增强轴位显示内听道沿第Ⅶ/Ⅷ对神经复合体的软脑膜强化（箭头）。

第五节 淋巴瘤

【背景知识】中枢神经系统淋巴瘤可以作为原发性中枢神经系统淋巴瘤（PCNSL）单独发生，也可以是系统性淋巴瘤（继发性）的一部分；PCNSL 很少在中枢神经系统外播散[23]；PCNSL 是非霍奇金淋巴瘤的一种亚型，通常为大细胞型或免疫母细胞型[23, 24]；继发性中枢神经系统淋巴瘤通常为弥漫大 B 细胞淋巴瘤，其他类型如 Burkitt 淋巴瘤或 T 细胞淋巴瘤发生较少[25, 26]；免疫功能正常或低下的患者均可发生 PCNSL；免疫功能低下患者有发生 PCNSL 的风险，常继发于器官移植和免疫缺陷综合征；在免疫功能低下的患者中，PCNSL 是由 B 淋巴细胞感染 EB 病毒引起；免疫功能正常的患者 PCNSL 病因尚不明确[23]；继发性淋巴瘤可通过直接侵犯、血行播散及沿神经播散等方式播散到中枢神经系统[27]。

【疾病概述】PCNSL 症状包括局灶性神经功能缺损、精神状态改变以及颅内压增高的相关症状，如恶心呕吐、头痛、视神经乳头水肿和癫痫发作[23]；继发性中枢神经系统淋巴瘤症状包括头痛、言语障碍、轻瘫、视力和听力障碍[28]。

【影像表现】PCNSL 通常累及幕上区，病灶常与脑室或脑膜表面相连；病灶还可发生于脑室周围白质、

胼胝体和深部灰质核团[23]；不典型部位包括脑干、垂体、松果体、海绵窦、脑神经；出血、钙化少见[27]；继发性淋巴瘤可同时累及脑实质和软脑膜[27]。

- CT 由于细胞密集和高核/质比，PCNSL 呈高密度[27]。

- MRI PCNSL 通常表现为单发实质性肿块，但也有多发病灶的报道；免疫功能低下的患者可出现外周环形强化[27]；由于细胞密集和高核/质比，T1WI 和 T2WI 呈等信号至低信号[25-27]；PCNSL 呈中度至明显强化；PCNSL 常伴有大范围的病灶周围水肿[29]；继发性中枢神经系统淋巴瘤常表现为沿软脑膜扩散，脑实质的病变仅见于 1/3 的病例[28]；由于细胞密集，通常扩散受限[30]。

【病例】图 9.9~ 图 9.11 为颅内淋巴瘤病例。

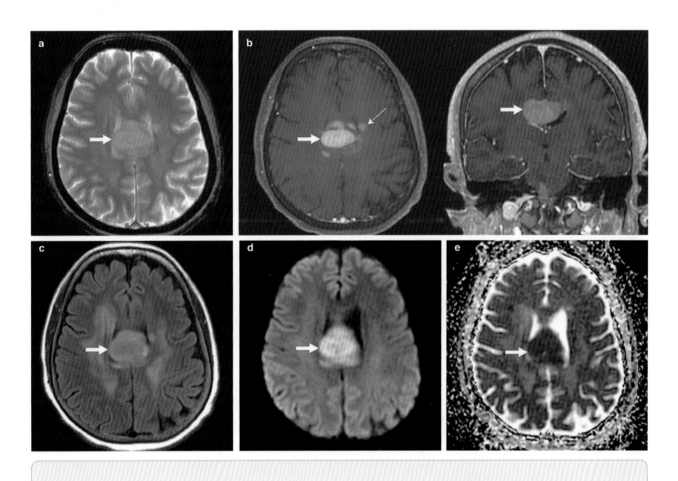

▲ 图 9.9 女，28 岁，弥漫大 B 细胞淋巴瘤，表现为复视

（a）MRI T2WI 轴位显示胼胝体区高信号肿块（箭头）；（b）MRI T1WI 增强轴位及冠状位示胼胝体区均匀强化的实性肿块（粗箭头）和邻近强化的卫星结节（细箭头）；（c）MRI FLAIR 轴位图像显示胼胝体区高信号肿块（箭头）；（d）DWI 轴位显示肿块呈高信号（箭头）；（e）ADC 轴位图示低信号，说明扩散受限（箭头）。

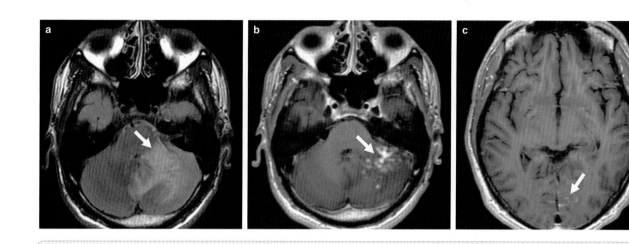

▲ 图9.10 男,27岁,淋巴瘤引起复视、视物模糊

（a）MRI FLAIR 轴位显示左侧脑桥臂及左侧小脑半球高信号,伴有占位效应（箭头）; （b）MRI T1WI 增强轴位显示左侧小脑半球软脑膜及脑实质强化（箭头）; （c）MRI T1WI 增强轴位示枕叶软脑膜强化（箭头）。

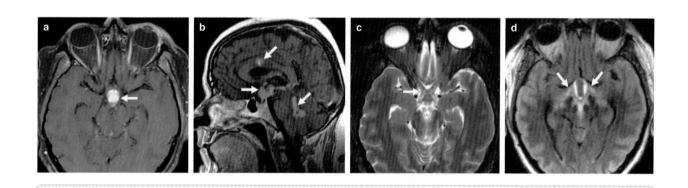

▲ 图9.11 男,57岁,淋巴瘤伴头痛、复视、共济失调

（a）MRI T1WI 增强轴位显示鞍上均匀强化肿块（箭头）;（b）T1WI 增强矢状位示鞍上池、第三脑室、胼胝体、第四脑室强化灶（箭头）;（c）MRI T2WI 轴位显示双侧视交叉前视神经、视交叉和视束高信号（箭头）,可能是水肿和（或）病灶浸润所致;（d）MRI FLAIR 轴位显示沿双侧视束向外侧膝状神经节延伸的高信号（箭头）。

第六节　组织细胞增生症

【背景知识】组织细胞增生症是一种以"正常组织中单核细胞谱系"细胞浸润和聚集的罕见炎症病变,分类为5大类（朗格汉斯细胞组织细胞增生症、皮肤和皮肤黏膜组织细胞增生症、恶性组织细胞增生症、窦性组织细胞增生症伴大量淋巴结病、噬血细胞性淋巴组织细胞增生症和巨细胞活动综合征）,包括100

多个亚型[31]；可致多系统受累，因此要多学科会诊明确诊断[32]。

【疾病概述】疾病可致多器官系统受累，中枢神经系统和头颈部不同程度受累，偶尔累及海绵窦[33]。

【影像表现】表现为以硬脑膜为主的肿块和硬脑膜增厚，有时形似脑膜瘤[33, 34]；Erdheim-Chester病表现为幕上轴外病变呈"星芒状"外观[35]；与Erdheim-Chester病和朗格汉斯细胞组织细胞增生症都有轴内病变的报道[35, 36]。

- MRI T1WI等信号，T2WI低信号至等信号，增强扫描不同程度强化[37, 38]。
- PET ^{18}F-FDG高浓聚，PET/CT可以评估疾病累及部位并监测治疗反应[32]。

【病例】图9.12~图9.14为组织细胞增生症病例。

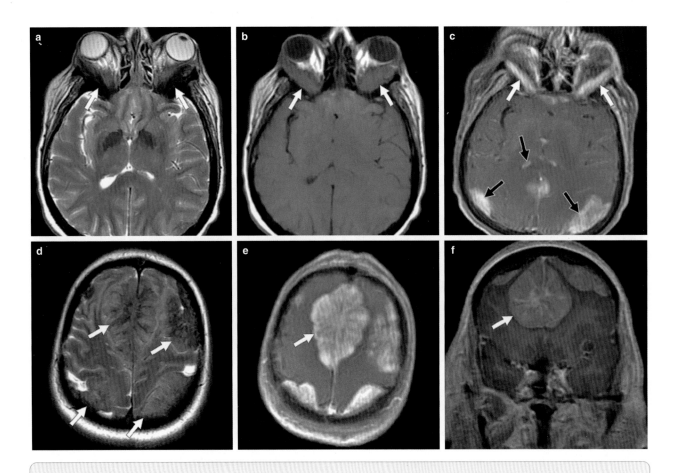

▲ 图9.12 女，48岁，Erdheim-Chester病，表现为突眼和急性精神状态改变

（a）MRI T2WI轴位显示眼眶后外侧低信号病灶（箭头）；（b）MRI T1WI轴位平扫显示眼眶病灶呈等信号（箭头）；（c）MRI T1WI增强轴位显示眼眶病灶均匀强化（白色箭头），轴外和软脑膜还存在多个病灶（黑色箭头）；（d）MRI T2WI轴位显示多发低信号至高信号的轴外病灶（箭头）；（e）MRI T1WI增强轴位显示中线轴外病灶呈"星芒状"表现（箭头），其他病灶明显强化；（f）MRI T1WI增强冠状位显示中线轴外病灶呈"星芒状"表现（箭头），其他病灶明显强化。

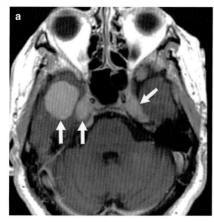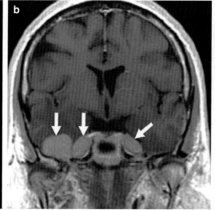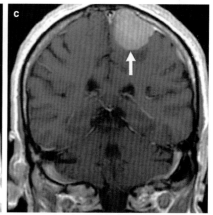

▲ 图 9.13　男，52 岁，Rosai-Dorfman 病，表现为间歇性复视，偶有左眼疼痛不适

（a）MRI T1WI 增强轴位显示右侧颅中窝和双侧海绵窦均匀强化病灶（箭头）；（b）MRI T1WI 增强冠状位显示右侧颅中窝和双侧海绵窦均匀强化病灶（箭头）；（c）MRI T1WI 增强冠状位显示左侧顶部与硬脑膜基底相连的均匀强化肿块（箭头）。

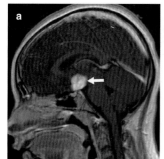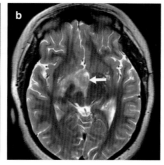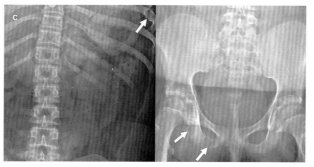

▲ 图 9.14　女，14 岁，朗格汉斯细胞组织细胞增生症，以头痛、视幻觉起病

（a）MRI T1WI 增强矢状位表现为均匀强化的鞍上肿块（箭头）；（b）MRI T2WI 轴位显示鞍上肿块呈等信号至高信号（箭头）；（c）平片显示左侧第 8 肋骨膨胀性病变和右侧耻骨下支溶骨性病变（箭头）。

第七节　特发性颅内高压

【背景知识】特发性颅内高压（idiopathic intracranial hypertension，IIH）以颅内压增高为特征，又称假性脑瘤；典型表现为仅与脑脊液压力升高有关的头痛和视神经乳头水肿，无颅内病变或脑积水；除外展神经麻痹外，无局部神经功能缺损[39, 40]；无明显诱因的颅内高压；"继发性"一词用于有明确的脑脊液压力升高病因[41]。

【疾病概述】IIH 常见于育龄期肥胖女性，在年龄较大和非肥胖的男性中较少见[42]，儿童罕见；临床表现包括头痛、视觉问题（视力丧失、复视、光幻视即感知到闪光）、眼眶疼痛以及单侧搏动性耳鸣伴"嗖啸"声[42]。

【影像表现】脑影像检查对于排除肿瘤、脑积水和硬脑膜窦血栓形成等原因引起的脑脊液压力升高至关重要[42]；IIH影像特点包括眼球后壁扁平、视神经乳头突入眼球、视神经鞘膨大、视神经迂曲、脑室裂隙状改变、空蝶鞍、小脑扁桃体下移[41]。

【病例】图9.15、图9.16为特发性颅内高压病例。

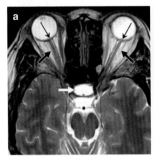 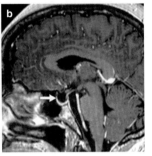 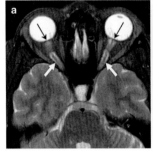 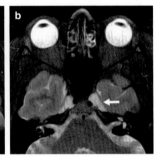

▲ 图9.15　女，51岁，乳腺癌转移，表现为双侧视神经乳头水肿，腰椎穿刺显示开放压升高，无软脑膜转移病变证据，被诊断为 IIH

（a）MRI T2WI 轴位显示视神经周围蛛网膜下腔明显扩张（粗黑箭头）及视神经头部向球内轻度突出（细黑箭头），注意蝶鞍充满脑脊液（白色箭头）；（b）MRI T1WI 增强矢状位显示空蝶鞍（箭头）。

▲ 图9.16　女，36岁，乳腺癌转移，表现为复视、畏光和视神经肿胀，腰椎穿刺显示开放压升高，无软脑膜转移征象，被诊断为 IIH

（a）MRI T2WI 轴位显示视神经周围蛛网膜下腔明显扩张（白色箭头）和眼球后壁扁平（黑色箭头）；（b）MRI T2WI 轴位显示双侧 Meckel 腔扩大（箭头），存在空蝶鞍改变（未显示）。

第八节　脑梗死

【背景知识】脑梗死发生于血管阻塞或破裂，致使大脑血流受阻中断。因为脑细胞接收不到含氧的血液会造成永久性损伤，属紧急医疗范畴；血栓或栓子阻塞脑血流时会发生缺血性卒中，约占所有卒中的68%[43]；癌症是发生动脉血栓相关脑卒中和静脉血栓形成的重要危险因素[44]。

【疾病概述】大脑中动脉（middle cerebral artery，MCA）皮层分支供应面部、躯干和上肢的运动和感觉区域的大脑皮质，上组供应额叶外下（Broca 区，写作、言语产生和语言理解），下组供应颞上回（Wernicke 区，言语理解和语言发展），MCA 卒中症状包括一侧肢体麻木和（或）无力、面部下垂、言语困难[45]；大脑后动脉（posterior cerebral artery，PCA）供应颞叶内下侧、枕极和视皮质，以及胼胝体压部，PCA 卒中症状包括复视、视野缺损、眩晕、吞咽困难、精神状态改变、记忆障碍以及丘脑梗死所致的偏侧感觉丧失[46]；视辐射上部接受 MCA 的供血，视辐射下部接受 PCA 的供血，上象限盲可见于累及 Meyer 襻的颞叶梗死，下象限盲可见于顶叶视辐射的梗死，对侧同向偏盲可见于单侧枕叶梗死[47]。

【影像表现】影像学表现复杂，如脑卒中，从超急性期演变为慢性期，初期影像表现可能正常，血管区域的细胞毒性水肿最终发展为与之相关的占位效应[48]，慢性期在受累区域形成脑软化灶；目前的处理策略推荐 CT 平扫排除颅内出血（静脉或动脉溶栓禁忌）、CT 血管造影评估血管闭塞、CT 或 MRI 灌注评估卒中范围和是否存在可挽救组织[49]。

• CT　CT 平扫 MCA 供血区梗死的早期征象为豆状核、岛叶密度降低[50, 51]，以及急性血栓形成导致的大脑中动脉走行区高密度征[52, 53]；后循环卒中表现为基底动脉高密度征[54]；用于评估与梗死相关的颅内出血。

• MRI　急性缺血性脑卒中患者存在 Na+-K+ATP 酶泵运转失能；随着液体从细胞外间隙向细胞内间隙的移动而产生渗透压梯度（细胞毒性水肿），导致细胞外液量减少[55]；细胞内液不像细胞外液那样自由扩散（扩散受限）；发生卒中 3~30 分钟内，DWI 表现为扩散受限（高信号），而常规 CT 和 MRI 序列仍可表现正常[56]。

【病例】图 9.17、图 9.18 为脑梗死病例。

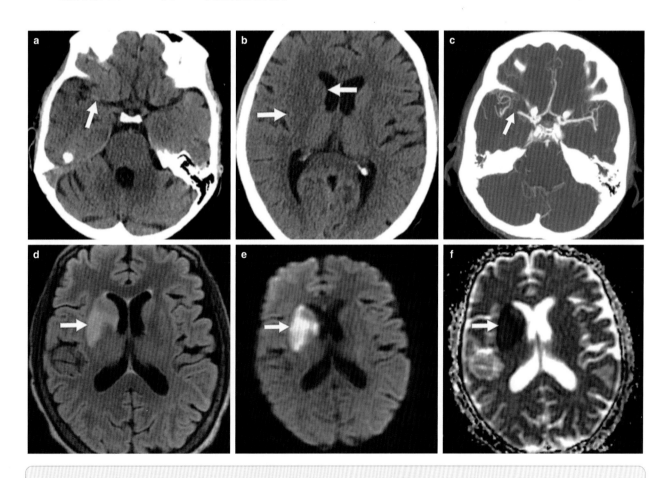

▲ 图 9.17　女，61 岁，胰腺癌转移，出现右侧大脑中动脉血栓相关的左侧肢体无力

（a）CT 平扫轴位软组织窗显示右侧大脑中动脉走行区高密度影（箭头）；（b）CT 平扫轴位软组织窗显示右侧基底节区呈低密度（箭头）；（c）CT 增强扫描轴位最大密度投影显示右侧大脑中动脉中断，

证实血栓形成（箭头）；（d）MRI FLAIR 轴位显示右侧基底节区高信号影（箭头）；（e）DWI 轴位
显示右侧基底节区高信号（箭头）；（f）ADC 轴位图显示低信号，证实梗死引起的扩散受限（箭头）。

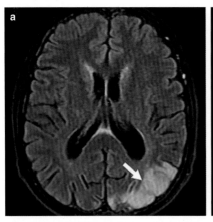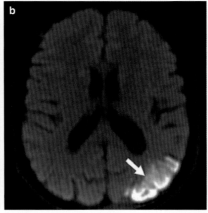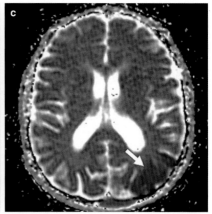

▲ 图 9.18 男，59 岁，视力改变与左颞枕叶亚急性梗死有关

（a）MRI FLAIR 轴位显示左侧颞枕叶脑回肿胀呈高信号（箭头）；（b）DWI 轴位显示该区域呈高
信号（箭头）；（c）ADC 轴位图显示与梗死所致扩散受限区一致的低信号（箭头）。

第九节　多发性硬化

【背景知识】多发性硬化（multiple sclerosis，MS）是一种获得性的中枢神经系统炎性脱髓鞘疾病，
病因不明；在年轻人中，是非创伤性神经功能致死的最常见原因[57]；MS 的特点是空间多发性（病灶位
于大脑的不同区域）和时间多发性（病变发生在不同时间点）；2017 年更新的 McDonald 诊断标准中使
用临床、影像学和实验室检查数据诊断 MS；诊断在满足任一标准的情况下进行，并取决于临床发作的次
数[58]。

【疾病概述】女性多于男性（2∶1）；临床发病年龄为 20~40 岁，30 岁为发病高峰；MS 非特异性
临床表现为运动障碍、感觉异常、自主神经症状、视神经炎、核间性眼肌麻痹、三叉神经痛和复视；MS
发病率随距赤道距离的增加而逐渐增加[57]。

【影像表现】MS 的典型病理表现为斑块内巨噬细胞浸润、纤维蛋白沉积、反应性小胶质细胞和血管
周围淋巴细胞聚集形成血管套袖[59]；MS 典型病灶呈卵圆形，边界清晰，沿侧脑室室管膜下表面垂直于
侧脑室向外侧延伸的静脉周围分布（Dawson 手指征）[57]。

• CT　CT 特征是非特异性的，而 MRI 能更好地监测其变化；斑块可呈均匀低密度，活动期可强
化[59, 60]；慢性 MS 可存在明显脑萎缩。

• MRI MRI 可用于 MS 诊断及监测疾病进展[60]；新发 T2WI 高信号和强化的白质病变与持续的炎症活动有关[57]；除白质病变外，T2WI 高信号病变也见于胼胝体，更常累及胼胝体膝部和体部，以胼胝体-透明隔交界区为特征；较大的脱髓鞘病灶可表现为不完整环形强化，反映脱髓鞘活跃，病灶周围水肿和占位效应相对较少，与病灶大小不符[57]。

【病例】图 9.19 为多发性硬化病例。

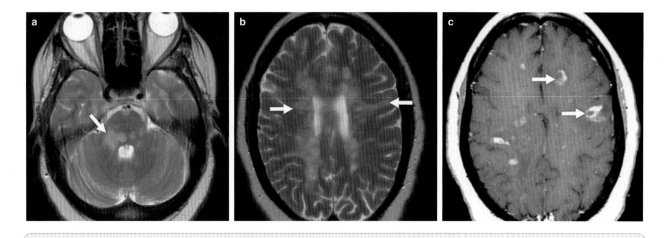

▲ 图 9.19　女，31 岁，多发性硬化，表现为视物模糊

（a）MRI T2WI 轴位图像显示桥脑及右侧桥臂高信号（箭头）；（b）MRI T2WI 轴位显示侧脑室周围及皮质下白质高信号，病灶长轴垂直于侧脑室长轴（箭头）；（c）MRI T1WI 增强轴位显示多个条状强化灶，部分病灶中内侧边缘强化较细（箭头）。

第十节　可逆性后部脑病综合征

【背景知识】可逆性后部脑病综合征（posterior reversible encephalopathy syndrome，PRES）是以双侧顶枕叶水肿为主要特征的脑部自我调节神经毒性综合征[61]，其他包括非后循环分布（如额叶、中央区或单侧）；PRES 发病机制尚不完全清楚，但提出了两种学说，一种学说认为血压迅速升高超过自身调节机制，引起血管扩张，脑小动脉渗漏，导致血管源性水肿，另一种学说认为内皮功能障碍的系统性炎症过程引起血管收缩和低灌注，导致缺血和血管源性水肿；PRES 病因包括移植、败血症、感染、自身免疫性疾病、子痫前期和化疗药物毒性等[62]。

【疾病概述】临床表现包括与高血压有关的头痛、视力改变、癫痫发作、精神状态改变、局灶性神经系统体征[61]。

【影像表现】血管源性水肿以对称分布为主，多见于后循环；其他涉及的区域包括分水岭区域（如额叶和颞下叶、小脑和脑干）[63]；通常累及脑白质，但也可累及大脑皮质；水肿表现为顶枕叶的皮质和皮质下 T2WI 和 FLAIR 高信号；占位效应表现为脑沟消失，增强扫描可强化[61]；颅内出血（15%）可为微出血灶、蛛网膜下腔出血或脑实质内出血[64]；据报道，约 1/4 的病例出现扩散受限[65]。

【病例】图 9.20 为可逆性后部脑病综合征病例。

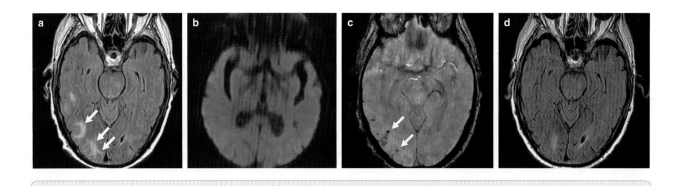

▲ 图 9.20　男，75 岁，多发性骨髓瘤干细胞移植后出现急性精神状态改变，诊断为 PRES

（a）MRI FLAIR 轴位显示右侧后颞枕叶高信号（箭头）；（b）DWI 轴位未见提示梗死的异常信号；（c）MRI 磁敏感轴位图像可见多个与微出血灶相关的低信号灶（箭头）；（d）MRI FLAIR 轴位显示治疗后右侧后颞叶和枕叶信号明显降低。

第十一节　神经结节病

【背景知识】结节病是一种病因不明的以非干酪样肉芽肿性反应为特征的慢性全身性多器官疾病；肺、皮肤、眼眶和淋巴结是最常受累的部位，也可发生于肝、肾、脑等[66, 67]；有 5%~15% 的结节病患者可能出现累及中枢神经系统的症状性结节病，大多数患者存在神经外表现[68]。

【疾病概述】结节病主要发生于 25~45 岁人群，但儿童和老年人也可发生[69]；可累及脑实质、脑神经、软脑膜、下丘脑－垂体轴、眼眶、泪腺和腮腺[69-71]；结节病临床表现包括头痛、癫痫发作、复视、视力下降、面神经麻痹、乏力、感觉异常、尿崩症、认知功能下降[72]，其他表现包括肺门淋巴结肿大和肺浸润；血清血管紧张素转换酶水平升高，但属于非特异性[73]。

【影像表现】累及中枢神经系统的结节病患者，多达 1/3 可累及硬脑膜和软脑膜，也可能导致脑积水[74]；受累脑神经包括嗅神经、视神经、动眼神经、三叉神经和面神经。脑实质病变也有报道[74]。

• MRI　硬脑膜受累可表现为 T2WI 等信号至低信号，增强扫描强化或不强化；软脑膜病变可表现为局灶性或广泛性软脑膜强化[67, 74]；软脑膜病变侵犯基底池、颅后窝和大脑中的血管周围间隙[74]；脑神经受累表现为增粗、强化[69]；脑实质病变可呈 T1WI 等信号、T2WI 低信号至高信号，增强扫描可强化[74, 75]；垂体漏斗部及视交叉周围斑片状、结节状增厚[75]。

• 核医学　[18]F-FDG PET/CT 和镓扫描显示眼眶、腮腺和双侧肺门高摄取时，有助于诊断[76]。

【病例】图 9.21 为神经结节病病例。

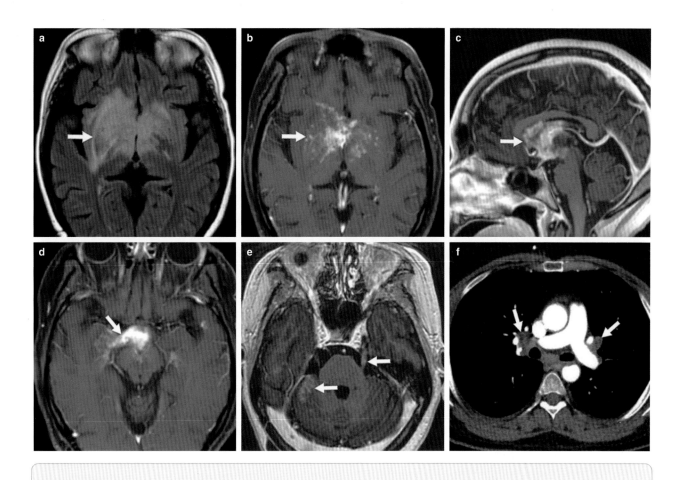

▲ 图9.21 女，34岁，神经结节病，临床表现为抗利尿激素分泌异常和急性精神状态改变

（a）MRI FLAIR 轴位图像显示基底节区、右侧岛叶下区、外囊高信号（箭头）；（b）MRI T1WI 增强轴位图像显示双侧基底节区结节状强化，包括血管周围间隙（箭头）；（c）MRI T1WI 增强矢状位图像显示下丘脑及第三脑室周围强化（箭头）；（d）MRI T1WI 增强轴位图像显示右侧视束及基底池强化（箭头）；（e）MRI T1WI 增强轴位图像显示右侧小脑软脑膜强化，并累及左侧三叉神经根（箭头）；（f）胸部 CT 增强扫描轴位软组织窗显示双侧肺门淋巴结肿大（箭头）。

第十二节　脑膨出

【背景知识】颅骨或颅底的缺损可能导致颅内组织通过缺损疝出；当疝出物只有脑脊液时称为脑膨出，当疝出物包含脑脊液和脑膜时称为脑膜膨出[77]，当疝出物包含脑实质时称为脑膜脑膨出；这些缺陷可能是先天性的（神经管缺陷）、自发性的，也可能是医源性的（如开颅手术或鼻腔鼻窦手术后）；缺损可能为经蝶窦、蝶筛、蝶眶、筛骨或蝶上颌[77]；假性脑膜膨出是由于脑周围充满脑脊液的空间通过硬脑膜缺损渗漏和连通而发生的脑脊液聚集，发生于外伤或手术[78]；岩尖脑膨出是以 Meckel 腔后外侧为中心的先天性或获得性缺损，可与脑膜瘤并存或为颅内高压增高的一种表现[79]。

【疾病概述】临床检查或影像学检查（包括产前超声、CT 和 MRI）可见偶发包块。

【影像表现】CT 三维成像可用于骨缺损的检测[80]；MRI 能够显示骨缺损情况，并呈现疝出的内容物及其位置[81]。

【病例】图 9.22~ 图 9.24 为脑膨出病例。

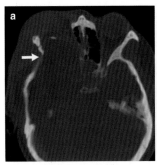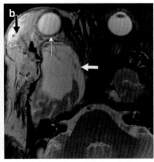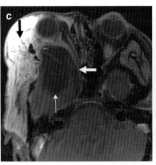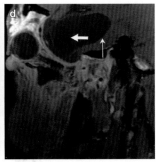

▲ 图 9.22　男，37 岁，神经纤维瘤病 I 型，表现为右眼视力丧失

（a）CT 平扫轴位骨窗显示右侧蝶骨翼发育不良（箭头）；（b）MRI T2WI 轴位显示脑脊液局部填充，脑膜（脑膨出）疝入右侧眼眶（粗白箭头），右眼球突出（细白箭头），注意右侧面部及颞部的丛状神经纤维瘤（黑色箭头）；（c）MRI T1WI 增强轴位显示脑膜膨出疝入右侧眼眶（粗白箭头），伴右颞叶占位效应（细白箭头），可见丛状神经纤维瘤（黑色箭头）；（d）MRI T1WI 增强矢状位显示脑膜膨出疝入右侧眼眶（粗箭头），伴右颞叶占位效应（细箭头）。

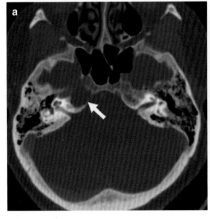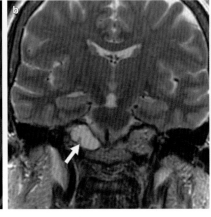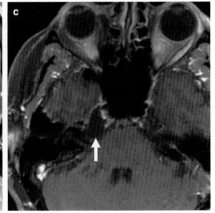

▲ 图 9.23　女，64 岁，肾癌，表现为右耳鸣和右岩尖脑膨出

（a）CT 平扫轴位骨窗显示右侧岩尖部一处边界清晰、膨胀性骨质缺损（箭头）；（b）MRI T2WI 冠状位显示右侧岩尖部高信号脑膨出，与脑脊液信号类似（箭头）；（c）MRI 增强轴位显示脑膜膨出直接与右侧 Meckel 腔后外侧相通（箭头）。

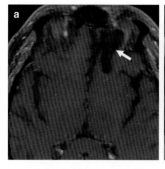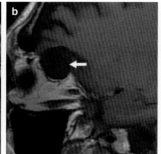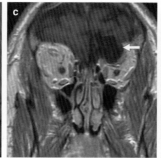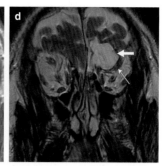

▲ 图 9.24　男，68 岁，垂体腺瘤，交通事故造成左侧额叶脑膜膨出

（a）MRI T1WI 增强轴位显示左侧额下局限性积液，与脑脊液信号一致（箭头）；（b）MRI T1WI
增强矢状位显示脑膜膨出延伸至左眼眶内上方（箭头）；（c）MRI T1WI 增强冠状位显示脑膜膨出延伸
至左眼眶内上方（箭头）；（d）MRI T2WI 冠状位显示脑膜膨出（粗箭头）伴上直肌复合体向下方移位（细
箭头）。

第十三节　颅内动脉瘤

【背景知识】颅内动脉瘤人群患病率约 4%[82]；包含囊状型（90%）、梭形型、夹层型、真菌型，囊
状型最常见[83]；颅内动脉瘤最常见位置为前交通动脉（35%）、颈内动脉（包括颈段（CI）、后交通动
脉、眼动脉）（30%）、大脑中动脉（22%）和后循环（基底动脉尖部）[83]；遗传疾病如神经纤维瘤病、
常染色体显性遗传性多囊肾病、Ehlers-Danlos 综合征、α-1 抗胰蛋白酶缺乏症等患者颅内动脉瘤患病率增
加[82]。

【疾病概述】大多数病灶体积较小，无症状，破裂少见；蛛网膜下腔出血少见但致死率高；蛛网膜
下腔出血症状包括头痛、颈项强直、恶心和呕吐、癫痫发作和意识丧失[84]；后交通动脉瘤可引起视力下
降和动眼神经麻痹[85, 86]，近 30%~50% 的患者因解剖关系密切而发生眼运动神经麻痹[87]。

【影像表现】CT 和 MRI 动脉瘤呈圆形，与动脉直接相连。

• CT　CT 平扫病灶较正常脑实质呈轻度高密度；病灶边缘可出现弧线状钙化[88]；CT 血管造影评
估颅内动脉瘤较为可靠[89]。

• MRI　不同信号强度变化取决于管腔通畅性和通过动脉瘤的血流速度；由于部分血栓形成或血管
流速缓慢，动脉瘤 T2WI 序列表现为流空或不均匀高信号；动脉瘤附近可出现血管搏动伪影；如果动脉瘤
完全血栓化，可出现 T1WI 和 T2WI 等信号至高信号[88]。

【病例】图 9.25 为颅内动脉瘤病例。

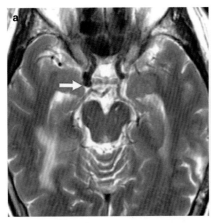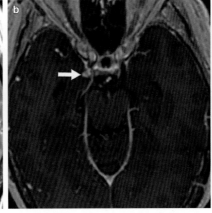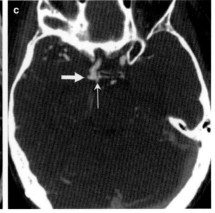

▲ 图 9.25　女，56 岁，肺癌，偶然发现右后交通动脉动脉瘤

（a）MRI T2WI 轴位显示右侧颈内动脉与后交通动脉交界处突起的流空影（箭头）；（b）MRI T1WI 增强轴位显示动脉瘤明显强化（箭头）；（c）CT 血管造影轴位显示右侧颈内动脉与邻近后交通动脉交界处（细箭头）动脉瘤强化（粗箭头）。

参考文献

[1] ROWE FJ, WRIGHT D, BRAND D, et al. A prospective profile of visual field loss following stroke: prevalence, type, rehabilitation, and outcome. Biomed Res Int, 2013, 2013: 719096.

[2] POWELL HW, PARKER GJ, ALEXANDER DC, et al. MR tractography predicts visual field defects following temporal lobe resection. Neurology, 2005, 65 (4): 596-599.

[3] LOUIS DN, PERRY A, WESSELING P, et al. The 2021 WHO Classification of Tumors of the Central Nervous System: a summary. Neuro Oncol, 2021, 23 (8): 1231-1251.

[4] ROMANO A, D'ANDREA G, MINNITI G, et al. Pre-surgical planning and MR-tractography utility in brain tumour resection. Eur Radiol, 2009, 19 (12): 2798-2808.

[5] WITWER BP, MOFTAKHAR R, HASAN KM, et al. Diffusion-tensor imaging of white matter tracts in patients with cerebral neoplasm. J Neurosurg, 2002, 97 (3): 568-575.

[6] SHINOURA N, SUZUKI Y, YAMADA R, et al. Relationships between brain tumor and optic tract or calcarine fissure are involved in visual field deficits after surgery for brain tumor. Acta Neurochir (Wien), 2010, 152 (4): 637-642.

[7] SMIRNIOTOPOULOS JG, MURPHY FM, RUSHING EJ, et al. Patterns of contrast enhancement in the brain and meninges. Radiographics, 2007, 27 (2): 525-551.

[8] FINK JR, MUZI M, PECK M, et al. Multimodality Brain Tumor Imaging: MR Imaging, PET, and PET/MR Imaging. J Nucl Med, 2015, 56 (10): 1554-1561.

[9] YAMADA K, KIZU O, MORI S, et al. Brainfber tracking with clinically feasible diffusion-tensor MR imaging: initial experience. Radiology, 2003, 227: 295-301.

[10] AIHARA Y, CHIBA K, EGUCHI S, et al. Pediatric Optic Pathway/Hypothalamic Glioma. Neurol Med Chir (Tokyo), 2018, 58 (1): 1-9.

[11] SALEEM SN, SAID AH, LEE DH. Lesions of the hypothalamus: MR imaging diagnostic features. Radiographics, 2007, 27 (4): 1087-1108.

[12] KOLLIAS SS, BARKOVICH AJ, EDWARDS MS. Magnetic resonance analysis of suprasellar tumors of childhood. Pediatr Neurosurg, 1991, 17 (6): 284-303.

[13] SOFFIETTI R, CORNU P, DELATTRE JY, et al. EFNS Guidelines on diagnosis and treatment of brain metastases: report of an EFNS Task Force. Eur J Neurol, 2006, 13 (7): 674-681.

[14] KAAL EC, TAPHOORN MJ, VECHT CJ. Symptomatic management and imaging of brain metastases. J Neurooncol, 2005, 75 (1): 15-20.

[15] FINK KR, FINK JR. Imaging of brain metastases. Surg Neurol Int, 2013, 4 (Suppl 4): S209-S219.

[16] DAVIS JM, ZIMMERMAN RA, BILANIUK LT. Metastases to the central nervous system. Radiol Clin North Am, 1982, 20 (3): 417-435.

[17] CHEN XZ, YIN XM, AI L, et al. Differentiation between brain glioblastoma multiforme and solitary metastasis: qualitative and quantitative analysis based on routine MR imaging. Am J Neuroradiol, 2012, 33 (10): 1907-1912.

[18] HAKYEMEZ B, ERDOGAN C, GOKALP G, et al. Solitary metastases and high-grade gliomas: radiological differentiation by morphometric analysis and perfusion-weighted MRI. Clin Ra-

diol, 2010, 65 (1): 15-20.

[19] POTTS DG, ABBOTT GF, VON SNEIDERN JV. National Cancer Institute study: evaluation of computed tomography in the diagnosis of intracranial neoplasms. III. Metastatic tumors. Radiology, 1980, 136 (3): 657-664.

[20] OHNO Y, KOYAMA H, NOGAMI M, et al. Whole-body MR imaging vs. FDG-PET: comparison of accuracy of M-stage diagnosis for lung cancer patients. J Magn Reson Imaging, 2007, 26 (3): 498-509.

[21] KRÜGER S, MOTTAGHY FM, BUCK AK, et al. Brain metastasis in lung cancer. Comparison of cerebral MRI and 18F-FDG-PET/CT for diagnosis in the initial staging. Nuklearmedizin, 2011, 50 (3): 101-106.

[22] BRITTON KE. Nuclear medicine imaging in bone metastases. Cancer Imaging, 2015, 2 (2): 84-86.

[23] MOHILE NA, ABREY LE. Primary central nervous system lymphoma. Neurol Clin, 2007, 25 (4): 1193-1207.

[24] KÜKER W, NÄGELE T, KORFEL A, et al. Primary central nervous system lymphomas (PCNSL): MRI features at presentation in 100 patients. J Neurooncol, 2005, 72 (2): 169-177.

[25] BIERMAN P, GIGLIO P. Diagnosis and treatment of central nervous system involvement in non-Hodgkin's lymphoma. Hematol Oncol Clin North Am, 2005, 19 (4): 597-609.

[26] GRIMM S, CHAMBERLAIN M. Hodgkin's Lymphoma: A Review of Neurologic Complications. Adv Hematol, 2011, 2011: 624578.

[27] HALDORSEN IS, ESPELAND A, LARSSON EM. Central nervous system lymphoma: characteristic findings on traditional and advanced imaging. AJNR Am J Neuroradiol, 2011, 32 (6): 984-992.

[28] MALIKOVA H, BURGHARDTOVA M, KOUBSKA E, et al. Secondary central nervous system lymphoma: spectrum of morphological MRI appearances. Neuropsychiatr Dis Treat, 2018, 14: 733-740.

[29] HALDORSEN IS, KRÅKENES J, KROSSNES BK, et al. CT and MR imaging features of primary central nervous system lymphoma in Norway, 1989-2003. AJNR Am J Neuroradiol, 2009, 30 (4): 744-751.

[30] ZACHARIA TT, LAW M, NAIDICH TP, et al. Central nervous system lymphoma characterization by diffusion-weighted imaging and MR spectroscopy. J Neuroimaging, 2008, 18 (4): 411-417.

[31] SWERDLOW SH, CAMPO E, PILERI SA, et al. The 2016 revision of the World Health Organization classification of lymphoid neoplasms. Blood, 2016, 127 (20): 2375-2390.

[32] HUYNH KN, NGUYEN BD. Histiocytosis and Neoplasms of Macrophage-Dendritic Cell Lineages: Multimodality Imaging with Emphasis on PET/CT. Radiographics, 2021, 41 (2): 576-594.

[33] HASHMI SS, GUHA-THAKURTA N, KETONEN L, et al. Central Nervous System and Head and Neck Histiocytoses: A Comprehensive Review on the Spectrum of Imaging Findings. Neurographics (2011), 2016, 6 (2): 114-122.

[34] LA BARGE DV 3RD, SALZMAN KL, HARNSBERGER HR, et al. Sinus histiocytosis with massive lymphadenopathy (Rosai-Dorfman disease): imaging manifestations in the head and neck. AJR Am J Roentgenol, 2008, 191 (6): W299-W306.

[35] SEDRAK P, KETONEN L, HOU P, et al. Erdheim-Chester disease of the central nervous system: new manifestations of a rare disease. AJNR Am J Neuroradiol, 2011, 32 (11): 2126-2131.

[36] GROIS N, FAHRNER B, ARCECI RJ, et al. Central nervous system disease in Langerhans cell histiocytosis. J Pediatr, 2010, 156 (6): 873-881.e1.

[37] RASLAN OA, SCHELLINGERHOUT D, FULLER GN, et al. Rosai-Dorfman disease in neuroradiology: Imaging findings in a series of 10 patients. Am J Roentgenol, 196 (2): W187-W193.

[38] PROSCH H, GROIS N, PRAYER D, et al. Central diabetes insipidus as presenting symptom of Langerhans cell histiocytosis. Pediatr Blood Cancer, 2004, 43 (5): 594-599.

[39] FRIEDMAN DI, LIU GT, DIGRE KB. Revised diagnostic criteria for the pseudotumor cerebri syndrome in adults and children. Neurology, 2013, 81 (13): 1159-1165.

[40] FRIEDMAN DI, JACOBSON DM. Diagnostic criteria for idiopathic intracranial hypertension. Neurology, 2002, 59 (10): 1492-1495.

[41] DELEN F, PEKER E, ONAY M, et al. The Significance and Reliability of Imaging Findings in Pseudotumor Cerebri. Neuroophthalmology, 2018, 43 (2): 81-90.

[42] DEGNAN AJ, LEVY LM. Pseudotumor cerebri: brief review of clinical syndrome and imaging findings. AJNR Am J Neuroradiol, 2011, 32 (11): 1986-1993.

[43] LOZANO R, NAGHAVI M, FOREMAN K, et al. Global and regional mortality from 235 causes of death for 20 age groups in 1990 and 2010: A systematic analysis for the Global Burden of Disease Study 2010. Lancet, 380 (9859): 2095-2128.

[44] NAVI BB, IADECOLA C. Ischemic stroke in cancer patients: A review of an underappreciated pathology. Ann Neurol, 2018, 83 (5): 873-883.

[45] DHARMASAROJA PA, MUENGTAWEEPONGSA S. Outcomes of patients with large middle cerebral artery infarct treated with and without intravenous thrombolysis. J Neurosci Rural Pract, 2016, 7 (1): 36-39.

[46] MERWICK Á, WERRING D. Posterior circulation ischaemic stroke. BMJ, 2014, 348: g3175.

[47] PULA JH, YUEN CA. Eyes and stroke: the visual aspects of cerebrovascular disease. Stroke Vasc Neurol, 2017, 2 (4): 210-220.

[48] TOMANDL BF, KLOTZ E, HANDSCHU R, et al. Comprehensive imaging of ischemic stroke with multisection CT. Radiographics, 2003, 23 (3): 565-592.

[49] FURIE KL, JAYARAMAN MV. 2018 guidelines for the early management of patients with acute ischemic stroke. Stroke, 2018, 49: 509-510.

[50] TOMURA N, UEMURA K, INUGAMI A, et al. Early CT finding in cerebral infarction: obscuration of the lentiform nucleus. Radiology, 1988, 168 (2): 463-467.

[51] TRUWIT CL, BARKOVICH AJ, GEAN-MARTON A, et al. Loss of the insular ribbon: another early CT sign of acute middle cerebral artery infarction. Radiology, 1990, 176 (3): 801-806.

[52] SCHUIERER G, HUK W. The unilateral hyperdense middle

cerebral artery: an early CT-sign of embolism or thrombosis. Neuroradiology, 1988, 30 (2): 120-122.

[53] MANELFE C, LARRUE V, VON KUMMER R, et al. Association of hyperdense middle cerebral artery sign with clinical outcome in patients treated with tissue plasminogen activator. Stroke, 1999, 30 (4): 769-772.

[54] GOLDMAKHER GV, CAMARGO EC, FURIE KL, et al. Hyperdense basilar artery sign on unenhanced CT predicts thrombus and outcome in acute posterior circulation stroke. Stroke, 2009, 40 (1): 134-139.

[55] BEAUCHAMP NJ JR, BARKER PB, WANG PY, et al. Imaging of acute cerebral ischemia. Radiology, 1999, 212 (2): 307-324.

[56] SORENSEN AG, BUONANNO FS, GONZALEZ RG, et al. Hyperacute stroke: evaluation with combined multisection diffusion-weighted and hemodynamically weighted echo-planar MR imaging. Radiology, 1996, 199 (2): 391-401.

[57] SARBU N, SHIH RY, JONES RV, et al. White Matter Diseases with Radiologic-Pathologic Correlation. Radiographics, 2016, 36 (5): 1426-1447.

[58] THOMPSON AJ, BANWELL BL, BARKHOF F, et al. Diagnosis of multiple sclerosis: 2017 revisions of the McDonald criteria. Lancet Neurol, 2018, 17 (2): 162-173.

[59] WILLIAMS R, BUCHHEIT CL, BERMAN NE, et al. Pathogenic implications of iron accumulation in multiple sclerosis. J Neurochem, 2012, 120: 7-25.

[60] NESBIT GM, FORBES GS, SCHEITHAUER BW, et al. Multiple sclerosis: histopathologic and MR and/or CT correlation in 37 cases at biopsy and three cases at autopsy. Radiology, 1991, 180 (2): 467-474.

[61] RAMAN R, DEVARAMANE R, JAGADISH GM, et al. Various Imaging Manifestations of Posterior Reversible Encephalopathy Syndrome (PRES) on Magnetic Resonance Imaging (MRI). Pol J Radiol, 2017, 82: 64-70.

[62] BARTYNSKI WS. Posterior reversible encephalopathy syndrome, part 2: controversies surrounding pathophysiology of vasogenic edema. Am J Neuroradiol, 2008 Jun, 29 (6): 1043-1049.

[63] BARTYNSKI WS, BOARDMAN JF. Distinct imaging patterns and lesion distribution in posterior reversible encephalopathy syndrome. AJNR Am J Neuroradiol, 2007, 28 (7): 1320-1327.

[64] HEFZY HM, BARTYNSKI WS, BOARDMAN JF, et al. Hemorrhage in posterior reversible encephalopathy syndrome: imaging and clinical features. AJNR Am J Neuroradiol, 2009, 30 (7): 1371-1379.

[65] BARTYNSKI WS, TAN HP, BOARDMAN JF, et al. Posterior reversible encephalopathy syndrome after solid organ transplantation. AJNR Am J Neuroradiol, 2008, 29 (5): 924-930.

[66] RAO DA, DELLARIPA PF. Extrapulmonary manifestations of sarcoidosis. Rheum Dis Clin North Am, 2013, 39 (2): 277-297.

[67] OBENAUF CD, SHAW HE, SYDNOR CF, et al. Sarcoidosis and its ophthalmic manifestations. Am J Ophthalmol, 1978, 86 (5): 648-655.

[68] BAUGHMAN RP, TEIRSTEIN AS, JUDSON MA, et al. Clinical characteristics of patients in a case control study of sarcoidosis. Am J Respir Crit Care Med, 2001, 164 (10 Pt 1):

1885-1889.

[69] GANESHAN D, MENIAS CO, LUBNER MG, et al. Sarcoidosis from Head to Toe: What the Radiologist Needs to Know. Radiographics, 2018, 38 (4): 1180-1200.

[70] PUROHIT BS, VARGAS MI, AILIANOU A, et al. Orbital tumours and tumour-like lesions: exploring the armamentarium of multiparametric imaging. Insights Imaging, 2016, 7 (1): 43-68.

[71] MAVRIKAKIS I, ROOTMAN J. Diverse clinical presentations of orbital sarcoid. Am J Ophthalmol, 2007, 144 (5): 769-775.

[72] ZAJICEK JP, SCOLDING NJ, FOSTER O, et al. Central nervous system sarcoidosis--diagnosis and management. QJM, 1999, 92 (2): 103-117.

[73] PATEL S. Ocular sarcoidosis. Int Ophthalmol Clin, 2015, 55 (3): 15-24.

[74] SHAH R, ROBERSON GH, CURÉ JK. Correlation of MR imaging findings and clinical manifestations in neurosarcoidosis. AJNR Am J Neuroradiol, 2009, 30 (5): 953-961.

[75] SMITH JK, MATHEUS MG, CASTILLO M. Imaging manifestations of neurosarcoidosis. AJR Am J Roentgenol, 2004, 182 (2): 289-295.

[76] VETTIYIL B, GUPTA N, KUMAR R. Positron emission tomography imaging in sarcoidosis. World J Nucl Med, 2013, 12 (3): 82-86.

[77] KNOPP U, KNOPP A, STELLMACHER F, et al. A non-midline spheno-orbital encephalocele in a newborn. Cent Eur Neurosurg, 2009, 70 (1): 43-47.

[78] MEHENDALE NH, SAMY RN, ROLAND PS. Management of pseudomeningocele following neurotologic procedures. Otolaryngol Head Neck Surg, 2004, 131 (3): 253-262.

[79] YANG WQ, FENG JY, LIU HJ, et al. Analysis of petrous apex meningocele associated with meningioma: is there any relation with chronic intracranial hypertension?. Neuroradiology, 2018 Feb, 60 (2): 151-159.

[80] MORIHARA H, ZENKE K, SHODA D, et al. Intraorbital encephalocele in an adult patient presenting with pulsatile exophthalmos. Case report. Neurol Med Chir (Tokyo), 2010, 50 (12): 1126-1128.

[81] ASIL K, GUNDUZ Y, YALDIZ C, et al. Intraorbital Encephalocele Presenting with Exophthalmos and Orbital Dystopia: CT and MRI Findings. J Korean Neurosurg Soc, 2015, 57 (1): 58-60.

[82] RINKEL GJ, DJIBUTI M, ALGRA A, et al. Prevalence and risk of rupture of intracranial aneurysms: a systematic review. Stroke, 1998, 29 (1): 251-256.

[83] KEEDY A. An overview of intracranial aneurysms. Mcgill J Med, 2006, 9 (2): 141-146.

[84] HOWARD BM, HU R, BARROW JW, et al. Comprehensive review of imaging of intracranial aneurysms and angiographically negative subarachnoid hemorrhage. Neurosurg Focus, 2019, 47 (6): E20.

[85] BEDERSON JB, CONNOLLY ES JR, BATJER HH, et al. Guidelines for the management of aneurysmal subarachnoid hemorrhage: a statement for healthcare professionals from a special writing group of the Stroke Council, American Heart Association. Stroke, 2009, 40 (3): 994-1025.

[86] ZIMMER DV. Oculomotor nerve palsy from posterior communicating artery aneurysm. J La State Med Soc，1991，143（8）：22-25.

[87] DIMOPOULOS VG，FOUNTAS KN，FELTES CH，et al. Literature review regarding the methodology of assessing third nerve paresis associated with non-ruptured posterior communicating artery aneurysms. Neurosurg Rev，2005，28（4）：256-260.

[88] HIRSCH WL，HRYSHKO FG，SEKHAR LN，et al. Comparison of MR imaging，CT，and angiography in the evaluation of the enlarged cavernous sinus. Am J Roentgenol，1988，151（5）：1015-1023.

[89] AHMED O，ZHANG S，BROWN BL，et al. Anterior communicating artery aneurysm：Accuracy of CT angiography in determination of inflow dominance. Neuroradiol J，2015，28（4）：389-395.

第十章　第Ⅱ~Ⅵ对脑神经

J. Matthew Debnam

孟欣怡　高燕军　杨立娟　译

　　眼眶的五对脑神经（CN）传递着眼部肌肉运动、视觉和面部感觉等重要的运动和感觉信息。这些脑神经包括 CN Ⅱ、CNⅢ、CNⅣ、CN Ⅴ 和 CNⅥ。这些脑神经病变可能起源于神经（如视神经胶质瘤），也可能起源于神经鞘（如脑膜瘤和神经鞘瘤）。其他原发性和继发性肿瘤也可沿神经扩散，包括神经周围肿瘤扩散、软脑膜病和神经淋巴瘤病等。感染和其他疾病（如特发性眼眶炎症和 IgG4 相关性疾病），也可涉及这些脑神经。因此，影像学对疾病定位、定性及提炼鉴别诊断方面起着重要作用。

　　用于评估脑神经的影像学方法包括 CT、MRI 和 PET/CT。CT 用于评估骨性神经孔的增宽和破坏。MRI 具有较高的对比分辨率，可以显示脑神经的强化病灶。MRI 和 PET/CT 为治疗计划的制订和评估疗效反应提供了重要信息。

　　本章通过回顾疾病背景知识、临床表现和影像学特征，概述涉及这些脑神经的常见或不常见的恶性肿瘤和肿瘤样病变的流行病学特征和影像学表现，可帮助放射科医生缩小脑神经病变的鉴别诊断范围。颅底、鼻腔鼻窦、垂体、海绵窦、脑部包括视辐射在内的影响眼眶的脑神经病变在其他章节讨论。

第一节 解 剖

　　眼球及眶内结构的神经支配较为复杂。眶壁由额骨、颧骨、蝶骨、泪骨、筛骨、腭骨和上颌骨七块骨组成，眼眶内的神经主要有视神经、动眼神经、滑车神经、外展神经和三叉神经的眼神经支和部分上颌神经支。图 10.1~ 图 10.3 为相关脑神经解剖示意图，图 10.4、图 10.5 为影像解剖。

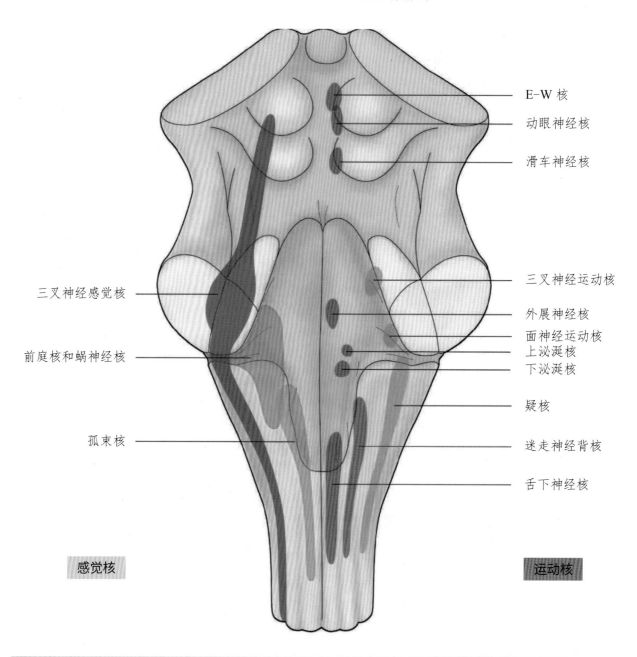

▲ 图 10.1　脑干和脑神经核团示意图（右侧为运动核，左侧为感觉核）

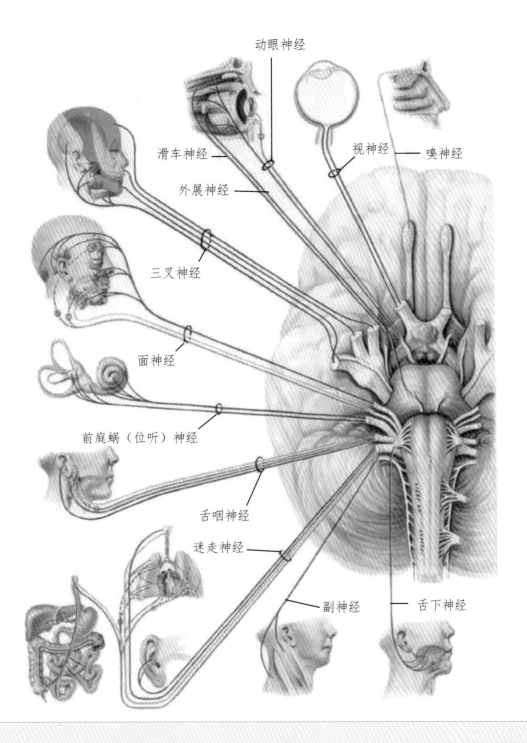

动眼神经

滑车神经

外展神经

视神经

嗅神经

三叉神经

面神经

前庭蜗（位听）神经

舌咽神经

迷走神经

副神经

舌下神经

▲ 图 10.2　视神经、动眼神经、滑车神经和外展神经示意图

　　视神经自眼球向后走行到视皮质。动眼神经自中脑发出，经海绵窦外侧壁，再经眶上裂进入眶内。滑车神经起自中脑后部，绕大脑脚延伸，经海绵窦外侧壁，再经眶上裂入眶。外展神经自脑桥延髓的交界处发出，经桥前池、颈内动脉海绵窦段外下侧、眶上裂进入眶内。

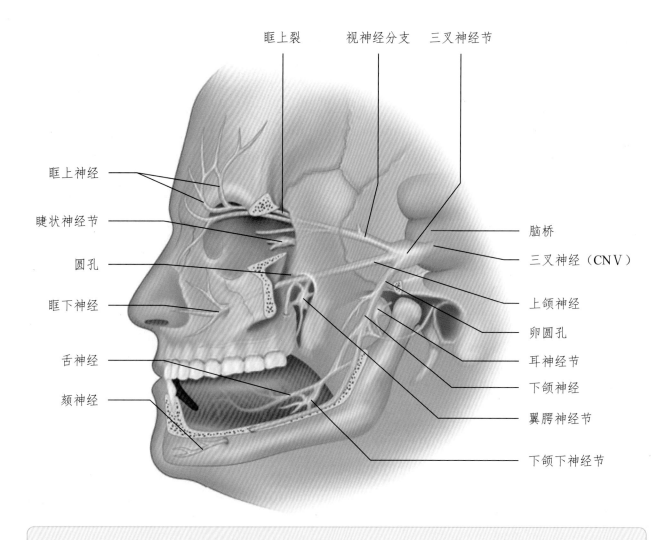

眶上裂　　视神经分支　　三叉神经节

眶上神经

睫状神经节

圆孔

眶下神经

舌神经

颏神经

脑桥

三叉神经（CN Ⅴ）

上颌神经

卵圆孔

耳神经节

下颌神经

翼腭神经节

下颌下神经节

▲ 图 10.3　三叉神经（CN Ⅴ）示意图

　　神经根起自脑桥外侧，穿过桥前池进入 Meckel 腔，三叉神经（半月神经节）位于此处。三叉神经有三条分支，眼神经（CN Ⅴ₁）经海绵窦外侧壁走行，经眶上裂进入眼眶，分支经眶上孔延伸至面上部。上颌神经（CN Ⅴ₂）穿过海绵窦外侧壁，经圆孔出颅底，进入翼腭窝，再经眶下裂、眶下管延伸至面中部。下颌神经（CN Ⅴ₃）经卵圆孔向下穿行，分支形成舌神经和下牙槽神经。

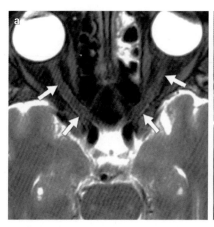
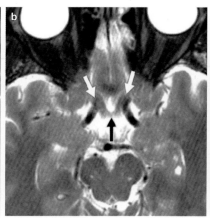
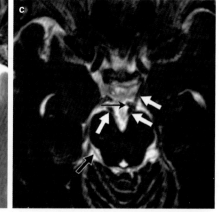

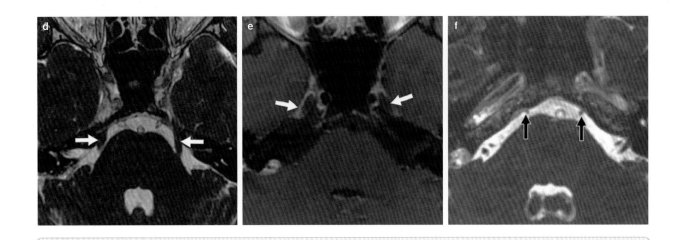

▲ 图 10.4　MRI 示第Ⅱ～Ⅵ对脑神经

　　（a）视神经从球后延伸至视神经管（箭头）；（b）视交叉前视神经（白色箭头）连接形成视交叉（黑色箭头）；（c）动眼神经（白色箭头）从大脑脚发出进入脚间池，注意左侧动眼神经走行于左侧大脑后动脉下方（细黑箭头），右侧滑车神经位于环池内（粗黑箭头）；（d）三叉神经根（箭头）位于桥前池；（e）双侧 Meckel 腔（箭头）是走行三叉神经的腔道，内含三叉神经节；（f）外展神经走行于桥前池（箭头）。

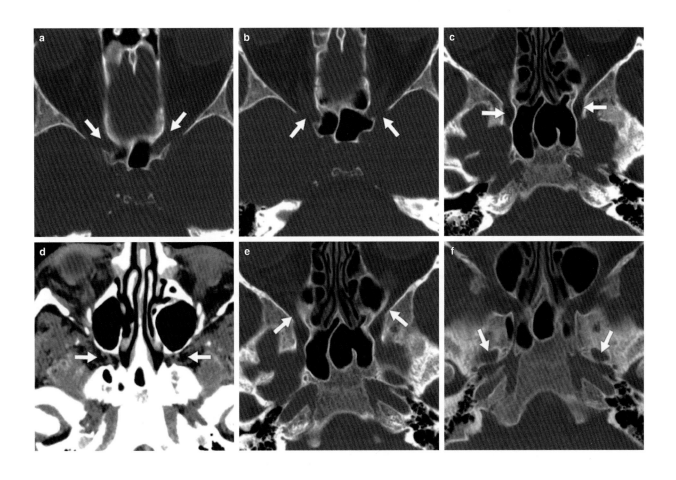

> ▲ 图 10.5　眼眶及颅底孔道 CT 图像
>
> 　（a）视神经管（箭头）；（b）眶上裂（箭头）；（c）圆孔（箭头）；（d）翼腭窝（箭头）；（e）眶下裂（箭头）；（f）卵圆孔（箭头）。

视神经（CNⅡ）将视觉信息从眼球传递到视皮质，由少突胶质细胞髓鞘化形成轴突，为脑白质纤维束的一部分，周围蛛网膜下腔环绕，被覆脑膜，易发生胶质瘤和脑膜瘤。视神经分为眼球内段、眶内段、管内段和颅内段四段。视神经从眼球后部发出，经视神经管出眼眶，双侧视神经汇合形成视交叉。视神经的鼻侧（内侧）纤维在视交叉中交叉，颞侧（外侧）纤维不交叉。来自视交叉的神经纤维沿后外侧方向走行至外侧膝状体。视辐射起源于外侧膝状体，向后走行至枕叶的初级视皮质（详见第 9 章）。

动眼神经（CNⅢ）支配上直肌、下直肌、内直肌、下斜肌、上睑提肌的运动功能。动眼神经核位于中脑导水管周围灰质腹侧。支配瞳孔括约肌和睫状肌的副交感神经纤维起源于动眼神经核后部的 Edinger-Westphal 核，负责瞳孔对光反射和晶状体调节反应。动眼神经从大脑脚内侧突入脚间池，穿过中脑周围池，在大脑后动脉的下方和小脑上动脉的上方，作为海绵窦最上方的神经进入海绵窦外侧壁，经眶上裂进入眶内。动眼神经上支支配上直肌和上睑提肌（上直肌 - 上睑提肌复合体），下支支配下直肌、内直肌和下斜肌。

滑车神经（CNⅣ）支配上斜肌，核团位于中脑导水管周围灰质腹侧，纤维在中脑向后延伸，在中脑导水管周围灰质背侧交叉，然后紧贴下丘下方出脑桥，在环池内绕大脑脚向前走行，沿小脑幕游离缘走行并穿过小脑幕的游离缘和附着缘间的硬脑膜，穿过海绵窦外侧壁，位于动眼神经下方（CNⅢ），三叉神经眼支上方（CNV$_1$），经眶上裂进入眶内。滑车神经位于上直肌 - 上睑提肌复合体上方，向眼眶内上侧延伸，支配上斜肌。

三叉神经（CNⅤ）是最粗的脑神经，包含感觉根和运动根，支配面部和黏膜感觉功能和咀嚼肌运动功能。三叉神经包括中脑核、感觉核、脊束核和运动核 4 个核团，核团从中脑向下延伸至延髓上部。三叉神经根从脑桥外侧出脑干，经桥前池进入三叉神经节（Gasserian 神经节）所在的岩尖（Meckel 腔）硬脑膜隐窝。三叉神经分为眼神经（CNV$_1$）、上颌神经（CNV$_2$）和下颌神经（CNV$_3$）3 个分支。CNV$_1$ 和 CNV$_2$ 段走行于海绵窦外侧壁。CNV$_1$ 段通过眶上裂进入眶内，有三条终末支分别经眶上裂进入眶内：泪腺神经支配泪腺和上眼睑的一部分，额神经经眶上切迹穿出，为面部上部和头皮提供感觉神经支配，鼻睫状神经为眼睑、结膜、角膜、筛窦气房和鼻腔黏膜提供感觉神经支配。CNV$_2$ 段经圆孔出颅底，穿过翼腭窝，再经眶下裂进入眶内，在眶下沟内通过眶下管，经眶下孔延伸至面部，为面部中部提供感觉神经支配。CNV$_3$ 段经卵圆孔出颅底进入颞下窝，分为舌神经（舌前 2/3 感觉）和下牙槽神经（支配下牙、颏部的感觉及咀嚼肌的运动）。

外展神经（CNⅥ）支配外直肌。外展神经核位于脑桥背侧，第四脑室底部下方。外展神经在脑桥延髓的交界处发出，穿过桥前池，大多数在脑桥延髓交界的最内侧出脑干（面神经 CNⅦ和前庭蜗神经 CNⅧ更偏外侧），经桥前池前行至斜坡，沿斜坡向上走行于 Dorello 管的纤维鞘内，经岩尖内侧向海绵窦走行，位于海绵窦中央静脉部颈内动脉外下方，经眶上裂进入眶内，支配外直肌。

第二节 视神经鞘脑膜瘤

【背景知识】视神经鞘脑膜瘤是起源于视神经鞘蛛网膜帽状细胞的良性肿瘤；位于硬脑膜内侧[1]；与神经纤维瘤病Ⅱ型（NF-Ⅱ）相关[2]。

【疾病概述】视神经鞘脑膜瘤平均发病年龄为40岁[2]；高达25%的病例见于儿童，并且更具有侵袭性[3]；女性好发[2]；通常单侧发病[2, 4]；肿瘤向视交叉和对侧神经蔓延，可导致双侧受累[2]；临床表现包括视力下降，眼球突出[3]。

【影像表现】视神经鞘脑膜瘤影像上主要有三种表现，即管状（65%）、外生型（25%）或梭形（10%）[2]；在轴位和斜矢状位上表现为强化的脑膜瘤包绕未强化的视神经，即"轨道征"[5]；在冠状面上，强化的脑膜瘤包绕视神经[6]；视神经管内的脑膜瘤可引起视神经管增宽或骨质增生[2]。

- CT 与视神经等密度，均匀强化；围绕视神经的钙化形成"袖套样"征象[2]；用于检测钙化和评估骨性视神经管[3]。

- MRI 与视神经相比，T1WI呈等信号至低信号，增强扫描均匀强化；T2WI呈等信号至高信号[7, 8]。

- PET/CT 有报道 68Ga-DOTATATE PET/CT可确诊视神经鞘脑膜瘤[9, 10]；68Ga-DOTATATE是一种放射性标记的生长抑素受体配体；脑膜瘤存在生长抑素受体过度表达；神经内分泌肿瘤和垂体瘤也可表现为 68Ga-DOTATATE 摄取升高[9]。

【要点】仔细观察眶尖和视神经管；"轨道征"也可见于其他病变，如视神经周围淋巴瘤、白血病、转移瘤、特发性眼眶炎症、结节病、Erdheim-Chester病、视神经周围出血和视神经炎。

【病例】图 10.6~ 图 10.9 为视神经鞘脑膜瘤病例。

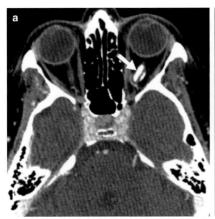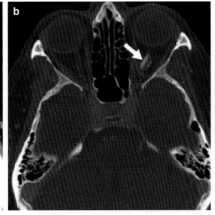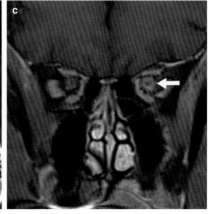

▲ 图 10.6 女，57 岁，视神经鞘脑膜瘤致左眼视力障碍

（a）CT 增强扫描轴位软组织窗显示左侧视神经周围轨道状钙化（箭头）；（b）CT 增强扫描轴位骨窗显示轨道状钙化（箭头）；（c）MRI T1WI 增强冠状位显示视神经鞘脑膜瘤均匀强化并环绕视神经（箭头）。

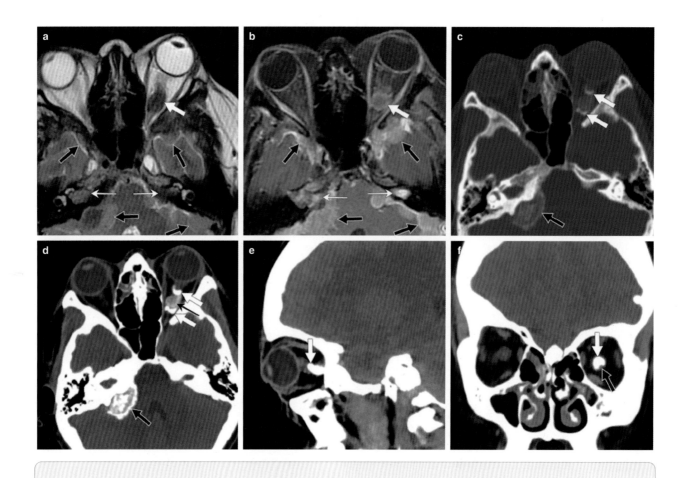

▲ 图 10.7　女，28 岁，既往 NF-Ⅱ 病史，视神经鞘脑膜瘤伴头痛、视神经乳头水肿

　　(a)MRI 无脂肪饱和 T2WI 轴位示左侧视神经低信号肿块(粗白箭头)，颅内可见多发脑膜瘤(黑色箭头)及双侧前庭神经鞘瘤(细白箭头)；(b) MRI 脂肪饱和 T1WI 增强轴位示视神经鞘脑膜瘤(粗白箭头)、颅内脑膜瘤(黑色箭头)、双侧前庭神经鞘瘤(细白箭头)强化；(c) CT 增强扫描轴位骨窗示左侧视神经鞘脑膜瘤(白色箭头)和右侧颅后窝脑膜瘤(黑色箭头)钙化；(d) CT 增强扫描轴位软组织窗示视神经鞘脑膜瘤钙化(白色箭头)及强化的非钙化部分(细黑箭头)，注意右颅后窝脑膜瘤的钙化和强化(粗黑箭头)；(e) CT 增强扫描矢状位软组织窗显示包绕左侧视神经的视神经鞘脑膜瘤钙化(箭头)；(f) CT 增强扫描冠状位软组织窗显示包绕左侧视神经(黑色箭头)的视神经鞘脑膜瘤钙化(白色箭头)。

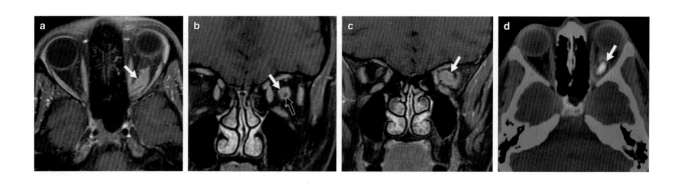

▲ 图 10.8　女，28 岁，左眼视力丧失 1 年

（a）MRI 脂肪饱和 T1WI 增强轴位示左侧视神经区均匀强化的肿块（箭头）；（b）MRI 脂肪饱和 T1WI 增强冠状位示均匀强化的肿块（白色箭头），包绕视神经（黑色箭头），提示为脑膜瘤；（c）MRI 脂肪饱和 T1WI 增强冠状位显示眼眶后部见均匀强化肿块（箭头），但未见视神经，视神经胶质瘤不能完全排除；（d）^{68}Ga-DOTATATE PET/CT 示视神经脑膜瘤呈高亲和力（箭头）。

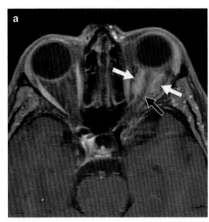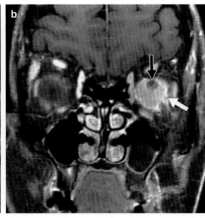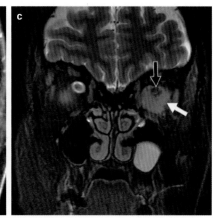

▲ 图 10.9　女，36 岁，眼科常规检查发现视神经乳头水肿

（a）MRI 脂肪饱和 T1WI 增强轴位显示左侧视神经鞘脑膜瘤偏心性包绕视神经（黑色箭头），呈均匀强化（白色箭头）；（b）MRI 脂肪饱和 T1WI 增强冠状位显示左侧视神经鞘脑膜瘤偏心性包绕视神经（黑色箭头），呈均匀强化（白色箭头）；（c）MRI 脂肪饱和 T2WI 冠状位显示视神经（黑色箭头）周围的脑膜瘤呈高信号（白色箭头）。

第三节　视神经胶质瘤

【背景知识】视神经胶质瘤多数为毛细胞星形细胞瘤（WHO Ⅰ级）[11]；常与神经纤维瘤病 Ⅰ 型（NF-Ⅰ）相关 [11, 12]。

【疾病概述】视神经胶质瘤常见于儿童（75%），无性别倾向 [11]；在成人中更具侵袭性（这种情况下可能与 NF-Ⅰ 无关 [12]）；伴发 NF-Ⅰ 时可为双侧和多灶性；NF-Ⅰ 患者最常见累及部位是视神经；非 NF-Ⅰ 患者最常见累及部位是视交叉 [13]；视神经胶质瘤临床表现包括视力下降，眼球突出 [14, 15]。

【影像表现】视神经梭形或外生性增粗；视神经可因扭结、屈曲而延长 [16]；无钙化；视神经胶质瘤多数为分叶状实性肿瘤，有报道肿瘤内可见囊性成分，特别是非 NF-Ⅰ 患者易出现 [15]。

- CT　与视神经相比呈等密度，均匀强化。

● MRI 与对侧视神经相比，T1WI呈等信号至低信号，增强扫描不同程度强化；T2WI呈等信号至高信号[13, 15]。

【要点】仔细观察眶尖、视神经至视交叉、下丘脑、视束。

【病例】图10.10~图10.12为视神经胶质瘤病例。

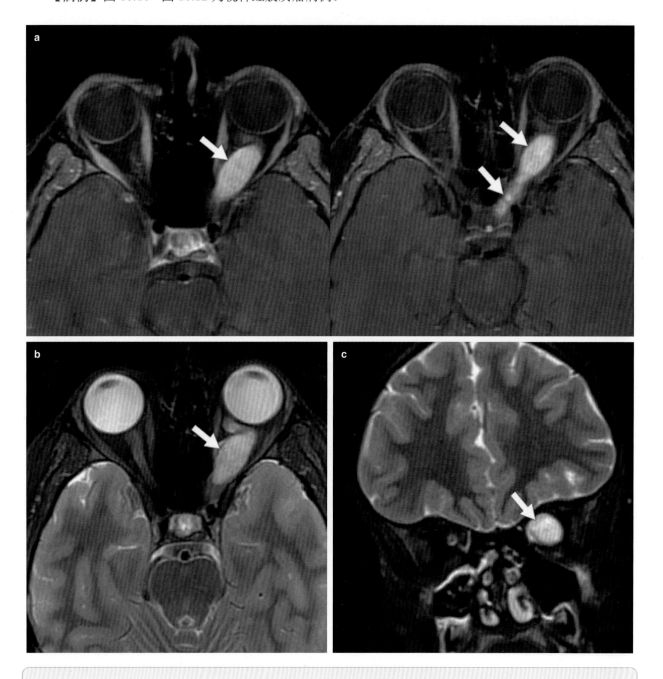

▲ 图10.10　女，10岁，视神经胶质瘤致左眼视力下降

（a）MRI脂肪饱和T1WI增强轴位示一均匀强化的管状肿块，累及左侧视神经眶内段、视神经管内段和视交叉前段（箭头）；（b）MRI脂肪饱和T2WI轴位显示视神经胶质瘤呈高信号（箭头）；（c）MRI脂肪饱和T2WI冠状位显示视神经胶质瘤呈高信号（箭头）。

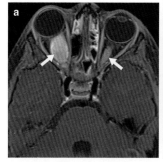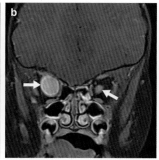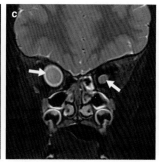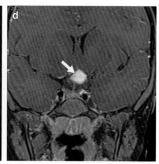

▲ 图 10.11 女，3 岁，NF-I 伴右眼视力丧失

（a）MRI 脂肪饱和 T1WI 增强轴位示双侧视神经胶质瘤均匀强化（箭头）；（b）MRI 脂肪饱和 T1WI 增强冠状位示双侧视神经胶质瘤均匀强化（箭头）；（c）MRI 脂肪饱和 T2WI 冠状位示胶质瘤呈等信号至高信号（箭头）；（d）MRI 脂肪饱和 T1WI 增强冠状位另见一强化的视交叉胶质瘤（箭头）。

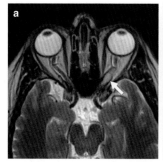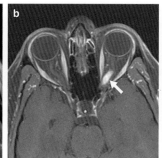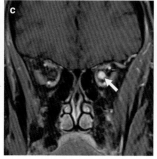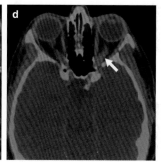

▲ 图 10.12 男，51 岁，由于近 2 年视力变化就诊，左侧视神经病变考虑诊断为胶质瘤或脑膜瘤

（a）MRI 脂肪饱和 T2WI 轴位示左侧视神经增粗呈高信号（箭头）；（b）MRI 脂肪饱和 T1WI 增强轴位示左侧视神经梭形病变均匀强化（箭头）；（c）MRI 脂肪饱和 T1WI 增强冠状位示左侧视神经梭形病变均匀强化（箭头）；（d）68Ga-DOTATATE PET/CT 示病灶低摄取，综合影像学表现符合视神经胶质瘤（箭头）。

第四节 视神经炎

【背景知识】视神经炎为视神经的炎性反应[13]；病因包括自身免疫性疾病（如多发性硬化、视神经脊髓炎等）、系统性疾病（如系统性红斑狼疮、结节病、Wegener 病、干燥综合征、白塞病等）[17]。

【疾病概述】视神经炎临床表现包括视力下降和转眼疼痛[8]。

【影像表现】视神经炎表现为视神经肿胀[8]；炎症导致神经周围脂肪条索样密度、信号增高。

• MRI T2WI 高信号；增强扫描可见强化[8]。

【要点】脂肪条索样密度、信号增高。

【病例】图 10.13、图 10.14 为视神经炎病例。

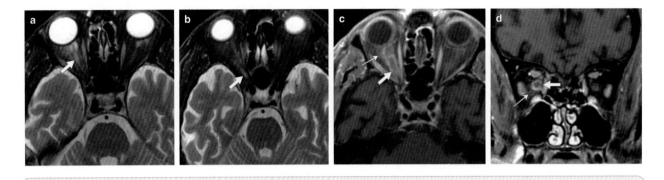

▲ 图 10.13　男，79 岁，急性淋巴细胞白血病，右眼失明，诊断为视神经炎

（a）MRI 脂肪饱和 T2WI 轴位示右侧视神经眶内段呈高信号（箭头）；（b）MRI 脂肪饱和 T2WI 轴位示右侧视神经管内段呈高信号（箭头）；（c）MRI 脂肪饱和 T1WI 增强轴位示右侧视神经和视神经鞘增粗、强化（粗箭头），注意相邻眶内脂肪呈条索样影并强化（细箭头）；（d）MRI 脂肪饱和 T1WI 增强冠状位示右侧视神经和视神经鞘增粗、强化（粗箭头），注意相邻眶内脂肪呈条索样影并强化（细箭头）。

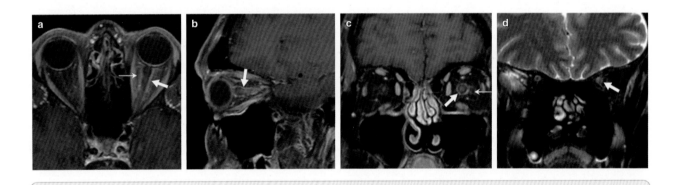

▲ 图 10.14　男，57 岁，转移性黑色素瘤，眼科检查中表现为左眼疼痛和视神经肿胀，诊断为视神经炎

（a）MRI 脂肪饱和 T1WI 增强轴位示左侧视神经和视神经鞘强化（粗箭头），注意相邻眶内脂肪呈条索样影并强化（细箭头）；（b）MRI 脂肪饱和 T1WI 增强矢状位示左侧视神经和视神经鞘强化（粗箭头）；（c）MRI 脂肪饱和 T1WI 增强冠状位示左侧视神经和视神经鞘强化（粗箭头），注意相邻眶内脂肪呈条索样影并强化（细箭头）；（d）MRI 脂肪饱和 T2WI 冠状位示左侧视神经肿胀，信号增高（箭头）。

第五节　神经鞘瘤

【背景知识】良性神经鞘瘤由排列紧密（antoni A 型）或疏松（antoni B 型）的梭形细胞组成[18]；眶周神经受累最多见于三叉神经（CN V）和面神经（CN VII）；起源于外周神经鞘膜的软组织肉瘤称为恶

性外周神经鞘瘤（MPNST）[19]。颅内神经鞘瘤可能与 NF-Ⅱ有关，遗传性多发性神经鞘瘤，包括双侧前庭神经鞘瘤、脑膜瘤和室管膜瘤[20]。神经纤维瘤通常与 NF-Ⅰ相关，遗传性神经纤维瘤常伴虹膜错构瘤、视神经胶质瘤、骨病变、牛奶咖啡斑、腋窝或腹股沟褐色雀斑，可恶变，很少累及脑神经[21]。

【疾病概述】肌肉的失神经萎缩或感觉缺陷，有助于确定病灶的起源脑神经或者病灶长期挤压邻近的脑神经[20]。

【影像表现】神经鞘瘤生长缓慢，表现为受累神经孔缓慢扩大、骨重塑和（或）邻近软组织的占位效应[20, 22]。提示转化为 MPNST 的临床表现包括新发疼痛、生长加速和新发神经功能缺损[23]。

• CT 低至等密度[20]；表现为不同程度的强化[22, 24]。

• MRI 表现取决于 antoni A 型和 B 型细胞的组成[18]；T1WI 低信号至等信号，增强扫描明显强化；T2WI 不均匀高信号是由于细胞排列紧密区（antoni A 型，低信号）与疏松区（antoni B 型，高信号）混合在一起，这些细胞具有不同的含水量和细胞密度[18, 25]，因此神经鞘瘤可呈低信号至等信号[26]；较大的病灶可表现为不均匀强化、囊变以及与内部出血有关的含铁血黄素低信号灶[20]。MPNST 的 MRI 表现包括间隔性生长、体积较大、信号及强化不均匀、内部坏死无强化、边缘不规则、局部侵犯[26]；有文献报道 MPNST 扩散受限[26]，但还需要进一步研究[19]。

• PET 除了 ^{18}F-FDG 高摄取，神经鞘瘤和 MPNST 都可能体积较大，并呈异质性的表现[26]。

【要点】仔细观察脑神经以发现所有病变；注意观察演变为 MPNST 的迹象。

【病例】图 10.15~ 图 10.17 为神经鞘瘤病例。

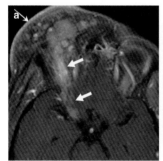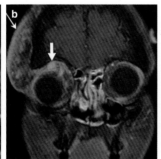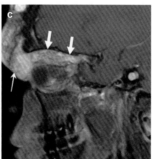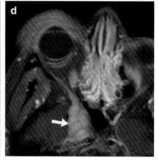

▲ 图 10.15 男，20 岁，确诊 NF-Ⅱ，右面部丛状神经纤维瘤

（a）MRI 脂肪饱和 T1WI 增强轴位示右侧额部头皮和面部丛状神经纤维瘤，呈不均匀强化（细箭头），通过眶上裂沿右侧三叉神经眼支（CNV₁）延伸（粗箭头）；（b）MRI 脂肪饱和 T1WI 增强冠状位示右侧额部头皮和面部丛状神经纤维瘤，呈不均匀强化（细箭头），通过眶上裂沿右侧三叉神经眼支（CNV₁）延伸（粗箭头）；（c）MRI 脂肪饱和 T1WI 增强矢状位示右侧额部头皮和面部丛状神经纤维瘤，呈不均匀强化（细箭头），通过眶上裂沿右侧三叉神经眼支（CNV₁）延伸（粗箭头）；（d）MRI 脂肪饱和 T1WI 增强轴位示神经纤维瘤进一步向后延伸至右侧海绵窦（箭头）。

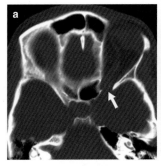 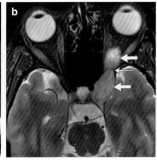 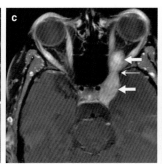 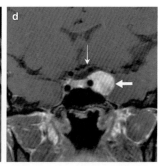

▲ 图 10.16　女，34 岁，偶然发现左侧眼眶神经鞘瘤

（a）CT 平扫轴位骨窗显示左侧眶上裂增宽（箭头）；（b）MRI 脂肪饱和 T2WI 轴位示左侧眶后部和海绵窦区神经鞘瘤，呈等信号至高信号（粗箭头），注意通过眶上裂时病灶变细（细箭头）；（c）MRI 脂肪饱和 T1WI 增强轴位示神经鞘瘤呈均匀强化（粗箭头），通过眶上裂时变细（细箭头）；（d）MRI 脂肪饱和 T1WI 增强冠状位示海绵窦肿块均匀强化（粗箭头），局部占位效应导致视交叉左侧抬高（细箭头）。

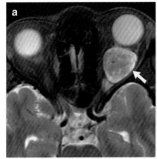 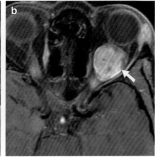 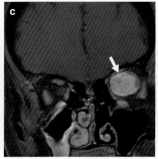 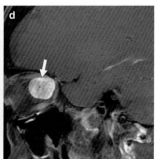

▲ 图 10.17　女，46 岁，影像学检查发现左侧眼球突出伴左侧眼眶占位，切除后病理提示为神经鞘瘤

（a）MRI 脂肪饱和 T2WI 轴位示左眼眶内边界清晰的等信号至高信号肿块（箭头）；（b）MRI 脂肪饱和 T1WI 增强轴位显示神经鞘瘤呈较均匀强化（箭头）；（c）MRI 脂肪饱和 T1WI 增强冠状位显示神经鞘瘤呈较均匀强化（箭头）；（d）MRI 脂肪饱和 T1WI 增强矢状位显示神经鞘瘤呈较均匀强化（箭头）。

第六节　神经周围肿瘤扩散

【背景知识】在镜下见肿瘤沿神经鞘扩散[27]；可从原发肿瘤蔓延甚远[28]；血-神经屏障破坏导致神经内膜毛细血管通透性增加，造影剂的渗漏和聚积，从而致神经强化[29]；最常见于腺样囊性癌和鳞状细胞癌，也见于基底细胞癌、淋巴瘤、黑色素瘤、横纹肌肉瘤、幼年型血管纤维瘤等[21]；神经周围肿瘤扩散与总生存率降低有关[30]。

【疾病概述】神经周围肿瘤扩散临床表现包括疼痛、感觉障碍（异常感觉如灼痛、瘙痒、刺痛等）或肌肉去神经萎缩[21]；最常见受累神经为三叉神经的上颌支（CN V₂）、下颌支（CN V₃）及面神经[21]。

【影像表现】神经周围肿瘤扩散征象包括神经增粗并强化、神经孔脂肪被替代、神经孔扩大或破坏、肌肉去神经萎缩[28]；受累神经在通过颅底孔道时可保持其正常大小；放化疗引起的神经炎可在治疗后数月至数年发生，与神经周围肿瘤扩散鉴别困难[30, 31]。

- MRI 颅底侵犯可表现为正常骨髓脂肪信号被替代[21]；去神经支配的肌肉具有特征性的 MRI 表现[32]（急性期即 < 1 个月 T2WI 高信号、肌肉体积增大并强化，亚急性期即 12~20 个月脂肪沉积导致 T1WI 高信号、肌肉体积可无变化，慢性期即 > 20 个月脂肪萎缩、伴肌肉体积缩小）。

【要点】MRI 脂肪抑制序列有助于病变显示；对病灶数量和其他部位病变进行评价；评估整个神经，确定是否存在跳跃病变；区分原发肿瘤直接扩散和单独转移；可通过影像引导下穿刺对脑神经邻近的异常软组织进行活检[33]；即使临床症状改善，神经强化也可持续存在；影像学和临床进展是肿瘤复发的重要指标[34]。

【病例】图 10.18~ 图 10.20 为神经周围肿瘤扩散病例。

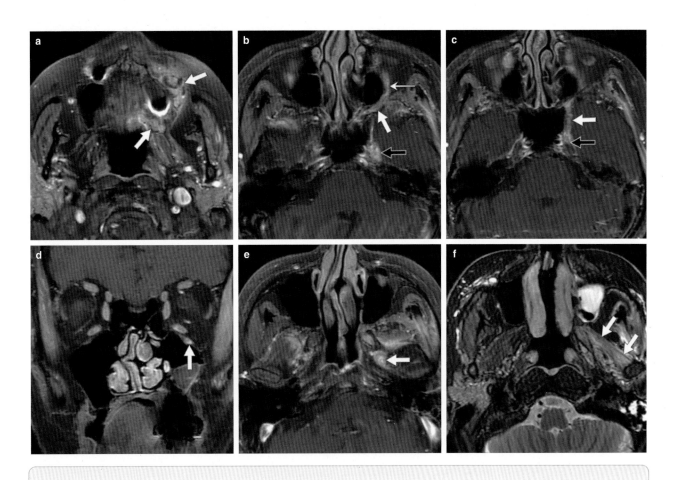

▲ 图 10.18　女，85 岁，硬腭腺样囊性癌，三叉神经 CN V₂ 区至 CN V₃ 区面部麻木

（a）MRI 脂肪饱和 T1WI 增强轴位示左侧硬腭及颊间隙强化（箭头）；（b）MRI 脂肪饱和 T1WI

增强轴位病变通过腭神经向左侧翼腭窝扩散（粗白箭头），经眶下裂沿眶下神经（CNV₂）向远端蔓延（细白箭头），经圆孔和海绵窦扩散至左侧 Meckel 腔（黑色箭头）；（c）MRI 脂肪饱和 T1WI 增强轴位示病灶于圆孔和海绵窦内沿左侧 V₂ 段神经周围扩散（白色箭头），并累及左侧 Meckel 腔前部（黑色箭头）；（d）MRI 脂肪饱和 T1WI 增强冠状位示病灶沿神经周围扩散至左侧眶下神经（CNV₂）（箭头）；（e）MRI 脂肪饱和 T1WI 增强轴位示病灶于卵圆孔内沿左侧三叉神经下颌支（CNV₃）扩散（箭头）；（f）MRI 脂肪饱和 T2WI 轴位示左侧咀嚼肌去神经萎缩（箭头）。

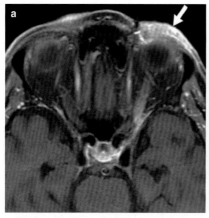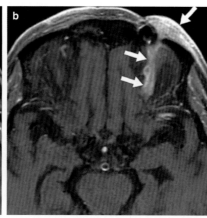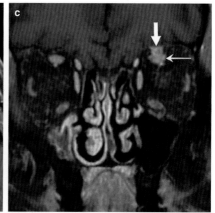

▲ 图 10.19　男，77 岁，左额部鳞状细胞癌，表现为上睑下垂，上方注视时复视

　　（a）MRI 脂肪饱和 T1WI 增强轴位示左上眼睑的强化肿块（箭头）；（b）MRI 脂肪饱和 T1WI 增强轴位示左侧额部的强化肿块，沿左侧三叉神经眼支（CNV₁）周围蔓延（箭头）；（c）MRI 脂肪饱和 T1WI 增强冠状位显示病灶沿左侧 V₁ 神经向周围蔓延（粗箭头），与邻近上直肌–上睑提肌复合体分界不清（细箭头），眼上肌群受累可能性大考虑上方注视复视的临床表现与此相关。

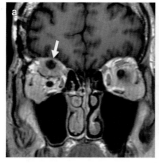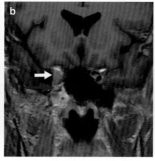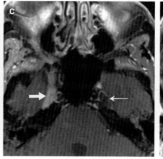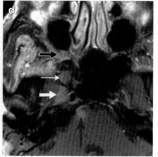

▲ 图 10.20　男，51 岁，面部鳞状细胞癌，右侧突眼

（a）MRI 无脂肪饱和 T1WI 增强冠状位示右侧三叉神经眼支（CNV₁）周围肿瘤（箭头），与上直肌 - 上睑提肌复合体分界欠清；（b）MRI 脂肪饱和 T1WI 增强冠状位显示神经周肿瘤扩散至右侧海绵窦（白色箭头），并在圆孔内累及右侧三叉神经上颌支（CNV₂）（红色箭头）；（c）MRI 脂肪饱和 T1WI 增强轴位示病变向右侧 Meckel 腔生长（粗箭头），左侧 Meckel 腔正常（细箭头）；（d）MRI 脂肪饱和 T1WI 增强轴位示肿瘤沿右侧 Meckel 腔（粗白箭头）、右侧三叉神经下颌支（CNV₃）（细白箭头）、右侧翼腭窝的神经周围扩散（黑色箭头），脑桥前部可见强化（红色箭头），可能与肿瘤从海绵窦沿右侧外展神经周围扩散有关。

第七节　柔脑膜转移

【背景知识】柔脑膜转移是晚期系统性癌症的并发症，其病理机制是肿瘤细胞浸润柔脑膜[35]；原发肿瘤（髓母细胞瘤、少突胶质细胞瘤、室管膜瘤、胶质母细胞瘤）和继发肿瘤（乳腺癌、肺癌和黑色素瘤）均可通过蛛网膜下腔或沿脑神经扩散；CNⅦ和CNⅧ是受累最多的脑神经[35]；神经淋巴瘤病（当恶性血液病，如淋巴瘤沿脑神经和外周神经扩散时使用该术语[36]）最常见于弥漫大 B 细胞淋巴瘤，可在原发肿瘤确诊后数月至数年发生。

【疾病概述】柔脑膜转移临床表现包括脑神经病变、精神状态改变[35, 36]；据报道，约 67% 的柔脑膜转移患者可出现视力障碍（脑神经损害、视神经乳头或视网膜浸润、视神经乳头水肿）[37]。

【影像表现】神经增粗并强化[35]；眶脑神经淋巴瘤病最常发生于眼眶或颌面部的实性肿瘤的直接蔓延[36]。

【要点】检查不及时可导致诊断延误[38]；MRI 脂肪抑制序列有助于病变检出；MRI T1WI 平扫可以更好地发现翼腭窝病变，其特征是脂肪被肿瘤替代；对病灶数量及其他受累部位进行评价；观察整个神经以评估跳跃性病变。

【病例】图 10.21~ 图 10.24 为柔脑膜转移病例。

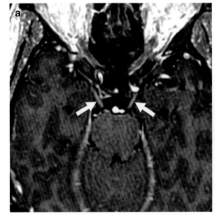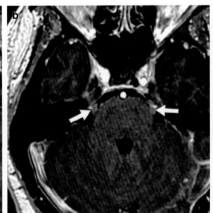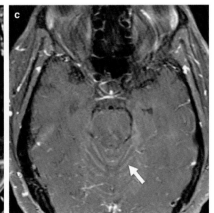

▲ 图 10.21　男，32 岁，急性髓系白血病患者，神经淋巴瘤病引起面部疼痛

（a）MRI 无脂肪饱和 T1WI 增强轴位示动眼神经强化（箭头）；（b）MRI 无脂肪饱和 T1WI 增强轴位示三叉神经根强化（箭头）；（c）MRI 脂肪饱和 T1WI 增强轴位示小脑蚓部强化的柔脑膜（箭头）。

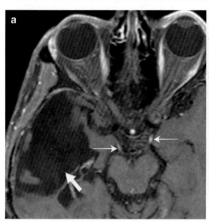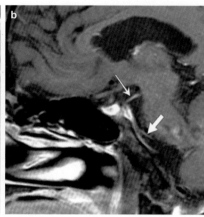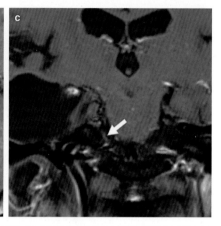

▲ 图 10.22　男，54 岁，右侧颞叶胶质母细胞瘤切除术后出现复视

（a）MRI 脂肪饱和 T1WI 增强轴位示右侧颞叶胶质母细胞瘤切除术后囊腔（粗箭头），双侧动眼神经强化（细箭头）；（b）MRI 脂肪饱和 T1WI 增强矢状位示右侧动眼神经（细箭头）和外展神经（粗箭头）强化；（c）MRI 脂肪饱和 T1WI 增强冠状位示右侧外展神经强化（箭头）。

注：①患者体格检查和 MRI 检查已经保持稳定超过 1 年，因此临床上认为脑神经强化与既往放射治疗有关；②查体可见 CNⅢ和 CNⅥ麻痹。

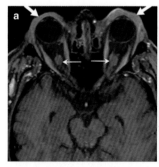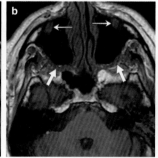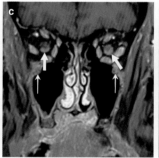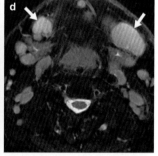

▲ 图 10.23　男，70 岁，眼睑部肿块，诊断为套细胞淋巴瘤

（a）MRI 脂肪饱和 T1WI 增强轴位示双侧眼睑强化病灶（粗箭头），同时双侧视神经周围也可见强化软组织（细箭头）；（b）MRI 无脂肪饱和 T1WI 平扫轴位示翼腭窝内软组织替代正常脂肪（粗箭头），且眶下神经受累增粗（细箭头）；（c）MRI 脂肪饱和 T1WI 增强冠状位示视神经周围强化病灶（粗箭头），并累及眶下神经（CNV$_2$）（细箭头）；（d）MRI 脂肪饱和 T2WI 轴位示颈部多发肿大淋巴结（箭头）。

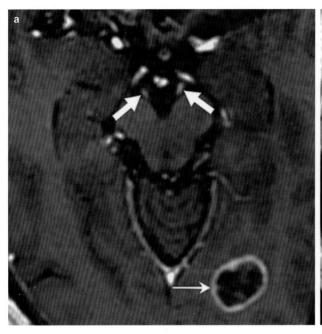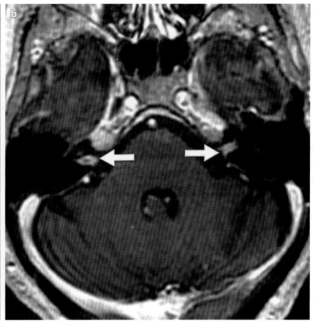

▲ 图 10.24　女，74 岁，乳腺癌，以头痛就诊

（a）MRI 无脂肪饱和 T1WI 增强轴位示左侧枕叶转移瘤（细箭头），肿瘤柔脑膜播散引起的动眼神经强化（粗箭头）；（b）MRI 无脂肪饱和 T1WI 增强轴位示内听道内沿双侧第 VII、VIII 对脑神经复合体的柔脑膜转移癌（箭头）。

第八节　特发性眼眶炎症

【背景知识】特发性眼眶炎症（IOI）以前被称为眼眶炎性假瘤；IOI 是一种以多形性浸润和不同程度纤维化为特征的炎性疾病[39, 40]；继甲状腺相关眼病和淋巴增殖性疾病之后，IOI 是眼眶的第三大常见疾病[41]。

【疾病概述】特发性眼眶炎症（IOI）临床表现包括突眼、头痛、眶周疼痛和炎性改变（如肿胀和红斑）；眶尖受压和海绵窦受累可导致视力下降和脑神经麻痹[42]。

【影像表现】眶后受累可经眶上、下裂及视神经管蔓延，延伸至海绵窦；其他受累部位包括视神经（外延至与眼球交界处）、泪腺及邻近眶周软组织；眼外肌受累时，IOI 可累及肌腱部分[29]。

- CT　增强后强化[42]。
- MRI　纤维化导致 T1WI 等信号，T2WI 低信号；以往报道病变强化程度可能不一[42]。

【要点】评估脑神经及海绵窦受累情况；描述眶尖部的受累情况和压迫征象。

【病例】图 10.25、图 10.26 为特发性眼眶炎症病例。

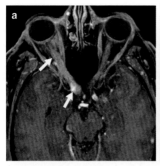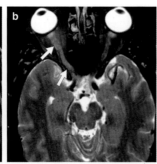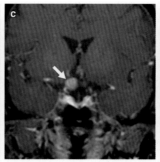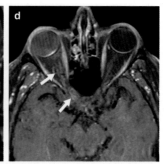

▲ 图 10.25　男，54 岁，特发性眼眶炎症（IOI）致右眼视力下降

（a）MRI 脂肪饱和 T1WI 增强轴位示右侧视神经增粗并强化（箭头）和肌锥内间隙强化；（b）MRI 脂肪饱和 T2WI 轴位示右侧视神经信号增高（箭头）；（c）MRI 脂肪饱和 T1WI 增强冠状位示右侧视交叉前段神经肿块样强化（箭头）；（d）MRI 脂肪饱和 T1WI 增强轴位示激素治疗后右侧视神经形态恢复，强化程度减低（箭头）。

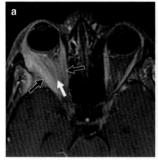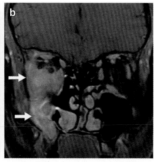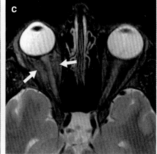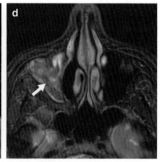

▲ 图 10.26　女，18 岁，右眼结膜红肿伴眶周疼痛，经活检证实为 IOI

（a）MRI 脂肪饱和 T1WI 增强轴位显示右眼眶肌锥内间隙脂肪浸润（白色箭头），内、外直肌增粗（黑色箭头）；（b）MRI 脂肪饱和 T1WI 增强冠状位示右侧眼眶软组织信号延续至右侧上颌窦内（箭头）；（c）MRI 脂肪饱和 T2WI 轴位示右眼眶病灶呈等信号至低信号（箭头）；（d）MRI 脂肪饱和 T2WI 轴位示上颌窦病灶呈等信号至低信号（箭头）。

第九节　IgG4 相关性疾病

【背景知识】IgG4 相关性疾病（IgG4-RD）是一种病因不明的系统性疾病，以表达 IgG4 的浆细胞浸润、炎症和纤维化为特征；可单器官或系统受累，包括胰腺、胆管、肝脏、腹膜后软组织、肺、甲状腺、唾液腺、淋巴结等多种器官[43, 44]；头颈部是仅次于胰腺的第二大受累部位[45]。

【疾病概述】IgG4-RD 主要发病人群为老年男性；常伴有血清 IgG4 水平升高[46]；临床表现包括垂体炎、甲状腺炎、胰腺炎、胆囊炎、腹膜后纤维化、淋巴结肿大[45-48]。

【影像表现】海绵窦病变常伴随眼眶及硬脑膜受累；海绵窦受累时可表现为神经增粗并强化[49]。

- CT 病变为软组织密度。

- MRI T1WI 低信号，T2WI 低信号至高信号，增强扫描均匀强化[47, 48, 50]；IgG4 相关性垂体炎可表现为垂体漏斗部增厚强化[51]。

- PET IgG4-RD 为 ^{18}F-FDG 高浓聚，PET 有助于发现多器官受累，指导活检，评估疗效反应[46, 52]。

【要点】评估唾液腺的受累情况，如腮腺和颌下腺；评估脑神经（如眶下神经）、泪腺、眼外肌、海绵窦和 Meckel 腔受累情况；描述眶尖部的受累情况和压迫征象。

【病例】图 10.27、图 10.28 为 IgG4 相关性疾病病例。

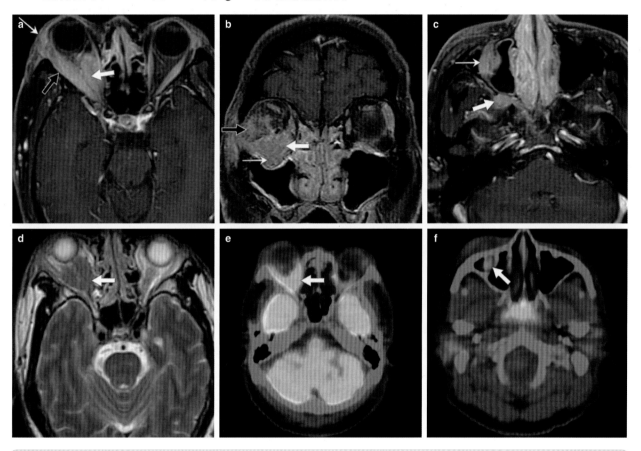

▲ 10.27 男，60 岁，缓慢进行性右眼球突出 6 个月

（a）MRI 脂肪饱和 T1WI 增强轴位显示眼球突出，右侧肌锥内间隙（粗白箭头）可见强化组织，累及右侧外直肌（黑色箭头）及眶周软组织（细白箭头）；（b）MRI 脂肪饱和 T1WI 增强冠状位显示右眼眶肌锥内间隙（粗白箭头）有强化软组织，累及右外直肌、肌锥外间隙（黑色箭头）及眶下神经（CN V₂）（细白箭头）；（c）MRI 脂肪饱和 T1WI 增强轴位显示右侧翼腭窝（粗箭头）强化，并累及眶下神经（CN V₂）（细箭头）；（d）MRI 无脂肪饱和 T2WI 轴位显示右侧锥体内软组织呈等密度（箭头）；（e）[18]F-FDG PET/CT 轴位图像显示右眼眶内病变有 FDG 高摄取（箭头）；（f）[18]F-FDG PET/CT 轴位图像显示病灶累及右侧眶下神经（箭头）。

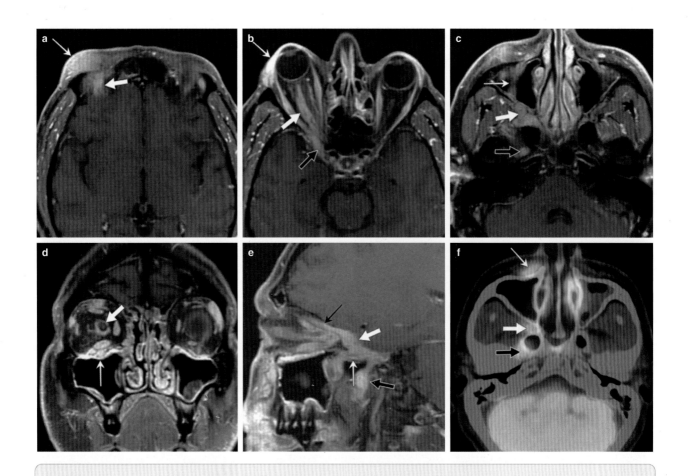

▲ 图10.28　男，43岁，IgG4-RD致右眼眶肿胀

　　（a）MRI 脂肪饱和 T1WI 增强轴位示右额部强化组织（细箭头），病变沿右侧三叉神经眼支（CN V$_1$）蔓延（粗箭头）；（b）MRI 脂肪饱和 T1WI 增强轴位示眼睑及眶周强化软组织（细白箭头），增强软组织位于右眼肌锥内间隙（粗白箭头），经眶上裂延伸至海绵窦（黑色箭头）；（c）MRI 脂肪饱和 T1WI 增强轴位示右侧翼腭窝强化软组织（粗白箭头），累及右侧眶下神经（CN V$_2$）（细白箭头）和下颌神经（CN V$_3$）（黑色箭头）；（d）MRI 脂肪饱和 T1WI 增强冠状位示环绕右侧视神经的强化组织（粗箭头），累及右侧眶下神经（CN V$_2$）（细箭头）；（e）MRI 脂肪饱和 T1WI 增强矢状位示病变累及三叉神经的眼支（CN V$_1$）（粗白箭头）、上颌支（CN V$_2$）（细白箭头）和下颌支（CN V$_3$）（粗黑箭头），注意眼神经（CN V$_1$）受累（细黑箭头）；（f）^{18}F-FDG PET/CT 轴位图像显示右侧上颌前软组织（细白箭头）、右侧翼腭窝（粗白箭头）、右侧上颌神经（CN V$_3$）FDG 高摄取（黑色箭头）。

参考文献

[1] NEWMAN SA，JANE JA. Meningiomas of the optic nerve, orbit, and anterior visual pathways. Meningiomas, 1991: 461-494.

[2] ORTIZ O，SCHOCHET SS，KOTZAN JM，et al. Radiolog-

ic-pathologic correlation: meningioma of the optic nerve sheath. AJNR Am J Neuroradiol, 1996, 17（5）: 901-906.

[3] PARKER RT，OVENS CA，FRASER CL，et al. Optic nerve sheath meningiomas: prevalence, impact, and management

strategies. Eye Brain，2018，10：85-99.

[4] DUTTON JJ. Optic nerve sheath meningiomas. Surv Ophthalmol，1992，37（3）：167-183.

[5] KANAMALLA US. The optic nerve tram-track sign. Radiology，2003，227（3）：718-719.

[6] BADR MA，ELKHAMARY SM，AL SABBAGH S，et al. Bilateral Optic Nerve Sheath Meningioma with Intracanalicular and Intracranial Component in a 25-year-old Saudi Patient. Middle East Afr J Ophthalmol，2008，15（3）：138-141.

[7] MAFEE MF，GOODWIN J，DORODI S. Optic nerve sheath meningiomas. Role of MR imaging. Radiol Clin North Am，1999，37（1）：37-58，ix.

[8] ZIMMERMAN CF，SCHATZ NJ，GLASER JS. Magnetic resonance imaging of optic nerve meningiomas. Enhancement with gadolinium-DTPA. Ophthalmology，1990，97（5）：585-591.

[9] KLINGENSTEIN A，HAUG AR，MILLER C，et al. Ga-68-DOTA-TATE PET/CT for discrimination of tumors of the optic pathway. Orbit（Amsterdam，Netherlands），2015，34（1）：16-22.

[10] VAY SU，WERNER JM，KABBASCH C，et al. Uncovering an Optic Nerve Sheath Meningioma Using 68Ga-DOTATATE PET/CT. Clin Nucl Med，2021，46（9）：e464-e465.

[11] TAYLOR T，JASPAN T，MILANO G，et al. Radiological classification of optic pathway gliomas：experience of a modified functional classification system. Br J Radiol，2008，81（970）：761-766.

[12] MILLAR WS，TARTAGLINO LM，SERGOTT RC，et al. MR of malignant optic glioma of adulthood. AJNR Am J Neuroradiol，1995，16（8）：1673-1676.

[13] GALA F. Magnetic resonance imaging of optic nerve. Indian J Radiol Imaging，2015，25（4）：421-438.

[14] LISTERNICK R，DARLING C，GREENWALD M，et al. Optic pathway tumors in children：the effect of neurofibromatosis type 1 on clinical manifestations and natural history. J Pediatr，1995，127（5）：718-722.

[15] JAHRAUS CD，TARBELL NJ. Optic pathway gliomas. Pediatr Blood Cancer，2006，46（5）：586-596.

[16] JAKOBIEC FA，DEPOT MJ，KENNERDELL JS，et al. Combined clinical and computed tomographic diagnosis of orbital glioma and meningioma. Ophthalmology，1984，91（2）：137-155.

[17] RAZEK AA，CASTILLO M. Imaging lesions of the cavernous sinus. AJNR Am J Neuroradiol，2009，30（3）：444-452.

[18] WIPPOLD FJ 2ND，LUBNER M，PERRIN RJ，et al. Neuropathology for the neuroradiologist：Antoni A and Antoni B tissue patterns. AJNR Am J Neuroradiol，2007，28（9）：1633-1638.

[19] WILSON MP，KATLARIWALA P，LOW G，et al. Diagnostic Accuracy of MRI for the Detection of Malignant Peripheral Nerve Sheath Tumors：A Systematic Review and Meta-Analysis. AJR Am J Roentgenol，2021，217（1）：31-39.

[20] SKOLNIK AD，LOEVNER LA，SAMPATHU DM，et al. Cranial nerve schwannomas：Diagnostic imaging approach. Radiographics，2016，36（5）：1463-1477.

[21] ROMANO N，FEDERICI M，CASTALDI A. Imaging of cranial nerves：a pictorial overview. Insights Imaging，2019，10（1）：33.

[22] KAPUR R，MAFEE MF，LAMBA R，et al. Orbital schwannoma and neurofibroma：role of imaging. Neuroimaging Clin N Am，2005，15（1）：159-174.

[23] BAEHRING JM，BETENSKY RA，BATCHELOR TT. Malignant peripheral nerve sheath tumor：the clinical spectrum and outcome of treatment. Neurology，2003，61（5）：696-698.

[24] CHUNG SY，KIM DI，LEE BH，et al. Facial nerve schwannomas：CT and MR findings. Yonsei Med J，1998，39（2）：148-153.

[25] KOGA H，MATSUMOTO S，MANABE J，et al. Definition of the target sign and its use for the diagnosis of schwannomas. Clin Orthop Relat Res，2007，464：224-229.

[26] DEWEY BJ，HOWE BM，SPINNER RJ，et al. FDG PET/CT and MRI Features of Pathologically Proven Schwannomas. Clin Nucl Med，2021，46（4）：289-296.

[27] BROWN IS. Pathology of Perineural Spread. J Neurol Surg B Skull Base，2016，77（2）：124-130.

[28] ONG CK，CHONG VF. Imaging of perineural spread in head and neck tumours. Cancer Imaging，2010，10 Spec no A（1A）：S92-S98.

[29] CARTER RL，FOSTER CS，DINSDALE EA，et al. Perineural spread by squamous carcinomas of the head and neck：a morphological study using antiaxonal and antimyelin monoclonal antibodies. J Clin Pathol，1983，36（3）：269-275.

[30] RAGHAVAN P，WITEK ME，MORALES RE. Imaging of Complications of Chemoradiation. Neuroimaging Clin N Am，2022，32（1）：93-109.

[31] SAREMI F，HELMY M，FARZIN S，et al. MRI of cranial nerve enhancement. AJR Am J Roentgenol，2005，185（6）：1487-1497.

[32] FISCHBEIN NJ，KAPLAN MJ，JACKLER RK，et al. MR imaging in two cases of subacute denervation change in the muscles of facial expression. AJNR Am J Neuroradiol，2001，22（5）：880-884.

[33] BARAKOS JA，DILLON WP. Lesions of the foramen ovale：CT-guided fine-needle aspiration. Radiology，1992，182（2）：573-575.

[34] MOONIS G，CUNNANE MB，EMERICK K，et al. Patterns of perineural tumor spread in head and neck cancer. Magn Reson Imaging Clin N Am，2012，20（3）：435-446.

[35] DEBNAM JM，MAYER RR，CHI TL，et al. Most common sites on MRI of intracranial neoplastic leptomeningeal disease. J Clin Neurosci，2017，45：252-256.

[36] FRITZHAND SJ，ESMAELI B，SUN J，et al. Primary disease sites and patterns of spread in cases of neurolymphomatosis in the orbit associated with lymphoma. Cancer Imaging，2021，21（1）：39.

[37] MAYER RR，FRANKFORT BJ，STRICKLAND BA，et al. Leptomeningeal metastases presenting exclusively with ocular disturbance in 34 patients：A tertiary care cancer hospital experience. J Clin Neurosci，2017，39：151-154.

[38] GRISARIU S，AVNI B，BATCHELOR TT，et al. Neurolymphomatosis：an International Primary CNS Lymphoma Collaborative Group report. Blood，2010，115（24）：5005-5011.

[39] ROTHFUS WE，CURTIN HD. Extraocular muscle enlargement：a CT review. Radiology，1984，151（3）：677-681.

[40] YUEN SJ，RUBIN PA. Idiopathic orbital inflammation：distri-

bution, clinical features, and treatment outcome. Arch Ophthalmol, 2003, 121 (4): 491-499.

[41] WEBER AL, ROMO LV, SABATES NR. Pseudotumor of the orbit. Clinical, pathologic, and radiologic evaluation. Radiol Clin North Am, 1999, 37 (1): 151-168, xi.

[42] LI Y, LIP G, CHONG V, et al. Idiopathic orbital inflammation syndrome with retro-orbital involvement: a retrospective study of eight patients. PLoS One, 2013, 8 (2): e57126.

[43] UMEHARA H, OKAZAKI K, MASAKI Y, et al. Comprehensive diagnostic criteria for IgG4-related disease (IgG4-RD), 2011. Mod Rheumatol, 2012, 22 (1): 21-30.

[44] STONE JH, ZEN Y, DESHPANDE V. IgG4-related disease. N Engl J Med, 2012, 366 (6): 539-551.

[45] HAYASHI Y, MORIYAMA M, MAEHARA T, et al. A case of mantle cell lymphoma presenting as IgG4-related dacryoadenitis and sialoadenitis, so-called Mikulicz's disease. World J Surg Oncol, 2015, 13: 225.

[46] FUJITA A, SAKAI O, CHAPMAN MN, et al. IgG4-related disease of the head and neck: CT and MR imaging manifestations. Radiographics, 2012, 32 (7): 1945-1958.

[47] HIMI T, TAKANO K, YAMAMOTO M, et al. A novel concept of Mikulicz's disease as IgG4-related disease. Auris Nasus Larynx, 2012, 39 (1): 9-17.

[48] GINAT DT, FREITAG SK, KIEFF D, et al. Radiographic patterns of orbital involvement in IgG4-related disease. Ophthalmic Plastic Reconstr Surg, 2013, 29 (4): 261-266.

[49] MAHALINGAM HV, MANI SE, PATEL B, et al. Imaging Spectrum of Cavernous Sinus Lesions with Histopathologic Correlation. Radiographics, 2019, 39 (3): 795-819.

[50] TIEGS-HEIDEN CA, ECKEL LJ, HUNT CH, et al. Immunoglobulin G4-related disease of the orbit: imaging features in 27 patients. AJNR Am J Neuroradiol, 2014, 35 (7): 1393-1397.

[51] CAPUTO C, BAZARGAN A, MCKELVIE PA, et al. Hypophysitis due to IgG4-related disease responding to treatment with azathioprine: an alternative to corticosteroid therapy. Pituitary, 2014, 17 (3): 251-256.

[52] ZHAO Z, WANG Y, GUAN Z, et al. Utility of FDG-PET/CT in the diagnosis of IgG4-related diseases. Clin Exp Rheumatol, 2016, 34 (1): 119-125.

第十一章 治疗后眼眶

J. Matthew Debnam，Jiawei Zhou，Bita Esmaeli

冀笑笑 高燕军 杨立娟 译

眼眶肿瘤的治疗包括化疗、放射治疗、免疫治疗、手术切除等，也包括各种方式的联合治疗。评估这些治疗所导致的眼眶复杂表现，对放射科医生来说是一个挑战。在眼眶肿瘤治疗后评估中，放射科医生除了需要通过影像寻找肿瘤复发和辐射相关肿瘤的证据外，还应注意治疗后的变化，如放射性脑坏死、放射性骨坏死、泪囊囊肿和脑膨出等，以免将这些治疗后变化误认为复发或治疗相关性肿瘤。

用于评估治疗后眼眶的成像方式包括 CT、MRI、PET/CT 和超声。CT 有助于检测放射性骨坏死引起的骨质改变、肿瘤复发和辐射相关肿瘤所造成的骨质破坏，包括肿瘤的骨样基质（如骨肉瘤）。MRI 可以评估筋膜皮瓣和肌皮瓣以及重建后出现的复发性肿瘤。此外，MRI 还可用于评估颅内放射性坏死和神经周围肿瘤扩散情况。PET/CT 可用于检测经眼眶综合治疗后，CT 和 MRI 难以明确的肿瘤复发，依据代谢活性决定活检部位，并评估治疗反应。超声用于评估腮腺及颈部腺体病理状态，并指导细针抽吸和空芯针穿刺活检。

本章通过回顾分析治疗后眼眶变化、肿瘤复发、辐射相关肿瘤、治疗并发症的影像学特征，概述眼眶肿瘤切除和重建术后的影像表现，为放射科医生评估治疗后眼眶的影像检查提供基础。

第一节　眼内容物剜除术和眼球摘除术

【背景知识】眼内容物剜除术包括摘除角膜（眼球中覆盖虹膜和瞳孔并允许光线进入眼睛的透明部分）和眼球内容物，保留巩膜壁和眼外肌，为了美观可以将复合材料（假体）植入眼外肌附着的巩膜腔内，适应证包括眼外伤、眼内炎和疼痛盲眼；眼球摘除术是将眼球从其与眼眶的连接处切除（包括眼外肌和视神经，其连接体仍保留原位），用于眼球内恶性肿瘤（如视网膜母细胞瘤和脉络膜黑色素瘤）[1]。

【要点】残存的眶内结构（如巩膜、视神经和眼外肌）不应被误认为是肿瘤残余或复发；重点要将残存的正常眼外结构、眼眶植入物、假体、重建皮瓣以及治疗后的变化与肿瘤残余或复发区分开来；如有眼眶植入物，评估有无突出或感染征象。

【病例】图 11.1~ 图 11.3 为眼内容物剜除术和眼球摘除术病例。

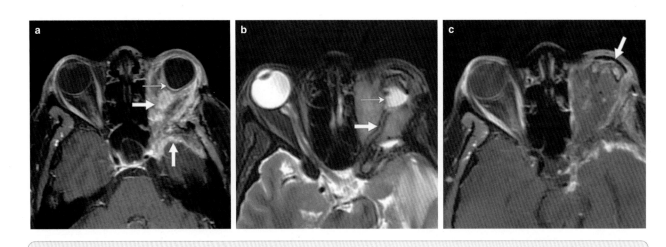

▲ 图 11.1　女，59 岁，左眶颅脑膜瘤多次切除后复发，左眼疼痛、失明，行眼内容物剜除术

（a）MRI 脂肪饱和 T1WI 增强轴位显示强化的脑膜瘤累及左侧蝶骨、颅中窝和左侧肌锥内（粗箭头），注意脑膜瘤对左眼球的占位效应（细箭头）；（b）MRI 脂肪饱和 T2WI 轴位显示脑膜瘤切除和左眼内容物剜除术后左眶的术后表现，注意残存的视神经（粗箭头）和巩膜壁（细箭头）；（c）MRI 脂肪饱和 T1WI 增强轴位显示术后眼眶内放入整形器（箭头）。

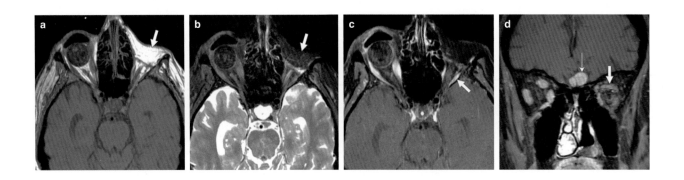

▲ 图 11.2 女，57 岁，童年时因视网膜母细胞瘤行双侧眼球摘除术，右侧
眼眶假体植入、左侧筋膜皮瓣重建术

（a）MRI 无脂肪饱和 T1WI 平扫轴位显示筋膜皮瓣的脂肪成分呈高信号（箭头），注意右眼眶中的假体；（b）MRI 脂肪饱和 T2WI 轴位显示筋膜皮瓣中的脂肪信号被抑制（箭头）；（c）MRI 脂肪饱和 T1WI 增强轴位显示左侧眼眶残存的眼外肌萎缩（箭头）；（d）MRI 脂肪饱和 T1WI 增强冠状位显示左侧眼眶残存的眼外肌萎缩（粗箭头），注意蝶骨平台偶然发现的脑膜瘤（细箭头）。

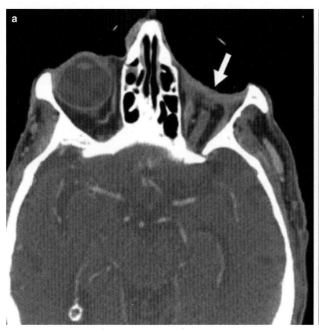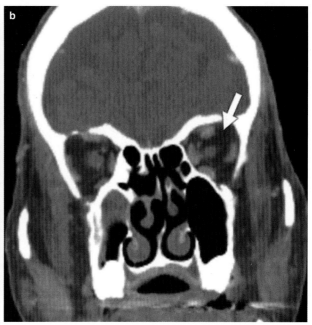

▲ 图 11.3 眼球摘除术

（a）CT 增强扫描轴位软组织窗显示左眼眶眼球摘除并筋膜皮瓣重建（箭头）；（b）CT 增强扫描冠状位软组织窗显示眼眶内残存的眼外肌和视神经（箭头）。

第二节 眶内容物剜除术

【背景知识】侵袭性眼眶肿瘤可采取化疗、放射治疗和手术等联合治疗；根据肿瘤累及的部位和范围，决定是否需要行眶内容物剜除术[2]；涉及去除的眼眶内容物包括眼球、眼外肌、视神经和部分骨性眶壁；目的是切除眼眶恶性肿瘤，保证切缘无肿瘤；累及眼附属器的恶性肿瘤（包括基底细胞癌、鳞状细胞癌和皮脂腺癌）通常采用眶内容物剜除术治疗；较少见的需要行眶内容物剜除术的肿瘤包括结膜黑色素瘤、泪腺腺样囊性癌（ACC）和葡萄膜黑色素瘤伴眼外侵犯；对于危及生命的眼眶感染或炎症也可能需要行

眶内容物剜除术[3]；皮瓣重建通常是在眶内容物剜除术后进行；眼外肌和部分视神经在术后留在眶尖部，随访可见萎缩[4]。

【要点】区分正常残留的眼周结构、治疗后变化、局部/游离皮瓣重建与肿瘤复发或残留；残留的眶内结构（如视神经和眼外肌）应与肿瘤残留或复发相鉴别。

【病例】图 11.4 为眶内容物剜除术病例。

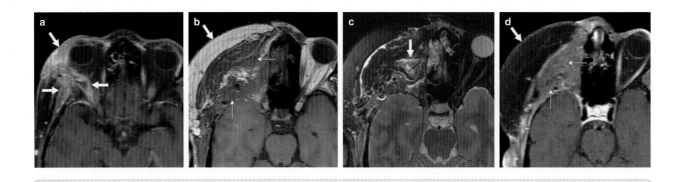

▲ 图 11.4　男，41 岁，右侧泪腺腺样囊性癌行眶内容物剜除术及肌皮瓣重建术后

（a）MRI 脂肪饱和 T1WI 增强轴位显示 ACC 累及右眼眶、咀嚼肌间隙、蝶骨和眶周软组织（箭头）；（b）MRI 无脂肪饱和 T1WI 平扫轴位显示右眶内容物剜除并皮瓣重建。皮下脂肪呈高信号（粗箭头），肌肉组织呈条纹状表现（细箭头）；（c）MRI 脂肪饱和 T2WI 轴位显示皮瓣内的高信号水肿（箭头）；（d）随访 MRI 脂肪饱和 T1WI 增强轴位显示脂肪部分呈低信号（粗箭头），强化的肌肉组织随时间的推移而缩小（细箭头）。

第三节　筋膜皮瓣和肌皮瓣重建术

【背景知识】眶内容物剜除术后可采用多种移植物和皮瓣来进行眼眶重建[5-7]；若要放置眼眶假体，可用皮肤或筋膜皮瓣移植形成一个"开口"的空腔来容纳假体；肌皮瓣移植形成"封闭"空腔[7]；筋膜皮瓣包含皮肤和皮下软组织（脂肪和筋膜）；肌皮瓣包括皮肤、皮下软组织和肌肉；较大的带血管的游离皮瓣可用于重建眶-面部空腔，适用于较大的剜除术后缺损和邻近部位的暴露（如颅内硬脑膜、眶顶、颞下窝和/或副鼻窦）；若计划术后辅助放射治疗，也可行重建术[8-11]。

【影像表现】MRI 图像上，筋膜皮瓣的脂肪成分 T1WI 呈高信号，其他组织 T2WI 呈等信号至高信号，增强均匀或不均匀强化；肌皮瓣的脂肪成分 T1WI 呈高信号；肌肉成分 T1WI 呈条纹状表现，T2WI 呈高信号，可有一定程度的增强，为均匀的、线性或斑片状强化；随着时间的推移，皮瓣的 T2WI 高信号和强化可保持不变，或在程度和范围上有所降低；随着肿胀消退，皮瓣回缩，导致皮瓣面积减小；术后放疗可导致 T2WI 信号升高和强化，但随着时间的推移，通常两者都会降低至放疗前水平[4]。

【要点】放疗后皮瓣水肿和强化程度的加重应与肿瘤复发相鉴别；还应鉴别局部/游离皮瓣、治疗后变化与肿瘤残余或复发。

【病例】图 11.2~ 图 11.4 为筋膜皮瓣和肌皮瓣重建术病例。

第四节　眼眶假体

【背景知识】眼球摘除术后，可放置各种植入物恢复眼眶体积、改善其外观，针对这些目的设计了不同类型的眼眶植入物；多孔植入物包含类似骨小梁的相互连接的孔，允许血管结缔组织向内生长，此类植入物可减少假体挤压、提高活动度并降低感染风险[12]；无孔植入物由玻璃、硅胶、丙烯酸和聚甲基丙烯酸甲酯制成[13, 14]。

【要点】眼眶假体应与骨、眼球结核或异物相鉴别；评估有无假体突出或感染征象。

【病例】图 11.2、图 11.5 为眼眶假体病例。

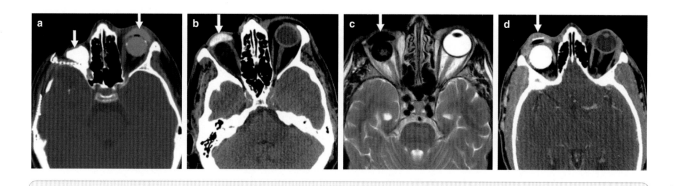

▲ 图 11.5　眼眶假体在 CT 和 MRI 上的各种表现

（a）男，14 岁，因双侧视网膜母细胞瘤行双侧眼球摘除术，术中植入双侧眼眶假体，随后发展成右侧蝶骨的辐射相关性肉瘤，经右侧眶额入路至右侧眼眶和中颅底，重建并植入 Medpor 植入物（箭头）；（b）男，66 岁，右侧虹膜睫状体葡萄膜黑色素瘤眼球摘除术并假体植入（箭头）；（c）与 b 为同一患者，MRI 无脂肪饱和 T2WI 轴位显示眼眶假体（箭头）；（d）男，38 岁，右侧脉络膜黑色素瘤眼球摘除术后并假体植入（箭头）。

第五节　重建术

【背景知识】重建术适用于大范围手术后（包括涉及眶壁和眶底的肿瘤），恢复眶壁和眶底结构，改善眼眶轮廓和体积，防止眼球内陷和外观畸形[15, 16]；用于眼眶壁的修复材料包括自体软骨、骨瓣、骨硅胶片植入物、金属板和钛网等[17-19]。

【要点】评估钛网等植入物的摆放和定位；植入物是否在解剖学位置上，以及植入物对眼周结构（如眼外肌或眶骨膜）的影响。

【病例】图 11.6 为肿瘤切除后复合重建病例。

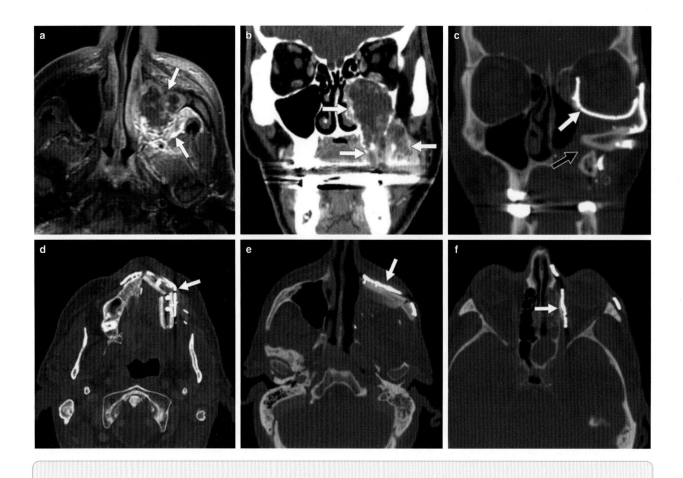

▲ 图 11.6 男，74 岁，左侧上颌骨骨肉瘤累及眶底，行左侧上颌骨切除、左眶内容物剜除及
面部复合重建术

（a）MRI T1WI 增强轴位显示左侧上颌窦一不均匀强化肿块，延伸至咀嚼肌间隙（箭头）；（b）
CT 增强扫描冠状位软组织窗显示左侧上颌窦、左侧鼻腔、左侧上颌牙槽嵴和颊间隙内不均匀强化的肿
块（箭头）；（c）CT 增强扫描冠状位骨窗显示钛网呈高密度，用于重建眶内侧壁、眶底和上颌骨（白
色箭头），移植腓骨用于重建上颌窦和牙槽嵴（黑色箭头）；（d）CT 增强扫描轴位骨窗显示用于重建
牙槽嵴的骨板和螺钉（箭头）；（e）CT 增强扫描轴位骨窗显示用于重建上颌窦的骨板和螺钉（箭头）；
（f）CT 增强扫描轴位骨窗显示用于重建左眶内侧壁的钛网（箭头）。

第六节　放射性脑坏死

【背景知识】放射野所包含的组织均可发生放射性坏死；放射性坏死的发生受到总辐射剂量、单次
辐射剂量、治疗持续时间和受照射组织体积的影响[20-22]；辅助或新辅助化疗可能是另一个危险因素[23]；
病理检查是诊断金标准[24]。

【影像表现】MRI 表现为单个或多个结节状、曲线状或环状强化病灶，伴周围水肿；强化和水肿的
程度可随时间的推移增加或减少；高级 MRI 包括灌注序列（低血流量、血容量和渗透性）和 MR 波谱（胆
碱峰、肌酸峰和 N-乙酰天门冬氨酸峰减低，乳酸峰升高）；[18]F-FDG PET/MRI 低摄取提高了区分肿瘤和

放射性坏死的能力。病理学评估是诊断的金标准。

【要点】区分放射性坏死与肿瘤转移或直接扩散；放射性坏死和水肿可在随访影像上加重或减轻。

【病例】图 11.7、图 11.8 为放射性脑坏死病例。

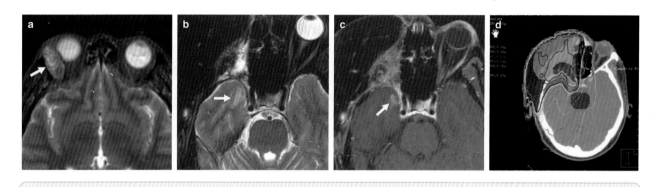

▲ 图 11.7　女，49 岁，右侧眼眶肌上皮癌在多形性腺瘤中，行眶内容物剜除术、肌皮瓣重建术和
放射治疗

（a）MRI 无脂肪饱和 T2WI 轴位显示右眼眶颞上不均匀的等信号至高信号肿块（箭头）；（b）MRI 脂肪饱和 T2WI 轴位显示右侧颞叶内高信号水肿（箭头），注意肌皮瓣重建术后的广泛变化；（c）MRI 脂肪饱和 T1WI 增强轴位可见右侧颞叶内不均匀强化（箭头）；（d）放疗规划 CT 轴位显示放射治疗野和剂量，注意右颞叶放射性坏死位于放射治疗区域内。

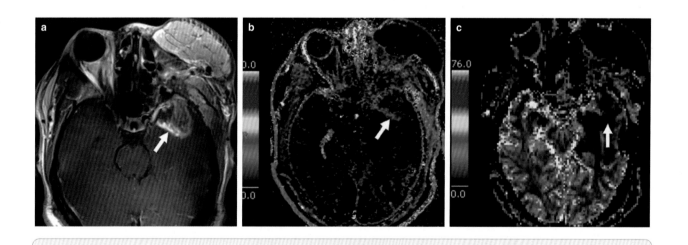

▲ 图 11.8　男，34 岁，左侧泪腺 ACC 复发，行左眶内容物剜除术，放化疗后出现左侧颞叶
放射性坏死

（a）MRI 无脂肪饱和 T1WI 增强轴位显示左侧颞叶内不均匀强化（箭头），注意肌皮瓣重建术后的广泛变化；（b）MRI 灌注成像动态增强显示强化病变的渗透率减小（箭头）；（c）MRI 灌注成像动态磁敏感增强显示强化病灶的脑血容量没有显著升高（箭头）。

注：综合以上所见提示为放射性坏死，随访体积减小。

第七节　放射性骨坏死

【背景知识】放射性骨坏死（osteoradionecrosis，ORN）发生在放射治疗后，至少3个月无法愈合且没有肿瘤复发迹象的骨坏死区域[25]；辐射会减少骨血管并降低修复能力[25, 26]；危险因素包括晚期肿瘤、肿瘤累及骨质结构、放射因素（包括分剂量、速率、总剂量[27]）以及既往手术或放疗史[28]；需注意与复发性肿瘤、转移瘤、辐射相关肿瘤和感染鉴别[29]。

【影像表现】放射性骨坏死CT表现为骨皮质侵蚀、骨质破坏、骨折、骨膜骨形成和骨受累的区域；MRI表现为放射性骨坏死T1WI呈低信号，T2WI呈高信号；PET可能具有 ^{18}F-FDG 高摄取[29, 30]。

【要点】与复发性和放射相关性肿瘤鉴别困难，确诊需要活检。

【病例】图11.9~ 图11.12为放射性骨坏死病例。

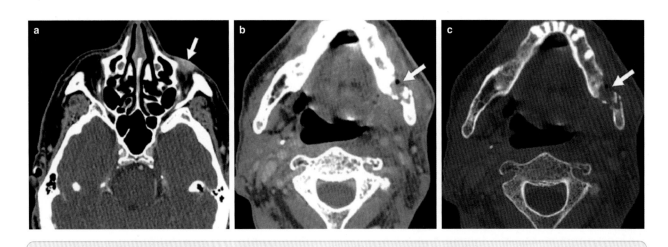

▲ 图11.9　男，78岁，多发性皮肤癌和扁桃体癌，放疗后出现左下颌体ORN

（a）CT增强扫描轴位软组织窗显示左侧下眼睑基底细胞癌（箭头）；（b）CT增强扫描轴位软组织窗显示左下颌体ORN，骨折伴有气体（箭头）；（c）CT增强扫描轴位骨窗显示左下颌体ORN，骨折伴有骨碎片（箭头）。

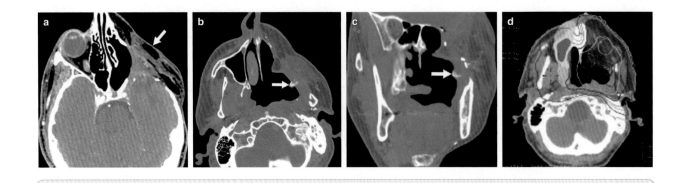

▲ 图11.10　男，45岁，左侧泪腺腺癌，多次手术史，放化疗后出现左侧下颌骨ORN

（a）CT增强扫描轴位软组织窗显示左眶内容物剜除术及皮瓣重建术后变化（箭头）； （b）CT增强扫描轴位骨窗显示左侧下颌骨冠状突碎裂并外露（肉眼可见，表面无覆盖）（箭头）； （c）CT增强扫描冠状位骨窗显示外露的冠状突（箭头）； （d）放疗规划CT轴位显示放射治疗野和剂量。

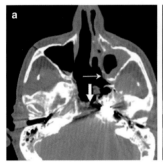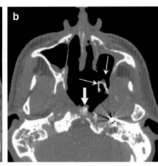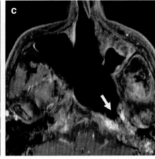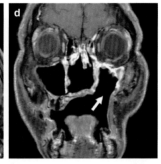

▲ 图11.11　男，46岁，鼻咽癌多次复发，手术和放化疗后出现颅底ORN

（a）CT增强扫描轴位骨窗显示颅底中央（粗箭头）和左侧上颌窦内侧壁（细箭头）的骨质破坏，注意左侧颈内动脉栓塞材料造成的条纹伪影；（b）CT增强扫描轴位骨窗显示颅底中央的骨碎片（粗箭头），左侧上颌窦后壁缺损和翼板暴露（细箭头），注意左侧颈内动脉栓塞材料造成的条纹伪影； （c）MRI脂肪饱和T1WI增强轴位显示从鼻咽延伸到左侧岩尖的大溃疡（箭头）； （d）MRI脂肪饱和T1WI增强冠状位显示与ORN相关的口腔上颌窦瘘（口腔与上颌窦之间的瘘道）（箭头）。

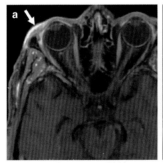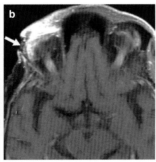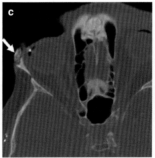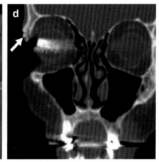

▲ 图11.12　男，72岁，右颞外眦基底细胞癌和鳞状细胞癌多次复发，放疗后出现软组织溃疡及颧骨和右眶上缘ORN

（a）MRI脂肪饱和T1WI增强轴位显示右侧眶周和外眦软组织肿瘤强化（箭头）； （b）MRI脂肪饱和T1WI增强轴位显示右眶周软组织溃疡（箭头）； （c）CT增强扫描轴位骨窗显示ORN并右侧颧骨和眶上缘骨暴露（箭头）；（d）CT增强扫描冠状位骨窗显示ORN并右侧颧骨和眶上缘骨暴露（箭头）。

第八节　癌在多形性腺瘤中

【背景知识】癌在多形性腺瘤中也称为恶性混合瘤，为第二常见的恶性泪腺上皮肿瘤[31]；在原发性（新发）多形性腺瘤中出现或在不完全切除后出现[32]；组织学与良性混合瘤相似，但包含恶变为高级别癌的区域[33]；75% 转化为腺癌[34]；其他肿瘤类型包括 ACC、黏液表皮样癌、涎腺导管癌和未分类腺癌[31]。

【疾病概述】癌在多形性腺瘤中发病年龄常比原发性多形性腺瘤患者大 5~12 岁；常表现为伴疼痛的进行性增大的泪腺区肿块[35]；症状包括眼眶肿胀、眼球突出[36]。

【影像表现】癌在多形性腺瘤中表现为对眼眶内容物有局部侵蚀性和占位效应，骨质侵蚀并延伸至眶周软组织和颅内[34]。MRI T1WI 呈等信号，T2WI 呈等信号至高信号，均匀或不均匀强化[32]。

【要点】当发现残留或复发的多形性腺瘤时，应注意观察其大小变化和邻近骨质破坏情况。

【病例】图 11.13~ 图 11.15 为复发性多形性腺瘤和癌在多形性腺瘤中病例。

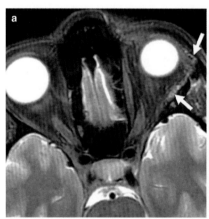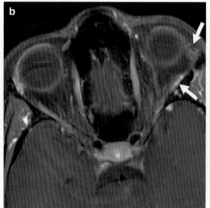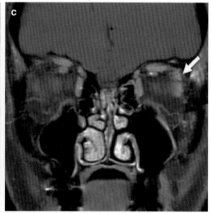

▲ 图 11.13　女，49 岁，左侧泪腺多形性腺瘤多次复发

（a）MRI 脂肪饱和 T2WI 轴位显示复发性多形性腺瘤表现为多个小的高信号结节（箭头）；（b）MRI 脂肪饱和 T1WI 增强轴位显示复发性多形性腺瘤呈结节状强化（箭头）；（c）MRI 脂肪饱和 T1WI 增强冠状位显示复发性多形性腺瘤呈结节状强化（箭头）。

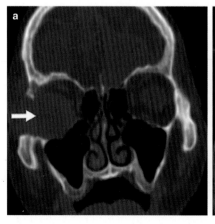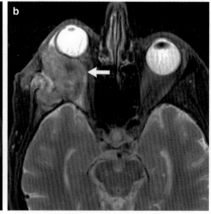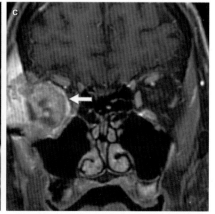

▲ 图 11.14　男，61 岁，右侧泪腺多形性腺瘤多次复发在外院接受治疗，表现为复视，右侧眼眶肿块活检显示为腺癌在多形性腺瘤中

（a）CT 增强扫描冠状位骨窗显示右眶外侧壁骨质破坏（箭头）；（b）MRI 脂肪饱和 T2WI 轴位显示右眼眶、蝶骨及眶周软组织中一不均匀、以等信号为主的肿块（箭头），注意肿块占位效应导致右眼球突出；（c）MRI 脂肪饱和 T1WI 增强轴位显示肿块不均匀强化（箭头）。

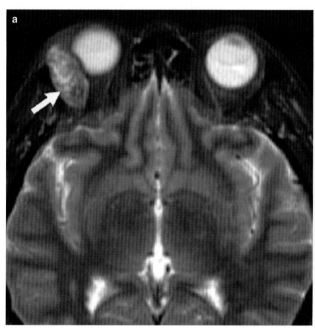
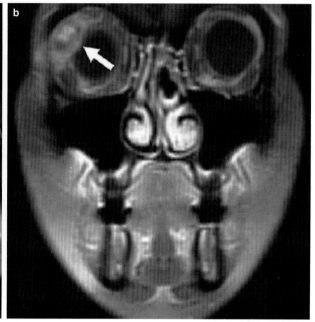

▲ 图 11.15　女，49 岁，右眼眶多形性腺瘤在外院接受治疗，影像学随访检查发现右眼眶肿块，活检为肌上皮癌在多形性腺瘤中（图 11.7 同一患者的术前表现）

（a）MRI 脂肪饱和 T2WI 轴位显示右眼眶内颞上一不均匀高低混杂信号肿块（箭头）；（b）MRI 脂肪饱和 T1WI 增强冠状位显示肿瘤不均匀强化及对眼球的占位效应（箭头）。

第九节　肿瘤复发

【背景知识】眶内容物剜除术后 24%~45% 的病例出现肿瘤复发[2, 37, 38]；最早可在治疗后 1 个月出现，也可延迟多年出现，常发生于治疗后 2 年内，大多数肿瘤复发发生在皮瓣边缘[2, 39-42]；由于解剖变形和治疗后的变化，在影像上可能难以发现；无特异性影像学特征或强化方式；常表现为与原发肿瘤相似的软组织肿块；肌皮瓣肌肉部分失去原有的条纹表现，提示可能存在潜在的肿瘤复发，但也可能是其治疗后的改变[2]。

【要点】PET/CT 用于 CT 或 MRI 评估困难时，并用于指导活检；评估复发与新原发肿瘤的影像学特

征（如辐射相关性恶性肿瘤）；评估复发肿瘤的位置、大小和范围；如果眶骨残留，描述去除内容物的眼眶骨质侵犯情况；评估周围结构（如鼻窦和颅内）侵犯情况。

【病例】图 11.16~ 图 11.20 为治疗后肿瘤复发病例。

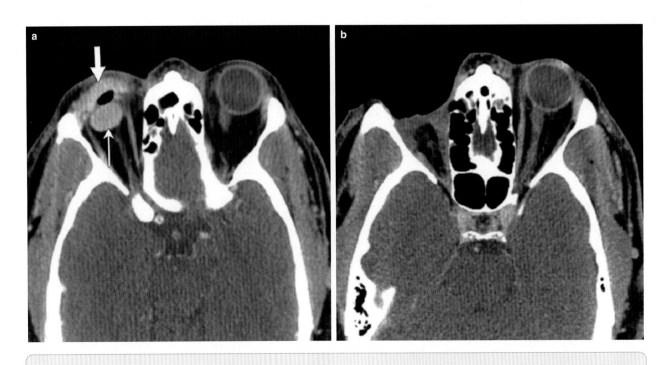

▲ 图 11.16　男，62 岁，右眼球摘除术并植入假体，右侧上眼睑无痛性肿块，活检显示为鳞状细胞癌

（a）CT 增强扫描轴位软组织窗显示右侧上眼睑和结膜一强化的肿块（粗箭头），注意右眼眶内边界清晰的假体（细箭头）；（b）CT 增强扫描轴位软组织窗显示右眼眶内容物剜除。

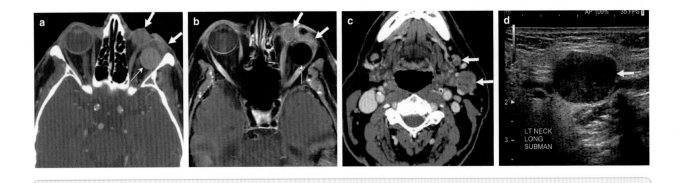

▲ 图 11.17　男，61 岁，左侧葡萄膜黑色素瘤，在外院接受近距离放疗后行眼球摘除，术后出现眼眶肿块，诊断为复发性黑色素瘤

（a）CT 增强扫描轴位软组织窗显示左眼眶前部和眼睑的复发性黑色素瘤（粗箭头），注意左眼的

圆形假体（细箭头）；（b）MRI 脂肪饱和 T1WI 增强轴位显示强化的肿瘤（粗箭头），边界清晰的低信号眼眶假体（细箭头）；（c）CT 增强扫描轴位软组织窗显示左侧颌下多发淋巴结（箭头）；（d）颈部超声检查显示左侧颌下转移性淋巴结肿大，呈不均匀低回声（箭头）。

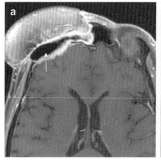
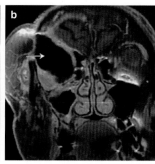
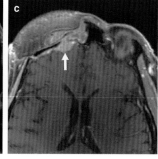
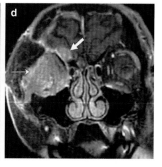

▲ 图 11.18　男，69 岁，右眼眶及眶上低分化鳞状细胞癌多次复发，接受眶内容物剜除术、皮瓣重建术及放射治疗

（a）MRI 脂肪饱和 T1WI 增强轴位显示眶内容物剜除并肌皮瓣重建术，眶上手术部位和眶窝术后积气（箭头）；（b）MRI 脂肪饱和 T1WI 增强冠状位显示眶内容物剜除并肌皮瓣重建术，眶上手术部位和眶窝术后积气（箭头）；（c）随访 MRI 脂肪饱和 T1WI 增强轴位显示沿右颅前窝硬脑膜（箭头）邻近皮瓣重建处新的结节状强化，代表肿瘤复发；（d）随访 MRI 脂肪饱和 T1WI 增强冠状位显示沿右颅前窝硬脑膜（粗箭头）邻近皮瓣重建处（细箭头）新的结节状强化，代表肿瘤复发。

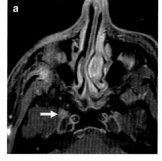
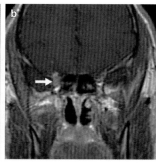
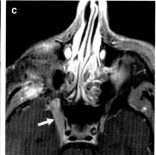
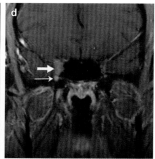

▲ 图 11.19　男，50 岁，右侧泪腺 ACC，行眶内容物剜除术和放射治疗

（a）MRI 脂肪饱和 T1WI 增强轴位显示右侧海绵窦轻微不对称强化（箭头）；（b）MRI 无脂肪饱和 T1WI 增强冠状位显示右侧海绵窦轻微不对称强化（箭头）；（c）MRI 脂肪饱和 T1WI 增强轴位显示右

侧海绵窦复发肿瘤呈渐进性强化（箭头）；（d）MRI脂肪饱和T1WI增强冠状位显示右侧海绵窦复发肿瘤呈渐进性强化（粗箭头），沿右侧圆孔神经周围扩散累及上颌神经（CN V₂）（细箭头）。

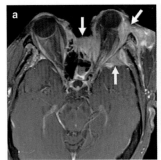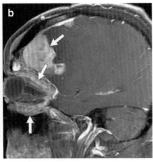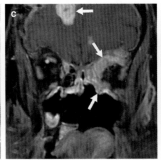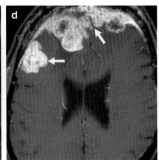

▲ 图11.20 男，52岁，鼻窦ACC接受减瘤手术治疗后，其手术部位、大脑和肺部肿瘤复发

（a）MRI脂肪饱和T1WI增强轴位显示鼻窦腔、左眼眶、眶周软组织、左蝶骨和颅中窝广泛复发（箭头）；（b）MRI脂肪饱和T1WI增强矢状位显示左眼眶肿瘤复发，眶下神经（CN V₂）受累，颅内多部位扩散（箭头）；（c）MRI脂肪饱和T1WI增强冠状位显示左眼眶肿瘤复发，眶下神经（CN V₂）受累，颅内多部位扩散（箭头）；（d）MRI脂肪饱和T1WI增强轴位显示肿瘤扩散到颅内（箭头）。

第十节　辐射相关性肉瘤

【背景知识】辐射相关性肉瘤（radiation-associated sarcoma，RAS）发生在放射治疗区域，且与既往接受过治疗的原发肿瘤具有不同的组织学类型；放射治疗患者发生率为0.035%~0.2%[43]；RAS占肉瘤比例＜5%[43, 44]；当辐射总剂量超过55Gy时，RAS发病率增加[43]；最常见的头颈部RAS组织学类型为骨肉瘤、梭形细胞肉瘤、恶性纤维组织细胞瘤和血管肉瘤；RAS预后不良[44-47]；由于放射治疗区域组织的纤维化和硬化，RAS的临床诊断比较困难[48]；原受辐射区域出现新发症状，应怀疑RAS[49]；RAS常发生在皮瓣边缘[2]。

【影像表现】RAS具有不同的影像学表现；在CT和MRI上，强化方式可从微小强化到斑片状或实性强化；T2WI可呈各种信号强度，从低信号至高信号不等；RAS也可表现为良性征象[50]。

【要点】CT或MRI评估困难时，¹⁸F-FDG PET/CT用于评估并指导活检；描述影像学特征以提示复发或新原发性肿瘤（如RAS）；评估肿瘤的位置、大小和范围，肿块对周围眼球或眼周结构的影响以及骨质破坏情况；描述邻近结构（如鼻窦、颅底、颅内）的扩散情况。

【病例】图11.21~图11.23为辐射相关性肉瘤病例。

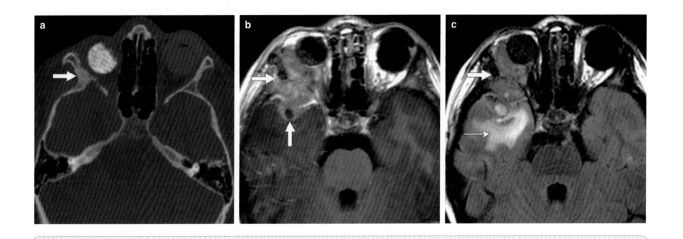

▲ 图 11.21　男，16 岁，儿童时期患双侧视网膜母细胞瘤，接受化疗、放疗和双侧眼球摘除术，继发癫痫发作，影像显示右侧蝶骨 RAS

（a）CT 增强扫描轴位骨窗显示右侧蝶骨肿块内的钙化样基质（箭头）；（b）MRI 无脂肪饱和 T1WI 增强轴位显示右侧蝶骨、眼眶和颅中窝不均匀强化的肿瘤（箭头）；（c）MRI FLAIR 轴位显示等信号骨肉瘤，累及右侧蝶骨、眼眶和颅中窝（粗箭头），注意右侧颞叶的血管源性水肿（细箭头）。

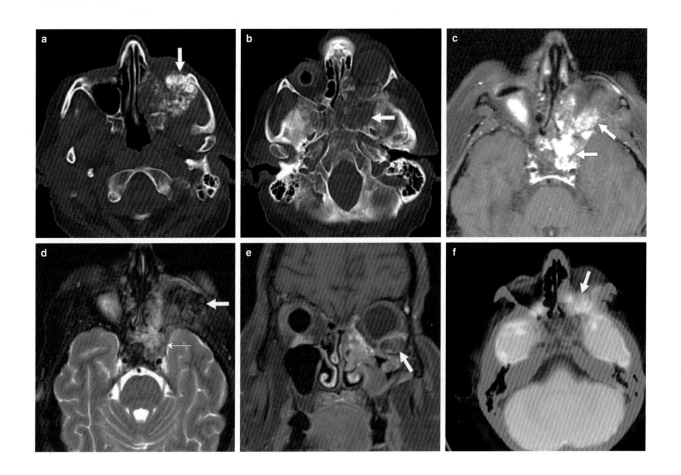

▲ 图 11.22　女，45 岁，儿童时期患双侧视网膜母细胞瘤，接受右侧眼球摘除术和左眼放射治疗，由
于辐射相关性肉瘤，出现口腔和面部疼痛

　　（a）CT 增强扫描轴位骨窗显示左侧上颌骨及鼻窦骨肉瘤的骨样基质（箭头）；（b）CT 增强扫描
轴位骨窗可见肿瘤向上扩散使蝶骨骨质破坏，并见肿瘤的骨样基质（箭头）；（c）MRI 脂肪饱和 T1WI
增强轴位可见左侧眼眶、蝶骨、海绵窦和鞍区强化的肿瘤（箭头）；（d）MRI 脂肪饱和 T2WI 轴位显
示骨肉瘤呈低信号，与其骨样基质有关（粗箭头），注意左侧海绵窦受累（细箭头）；（e）MRI 脂肪
饱和 T1WI 增强冠状位显示左眼眶内颞下肿瘤（箭头）并左侧眼球向上移位；（f）^{18}F-FDG PET/CT 轴
位显示左眼眶肿瘤的 FDG 高摄取（箭头）。

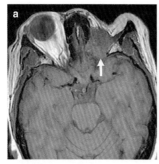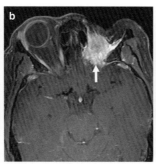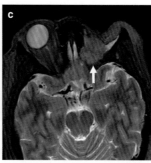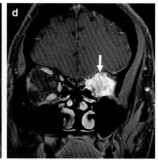

▲ 图 11.23　女，55 岁，左侧上眼睑皮脂腺癌复发，行眶内容物剜除术及皮瓣重建术，随后行放射治疗，
影像随访中发现左眼眶肿块，确诊为辐射相关的高级别梭形细胞肉瘤

　　（a）MRI 无脂肪饱和 T1WI 平扫轴位显示左眼眶和筛窦气房等信号肿块（箭头）；（b）MRI 脂肪
饱和 T1WI 增强轴位显示肿块均匀强化（箭头）；（c）MRI 脂肪饱和 T2WI 轴位显示肿块呈均匀等信号（箭
头）；（d）MRI 脂肪饱和 T1WI 增强冠状位显示强化的肿块填充左眼眶窝（箭头）。

第十一节　泪囊囊肿

　　【背景知识】泪囊囊肿由鼻泪引流器远端阻塞导致泪液积聚在泪囊中引起；鼻泪引流器损伤导致鼻
泪管阻塞、泪囊扩张和泪囊囊肿形成；对于癌症患者，病因包括肿瘤阻塞鼻泪管、鼻窦手术、放疗或化疗；
为缓解阻塞，可行泪囊鼻腔吻合术（在鼻腔中鼻道和泪囊之间建立一个通道）[51]。

　　【影像表现】在 CT 和 MRI 上，泪囊囊肿的特征性表现为泪囊区液体聚集，边缘薄壁强化，囊内无
实性成分。

　　【要点】检查既往接受过上颌窦手术（如上颌骨内侧切除术）者是否伴有泪囊囊肿；明确可能导致

泪囊囊肿的原因，如肿瘤复发或手术改变；评估感染迹象，如泪囊炎、眶隔前或眶隔后蜂窝织炎。

【病例】图 11.24 为泪囊囊肿病例。

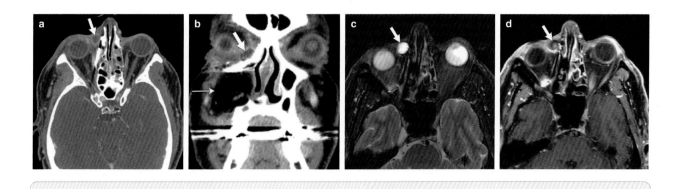

▲ 图 11.24 泪囊囊肿

（a）CT 增强扫描轴位软组织窗显示泪囊囊肿呈囊肿样表现（箭头）；（b）CT 增强扫描冠状位软组织窗显示泪囊囊肿呈囊肿样表现（箭头）；（c）MRI 脂肪饱和 T2WI 轴位显示泪囊囊肿呈囊肿样高信号（箭头）；（d）MRI 脂肪饱和 T1WI 增强轴位显示泪囊囊肿呈囊肿样伴周边强化（箭头）。

第十二节　脑膨出

【背景知识】颅骨或颅底缺损可导致颅内组织通过缺损处疝出；疝出物只有脑脊液时称为脑膨出，疝出物包含脑脊液和脑膜时称为脑膜膨出[52]，疝出物包含脑实质时称为脑膨出（脑膜脑膨出）；开颅手术或鼻窦手术后可出现医源性脑膨出[52]；假性脑膜膨出是由于脑周围充满脑脊液的空间通过硬脑膜缺损渗漏和连通而发生的脑脊液聚集，发生于创伤或手术后[53]，可与脑膜瘤共存或为颅内高压的一种表现[54]。

【影像表现】MRI 能够提供关于骨缺损及其周围软组织内容和位置的详细信息[55]。

【要点】寻找与邻近脑实质相连且相似的表现；正确诊断很重要，可避免不必要的活检；评估脑膨出的位置和范围；确定可能的原因，如创伤或既往手术。

【病例】图 11.25~ 图 11.27 为脑膨出病例。

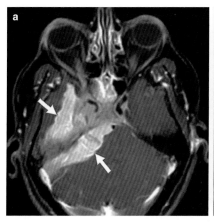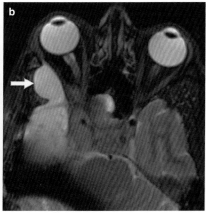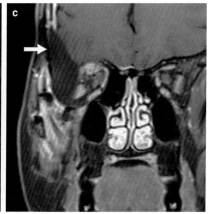

▲ 图 11.25　男，33 岁，因颅底巨大脑膜瘤接受次全切除术，术后出现右侧咀嚼肌间隙假性脑膜膨出

（a）MRI 脂肪饱和 T1WI 增强轴位显示颅中窝、颅后窝、海绵窦和鞍区均匀强化的脑膜瘤（箭头）；
（b）MRI 脂肪饱和 T2WI 轴位显示右侧咀嚼肌间隙内高信号的假性脑膜膨出（箭头）；（c）MRI 脂肪饱和 T1WI 增强冠状位显示低信号假性脑膜膨出，从手术部位侧向延伸至咀嚼肌间隙（箭头）。

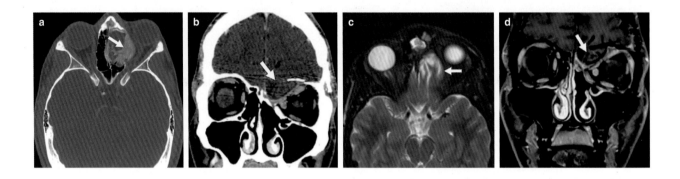

▲ 图 11.26　男，20 岁，左侧筛骨和眶顶骨纤维结构不良切除，钛板重建眶顶，合并脑膨出

（a）CT 增强扫描轴位骨窗显示左侧筛骨区纤维结构不良，累及左侧眼眶（箭头）；（b）CT 增强扫描冠状位软组织窗显示与正常脑实质表现相似的脑膨出（箭头）；（c）MRI 脂肪饱和 T2WI 轴位显示脑膨出为正常脑实质，延伸至鼻上左眼眶（箭头）；（d）MRI 脂肪饱和 T1WI 增强冠状位显示脑膨出的脑回和脑沟（箭头）。

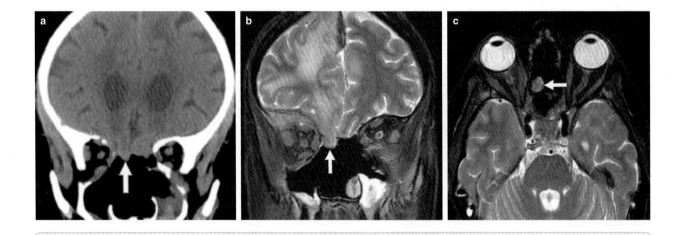

▲ 图 11.27　女，56 岁，行鼻腔 ACC 切除术，包括去除筛板和筛骨小凹，患者随后出现脑膨出

（a）CT 增强扫描冠状位软组织窗显示右侧上鼻腔内类似脑实质的软组织影（箭头）；（b）MRI 脂肪饱和 T2WI 冠状位显示脑膨出与正常脑组织相连（箭头）；（c）MRI 脂肪饱和 T2WI 轴位显示脑膨出与正常脑组织相连（箭头）。

第十三节　巩膜扣带术

【背景知识】当视网膜内外层分离时，就会发生视网膜脱离；病因包括外伤或年龄相关性退行性病变造成的撕裂、糖尿病视网膜病变中玻璃体视网膜粘连牵拉、眼部肿瘤（如黑色素瘤或转移瘤）造成的液体渗出；其中最常见的病因是视网膜内层撕裂需紧急手术以防止视网膜缺血和继发失明；非肿瘤性视网膜脱离的治疗方法包括冷冻治疗或激光光凝、放置巩膜扣带、玻璃体切割术伴气体或硅油填充[56]；巩膜扣带是一种缝合在巩膜上的合成带，其对眼球施加压力，使分离的视网膜层聚集在一起，通常是永久性的，若出现并发症需移除；巩膜扣带垂直或平行于眼外肌放置，可以是环形的、局灶性的或节段性的。

【影像表现】多孔硅胶海绵巩膜扣带在 CT 上表现为气体样低密度带；固体硅橡胶巩膜扣带在 CT 上表现为高密度；在 MRI 上两种类型的扣带 T1WI 和 T2WI 都呈低信号；巩膜扣带在 MRI 上可能很难发现，眼球上的凹痕可能是唯一指征[56-58]。

【要点】既往有无视网膜脱离病史；与异物相鉴别；明确导致视网膜脱离的原因，如眼内肿瘤。

【病例】图 11.28 为巩膜扣带术病例。

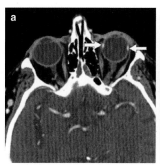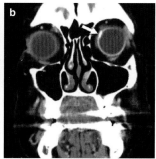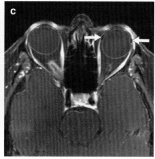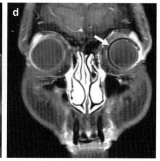

▲ 图 11.28　巩膜扣带术

（a）CT 增强扫描轴位软组织窗显示环绕左眼球的巩膜扣带呈高密度（箭头）；（b）CT 增强扫描冠状位软组织窗显示环绕左眼球的巩膜扣带呈高密度（箭头）；（c）MRI 脂肪饱和 T1WI 增强轴位显示巩膜扣带呈低信号（箭头）；（d）MRI 脂肪饱和 T1WI 增强冠状位显示巩膜扣带呈低信号（箭头）。

第十四节　玻璃体切割术

【背景知识】玻璃体粘附并牵拉视网膜，导致视网膜撕裂，使液体进入视网膜内间隙；玻璃体切割术是将玻璃体从眼球中移除；玻璃体切割术后，用空气、硅油或六氟化硫等填充眼球，以堵塞视网膜裂口，防止更多液体通过缺损进入；视网膜色素上皮将视网膜内间隙的液体泵入脉络膜，使两层视网膜重新接近；眼球内气体填充时，空气存在于玻璃体腔内，不伴或伴有气 - 液平面；硅油填充眼球内，可在 2~3 个月后取出，或留在原处以应对残余回缩或复发性视网膜脱离[58]。

【影像表现】硅油漂浮且在 CT 上呈高密度，可与出血区分开来，硅油的 CT 值通常＞ 100Hu，而血液＜ 90Hu，CT 值可因 CT 扫描参数而异[59]；硅油 T1WI 信号高于正常玻璃体，T2WI 呈可变低信号；脂肪饱和技术和化学位移伪影有助于区分硅油和玻璃体出血，因为硅表现出一定程度的脂肪饱和[58, 60]。

【要点】区分硅油与肿瘤或出血。

【病例】图 11.29、图 11.30 为玻璃体切割术病例。

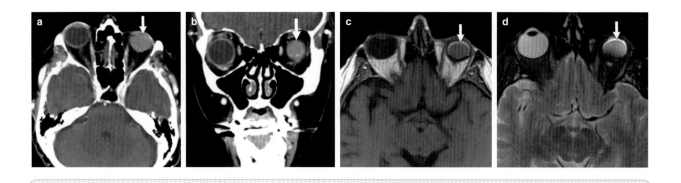

▲ 图 11.29　玻璃体切割术联合硅油植入治疗视网膜脱离

（a）CT 增强扫描轴位软组织窗显示左眼球内硅油呈高密度（箭头）；（b）CT 增强扫描冠状位软组织窗显示左眼球内硅油呈高密度（箭头）；（c）MRI 无脂肪饱和 T1WI 平扫轴位显示硅油呈等信号（箭头）；（d）MRI 脂肪饱和 T2WI 轴位显示硅油呈等信号（箭头）。

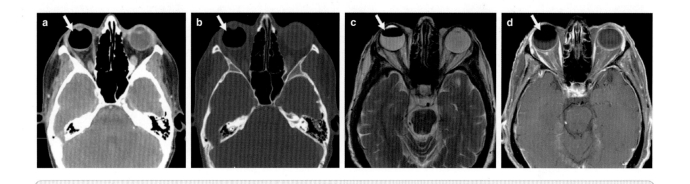

▲ 图 11.30　玻璃体切割术联合眼内气体填充

（a）CT 增强扫描轴位软组织窗显示右眼球内可见低密度气体影（箭头）；（b）CT 增强扫描轴位骨窗显示右眼球内可见低密度气体影（箭头）；（c）MRI 无脂肪饱和 T2WI 轴位显示右眼球内可见低信号气体影，并伴有气 - 液平面（箭头）；（d）MRI 脂肪饱和 T1WI 增强轴位显示右眼球内气体呈低信号（箭头）。

第十五节 金属眼睑植入物

【背景知识】面神经麻痹有多种病因，包括肿瘤性、缺血性、感染性和特发性；面神经麻痹并发症包括兔眼症（眼睑闭合不全）、瞬目能力受损和泪液分泌减少，这些并发症引起角膜保护力下降，导致角膜裸露，继而发生溃疡和潜在穿孔[61]；最初采用支持性护理治疗，包括软膏和人工泪液[62]；黄金或铂金重物植入在上眼睑眼轮匝肌深处，并固定在上眼睑的睑板上（眼睑纤维组织）[63]。

【影像表现】植入物在 CT 上呈高密度和超高密度，产生射线束硬化伪影；诊断依据为特征性板样形状及其在上眼睑中的特定位置，以区别金属异物；在 MRI 中，植入物无信号[64]。

【要点】评估植入物有无膨出或移位；评估有无感染迹象；与肿瘤或异物鉴别；MRI 脂肪饱和序列中金属的磁化率伪影会造成眼眶肿块假象，无脂肪饱和和 T1WI 可显示正常眼眶脂肪，证明这一假象。

【病例】图 11.31、图 11.32 为金属眼睑植入物病例。

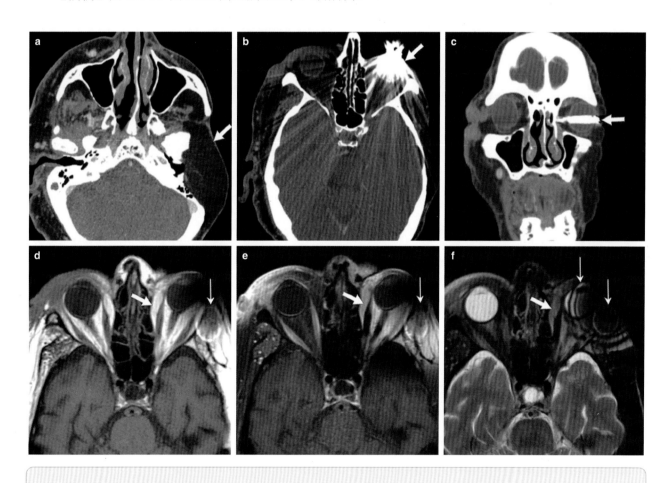

▲ 图 11.31　女，84 岁，左耳及腮腺鳞状细胞癌行耳廓切除、
颞骨切除、腮腺切除联合皮瓣重建术后，由于 CNⅦ麻痹，左上眼睑植入金制重物

（a）CT 增强扫描轴位软组织窗显示左侧颞骨切除和腮腺切除联合皮瓣重建的术后改变（箭头）；
（b）CT 增强扫描轴位软组织窗显示与金制重物相关的射线束硬化（条纹）伪影（箭头）；（c）CT 增
强扫描冠状位软组织窗显示与金制重物相关的射线束硬化（条纹）伪影（箭头）；（d）MRI 无脂肪饱

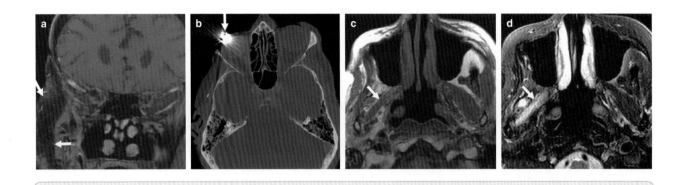

和 T1WI 平扫轴位显示来自金制重物的磁化率伪影（细箭头），注意左眼眶内正常脂肪 T1WI 呈高信号（粗箭头）；（e）MRI 脂肪饱和 T1WI 增强轴位显示类似金制重物的磁化率伪影（细箭头），注意左眼眶内与磁化率伪影有关的强化肿块假象（粗箭头）；（f）MRI 脂肪饱和 T2WI 轴位显示更大的金制重物的磁化率伪影（细箭头），注意左眼眶内与磁化率伪影有关的高信号肿块假象（粗箭头），回顾 T1WI 平扫证实左眼眶内无肿块。

▲ 图 11.32　男，72 岁，右颞及面部鳞状细胞癌接受手术切除及皮瓣重建术后，由于脑神经Ⅶ麻痹，在右上眼睑植入金制重物

（a）MRI 脂肪饱和增强冠状位显示右面部皮瓣的脂肪成分（箭头）；（b）CT 增强扫描轴位骨窗显示金制重物相关的射线束硬化（条纹）伪影（箭头）；（c）MRI 无脂肪饱和 T1WI 平扫轴位显示三叉神经麻痹引起的右侧咀嚼肌萎缩（箭头）；（d）MRI 脂肪饱和 T2WI 轴位可见萎缩的右侧咀嚼肌呈高信号（箭头）。

第十六节　Graves 眼病减压术

【背景知识】约 25% 的 Graves 病患者会出现 Graves 眼病；约 60% 的 Graves 眼病患者症状轻微[65]；其余患者出现一条或多条眼外肌增粗伴水肿、眼眶压力升高，视神经受压等症状[66]；随着眼外肌体积增大，于眶尖部挤压视神经，导致压迫性视神经病变[67-69]；眼眶减压术通过降低眶内压力改善压迫性视神经病变；在该手术中通过各种外部或鼻内入路移除眶内侧壁、外侧壁和（或）眶下壁[70]。

【要点】明确减压手术史，以鉴别外伤性或恶性骨破坏；说明哪个或哪些眼眶壁进行了手术减压；评估眶尖的挤压程度以及眼眶减压手术的并发症，如出血、脑脊液漏、鼻窦炎、黏液囊肿。

【病例】图 11.33 为 Graves 眼病减压术病例。

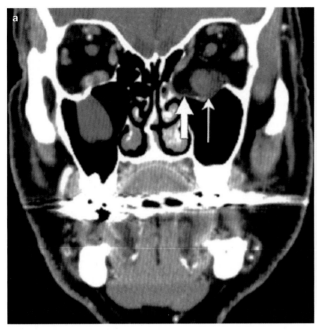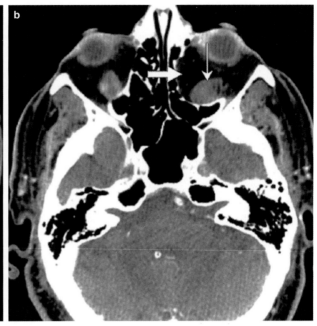

▲ 图 11.33　男，76 岁，滤泡性淋巴瘤合并 Graves 眼病，行左眼眶减压术

（a）CT 增强扫描冠状位软组织窗显示减压手术导致的左眶底和下内侧壁骨质凹陷（粗箭头），注意增粗的下直肌（细箭头）；（b）CT 增强扫描轴位软组织窗显示减压手术导致的左眶底和下内侧壁骨质凹陷（粗箭头），注意增粗的下直肌（细箭头）。

参考文献

[1] YEATTS RP，MARION JR，WEAVER RG，et al. Removal of the eye with socket ablation. A limited subtotal exenteration. Arch Ophthalmol，1991，109：1306-1309.

[2] LEE PS，SEDRAK P，GUHA-THAKURTA N，et al. Imaging findings of recurrent tumors after orbital exenteration and free flap reconstruction. Ophthalmic Plast Reconstr Surg，2014，30：315-321.

[3] BEN SIMON GJ，SCHWARCZ RM，DOUGLAS R，et al. Orbital exenteration：one size does not fit all. Am J Ophthalmol，2005，139：11-17.

[4] SEDRAK P，LEE PS，GUHA-THAKURTA N，et al. MRI findings of myocutaneous and fasciocutaneous flaps used for reconstruction of orbital exenteration defects. Ophthalmic Plast Reconstr Surg，2014，30：328-336.

[5] CORDEIRO PG，CHEN CM. A 15-year review of midface reconstruction after total and subtotal maxillectomy：part Ⅰ. Algorithm and outcomes. Plast Reconstr Surg，2012，129：124-136.

[6] WEICHEL ED，EISEMAN AS，CASLER JD，et al. Rectus abdominus free flap in the reconstruction of the orbit following subtotal exenteration. Ophthalmic Surg Lasers Imaging，2011，42：83-86.

[7] HANASONO MM，LEE JC，YANG JS，et al. An algorithmic approach to reconstructive surgery and prosthetic rehabilitation after orbital exenteration. Plast Reconstr Surg，2009，123：98-105.

[8] SILVA GUERRA A，BARBOSA R，CHOUPINA M，et al. Orbital exenteration for eyelid skin carcinoma. Eur J Plast Surg，2011，34：239-243.

[9] CROCE A，MORETTI A，D'AGOSTINO L，et al. Orbital exenteration in elderly patients：personal experience. Acta Otorhinolaryngol Ital，2008，28：193-199.

[10] GOLDBERG RA，KIM JW，SHORR N. Orbital exenteration：results of an individualized approach. Ophthalmic Plast Reconstr Surg，2003，19：229-236.

[11] SCHOEN PJ，RAGHOEBAR GM，VAN OORT RP，et al. Treatment outcome of bone-anchored craniofacial prostheses after tumor surgery. Cancer，2001，92：3045-3050.

[12] CHALASANI R，POOLE-WARREN L，CONWAY RM，et al. Porous orbital implants in enucleation：a systematic review. Surv Ophthalmol，2007，52：145-155.

[13] SU GW, YEN MT. Current trends in managing the anophthalmic socket after primary enucleation and evisceration. Ophthalmic Plast Reconstr Surg, 2004, 20: 274-280.

[14] COLEN TP, PARIDAENS DA, LEMIJ HG, et al. Comparison of artificial eye amplitudes with acrylic and hydroxyapatite spherical enucleation implants. Ophthalmology, 2000, 107: 1889-1894.

[15] WILDE F, SCHRAMM A. Intraoperative imaging in orbital and midface reconstruction. Facial Plast Surg, 2014, 30: 545-553.

[16] CARANCI F, CICALA D, CAPPABIANCA S, et al. Orbital fractures: role of imaging. Semin Ultrasound CT MR, 2012, 33: 385-391.

[17] JOO YH, CHO KJ, PARK JO, et al. Usefulness of the anterolateral thigh flap with vascularized fascia lata for reconstruction of orbital floor and nasal surface after total maxillectomy. Laryngoscope, 2013, 123: 2125-2130.

[18] LEARNED KO, NASSERI F, MOHAN S. Imaging of the Postoperative Orbit. Neuroimaging Clin N Am, 2015, 25: 457-476.

[19] MOTIEE-LANGROUDI M, HARIRCHI I, AMALI A, et al. Reconstruction of midface and orbital wall defects after maxillectomy and orbital content preservation with titanium mesh and fascia lata: 3-year follow-up. J Oral Maxillofac Surg, 2015, 73 (2447): e1-e5.

[20] MARKS JE, BAGLAN RJ, PRASSAD SC, et al. Cerebral radionecrosis: incidence and risk in relation to dose, time, fractionation and volume. Int J Radiat Oncol Biol Phys, 1981, 7: 243-252.

[21] LEE JK, CHELVARAJAH R, KING A, et al. Rare presentations of delayed radiation injury: a lobar hematoma and a cystic space-occupying lesion appearing more than 15 years after cranial radiotherapy: report of two cases. Neurosurgery, 2004, 54: 1010-1014.

[22] LEE AW, NG WT, HUNG WM, et al. Major late toxicities after conformal radiotherapy for nasopharyngeal carcinoma-patient- and treatment-related risk factors. Int J Radiat Oncol Biol Phys, 2009, 73: 1121-1128.

[23] BABU R, HUANG PP, EPSTEIN F, et al. Late radiation necrosis of the brain: case report. J Neuro Oncol, 1993, 17: 37-42.

[24] SHELINE GE, WARA WM, SMITH V. Therapeutic irradiation and brain injury. Int J Radiat Oncol Biol Phys, 1980, 6: 1215-1228.

[25] NABIL S, SAMMAN N. Risk factors for osteoradionecrosis after head and neck radiation: a systematic review. Oral Surg Oral Med Oral Pathol Oral Radiol, 2012, 113: 54-69.

[26] WILLIAMS HJ, DAVIES AM. The effect of X-rays on bone: a pictorial review. Eur Radiol, 2006, 16: 619-633.

[27] KLUTH EV, JAIN PR, STUCHELL RN, et al. A study of factors contributing to the development of osteoradionecrosis of the jaws. J Prosthet Dent, 1988, 59: 194-201.

[28] JERECZEK-FOSSA BA, ORECCHIA R. Radiotherapy-induced mandibular bone complications. Cancer Treat Rev, 2002, 28: 65-74.

[29] LIU SH, CHANG JT, NG SH, et al. False positive fluorine-18 fluorodeoxy-D-glucose positron emission tomography finding caused by osteoradionecrosis in a nasopharyngeal carcinoma patient. Br J Radiol, 2004, 77: 257-260.

[30] RABIN BM, MEYER JR, BERLIN JW, et al. Radiation-induced changes in the central nervous system and head and neck. Radiographics, 1996, 16: 1055-1072.

[31] SHIELDS JA, SHIELDS CL, EPSTEIN JA, et al. Review: primary epithelial malignancies of the lacrimal gland: the 2003 Ramon L. Font lecture. Ophthalmic Plast Reconstr Surg, 2004, 20: 10-21.

[32] TOM A, BELL D, FORD JR, et al. Malignant mixed tumor (Carcinoma Ex Pleomorphic Adenoma) of the lacrimal gland. Ophthalmic Plast Reconstr Surg, 2020, 36: 497-502.

[33] VON HOLSTEIN SL, COUPLAND SE, BRISCOE D, et al. Epithelial tumours of the lacrimal gland: a clinical, histopathological, surgical and oncological survey. Acta Ophthalmol, 2013, 91: 195-206.

[34] WRIGHT JE, ROSE GE, GARNER A. Primary malignant neoplasms of the lacrimal gland. Br J Ophthalmol, 1992, 76: 401-407.

[35] NEERUKONDA VK, CARRUTH B, ESTOPINAL MDV. Invasive carcinoma ex-pleomorphic adenoma of the lacrimal gland with a cystadenocarcinoma component: a case report and review of the literature. Case Rep Pathol, 2020, 2020: 6482837.

[36] COVINSKY M, CAI Z, AMBELIL M, et al. Low grade carcinoma ex-pleomorphic adenoma: diagnosis and diagnostic challenges caused by fine needle aspiration: report of three cases and review of literature. Head Neck Pathol, 2018, 12: 82-88.

[37] KUO CH, GAO K, CLIFFORD A, et al. Orbital exenterations: an 18-year experience from a single head and neck unit. ANZ J Surg, 2011, 81: 326-330.

[38] NEMET AY, MARTIN P, BENGER R, et al. Orbital exenteration: a 15-year study of 38 cases. Ophthalmic Plast Reconstr Surg, 2007, 23: 468-472.

[39] LANE KA, BILYK JR. Preliminary study of positron emission tomography in the detection and management of orbital malignancy. Ophthalmic Plast Reconstr Surg, 2006, 22: 361-365.

[40] HUDGINS PA, BURSON JG, GUSSACK GS, et al. CT and MR appearance of recurrent malignant head and neck neoplasms after resection and flap reconstruction. AJNR Am J Neuroradiol, 1994, 15: 1689-1694.

[41] HUDGINS PA. Flap reconstruction in the head and neck: expected appearance, complications, and recurrent disease. Eur J Radiol, 2002, 44: 130-138.

[42] TOMURA N, WATANABE O, HIRANO Y, et al. MR imaging of recurrent head and neck tumours following flap reconstructive surgery. Clin Radiol, 2002, 57: 109-113.

[43] BRADY MS, GAYNOR JJ, BRENNAN MF. Radiation-associated sarcoma of bone and soft tissue. Arch Surg, 1992, 127: 1379-1385.

[44] PATEL SG, SEE AC, WILLIAMSON PA, et al. Radiation induced sarcoma of the head and neck. Head Neck, 1999, 21: 346-354.

[45] MARK RJ, BAILET JW, POEN J, et al. Postirradiation sarcoma of the head and neck. Cancer, 1993, 72: 887-893.

[46] ROBINSON E, NEUGUT AI, WYLIE P. Clinical aspects of postirradiation sarcomas. J Natl Cancer Inst, 1988, 80: 233-240.

[47] ZUCALI R, MERSON M, PLACUCCI M, et al. Soft tissue

sarcoma of the breast after conservative surgery and irradiation for early mammary cancer. Radiother Oncol, 1994, 30: 271-273.

[48] MAKIMOTO Y, YAMAMOTO S, TAKANO H, et al. Imaging findings of radiation-induced sarcoma of the head and neck. Br J Radiol, 2007, 80: 790-797.

[49] WEATHERBY RP, DAHLIN DC, IVINS JC. Postradiation sarcoma of bone: review of 78 Mayo Clinic cases. Mayo Clin Proc, 1981, 56: 294-306.

[50] DEBNAM JM, GUHA-THAKURTA N, MAHFOUZ YM, et al. Radiation-associated head and neck sarcomas: spectrum of imaging findings. Oral Oncol, 2012, 48: 155-161.

[51] DEBNAM JM, ESMAELI B, GINSBERG LE. Imaging characteristics of dacryocystocele diagnosed after surgery for sinonasal cancer. AJNR Am J Neuroradiol, 2007, 28: 1872-1875.

[52] KNOPP U, KNOPP A, STELLMACHER F, et al. A non-midline spheno-orbital encephalocele in a newborn. Cent Eur Neurosurg, 2009, 70: 43-47.

[53] MEHENDALE NH, SAMY RN, ROLAND PS. Management of pseudomeningocele following neurotologic procedures. Otolaryngol Head Neck Surg, 2004, 131: 253-262.

[54] YANG WQ, FENG JY, LIU HJ, et al. Analysis of petrous apex meningocele associated with meningioma: is there any relation with chronic intracranial hypertension?. Neuroradiology, 2018, 60: 151-159.

[55] ASIL K, GUNDUZ Y, YALDIZ C, et al. Intraorbital encephalocele presenting with exophthalmos and orbital dystopia: CT and MRI findings. J Korean Neurosurg Soc, 2015, 57: 58-60.

[56] MAFEE MF, KARIMI A, SHAH J, et al. Anatomy and pathology of the eye: role of MR imaging and CT. Neuroimaging Clin N Am, 2005, 15: 23-47.

[57] REITER MJ, SCHWOPE RB, KINI JA, et al. Postoperative imaging of the orbital contents. Radiographics, 2015, 35: 221-234.

[58] LANE JI, WATSON RE JR, WITTE RJ, et al. Retinal detachment: imaging of surgical treatments and complications. Radiographics, 2003, 23: 983-994.

[59] LEBEDIS CA, SAKAI O. Nontraumatic orbital conditions: diagnosis with CT and MR imaging in the emergent setting. Radiographics, 2008, 28: 1741-1753.

[60] MATHEWS VP, ELSTER AD, BARKER PB, et al. Intraocular silicone oil: in vitro and in vivo MR and CT characteristics. AJNR Am J Neuroradiol, 1994, 15: 343-347.

[61] ZWICK OM, SEIFF SR. Supportive care of facial nerve palsy with temporary external eyelid weights. Optometry, 2006, 77: 340-342.

[62] SEIFF SR, BOERNER M, CARTER SR. Treatment of facial palsies with external eyelid weights. Am J Ophthalmol, 1995, 120: 652-657.

[63] ROBEY AB, SNYDER MC. Reconstruction of the paralyzed face. Ear Nose Throat J, 2011, 90: 267-275.

[64] SCHROM T, THELEN A, ASBACH P, et al. Effect of 7.0 Tesla MRI on upper eyelid implants. Ophthalmic Plast Reconstr Surg, 2006, 22: 480-482.

[65] MCKEAG D, LANE C, LAZARUS JH, et al. Clinical features of dysthyroid optic neuropathy: a European Group on Graves' Orbitopathy (EUGOGO) survey. Br J Ophthalmol, 2007, 91: 455-458.

[66] DOLMAN PJ. Evaluating Graves' orbitopathy. Best Pract Res Clin Endocrinol Metab, 2012, 26: 229-248.

[67] NEIGEL JM, ROOTMAN J, BELKIN RI, et al. Dysthyroid optic neuropathy. The crowded orbital apex syndrome. Ophthalmology, 1988, 95: 1515-1521.

[68] NUGENT RA, BELKIN RI, NEIGEL JM, et al. Graves orbitopathy: correlation of CT and clinical findings. Radiology, 1990, 177: 675-682.

[69] BIRCHALL D, GOODALL KL, NOBLE JL, et al. Graves ophthalmopathy: intracranial fat prolapse on CT images as an indicator of optic nerve compression. Radiology, 1996, 200: 123-127.

[70] FICHTER N, GUTHOFF RF, SCHITTKOWSKI MP. Orbital decompression in thyroid eye disease. ISRN Ophthalmol, 2012: 739236.